U0389353

中文翻译版

肝病手册

第 4 版

HANDBOOK OF LIVER DISEASE

FOURTH EDITION

主　编　Lawrence S. Friedman
　　　　Paul Martin
主　译　牟劲松　王慧芬　吉程程

科 学 出 版 社
北　京

图字：01-2018-6587

内 容 简 介

《肝病手册》（第4版）是美国哈佛大学医学院Lawrence S. Friedman教授和迈阿密大学米勒医学院Paul Martin主编的一本手册型经典著作，由美国、英国、西班牙、加拿大等多个国家68位肝病、消化病领域专家编写。本书内容涵盖了肝病领域几乎所有的疾病，采用提纲、表格、图片的形式，详细介绍了各种肝胆疾病的发病机制、临床表现、诊断标准和步骤、治疗方法及最新进展。《肝病手册》自1998年面世以来，广受消化病、肝病领域医生欢迎，而从2012年第3版出版后，5年间肝病领域的理论与实践进展迅速，丙型肝炎病毒（HCV）引起的丙型肝炎的治疗更是有了翻天覆地的变化，故2017年9月出版的第4版，较第3版增加了近100页内容。

本书内容丰富、语言简洁、条理清晰，为我国肝病、消化病医生提供了简洁、准确、实时的学习参考资料。

图书在版编目（CIP）数据

肝病手册：原书第 4 版 /（美）劳伦斯·弗里德曼（Lawrence S.Friedman），（美）保罗·马丁（Paul Martin）主编；牟劲松，王慧芬，吉程程主译．一北京：科学出版社，2020.6

书名原文：Handbook of Liver Disease（Fourth Edition）

ISBN 978-7-03-064503-6

Ⅰ．①肝…　Ⅱ．①劳…　②保…　③牟…　④王…　⑤吉…　Ⅲ．①肝疾病－诊疗－手册　Ⅳ．① R575-62

中国版本图书馆 CIP 数据核字（2020）第 031528 号

责任编辑：程晓红 / 责任校对：郭瑞芝

责任印制：赵　博 / 封面设计：吴朝洪

科学出版社出版

北京东黄城根北街 16 号

邮政编码：100717

http://www.sciencep.com

北京华宇信诺印刷有限公司印刷

科学出版社发行　各地新华书店经销

*

2020 年 6 月第　一　版　开本：720 × 1000　1/16

2025 年 3 月第四次印刷　印张：36 1/4　插页：8

字数：719 000

定价：150.00 元

（如有印装质量问题，我社负责调换）

ELSEVIER
Elsevier (Singapore) Pte Ltd.
3 Killiney Road, #08-01 Winsland House I, Singapore 239519
Tel: (65) 6349-0200; Fax: (65) 6733-1817

Handbook of Liver Disease, 4E

ISBN-13: 9780323478748

This Translation of Handbook of Liver Disease, 4E by Lawrence S. Friedman and Paul Martin was undertaken by China Science Publishing & Media Ltd. (Science Press) and is published by arrangement with Elsevier (Singapore) Pte Ltd.

Handbook of Liver Disease, 4E by Lawrence S. Friedman and Paul Martin由科学出版社进行翻译，并根据科学出版社与爱思唯尔（新加坡）私人有限公司的协议约定出版。

肝病手册（第4版）（牟劲松王慧芬吉程程译）

ISBN: 978-7-03-064503-6

注　意

本译本由科学出版社完成。相关从业及研究人员必须凭借其自身经验和知识对文中描述的信息数据、方法策略、搭配组合、实验操作进行评估和使用。由于医学科学发展迅速，临床诊断和给药剂量尤其需要经过独立验证。在法律允许的最大范围内，爱思唯尔、译文的原文作者、原文编辑及原文内容提供者均不对译文或因产品责任、疏忽或其他操作造成的人身及（或）财产伤害及（或）损失承担责任，亦不对由于使用文中提到的方法、产品、说明或思想而导致的人身及（或）财产伤害及（或）损失承担责任。

纪念Emmet B. Keeffe

译校者名单

主　　译　牟劲松　王慧芬　吉程程

译 校 者（按姓氏汉语拼音排序）

蔡少平　常　丹　常彬霞　程勇前　董　漪　董艳丽
范振平　高银杰　何卫平　黄　昂　黄　坤　黄辉煌
吉程程　纪　冬　金　波　雷光林　李　克　李　雷
李文刚　林　芳　刘　鹏　柳芳芳　牟劲松　齐瑞兆
苏海滨　孙　颖　涂　波　王洪波　王慧芬　王永刚
王兆海　徐　哲　许　彪　闫　涛　尹迎辉　张　敏
张　莹　张文辉　赵　新　钟志强　周　霖　朱震宇

译者前言

十几年前，一个偶然的机会，我在书店翻阅到了由哈佛大学医学院Lawrence S. Friedman 与斯坦福大学医学中心 Emmet B. Keeffe教授主编的《肝病手册》（第2版）这本书。得益于之前的翻译团队，这本文字简洁、图表清晰、内容严谨、知识更新及时同时还涵盖了肝病学方方面面的著作才能呈现到我们面前，我也常将它推荐给周围的同事、医生。

于是开始关注《肝病手册》的版本更新，并分别在2012年与2017年，第一时间购买了第3版、第4版的原版书籍。2017年底，在和我的老师王慧芬教授商定后，协同中国人民解放军第三〇二医院（现中国人民解放军总医院第五医学中心）的各位肝病专家，共同翻译了《肝病手册》第4版。

近年来现代医学知识、技术、药物发展日新月异，肝病学亦是如此。现如今，翻阅书籍已经很难像查阅文献那样及时、快捷、丰富，但是，大量的文献资料查阅起来有时也会感到琐碎、凌乱，甚至由于论文水平或高或低、结论或模糊或矛盾而带来困惑。但此次Lawrence S. Friedman 与 Paul Martin汇同其他68位知名的肝病专家共同编写的《肝病手册》（第4版），为我们，尤其是初中级肝病专科医生和其他专业医生，提供了明确、详细、可靠、及时的专业参考，内容论述系统，言语简洁，易读易懂且学术性强。

本书共分36章，相较于第3版的34章，在章节设置上，将原来的"急性病毒性肝炎""慢性病毒性肝炎"两章，拆分为"甲型肝炎和戊型肝炎""乙型肝炎和丁型肝炎""丙型肝炎""其他病毒引起的肝炎"四章，以便于更准确地阐述不同病毒性肝炎的诊治进展。

本书翻译工作的顺利完成，得益于中国人民解放军第三〇二医院完备的肝脏疾病诊疗的学科设置及专家团队，包括感染科、非感染肝病科、肝硬化科、肝衰竭科、青少年肝病科、肝脏肿瘤科、肝胆外科、肝移植科、ICU等科室，各位译者也均在各自的肝病领域颇有经验与建树。感谢ICU的同事们，不仅完成了部分翻译工作，还一同承担了全部的校对任务，在繁重的临床工作之余，为此书的出版付出了时间与心血。

当然，由于我们的水平有限，书中难免有不足之处，望各位读者批评指正，并遵循原著。另外，由于医学的不断进步，书中的部分知识可能会在若干年内有所更新，我们关注并期待着这样的医学进展。

感谢科学出版社认同此书的学术与教学价值；感谢出版社责任编辑程晓红老师在整个过程中给予的指导、协调，使我们能及时将这本专业参考书翻译后呈献给大家，也相信它会获得同行们的喜爱。

中国人民解放军总医院第五医学中心重症医学中心主任　牟劲松

2020年3月

原著前言

《肝病手册》(第4版)(以下简称《手册》)中Emmet B. Keeffe第一次未担任本书共同主编，因为2012年《肝病手册》(第3版)出版时他不幸逝世。对Emmet的致敬在本书前言和致谢之后呈现。接替Emmet作为共同主编的是Paul Martin，他是一位颇有造诣的主编和肝病专家。

正如本书内容所示，肝病学领域持续以惊人的速度发展，丙型肝炎治疗领域的进展犹为突出，已经从基于干扰素的治疗转变为使用高效直接抗病毒药物的联合治疗。目前丙型肝炎相对容易治疗、治愈，根除病毒的主要挑战是药物的费用，而治疗期间病毒耐药突变似乎并不是严重障碍。与第3版相比，本书关于病毒性肝炎的内容由2章扩充为4章，详述了每一种病毒，反映了病毒性肝炎领域科学发展的巨大进步。

其他肝病学领域的进展相对较少。原发性胆汁性胆管炎(曾称为原发性胆汁性肝硬化)有了新的命名，该命名更准确地反映了疾病谱，也有了新的治疗药物奥贝胆酸，适用于对熊去氧胆酸无应答者或不完全应答者。由于预计丙型肝炎将得到控制，非酒精性脂肪肝已成为流行病学和治疗方面的首要挑战。自身免疫性肝病、药物和酒精引起的肝病、肝硬化和门静脉高压症、肝脏代谢紊乱、胆道疾病和肝胆肿瘤等领域在第4版中更新较少。肝移植继续在肝病学实践中发挥核心作用，同时肝脏替代和再生的新方法正在逐步推进。

我们再次非常高兴地欢迎一批备受尊敬的资深作者及其年轻的同事新加入《手册》编写。“新鲜血液”的注入确保了本书的活力和时效性。新作者包括Erin Spengler和Robert J. Fontana(急性肝衰竭)、Kelvin T. Nguyen和Steven-Huy B. Han(甲型肝炎和戊型肝炎)、Tram T. Tran(乙型肝炎和丁型肝炎)、Elliot B. Tapper和Michael P. Curry(其他病毒引起的肝炎)、James H. Lewis(药物性和中毒性肝病)、Kavish R. Patidar和Arun J. Sanyal(腹水和自发性细菌性腹膜炎)、Andres Cardenas和Pere Ginès(肝肾综合征)、Michael L. Schilsky(Wilson病及相关疾病)、Andres F. Carrion和Kalyan Ram Bhamidimarri(肝移植)，以及Ji Young Bang和Stuart Sherman(胆石症和胆囊炎)。我们同样感谢重返本版《手册》的杰出的作者和共同作者。

和过去的版本一样，《手册》的目标是为学习肝病的学生，尤其是为那些需要实时可靠信息的忙碌的医生，提供一个简洁、准确、最新、易于获取(印刷或在线)的参考资料。我们继续使用提纲的形式，利用清单、表格、彩图，来快速有效而又不失深度和广度地传递信息。我们持续不变的使命，是在胃肠病学、肝病学或内科学方面，为执业胃肠病学家、肝病学家，以及内科医生、家庭医生、其他专科医生、学生和实习医生提供有价值的资源。

Lawrence S. Friedman
Paul Martin

原 著 序

我很高兴也很荣幸受邀为第四版《肝病手册》作序。对于诊疗肝病患者的任何级别的医务人员来说，这本手册都是极其有价值的宝贵资源。它便于使用，又不会过于繁琐，但所有要素又应有尽有。通读本书前几版的前言，可以看到一系列有趣的词汇来描述肝病学领域取得的进展。例如，这些进展被描述为“天文数字般的”和“令人震惊的”。目前持续的新进展情况似乎仍然如此。该领域的年轻医生可能很难理解，曾经的肝病专家只能做出诊断却对治疗无能为力，我还记得曾开玩笑说，我们的“军备库”中只有速尿和乳果糖。现在，在2017年，肝病诊断和治疗技术都取得了惊人的进步。您只需要比较美国肝病研究协会（AASLD）年会上的展示区即可窥斑见豹：1977年的年会上只有11个参展商，而2017年在华盛顿特区的年会上有85个参展商。事实上，肝脏病学已经成为非常成功的发展领域。

过去30年中，肝脏病学的最大发展也许是在病毒性肝炎领域。在世界某些地区，乙肝疫苗接种已大大减少了乙肝病毒垂直传播的概率，进而降低了年轻人患肝细胞癌（HCC）的风险。在美国大部分地区，丁型肝炎目前罕见，确诊戊型肝炎的病例也很少。但在肝脏病学的进展中，最引人注目的是丙型肝炎领域。20世纪80年代后期发现，90%～95%以上的丙型肝炎病毒（HCV）患者（在某些研究中高达100%）能够被治愈，这一成就非同凡响。新的治疗方案不包含干扰素，耐受性好、安全、高效，通常仅需要12周的口服治疗。但不幸的是，目前美国的病毒性肝炎中，尤其是丙型肝炎中，最大问题是与阿片类药物滥用相关的HCV传播增加。同时，母婴垂直传播的发生率略有增加，对婴儿潮时期出生的人进行筛查的呼吁也没有得到大力响应。丙型肝炎疫苗的研发进展缓慢，一些观察家认为，直接作用的抗病毒药物（DAAs）治疗成功率接近100%，因此对疫苗的需求已不像从前那样强烈。无论如何，丙型肝炎的治疗已取得了巨大的成就，截至2017年底可用的方案至少有7种。

成功的丙型肝炎治疗方法的激增并未复制到乙型肝炎治疗领域，但是许多以前从事丙型肝炎研究的科学家、临床医生和研究人员目前正在研究能够治愈乙型肝炎的疗法。也许等到编写下一版手册时，我们会在乙型肝炎患者中试用治愈性的直接作用的抗病毒药物。

肝脏病学的另一个主要发展领域是非酒精性脂肪性肝炎（NASH）。美国可能有300万～500万人患有丙型肝炎，大约有200万人患有乙型肝炎，但据估计，可能有多达

2500万人患有非酒精性脂肪性肝病（NAFLD）。目前相关临床试验迅速启动，同时大量的新药单药或联合治疗也在进行试验。大多数NAFLD或NASH患者有胰岛素抵抗，因此针对两种或更多种发病机制的治疗似乎才可能成功。治疗可能需要长期、甚至终身持续。因此，费用将是这些治疗的主要考虑因素，医疗保险提供者也必须谨慎对待此问题。

许多肝脏生化检测指标升高的患者正在使用已知会引起肝功能不全的药物。药物诱发的肝损伤网络（DILIN）引起了我们对这些疾病的关注，并提醒大家关注这一领域。因此，所有肝酶水平异常的患者都必须检查其用药清单。

自身免疫介导的肝病包括自身免疫性肝炎（AIH）、原发性胆汁性胆管炎（PBC）、原发性硬化性胆管炎（PSC）和重叠综合征。在该领域新近发现，重叠综合征可在最初表现为AIH而后逐渐出现PBC或先表现为PBC并逐渐进展出现AIH，偶尔需要调整治疗。与此同时，数十年来第一个新的被批准用于PBC患者的药物是奥贝胆酸，该药对大约一半的熊去氧胆酸标准治疗反应不足或不完全的患者有效。目前AIH或PSC中尚无新疗法，不过奥贝胆酸治疗PSC的试验正在进行中。

在遗传性肝病领域，过去几年的变化和进展没有20世纪90年代大，那时发现了许多新基因。大多数有明显铁过载的遗传性血色病患者都有纯合单突变（C282Y）。这与威尔逊病基因中发现的600多种致病突变形成鲜明对比。这也表明几乎所有的威尔逊病患者都是复合杂合子。

慢性肝病的并发症，例如静脉曲张破裂出血、肝性脑病、液体潴留（腹水和水肿）和肝肾综合征，通常可以得到有效管理，这些并发症的出现通常是肝移植的先兆。肝细胞癌是肝硬化的严重并发症，但是目前关于监测和标准化评估的指南和建议中均包括内科肿瘤医生、肝病医生、移植外科医生、病理医生和介入放射医生团队，他们定期开会讨论肝细胞癌患者的治疗。这种多学科协作的方法对改善复杂患者的预后很有必要。

综上，自上一版《肝病手册》出版以来，多种疾病的诊断和治疗取得了巨大的进展。肝病领域中发生的变化促使我们改进诊疗，改善了门诊患者的预后。我们对未来充满信心，希望看到更大的变化，这些变化将进一步改进我们的诊疗。

最后，我无法抗拒回忆起Emmet B. Keeffe博士——本版《肝病手册》特别要献给的人。我清晰地记得几年前拜访斯坦福大学的Emmet博士的情形。当时，他正在心脏瓣膜手术后的康复期。那是一个晴朗的上午，我们坐在室外的一家小店喝咖啡，宛若昨日。我记得Emmet对我说："Bruce，你知道吗，我从这次手术的恢复中发现，医院之外有人生。有这么一个康复期提醒我，我们需要花时间照顾自己。"这就是最好的Emmet Keeffe，在忙碌的生活中给我们上的宝贵一课。

祝贺Friedman博士和Martin博士，祝贺他们卓越的第四版《肝病手册》。

-Bruce R. Bacon

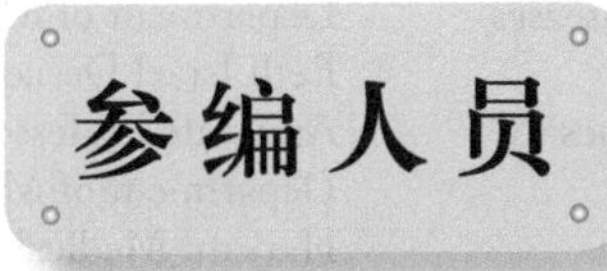

参编人员

Sanath Allampati, MD
Assistant Professor
Department of Internal Medicine
West Virginia University
Morgantown, West Virginia

Helen M. Ayles, MBBS, MRCP, DTM&H, PhD
Professor of Infectious Diseases and International Health
Clinical Research Department
London School of Hygiene and Tropical Medicine
London, England
Director of Research
ZAMBART Project
University of Zambia School of Medicine
Lusaka, Zambia

Bruce R. Bacon, MD
James F. King MD Endowed Chair in Gastroenterology
Professor of Internal Medicine
Division of Gastroenterology and Hepatology
Saint Louis University School of Medicine
St. Louis, Missouri

Sarah Lou Bailey, BSc, MBChB, MRCP
Clinical Research Fellow
Faculty of Infectious and Tropical Diseases
London School of Hygiene and Tropical Medicine
London, England

William F. Balistreri, MD
Director
Pediatric Liver Care Center
Department of Gastroenterology, Hepatology, and Nutrition
Children's Hospital Medical Center
Cincinnati, Ohio

Ji Young Bang, MBBS, MPH
Interventional Endoscopist
Center for Interventional Endoscopy
Florida Hospital
Orlando, Florida

Petros C. Benias, MD
Director of Endoscopic Surgery
Northwell Health System
Hofstra University
Manhassett, New York

Marina Berenguer, MD, PhD
Professor
Hepatology and Liver Transplantation Unit
La Fe University and Polytechnic Hospital
Valencia, Spain

Emily D. Bethea, MD
Fellow in Gastroenterology
Gastrointestinal Division
Massachusetts General Hospital
Chief Medical Resident
Department of Medicine
Brigham and Women's Hospital
Boston, Massachusetts

Kalyan Ram Bhamidimarri, MD, MPH
Assistant Professor of Clinical Medicine
Departments of Medicine and Hepatology
University of Miami
Miami, Florida

Christopher L. Bowlus, MD
Professor and Chief
Division of Gastroenterology and Hepatology
University of California, Davis
Sacramento, California

Andres Cardenas, MD, MMSc, PhD, AGAF, FAASLD
Consultant-Institute of Digestive Diseases and Metabolism
Institut de Investigacions Biomèdiques August Pi i Sunyer (IDIBAPS)
Hospital Clinic
University of Barcelona
Barcelona, Spain

Andres F. Carrion, MD
Direct of Hepatology
Assistant Professor of Medicine
Division of Gastroenterology and Hepatology
Texas Tech University Health Sciences Center
El Paso, Texas

Steve S. Choi, MD
Assistant Professor
Division of Gastroenterology
Department of Medicine
Duke University
Director, Hepatology
Department of Medicine
Durham Veterans Affairs Medical Center
Durham, North Carolina

Sanjiv Chopra, MBBS, MACP
Professor of Medicine
Harvard Medical School
Chief, James Tullis Internal Medicine Firm
Beth Israel Deaconess Medical Center
Editor-in-Chief, Hepatology Section, UpToDate
Boston, Massachusetts

Raymond T. Chung, MD
Director of Hepatology and Vice Chief
Division of Gastroenterology
Massachusetts General Hospital
Boston, Massachusetts

Jeremy F.L. Cobbold, PhD, MRCP
Clinical Lecturer in Hepatology
Imperial College London
London, England

Michael P. Curry, MD
Director of Hepatology
Department of Medicine
Beth Israel Deaconess Medical Center
Associate Professor of Medicine
Department of Medicine
Harvard Medical School
Boston, Massachusetts

Albert J. Czaja, MD, FACP, FACG, AGAF, FAASLD
Professor Emeritus of Medicine
Division of Gastroenterology and Hepatology
Mayo Clinic College of Medicine
Rochester, Minnesota

Teresita Gomez de Castro, MD
Pontifical Catholic University of Chile
Santiago, Chile

Andrew S. deLemos, MD
Clinical Assistant Professor of Medicine
University of North Carolina School of Medicine
Center for Liver Disease and Transplantation
Carolinas HealthCare System
Charlotte, North Carolina

Adrian M. Di Bisceglie, MD, FACP
Professor of Internal Medicine and Chairman
Department of Internal Medicine
Saint Louis University School of Medicine
St. Louis, Missouri

Anna Mae Diehl, MD
Professor of Medicine
Divison of Gastroenterology
Department of Medicine
Duke University
Durham, North Carolina

Robert J. Fontana, MD
Professor of Medicine
Department of Internal Medicine
University of Michigan
Ann Arbor, Michigan

Lawrence S. Friedman, MD
The Anton R. Fried, MD, Chair
Department of Medicine
Newton-Wellesley Hospital
Assistant Chief of Medicine
Massachusetts General Hospital
Professor of Medicine
Harvard Medical School
Professor of Medicine
Tufts University School of Medicine
Newton, Massachusetts

Pere Ginès, MD
Chairman
Liver Unit
Hospital Clinic
Professor
School of Medicine
University of Barcelona
Barcelona, Spain

Norman D. Grace, MD
Staff Physician
Division of Gastroenterology, Hepatology, and Endoscopy
Department of Medicine
Brigham and Women's Hospital
Professor of Medicine
Tufts University School of Medicine
Lecturer on Medicine
Harvard Medical School
Boston, Massachusetts

Steven-Huy B. Han, MD, AGAF, FAASLD
Professor of Medicine and Surgery
David Geffen School of Medicine at University of California, Los Angeles
Los Angeles, California

Gideon M. Hirschfield, MB BChir, PhD, FRCP
Professor of Autoimmune Liver Disease
Centre for Liver Research
National Institute for Health Research Biomedical Research Unit
University of Birmingham
Birmingham, England

Michael G. House, MD, FACS
Associate Professor
Department of Surgery
Indiana University School of Medicine
Indianapolis, Indiana

Christine E. Waasdorp Hurtado, MD, MSCS
Associate Professor of Pediatrics
Section of Pediatric Gastroenterology, Hepatology, and Nutrition
Children's Hospital Colorado
University of Colorado School of Medicine
Colorado Springs, Colorado

Ira M. Jacobson, MD
Director of Hepatology
NYU Langone Medical Center
New York, New York

Kris V. Kowdley, MD, FACP
Director, Swedish/Providence Liver Care Network
Swedish Liver Center and Organ Transplant
Seattle, Washington

Michelle Lai, MD, MPH
Assistant Professor
Department of Medicine
Harvard Medical School
Beth Israel Deaconess Medical Center
Boston, Massachusetts

Jay H. Lefkowitch, MD
Professor of Pathology and Cell Biology
Columbia University Medical Center
New York, New York

Chatmanee Lertudomphonwanit, MD
Division of Gastroenterology and Hepatology
Department of Pediatrics
Faculty of Medicine
Ramathibodi Hospital
Mahidol University
Bangkok, Thailand

James H. Lewis, MD
Professor of Medicine and Director of Hepatology
Division of Gastroenterology
Georgetown University Medical Center
Washington, District of Columbia

Keith D. Lillemoe, MD, FACS
Chief of Surgery
Department of Surgery
Massachusetts General Hospital
W. Gerald Austen Professor of Surgery
Harvard Medical School
Boston, Massachusetts

Vincent Lo Re III, MD, MSCE
Associate Professor of Medicine and Epidemiology
Department of Medicine
Division of Infectious Diseases
Department of Biostatistics and Epidemiology
Perelman School of Medicine
University of Pennsylvania
Philadelphia, Pennsylvania

Hanisha Manickavasagan, MD
Department of Internal Medicine
Drexel University College of Medicine
Philadelphia, Pennsylvania

Paul Martin, MD, FRCP, FRCPI
Professor of Medicine
Chief, Division of Gastroenterology and Hepatology
University of Miami Miller School of Medicine
Miami, Florida

Marlyn J. Mayo, MD
Associate Professor
Department of Internal Medicine
University of Texas Southwestern Medical Center
Dallas, Texas

Mack C. Mitchell, MD
Professor
Department of Internal Medicine
University of Texas Southwestern Medical Center
Dallas, Texas

Kevin D. Mullen, MD, FRCPI, FAASLD
Professor of Medicine
Director of Digestive Diseases
West Virginia University
Morgantown, West Virignia

Santiago J. Muñoz, MD
Director of Hepatology
Medical Director, Liver Transplantation
Hahnemann University Hospital
Professor of Medicine
Drexel University College of Medicine
Philadelphia, Pennsylvania

Brent A. Neuschwander-Tetri, MD
Professor of Internal Medicine
Division of Gastroenterology and Hepatology
Saint Louis University School of Medicine
St. Louis, Missouri

Kelvin T. Nguyen, MD
Gastroenterology Fellow
Vatche and Tamar Manoukian Division of Digestive Diseases
David Geffen School of Medicine at University of California, Los Angeles
Los Angeles, California

Kavish R. Patidar, DO
Division of Gastroenterology, Hepatology, and Nutrition
Virginia Commonwealth University
Richmond, Virginia

Patricia Pringle, MD
Fellow
Divison of Gastroenterology
Department of Medicine
Massachusetts General Hospital
Boston, Massachusetts

Nicholas J. Procaccini, MD, JD, MS
Hepatologist
Swedish Liver Center and Organ Transplant
Gastroenterologist
Swedish Gastroenterology
Swedish Medical Center
Seattle, Washington

James Puleo, MD
Albany Gastroenterology Consultants
Albany, New York

K. Rajender Reddy, MD, FACP
Professor of Medicine
Division of Internal Medicine
University of Pennsylvania
Philadelphia, Pennsylvania

Hugo R. Rosen, MD, FACP
Waterman Endowed Chair in Liver Research
Professor of Medicine and Immunology
Division Head, Gastroenterology and Hepatology
University of Colorado School of Medicine
Aurora, Colorado

Arun J. Sanyal, MD
Division of Gastroenterology, Hepatology and Nutrition
Virginia Commonwealth University
Richmond, Virginia

Michael L. Schilsky, MD
Professor
Departments of Medicine and Surgery
Yale University School of Medicine
New Haven, Connecticut

Stuart Sherman, MD
Professor of Medicine and Radiology
Director of Endoscopic Retrograde Cholangiopancreatography
Department of Medicine
Indiana University School of Medicine
Indianapolis, Indiana

Ronald J. Sokol, MD
Professor and Vice Chair of Pediatrics
Arnold Silverman MD Chair in Digestive Health
Director of Colorado Clinical and Translational Sciences Institute
Chief, Section of Pediatric Gastroenterology, Hepatology, and Nutrition
Children's Hospital Colorado
University of Colorado School of Medicine
Aurora, Colorado

Erin Spengler, MD
Assistant Professor of Medicine
University of Wisconsin
Madison, Wisconsin

Elena M. Stoffel, MD
Assistant Professor of Medicine
Division of Gastroenterology
Department of Medicine
University of Michigan Health System
Ann Arbor, Michigan

John A. Summerfield, MD, FRCP, FAASLD
Consultant in Gastroenterology
St. Mary's Hospital
London, England

Elliot B. Tapper, MD
Assistant Professor
Division of Gastroenterology and Hepatology
University of Michigan
Ann Arbor, Michigan

Tram T. Tran, MD
Medical Director, Liver Transplant
Professor of Medicine
Cedars Sinai Medical Center
David Geffen School of Medicine at University of California, Los Angeles
Los Angeles, California

Carmen Vinaixa, MD
Consultant
Digestive Medicine, Hepatology
La Fe University and Polytechnic Hospital
Valencia, Spain

Gwilym J. Webb, BM BCh, MA, MRCP
Clinical Research Fellow
National Institute for Health Research Birmingham Liver Biomedical Research Unit
University of Birmingham
Birmingham, England

Douglas M. Weine, MD
Gastroenterologist
Riverview Medical Center
Red Bank, New Jersey

Jacqueline L. Wolf, MD
Associate Professor
Department of Medicine
Harvard Medical School
Department of Gastroenterology/Medicine
Beth Israel Deaconess Medical Center
Boston, Massachusetts

Florence S. Wong, MD, FRACP, FRCP(C)
Professor
Department of Medicine
Division of Gastroenterology
University of Toronto
Toronto, Ontario, Canada

Wei Zhang, MD, PhD
Internal Medicine Resident
Department of Internal Medicine
Saint Louis University School of Medicine
St Louis, Missouri

致　谢

我们感谢所有作者分享他们的专业知识并坚持本书的独特格式。我们很幸运能够向肝病学领域一流的学者学习。特别感谢我们的责任经理Suzanne Toppy和Sarah Barth、我们的内容开发专家Meghan Andress，以及我们的项目经理Claire Kramer，感谢他们的支持、建议和协助，没有他们这本书不可能出版。感谢Newton-Wellesley医院和迈阿密大学医学院的朋友们及尊敬的同事们的支持和帮助，特别是我们的助手Alison Sholock和Maria del Rio付出了宝贵的不辞辛劳的编辑辅助工作。最后，感谢我们的家人，特别是我们的妻子，Mary Jo Cappuccilli和Maria T. Abreu，感谢她们在《肝病手册》（第4版）的准备过程中给予的坚定支持。

特别致敬

谨以本书纪念Emmet B. Keeffe。他曾共同创作《肝病手册》并担任前3版的共同主编。Emmet精通肝病学，他孜孜不倦地工作，是一位出色的编辑。他具有清晰、有条理、信息丰富地阐述观点的才能，他对哪些信息对医生和患者重要的感知令人印象深刻。他以直接且尊重他人的方式与作者及他的同事进行沟通，并很乐于讨论肝病的复杂细节和英语文法的更优表达。他对医学和学术充满热情。

Emmet的学术生涯非常成功，但他更是一个充满爱心的丈夫、父亲和祖父，一位富有同情心、令人钦佩的医生和一个温暖慷慨的朋友，没有任何伪装，平易近人。Emmet的职业生涯展现出了他对人们的爱心，致力于服务他人的心，以及对创造和传播新知识的热爱。

Emmet完美地集临床医生、临床研究者、教育者、管理者四种角色于一身，在胃肠病和肝病的各个领域都有卓越贡献，从乙状结肠镜到肝移植，他为众多领域带来启示。他对病毒性肝炎的防治尤有兴趣。Emmet在俄勒冈健康与科学大学、加州太平洋医疗中心、斯坦福大学医学中心开展并领导了3个活体肝移植项目。他曾担任多个领导和编辑职务，包括1995～1996年担任美国消化道内镜学会主席、2004～2005年担任美国胃肠病学会主席。在2007年担任美国内科学委员会（ABIM）胃肠病亚专科主席，也是ABIM委员会成员。除此之外，Emmet是《肝病手册》的共同主编，在他逝世的时候尚担任*Digestive Diseases and Sciences*杂志主编。

Emmet在世界各地有许多朋友，他们钦佩他的热情、同情心、同理心、职业道德、诚信、优雅和智慧。他是一位天生的领导者，以榜样和建立共识为先导，慷慨地赞美他人，但对自己的令人惊叹的成就却总是很谦虚。他是国际胃肠病学和肝病学大使，真正深受所有认识他的人的喜爱。《肝病手册》只是他的遗产之一。

目　录

第1章 肝脏功能评估及诊断学研究

Paul Martin, MD, FRCP, FRCPI　Lawrence S. Friedman, MD　著
李　克　吉程程　译　许　彪　校

要　点

1. 通常所说的术语"肝功能检查"包括肝脏的实际合成功能（如血清白蛋白）、排泄功能（如胆红素），以及反映肝脏炎症坏死活动（血清氨基转移酶）及胆汁淤积［碱性磷酸酶（ALP）］的指标；实际上反映了肝脏的多种功能。
2. 肝功能检查异常通常是肝脏疾病的首发表现，这些检查广泛包含在常规血液生化组合中，能够发现许多未知的肝功能异常患者。
3. 肝脏生化指标正常或轻度异常不能排除严重的肝脏疾病，甚至肝硬化。
4. 实验室检查可以评估肝脏疾病的严重程度及其预后；连续监测还可评估治疗效果。
5. 尽管肝组织活检是评估肝脏疾病严重程度和明确病因诊断的金标准，但纤维化的评估已逐渐被无创性的手段替代，最明显的就是超声弹性成像技术，尤其在慢性病毒性肝炎的评估中。
6. 各种影像学检查对肝脏的局灶性病变、门静脉高压及胆道异常的诊疗很有价值。

一、常规肝脏生化检测

（一）血清胆红素

1. 黄疸

- 通常是肝病首先出现的体征。
- 当血清胆红素超过3mg/dl，临床上呈显性黄疸；患者通常在结膜出现黄染前，就会发现尿色变深或大便颜色变浅。

2. 代谢

- 胆红素来源于血红蛋白的降解产物及少许含血红素的酶；95%的胆红素来源于衰老的红细胞。
- 红细胞在网状内皮系统分解后，血红素在内质网结构中被血红素加氧酶降解。
- 胆红素释放入血与白蛋白紧密结合；游离的或非结合胆红素是脂溶性的，不能被肾小球滤过，因此不会出现在尿液中。

- 非结合胆红素通过载体介导的过程被肝脏摄取，附着于细胞内贮存蛋白（配体）上，并在尿苷二磷酸（UDP）葡糖醛酸转移酶作用下形成结合胆红素（二葡萄糖醛酸胆红素及少量单葡萄糖醛酸胆红素）。
- 结合胆红素为水溶性，通过尿液排泄。
- 当血清结合胆红素升高时，一部分与白蛋白结合（δ胆红素），导致高结合胆红素血症，但尿胆红素不高；这种现象解释了急性肝病恢复期患者黄疸消退的延迟，是因为白蛋白结合的胆红素还未全部代谢。
- 结合胆红素通过主动转运穿过小胆管膜进入胆汁。
- 胆汁中的胆红素进入小肠；在远端回肠和结肠，胆红素由β葡糖醛酸糖苷酶水解形成非结合胆红素，随后由肠道细菌还原为无色的尿胆素原；一小部分尿胆素原通过肝肠循环被重吸收，其中大部分被再次排泌入胆汁，少量由尿液排出。
- 尿胆素原或其有色衍生物尿胆素在粪便中排泄。

3. 血清胆红素的检测

a. 凡登白（van den Bergh）反应

- 胆红素在酒精（一种加速剂）存在的情况下与重氮对氨基苯磺酸结合会生成显色的吡咯类物质。血清总胆红素就是指在30分钟内所有发生上述反应的胆红素。
- 直接血清胆红素是1分钟内在水介质中与重氮试剂反应的胆红素，对应于结合胆红素。
- 间接血清胆红素代表非结合胆红素，由总胆红素减去直接血清胆红素获得。

b. 一些更特异的方法（如高压液相色谱）证实凡登白反应常高估结合胆红素的水平；然而凡登白反应仍是目前应用的标准检测方法。

4. 高胆红素血症分类

a. 高非结合胆红素血症（胆红素通常＜7mg/dl）

- 生成过量（即胆红素的生成量超过了肝脏摄取和结合能力）：溶血、无效的红细胞生成及血肿的吸收。
- 胆红素的摄取和储存缺陷：Gilbert综合征（特发性高非结合胆红素血症）。

b. 高结合胆红素血症

- 遗传性疾病：Dubin-Johnson综合征和Rotor综合征，胆汁的转运蛋白缺陷。
- 胆汁淤积（胆红素不是肝脏功能不全的敏感指标）。
  - 肝内：肝硬化、肝炎、原发性胆汁性胆管炎、药物诱发。
  - 肝外胆道梗阻：胆总管结石、狭窄、肿瘤、胆道闭锁、硬化性胆管炎。

c. 超高的胆红素水平

- ＞30mg/dl：通常提示溶血同时合并实质肝病或胆道梗阻；尿液排泄结合胆红素可以减轻更高水平的高胆红素血症；肾衰竭可加重高胆红素血症。

- ＞60mg/dl：见于血红蛋白病的患者（如镰状细胞病）出现梗阻性黄疸或急性肝炎时。

d. 单独血清胆红素升高的诊断方法见图1.1。

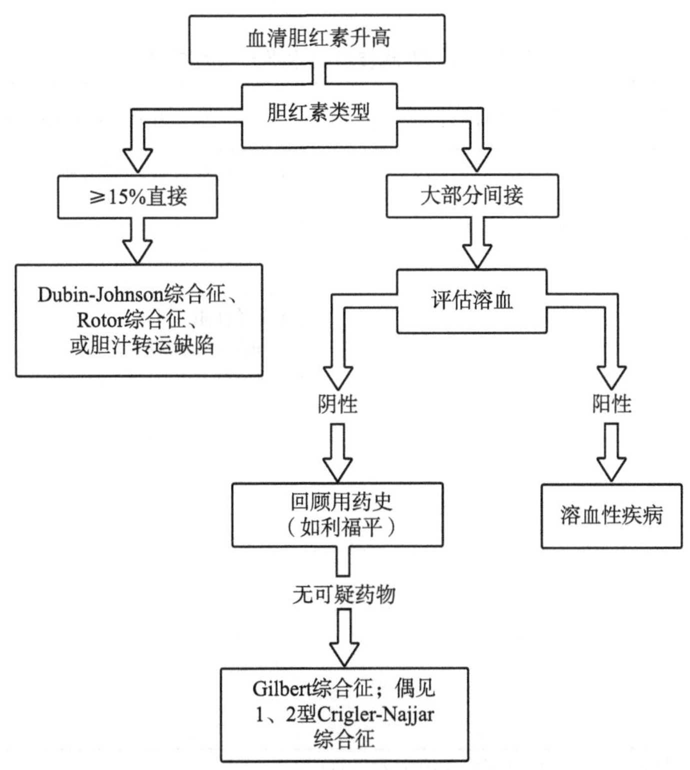

图1.1　单独血清胆红素升高患者诊断流程图

5. 尿胆红素和尿胆原
   - 胆红素尿提示血清结合（直接）胆红素增加。
   - 尿中尿胆原（如今很少检测）见于以下疾病：溶血（胆红素生成增加）、胃肠道出血或肝细胞疾病（血液中尿胆原的清除减少）。
   - 尿中尿胆原呈阴性表明胆色素的肝肠循环中断，如完全性胆道梗阻。
   - 尿胆原检测和定量分析对肝脏功能不全的诊断价值不大。

（二）血清氨基转移酶（表1.1）

1. 从损伤的肝细胞中释放的细胞内酶，是最有价值的肝损伤（细胞坏死或炎症）标志物。

   a. 天冬氨酸转氨酶［AST，血清谷草转氨酶（SGOT）］
   - 存在于细胞质和线粒体中。

■ 见于肝脏、骨骼肌、心脏、肾、大脑和胰腺组织。

b. 丙氨酸转氨酶[ALT，血清谷丙转氨酶(SGPT)]

■ 存在于细胞质中。

■ 肝中浓度最高(在肝脏炎症和肝细胞坏死时，比AST更敏感和特异)。

表1.1　血清氨基转移酶水平升高的原因[a]

轻度升高（＜5倍正常值）	显著升高（＞15倍正常值）
肝源性：ALT为主	急性病毒性肝炎（A～E型，疱疹病毒）
慢性病毒性肝炎	DILI
急性病毒性肝炎（A～E型，EBV、CMV）	缺血性肝炎
NAFLD	自身免疫性肝炎
血色病	Wilson病
DILI	急性胆道梗阻
自身免疫性肝炎	急性Budd-Chiari综合征
α_1抗胰蛋白酶缺乏	肝动脉结扎
Wilson病	
乳糜泻	
糖原性肝病	
肝源性：AST为主	
酒精性肝损伤（AST/ALT＞2∶1）	
肝硬化	
非肝源性：	
剧烈运动	
溶血	
肌病	
甲状腺疾病	
巨AST	

注：a几乎任何肝病都伴随ALT水平5～15倍正常值的升高

ALT，丙氨酸转氨酶；AST，天冬氨酸转氨酶；CMV，巨细胞病毒；DILI，药物性肝损伤；EBV，EB病毒；NAFLD，非酒精性脂肪性肝病

译者注：巨AST为AST与免疫球蛋白结合的一种复合物，AST与免疫球蛋白结合后，因分子量增大导致清除障碍，造成假性AST升高

2. 临床意义

■ ALT的正常值是男性0～30U/L、女性0～19U/L。

■ 氨基转移酶的水平随体重指数(尤其是躯干脂肪)增加而增加，与血清三酰甘油、血糖、胰岛素和瘦素水平呈正相关，和血清维生素D水平呈负相关；对于是否与冠状动脉疾病和死亡的风险相关存在争议。

■ 摄入高热量食物或服用对乙酰氨基酚4g/d，氨基转移酶水平可迅速升高；咖啡可降低ALT水平。

■ 氨基转移酶升高往往是病毒、自身免疫或药物诱发的肝炎患者首先检出的异常生化指标；升高的程度可能与肝脏损伤的程度相关，但通常不具有预后意义。

- 在酒精性肝炎中，血清AST通常不超过正常值上限的2～10倍，ALT正常或接近正常，同时AST∶ALT＞2；ALT水平相对较低，可能是由于缺乏肝脏合成ALT的必需辅助因子吡哆醛-5-磷酸。相反，在非酒精性脂肪性肝病中，ALT通常高于AST，直到发生肝硬化。
- 急、慢性病毒性肝炎或药物诱导的肝损伤，氨基转移酶水平可高于3000U/L；在急性肝衰竭或缺血性肝炎（休克肝）中，氨基转移酶甚至会更高（＞5000U/L）。
- 慢性病毒性肝炎、自身免疫性肝炎、血色病、α1抗胰蛋白酶缺乏症，Wilson病和乳糜泻中，氨基转移酶常是轻度到中度升高。
- 在阻塞性黄疸中，氨基转移酶水平通常低于500U/L；少数情况下，急性胆总管结石转氨酶也可达到1000U/L，急性胆囊炎时可达到3000U/L，并随后快速下降到正常水平。

3. 对ALT水平持续升高患者的诊断方法见图1.2。

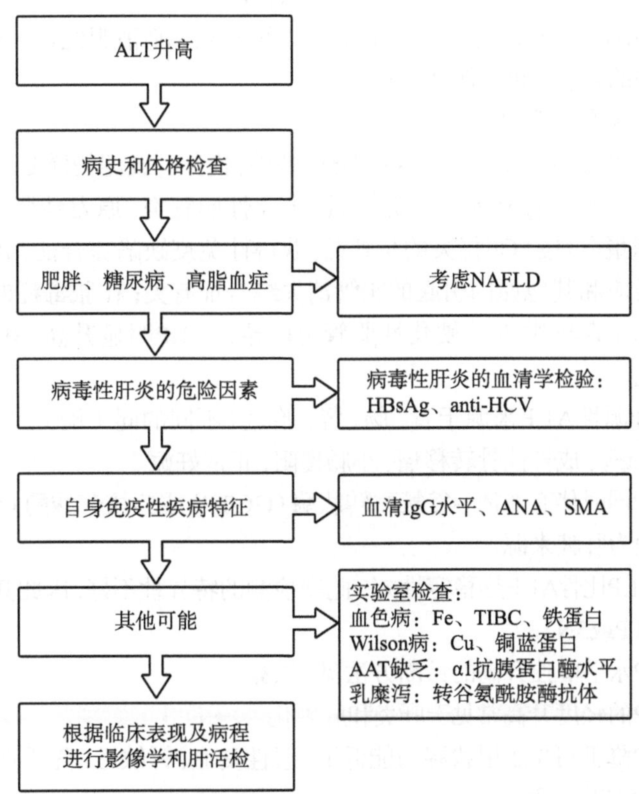

图1.2　血清ALT水平持续升高患者的诊断流程图

AAT，α1抗胰蛋白酶；ANA，抗核抗体；anti-HCV，抗丙型肝炎（丙肝）病毒抗体；Cu，铜；Fe，铁；HBsAg，乙型肝炎（乙肝）表面抗原；IgG，免疫球蛋白G；NAFLD，非酒精性脂肪性肝病；SMA，平滑肌抗体；TIBC，总铁结合力

4. 异常低氨基转移酶水平可能与尿毒症、慢性血液透析有关；这些人群的慢性病毒性肝炎可能不会引起氨基转移酶升高。

（三）血清碱性磷酸酶

1. 肝脏ALP是在人体中发现的几种ALP同工酶中的一种，ALP与肝脏微小胆管膜相结合。检测ALP有各种不同的实验方法，对不同技术测得的结果进行比较可能会产生误导。
2. ALP是检测胆道梗阻的敏感指标（在明显胆道梗阻时极少见正常值），受肝内或肝外胆汁排泄的影响。
   - 血清ALP的增高是由于肝脏对此酶的合成增加，而不是ALP从胆管细胞泄漏或循环中的ALP不能清除；因为ALP的合成是肝脏对胆道梗阻的反应，所以急性胆管炎早期，当血清氨基转移酶已经升高时，ALP水平可能还是正常的。
   - 胆汁酸浓度的升高可以促进ALP的合成。
   - 血清ALP的半衰期为17天；在胆道梗阻解除和血清胆红素水平恢复正常后，ALP的高水平仍可保持1周。
3. 碱性磷酸酶单独升高
   - 提示可能存在浸润性肝病：肿瘤、脓肿、肉芽肿或淀粉样变。
   - ALP水平显著升高与胆道梗阻、硬化性胆管炎、原发性胆汁性胆管炎、免疫球蛋白（Ig）G4相关的胆管炎、获得性免疫缺陷综合征、致胆汁淤积的药物反应和其他原因引起的胆管消失综合征有关；在脓毒症的危重患者中，缺血引起的继发性硬化性胆管炎可导致ALP明显升高，并迅速进展为肝硬化。
   - 非肝源性ALP来源于骨、肠、肾、胎盘（不同的同工酶），ALP升高见于骨Paget病、成骨性骨转移瘤、小肠梗阻、正常妊娠。
   - ALP同时伴有血清γ-谷氨酰转肽酶（GGTP）或5′-核苷酸酶（5NT）升高提示ALP为肝脏来源。
   - 肝ALP比骨ALP热稳定性好。此项检测的特异性不好，因此其应用价值低于GGTP或5NT。
   - ALP水平单独升高的诊断方法见图1.3。
4. 血清ALP的轻度升高常见于肝炎和肝硬化。
5. 血清ALP降低可见于甲状腺功能低下、恶性贫血、锌缺乏、先天性低磷酸酯酶症及暴发性Wilson病。

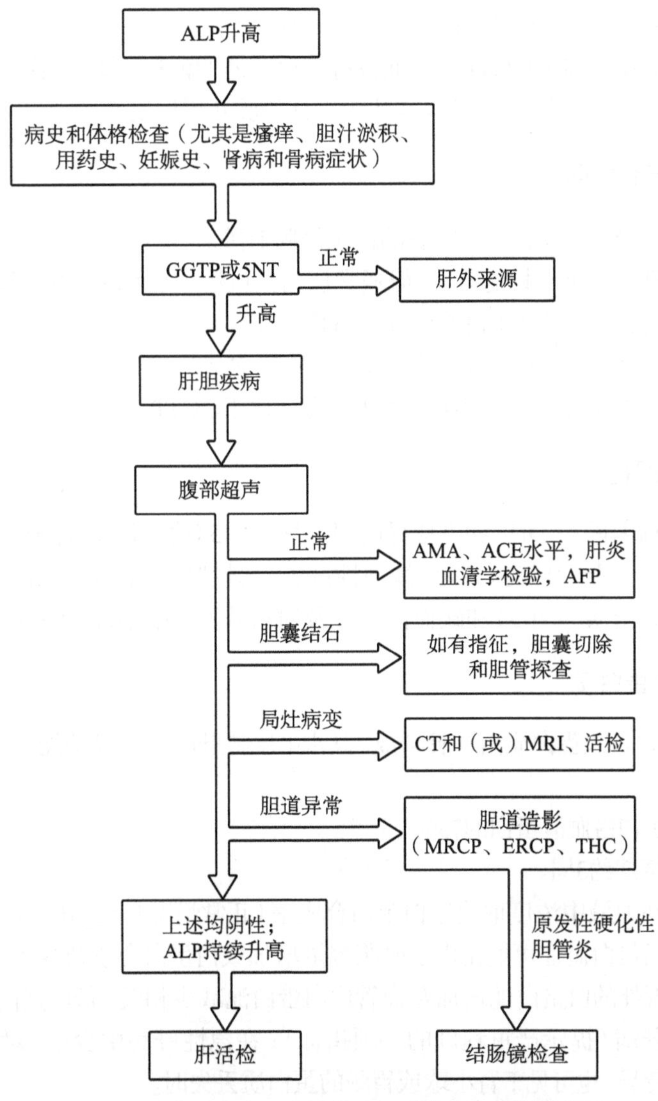

图1.3　单独血清碱性磷酸酶水平增高患者诊断流程图

ACE, 血管紧张素转化酶; AMA, 抗线粒体抗体; CT, 计算机断层扫描; ERCP, 内镜逆行胰胆管造影; GGTP, γ-谷氨酰转肽酶; MRCP, 磁共振胰胆管成像; MRI, 磁共振成像; THC, 经肝胆管造影; 5NT, 5′-核苷酸酶

(四) γ-谷氨酰转肽酶

1. GGTP存在于许多不同的器官中，胆小管内膜的上皮细胞GGTP含量尤其高。
2. GGTP是肝胆疾病一个非常敏感的指标，但特异性不高。其他情况下，包括肾衰竭、心肌梗死、胰腺疾病和糖尿病，其水平也可升高。
3. GGTP可诱导产生，在没有其他肝病的临床证据时，该指标可由于摄入苯妥英或酒精而升高。
4. 因为其半衰期长达26天，所以GGTP不能作为一个检测是否饮酒的指标。

5. 其主要临床应用是排除骨源性血清ALP水平升高。
6. 许多患者单项血清GGTP升高而没有其他肝病的证据，通常不必行进一步检查。患者应该在避免饮酒或摄入其他肝毒性物质几周后复查。

（五）5′-核苷酸酶

1. 肝脏中的5NT与微胆管和肝窦的血浆侧膜有关。
2. 虽然5NT也分布于其他器官，但通常认为其血清水平反映了肝胆释放出的5NT水平，原因是胆盐对肝窦血浆侧膜的洗涤作用。
3. 血清5NT水平与血清ALP水平相关性很好；血清5NT与ALP水平同时升高是肝胆功能障碍的特异性检测指标，并在此方面优于GGTP。

（六）乳酸脱氢酶

测定乳酸脱氢酶（LDH）和更特异的同工酶LDH5对疑似肝功能障碍的评价意义不大。高水平的LDH见于肝细胞坏死、缺血性肝炎、恶性肿瘤和溶血。ALT/LDH值可用于鉴别急性病毒性肝炎（≥1.5）和缺血性肝炎及对乙酰氨基酚中毒（<1.5）。

（七）血清蛋白质

血浆中绝大多数蛋白质由肝脏合成，其水平反映肝脏的合成功能。

1. 白蛋白
   - 白蛋白占血清蛋白的75%。
   - 半衰期约3周。
   - 其在血液中浓度取决于白蛋白合成率（正常情况是12g/d）和血浆容量。
   - 低白蛋白血症可能是由于血浆容量增加或白蛋白合成减少所致，常与腹水、血管外的白蛋白池增加及血管内白蛋白池减少相关。低白蛋白血症常见于慢性肝病（提示严重程度的一项指标）；在急性肝病中少见。对于肝脏疾病并不特异，也可见于肾小球或胃肠的蛋白质丢失时。
2. 球蛋白
   a. 球蛋白通常在慢性肝病中升高，但并非肝病特异性表现。
   b. 升高的形式可能提示肝病的病因。
   - IgG升高：自身免疫性肝炎。
   - IgM升高：原发性胆汁性胆管炎。
   - IgA升高：酒精性肝病。
3. 凝血因子
   a. 绝大多数凝血因子由肝脏合成，包括因子Ⅰ（纤维蛋白原）、因子Ⅱ（凝血酶原）、因子Ⅴ、因子Ⅶ、因子Ⅸ、因子Ⅹ，半衰期明显短于白蛋白。
   - 因子Ⅶ由于其半衰期最短，在肝脏疾病时首先减少，然后是因子Ⅹ和因子Ⅸ。

■ 因子V不依赖维生素K，对其检测有助于鉴别患者凝血酶原时间延长是由于维生素K缺乏引起还是因肝细胞功能障碍导致。连续监测因子V水平可用于评估急性肝衰竭的预后；低于正常值的20%，在无肝移植的情况下，预后不良。

■ （异常）因子Ⅱ［脱-γ-羧基凝血酶原（des-gamma-carboxyprothrombin）］的检测也用于评估肝功能。其水平升高见于肝硬化、肝细胞癌（HCC）患者和服用华法林（维生素K拮抗剂）的患者。给予维生素K会纠正服用华法林患者的脱-γ-羧基凝血酶原水平，而对肝硬化患者却无此效果。

b. 凝血酶原时间可有效评估急性肝病的严重程度和预后。Quick描述的1期凝血酶原时间是在组织提取物（促凝血酶原激酶）和钙离子（Ca^{2+}）存在下，激活外源性凝血通路，检测凝血酶原转换成凝血酶的比例。一种或多种肝脏合成的凝血因子缺乏均会引起凝血酶原时间延长。

c. 胆汁淤积性肝病时凝血酶原时间延长可能与维生素K缺乏有关。

■ 凝血酶原时间延长的原因除了肝细胞疾病或维生素K缺乏，还包括消耗性凝血病、遗传性凝血因子的缺乏或应用拮抗凝血酶原复合物的药物。

■ 维生素K缺乏造成的凝血酶原时间延长，可通过给予维生素K 10mg来排除；静脉注射可引起严重的药物反应，尽可能通过口服方式（不推荐皮下注射，因为吸收不稳定）。在24小时内，凝血酶原时间纠正或改善至少30%意味着肝脏合成功能完好无损。

■ 国际标准化比值（INR）是对不同的实验室检测的凝血酶原时间进行标准化；然而，与应用华法林患者相比，INR在肝病患者中结果的一致性不佳，除非应用肝病患者作为标准对照。

■ 凝血酶原时间和INR与肝病的严重程度相关，但与出血的风险无关，原因是肝病患者的抗凝因子水平（如蛋白C和蛋白S、抗凝血酶）会相应减少，纤维蛋白溶解能力相应增强。

二、评估肝代谢能力

各种完全在肝脏代谢并可预测生物利用度的药物，已用于评估肝脏的代谢能力。通常是将药物的母体化合物通过静脉或口服给药后测定其血浆、尿或呼出气体中的代谢产物，但这些检测在临床工作中并未广泛应用。

（一）安替比林清除率

1. 安替比林通过细胞色素P450酶代谢，口服后吸收良好，并完全由肝脏清除。
2. 在慢性肝病中，以Child-Turcotte-Pugh评分评价，肝病严重性与安替比林的半衰期延长存在良好的相关性（见第11章）。
3. 与慢性肝病相比，安替比林清除率在急性肝病和梗阻性黄疸中受影响程度不大。
4. 本检测的缺点包括安替比林在血清中半衰期较长（需要多次取血标本）、与体外肝微粒体功能评估试验相关性差，以及安替比林的代谢过程受到年龄增长、饮食、饮酒、吸烟和环境暴露等因素的影响。

（二）氨基比林呼气试验

1. 氨基比林通过肝脏代谢，本试验原理即口服^{14}C标记的氨基比林，2小时后在呼气中检测$^{14}CO_2$。
2. 肝硬化和急性肝病的患者排泄减少。
3. 可用于评估酒精性肝炎、接受手术的肝硬化患者的预后。
4. 氨基比林呼气试验的局限性是对胆汁淤积或肝外梗阻引起的肝功能损害缺乏敏感性。

（三）咖啡因清除试验

1. 口服摄入咖啡因后检测唾液或血清中的咖啡因水平即咖啡因清除试验；其准确度与[^{14}C]氨基比林呼气试验相似，而且不需要使用放射性同位素。
2. 临床上严重肝病咖啡因清除试验结果明显异常，但轻度肝功能异常时不够敏感。
3. 咖啡因清除率随年龄增长或使用西咪替丁而下降，因吸烟而升高。

（四）半乳糖清除能力试验

1. 半乳糖经静脉或口服摄入后，通过肝脏的磷酸化过程从血液中清除；半乳糖清除试验是在静脉一次性注射半乳糖后20～50分钟连续检测血清半乳糖的水平，并用尿半乳糖排泄量进行校正。
2. 在血浆浓度＞50mg/dl时，半乳糖的清除反映肝脏的功能，而在浓度低于此水平时，则反映肝血流量。
3. [^{14}C]半乳糖分布在细胞外液中，受血容量变化的影响。
4. 半乳糖清除率在急、慢性肝病及转移性肝肿瘤时下降，但在梗阻性黄疸时通常不受影响。
5. 口服半乳糖耐量试验还可结合[^{14}C]半乳糖呼气试验；呼气试验的结果与[^{14}C]氨基比林测试结果相关。
6. [^{14}C]半乳糖检测在评估慢性肝病患者的预后上并不比常规的肝脏生化检查更准确。

（五）利多卡因代谢物

1. 单乙基甘氨酸二甲苯胺（MEGX）是肝脏内利多卡因的一种代谢产物，在单次静脉注射利多卡因15分钟后，可以很便捷地通过荧光偏振免疫分析检出。
2. 本项检测可以为肝硬化患者是否可能出现威胁生命的并发症提供预后信息。
3. 本检测也可用于评估肝移植供肝的存活能力。

4. 虽然不适合用于某些心脏病患者，但此法简单易行，不良反应少。同时使用通过细胞色素P450 3A4代谢的药物和高水平胆红素可能会影响检测结果，年龄、体重指数也影响检测，男性的检测值高于女性。

三、其他肝功能测试

（一）血清胆汁酸

1. 胆汁酸在肝脏中由胆固醇合成，与甘氨酸或牛磺酸结合，并通过胆汁排泄，可促进脂肪在小肠内的消化和吸收。胆汁酸通过肝肠循环进行再循环；在肠道细菌的作用下形成次级胆汁酸。
2. 血清胆汁酸水平升高是肝胆功能不全的一个敏感指标。
3. 有多种方法可以检测各类单项胆汁酸和总胆汁酸；检测单项胆汁酸浓度与检测总胆汁酸浓度的价值相同。
4. 目前有许多检测胆汁酸的方法，包括空腹和餐后胆汁酸水平测定，以及口服或静脉给药的胆汁酸负载试验。
5. 患高胆红素血症而胆汁酸水平正常，提示溶血或Gilbert综合征。

（二）尿素合成

1. 蛋白质中的氮在肝脏内代谢生成尿素。尿素分布于全身的体液中，随着尿液排出或扩散进入肠腔，在肠腔中被产尿素酶的细菌水解为CO_2和氨。
2. 尿素合成率可通过对全身体液量评估后，计算尿中尿素的排泄和血尿素氮获得，并需校正胃肠道对尿素的水解。
3. 尿素合成率在肝硬化时显著降低，与Child-Turcotte-Pugh评分相关，但在检测代偿良好的肝硬化时不敏感。

（三）磺溴酞钠试验

静脉注射磺溴酞钠（BSP）的清除试验曾用来检测肝功能。45分钟潴留试验及初始清除比例可准确反映磺溴酞钠的清除率。由于严重的过敏反应、无法准确鉴别肝细胞性黄疸和梗阻性黄疸，目前也有其他更加简便的肝功能检测方法，磺溴酞钠试验已经逐渐被淘汰。

（四）吲哚菁绿试验

吲哚菁绿在静脉注射后通过肝脏清除。在给药20分钟后可检测其血液水平，或由皮肤传感器检测其一系列水平。与BSP相比，肝脏清除吲哚菁绿更为高效，而且无毒性。其评估肝功能异常的准确性并不优于标准Child-Turcotte-Pugh评分，其主要作用是检测肝脏血流。

（五）无创的纤维化血清学指标

已有各种检测来确定慢性肝病患者的肝纤维化程度，从而避免了进行肝组织活检。

直接指标

直接指标包括血清透明质酸、Ⅲ型前胶原N端肽、基质金属蛋白酶。这些指标对轻微肝纤维化的患者，通常可确诊肝硬化，以及排除严重的肝病。

间接指标

有多种结合纤维化的血清学指标或常规实验室检查（如血小板计数、INR和血清氨基转移酶的公式）用于评估肝脏纤维化。

- 包括FibroSure、Fibrospect和AST/血小板指数（APRI）。
- FibroSure在美国应用广泛，包括α_2巨球蛋白、触珠蛋白、载脂蛋白A1、胆红素和GGTP；在排除肝纤维化（低分）或提示肝硬化（高分）时价值最高；中间的分数可反映不同程度的纤维化。

四、肝组织活检

尽管血清学检测和影像学技术的进步很大，但肝组织活检仍然是一些疾病的确诊方法，用于确诊一些特殊肝病，如Wilson病、小胆管原发性硬化性胆管炎和非酒精性脂肪性肝病；用于评估各种形式的实质肝病的预后；以及评估肝移植受者的移植肝脏功能是否正常。

（一）适应证

肝组织活检适应证见表1.2。

表1.2　肝组织活检的适应证

肝生化检查结果异常伴肝大的评估
慢性肝炎的评估和分期
酒精性肝病的确诊和分期
系统性炎症或肉芽肿性疾病的鉴别
不明原因发热的评估
确定药物性肝损伤的类型和程度
确定肝内肿块的性质
诊断多系统浸润性病变
胆汁淤积性肝病的诊断和分期（原发性胆汁性胆管炎、原发性硬化性胆管炎）
家族性疾病患者亲属的筛查
获取组织以进行感染病原培养（如分枝杆菌）
评估肝病治疗效果（如Wilson病、血色病、自身免疫性肝炎、慢性病毒性肝炎）
肝移植后肝生化检查异常的评估

（二）禁忌证

肝组织活检禁忌证如表1.3所示。活检前对肾功能不全、尿毒症血小板功能障碍的患者给予精氨酸升压素（DDAVP）（0.3μg/kg，溶于50ml生理盐水后静脉注射）进行纠正。在肝活检前7～10天，患者应禁用导致血小板功能障碍的药物，如阿司匹林和非甾体抗炎药。

表1.3　肝组织活检的禁忌证

绝对	相对
不明原因的出血史	腹水
凝血酶原时间延长3～4秒	右侧胸腔感染
血小板＜60 000/mm^3	右膈下感染
出血时间延长（＞10分钟）	可疑包虫病
无法获得输血支持	病理性肥胖
可疑血管瘤	
患者不配合	

（三）技术方法

1. 如果没有表1.3列出的禁忌证，肝组织活检可以安全地在门诊施行，患者应在术后密切观察2～3小时，必要时需收住院（多达5%的患者需要住院）。
2. 局部麻醉首先浸润皮下，然后进入肋间肌和腹膜内。可用短效镇静剂减轻焦虑。通过叩诊确定肝脏的最大浊音界。
3. 常规应用超声标记穿刺点或引导穿刺已经成为标准操作。对弥散性肝病，超声引导下肝组织活检比盲穿成功率高且并发症发生率低。
4. 标准的操作是经胸廓途径；肋下途径只有在超声引导下才能尝试。
5. 在呼气末进行活检穿刺；可以使用各种针具［切割式（Tru-Cut、Vim-Silverman）或吸入式（Menghini、Klatskin、Jamshidi）］，包括活检“枪”。
6. 穿刺后让患者取右侧卧位以压迫活检穿刺部位。
7. 当标准方法有禁忌时（如凝血障碍或腹水），可行经颈静脉活检。这项技术还可测定肝静脉楔压压力梯度（见第11章）以确诊门静脉高压，评估β受体阻滞剂治疗效果和判断预后。
8. 局灶性肝脏病变的活检取样最好在影像学引导下进行。
9. 适于组织学描述解释的肝组织应至少长1.5cm，并包含至少6个门管区。

（四）并发症

1. 多达1/3患者在活检后发生活检部位疼痛，伴或不伴有右肩的放射痛。血管迷走神经反应也很常见。严重的并发症并不多见（＜3%），通常在活检后数小时内出现。死亡率为0.03%～0.32%。

2. 腹腔出血是最严重的并发症。高龄、肝恶性肿瘤和多次穿刺是发生出血可能性的预测因子。应用切割针比抽吸针更易造成出血。
3. 临床上引起血流动力学变化的出血、镇痛剂无法缓解的持续疼痛，或出现其他严重并发症表现时需要住院治疗。气胸可能需要置入胸腔引流管，而严重的出血可能需要在血管造影下进行选择性栓塞，如果必要，行右肝动脉结扎或肝切除手术。
4. 恶性肿瘤活检时有1%～3%穿刺道肿瘤种植的风险。

五、肝脏影像学检查

目前有数种影像学检查方法用于评估肝实质、血管及胆道系统。检查的先后次序应根据临床情况决定（表1.4）。由于腹部影像学检查简便易得，对不明确的腹痛等主诉进行检查，常会发现肝脏肿物存在，但这些肿物几乎都是良性的，是评估患者主诉时附带发现的。

表1.4　影像检查的应用选择

临床问题	首选影像检查	补充影像检查（如必要）
黄疸	US	CT：如有胆管扩张、梗阻性病变或可疑胰腺或肝门部占位时；MRCP：确定胆管扩张的原因和部位
肝脏实质疾病	US CT MRI	如怀疑血管异常、某些情况下的门静脉高压，行多普勒超声、彩色多普勒超声或序列扫描的MRI
肝脏占位筛查	US	CT、MRI
已知肝脏占位定性	CT, MRI	肝脏特异性造影剂增强的MRI
可疑恶性肿瘤	US或 CT引导下活检	术中US、CT门静脉造影
可疑良性病变	US、CT或MRI；可疑血管瘤时核素扫描（如^{99m}Tc标记红细胞扫描）	US或CT引导下活检
可疑脓肿	US或CT US或CT引导下抽吸	脓肿核素扫描（Ga或^{111}In标记白细胞扫描）
可疑胆道异常	US检测胆管扩张、结石或占位 MRCP、ERCP或THC了解胆道解剖	CT或内镜超声检测结石或外源性压迫的原因

注：US，超声；CT，计算机断层扫描；ERCP，内镜逆行胰胆管造影；MRCP，磁共振胰胆管造影；MRI，磁共振成像；THC，经肝胆管造影

（一）腹部X线平片和钡剂造影

1. 腹部X线平片对肝脏疾病的评估价值不大。有时可发现源于胆结石、包虫囊、陈旧结核病灶或组织胞浆菌病造成的钙化。肿瘤或血管病变也可出现钙化。

2. 钡剂对于食管静脉曲张检查的敏感性明显低于内镜检查。
3. 无线视频胶囊内镜也已用于筛查食管静脉曲张。

（二）超声

1. 超声检查是许多肝胆疾病首选的影像学检查。原因是价格低廉、无电离辐射，并可在床边使用。
2. 超声显示不同声学性质组织的界面。已经有造影剂可用于增强超声检查的准确性，包括检测不连续病变的微泡技术和评估血供情况半乳糖基的对比剂。
3. 超声波无法穿透气体或骨骼，这一特性影响对脏器的充分检查。而且分辨率的提高通常是以降低组织穿透性为代价的。
4. “实时”超声检查可显示生理事件，如动脉搏动。
5. 超声对于局灶性损害的检查优于实质性病变，也是胆道扩张的首选检查方法。
6. 超声能检测到小至1cm的肝脏肿物，并可以鉴别囊性病变和实体病变。
7. 超声检查有助于对实体肝脏肿块的经皮活检、肝脓肿的引流，或分隔腹水的穿刺抽液。
8. 多普勒超声技术可用于评估肝移植候选者和受者肝动静脉和门静脉血管的情况。

（三）计算机断层扫描成像

1. 计算机断层扫描（CT）通常比超声更能精确地定义肝脏解剖是正常还是存在病变。
2. 口服造影剂可确定肠腔；静脉用造影剂可增强血管结构的显像，使解剖结构更加明确。
3. 螺旋CT更加精准，可以在静脉注射造影剂达高峰时快速成像。一项最新的技术是多探头CT，它可以一次屏气即刻成像，对肝脏血管和胆道进行三维重建。
4. 增强CT是鉴别和了解肝脏肿物特性的极好方法，可以区分囊性和实体肿块，也可以鉴别脓肿。静脉快速注射造影剂后可以足够准确地鉴别有特征性表现的海绵状血管瘤，也可鉴别肿瘤的血管浸润。肝细胞癌显示动脉期强化（图1.4），随后快速“洗脱”。
5. CT也可显示肝硬化和门静脉高压症，以及符合脂肪肝或血色病的改变。

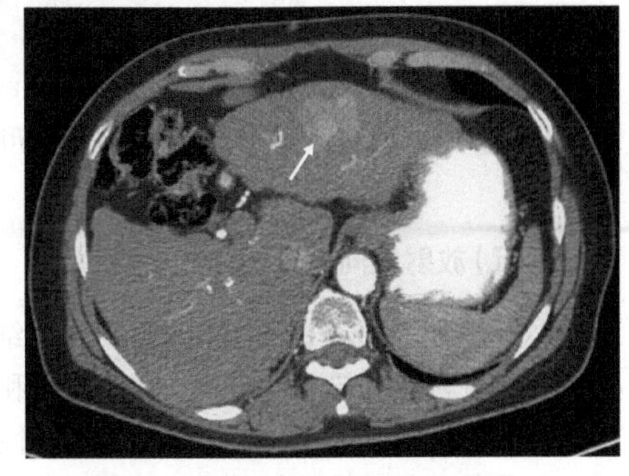

图1.4　CT显示肝细胞癌（箭头所示）

6. CT的局限性是其费用较高，有辐射暴露，以及缺乏便携性。

（四）磁共振成像

1. 磁共振成像（MRI）可以提供多重平面图像，以及在含有不同数量的脂肪和水的组织间提供良好的分辨率。超快成像序列消除了运动伪影。与CT相比，MRI无电离辐射，但钆造影剂对于肾功能受损的患者仍然有导致肾源性系统纤维化的风险。
2. MRI评估血流效果好，而且可以检测肝脏铁的过负荷。
3. MRI不便移动、价格高昂，成像时间缓慢，所以生理活动（比如蠕动）会导致图像模糊。因有磁场，安装有心脏起搏器或其他金属装置的患者不能使用MRI检查。幽闭恐惧症患者会在封闭空间里感到不适，往往需要镇静。
4. MRI可用于确诊血管病变，尤其是血管瘤（图1.5），也可用于鉴别肝再生结节和肝细胞癌；在T_2加权图像上，再生结节与正常肝实质的信号强度相当，而肿瘤的信号强度高于正常肝脏。
5. 应用肝脏特异性造影剂可进一步加强MRI评估肝脏肿物的准确性。
6. 磁共振胰胆管成像（MRCP）是一种非侵入性检查，可替代内镜下胰胆管造影检查技术。
7. 磁共振血管成像如同CT血管造影术，可在肝切除术前用于评估肝脏血管。

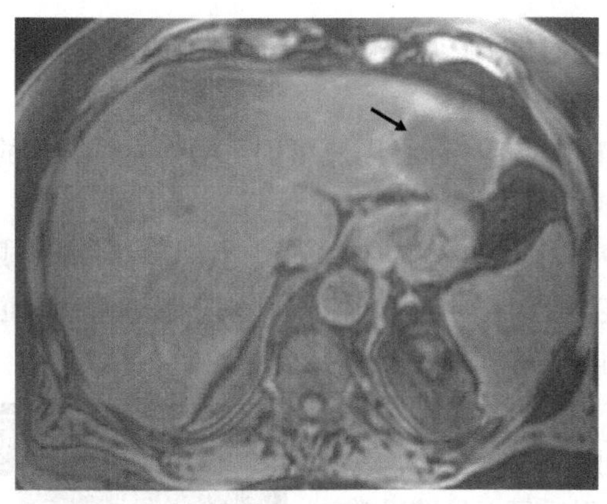

图1.5　MRI扫描显示肝血管瘤（箭头所示）

（五）放射性同位素扫描

1. 肝细胞、Kupffer细胞、肿瘤或炎症细胞优先摄取进入体内的特异同位素。尽管在肝实质和局灶性肝病方面，超声和CT在很大程度上已取代了核医学检查，但放射性同位素扫描对于评估疑似急性胆囊炎仍特别适用。
2. 另外一些技术包括单光子发射计算机断层成像（SPECT），可以将放射性同位素的横断面分布进行可视化显示；还有正电子发射断层成像（PET）（见下文），可以提供血流和组织代谢信息。

（六）正电子发射断层成像

1. 肝肿瘤具有葡萄糖代谢增加的特征，PET能够检测到。
2. 临床应用包括原发性肝肿瘤的检测和分期、评价转移性疾病、区分良性与恶性肝肿瘤。
3. 因分化良好型肿瘤对最常用的放射性药物［^{18}F］-氟代脱氧葡萄糖（^{18}F-fluoro-2-deoxyglucose，FDG）摄取不良，因此，PET在肝细胞癌诊断的准确性上有些局限。

（七）超声弹性成像

1. 超声弹性成像是将超声波换能器探头安装在一个振动器上，产生一个弹性剪切波以测量肝脏硬度，以此反映肝纤维化程度。目前常用的技术是瞬时弹性成像，结果以千帕（kPa）表示，范围为2.5～75kPa，正常值上限约为5.5kPa。
2. 超声弹性成像对于排除肝重度纤维化、肝硬化及确定肝硬化是非常准确的；但纤维化各阶段之间有相当大的重叠。
3. 对肥胖或有腹水患者的检测有难度。
4. 可能是对肝脏活检的补充而不是取代。
5. 磁弹性成像是另一种新兴技术，它使用磁共振测量肝脏硬度。

参考文献

Friedman LS. Controversies in liver biopsy: who, where, when, how, why? *Curr Gastroenterol Rep*. 2004; 6: 30-36.

Goessling W, Friedman LS. Increased liver chemistry in an asymptomatic patient. *Clin Gastroenterol Hepatol*. 2005; 3: 852-858.

Green RM, Flamm S. AGA technical review on the evaluation of liver chemistry tests. *Gastroenterology*. 2005; 123: 1367-1384.

Jang HJ, Yu H, Kim TK. Imaging of focal liver lesions. *Semin Roentgenol*. 2009; 44: 266-282.

Kechagias S, Ernersson A, Dahlqvist O, et al. Fast-food-based hyper-alimentation can induce rapid and profound elevation of serum alanine aminotransferase in healthy subjects. *Gut*. 2008; 57: 649-654.

Kim WR, Flamm SL, Di Bisceglie AM, et al. Serum activity of alanine aminotransferase (ALT) as an indicator of health and disease. *Hepatology*. 2008; 47: 1363-1370.

Kwo PY, Cohen SM, Lim JK. ACG clinical guideline: evaluation of abnormal liver chemistries. *Am J Gastroenterol*. 2017; 112: 18-35.

Lee TH, Kim WR, Poterucha JJ. Evaluation of elevated liver enzymes. *Clin Liver Dis*. 2012; 16: 183-198.

Marrero JA, Ahn J, Reddy KR. ACG clinical guideline: the diagnosis and management of focal liver lesions. *Am J Gastroenterol*. 2014; 109: 1328-1347.

Rockey DC, Caldwell SH, Goodman ZD, et al. Liver biopsy. *Hepatology*. 2009; 49: 1017-1044.

Ruhl CE, Everhart JE. Elevated serum alanine aminotransferase and γ-glutamyltransferase and mortality in the United States population. *Gastroenterology*. 2009; 136: 477-485.

Tapper EB, Castera L, Afdhal NH. FibroScan (vibration-controlled transient elastography): where does it stand in the United States practice. *Clin Gastroenterol Hepatol*. 2015; 13: 27-36.

Tripodi A, Mannucci PM. The coagulopathy of chronic liver disease. *N Engl J Med*. 2011; 365: 147-156.

Van Beers BE, Daire JL, Garteiser P. New imaging techniques for liver diseases. *J Hepatol*. 2015; 62: 690-700.

Watkins PB, Kaplowitz N, Slattery JT, et al. Aminotransferase elevations in healthy adults receiving 4 grams of acetaminophen daily: a randomized controlled trial. *JAMA*. 2006; 296: 87-93.

第2章 急性肝衰竭

Erin Spengler, MD　Robert J. Fontana, MD 著
许　彪　译　林　芳　校

要　点

1. 急性肝衰竭（acute liver failure，ALF）是一种少见但进展快速的临床综合征，具有很高的死亡率。
2. 定义ALF的特征性表现是既往无肝病基础的患者出现神志改变［即肝性脑病（HE）］和凝血功能障碍。
3. 对乙酰氨基酚中毒是美国ALF的首要病因；几乎50%对乙酰氨基酚引起的ALF是由于非主动过量服用所致的。
4. ALF的治疗策略包括尽快转入肝移植中心，在重症监护室（ICU）中对患者进行病因治疗和积极救治并发症（包括感染、肾衰竭、代谢异常和脑水肿）。
5. 致病原因是ALF能否自发恢复的最强预测因素；对判定患者无肝移植（LT）生存率低的预后标准非常重要。
6. 难以自发恢复的ALF患者通过LT可显著提高生存率。

一、概述

ALF是一种发病率不高但进展快速的临床综合征，其特征是肝脏代谢功能的迅速下降，死亡率较高。ALF定义为既往无肝病基础的患者出现肝损伤、肝性脑病（hepatic encephalopathy，HE）和凝血功能障碍［国际标准化比值（INR）>1.5］。HE通常发生在肝损伤出现的1～4周，但也可以延迟发生在12～24周后（亚急性肝衰竭）。亚急性肝衰竭的无肝移植生存率较低（20%～30%），常见于药物性肝损伤（DILI）或特发性ALF。

1. 美国每年约发生2000例ALF。
   a. ALF的住院率是每100万人每年31.2例，死亡率是每100万人每年3.5例。
   b. ALF的致病原因有多种，包括药物、中毒、代谢性、炎症和病毒感染（表2.1）。
2. ALF有较高的短期并发症率和死亡率，约占所有肝移植病例的5%。
3. 尽管近20年来美国ALF的严重程度和病因种类无明显变化，但生存率和临床预后却有显著改善（表2.1）。
   a. 2013年与1998年的无肝移植的生存率分别是56%、45%，移植后的生存率分别

是96%、88%，整体生存率分别是75%、67%。

b. 减少使用血制品、机械通气和血管升压药可能改善预后，对非对乙酰氨基酚导致的ALF应用*N*-乙酰半胱氨酸也可使患者获益。

表2.1 ALF的病因与治疗策略

分类	病因	评估与诊断	治疗
药物和毒素	对乙酰氨基酚中毒	处方和非处方药物用药史、血清对乙酰氨基酚浓度、Rumack-Matthew列线图、半胱氨酸-对乙酰氨基酚合成物（如有条件）	*N*-乙酰半胱氨酸
	特异性药物反应	一定时间内的服药史、LiverTox网站记录的药物、去激发试验、肝组织活检	停用可疑药物
	毒蕈中毒	蕈类食用史	青霉素G、水飞蓟素、血液透析
嗜肝病毒	甲型肝炎	抗HAV IgM	—
	乙型肝炎	HBsAg、抗HBc IgM、PCR法测HBV DNA	恩替卡韦、替诺福韦
	丙型肝炎	抗HCV、PCR法测HCV RNA	
	丁型肝炎	HDAg、抗HDV IgM、PCR法测HDV RNA	恩替卡韦、替诺福韦（抗HBV）
	戊型肝炎	抗HEV IgM、抗HEV IgG、PCR法测HEV RNA（CDC可查）	—
非嗜肝病毒	单纯疱疹病毒	PCR法测HSV DNA、抗HSV IgM、肝组织活检	阿昔洛韦
	巨细胞病毒	PCR法测CMV DNA、抗CMV IgM、肝组织活检	更昔洛韦、缬更昔洛韦
	EB病毒	PCR法测EBV DNA、血清学检查、肝组织活检	阿昔洛韦、糖皮质激素
	细小病毒B19	抗细小病毒IgM、PCR法测细小病毒DNA	—
	腺病毒	PCR法测ADV DNA	西多福韦
自身免疫疾病	自身免疫性肝炎	ANA、SMA、抗LKM、免疫球蛋白、肝组织活检	泼尼松、硫唑嘌呤
代谢性疾病	Wilson病	血浆铜蓝蛋白、尿铜和肝铜、裂隙灯检查、基因检测	口服铜螯合剂、锌剂，血浆置换（？）
	急性妊娠脂肪肝	病史、尿蛋白、DIC筛查、超声、肝组织活检	急诊处理
	HELLP综合征	病史、尿蛋白、血小板计数、溶血相关检查、超声、肝组织活检	急诊处理
	先兆子痫或子痫	病史、高血压、蛋白尿	急诊处理
血管疾病	Budd-Chiari综合征	肝脏多普勒超声、CT或MRI，血管造影、易栓倾向评估	肝素静脉应用
	肝窦阻塞综合征	病史、肝组织活检	去纤苷
	缺血性肝炎	病史、心电图、2D心脏超声	补液、升压、正性肌力药
浸润性疾病	肝转移瘤	影像、肝组织活检	化疗

续表

分类	病因	评估与诊断	治疗
	急性白血病或淋巴瘤	骨髓穿刺、肝组织活检	化疗
	淀粉样变性	骨髓穿刺、肝脏或其他组织活检	化疗
病因不明	不明原因ALF	经过检验和影像排除其他病因	*N*-乙酰半胱氨酸（?）

注: 2D, 二维; ADV, 腺病毒; ANA, 抗核抗体; HBc, 乙肝核心抗原; LKM, 肝肾微粒体; CDC, 国家疾病预防控制中心; CMV, 巨细胞病毒; DIC, 弥散性血管内凝血; EBV, Epstein-Barr病毒; HAV, 甲型肝炎病毒; HBsAg, 乙肝表面抗原; HBV, 乙型肝炎病毒; HCV, 丙型肝炎病毒; HDAg, 丁肝抗原; HDV, 丁型肝炎病毒; HELLP, 溶血、肝酶升高和血小板低下; HEV, 戊型肝炎病毒; HSV, 单纯疱疹病毒; Ig, 免疫球蛋白; PCR, 聚合酶链反应; SMA, 平滑肌抗体

二、病理生理学

1. 绝大多数ALF的病理学特点是大片肝细胞坏死导致肝衰竭；但也有ALF在组织学上不表现为肝细胞坏死，比如急性妊娠脂肪肝和Reye综合征。
2. ALF可同时出现肝细胞坏死和凋亡。肝细胞坏死原因为细胞内腺苷三磷酸（ATP）的耗竭，其后出现细胞水肿和细胞膜的崩解。凋亡是一种由外源或内源性机制触发的程序性细胞死亡过程，导致胱天蛋白酶（caspase）活化，最终引起遗传物质降解和细胞萎陷。
3. ALF凝血功能障碍的发病机制是肝脏合成半衰期较短的凝血因子（因子V）减少，同时凝血因子的消耗增加，血小板生成素水平降低。
4. ALF肝性脑病的发病机制包括体内氨和其他神经毒素的清除下降、门体分流、血脑屏障完整性受损、脑星状细胞水肿以及脑血流增加（表2.2）。
5. 肝脏的网状内皮细胞功能下降导致频发的细菌和真菌的感染。

表2.2　ALF肝性脑病的分期

分期	自发生存率（%）	精神症状
1	70	轻度性格改变，轻度言语混乱，睡眠节律改变，扑翼样震颤，轻度意识不清
2	60	Ⅰ期肝性脑病加重，行为异常，轻度嗜睡
3	40	嗜睡，能被唤醒并遵嘱，明显意识不清；语无伦次
4	20	对疼痛刺激无反应（昏迷）

三、病因学

ALF最常见的病因是对乙酰氨基酚过量（50%）、DILI（10%～15%）和急性病毒性肝炎（5%～10%），还有相当一部分病例病因不明（12%）（图2.1）。

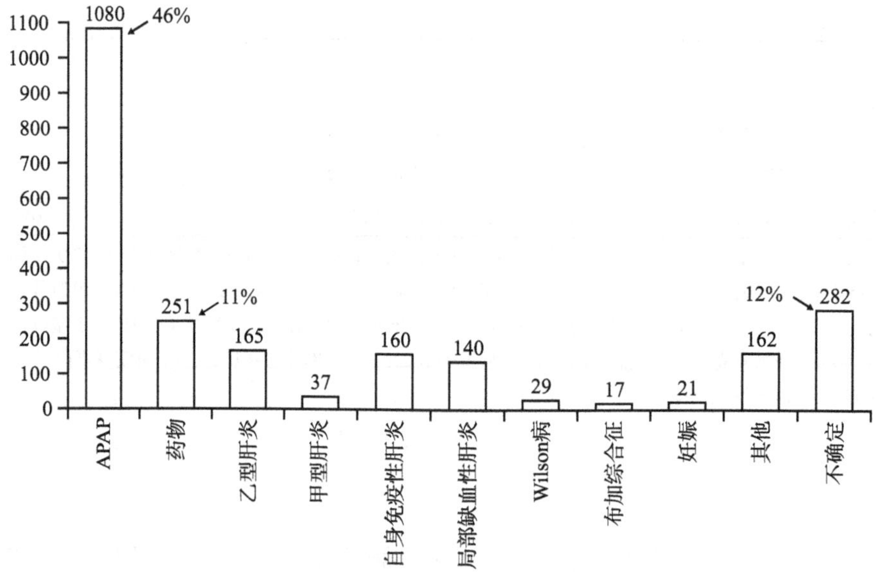

图2.1 美国急性肝衰竭（ALF）的病因学

急性肝衰竭研究小组通过连续登记纳入了2344例ALF成年患者，ALF的首要病因为对乙酰氨基酚（APAP）过量（46%），之后依次为病因不明的ALF（12%），特异性DILI（11%）（数据来自William M. Lee, University of Texas Southwestern, Dallas, TX）

（一）对乙酰氨基酚肝毒性

1. 美国每年报道对乙酰氨基酚过量服用的病例有超过60 000例，绝大多数为单次服用的自杀性行为；这些患者中仅约1%出现ALF。
2. 对乙酰氨基酚（见第10章）具有剂量依赖的肝脏毒性作用，之后出现特征性的损伤类型（表2.3）。
   a. 一次性大剂量服用6～10g对乙酰氨基酚才可引起ALF，但每日3～6g连续几日也可导致肝脏毒性。
   b. 大多数患者会出现血清AST和ALT水平>1000IU/L，总胆红素轻度升高（<3g/dl）。40%～50%的患者会出现乳酸酸中毒和血肌酐水平升高。
   c. 血清对乙酰氨基酚的浓度在单次服药中毒的患者中有诊断和预后的作用；但在无意中多次过量服用的患者，血清对乙酰氨基酚的浓度可不高，也可检测不到。
   d. 过量摄入对乙酰氨基酚导致的ALF通常预后良好（无肝移植的生存率为70%）。过量摄入对乙酰氨基酚-致幻剂合成物的患者，发病时会出现较重的肝性脑病，但预后相似。
3. 诊断性检测：血清对乙酰氨基酚浓度和应用致幻剂-对乙酰氨基酚类的处方药和非处方药病史；对乙酰氨基酚的列线图有助于对单次服用该药患者进行肝毒性风险分层。
   a. 血清胆红素>10g/dl时，用比色测定法检测血清对乙酰氨基酚浓度可出现假阳性结果。

b. 血清半胱氨酸-对乙酰氨基酚化合物是一种有前途的对乙酰氨基酚肝毒性的诊断生物标志物。

4. 对乙酰氨基酚所致肝损伤易感性增加的危险因素包括饮酒、应用巴比妥类药物和禁食所致的营养不良，以上均可引起肝脏内谷胱甘肽的耗竭。

a. 多种含对乙酰氨基酚成分的制剂导致ALF的病例报道中，无意过量摄入远大于有意过量摄入。

b. 对乙酰氨基酚无意和有意过量摄入的病例患有抑郁和饮酒（40%）的比例相似。

c. 超过400种非处方制剂含有对乙酰氨基酚。

5. 疾病特异性治疗：尽快开始口服或静脉应用*N*-乙酰半胱氨酸，应用48～72小时能够降低需要肝移植和死亡发生可能（表2.3）。

表2.3 对乙酰氨基酚过量摄入的管理

病史

回顾所有处方药和非处方药用药史

毒性作用通常发生于摄入总剂量>4g时

单次服用：绘制就诊即刻和4小时后的Rumack-Matthew列线图

重复多次/非故意过量：血清对乙酰氨基酚浓度可能很低或检测不到；只要可疑摄入了对乙酰氨基酚，即可应用*N*-乙酰半胱氨酸

服药4小时内

吐根糖浆（一次15ml）；根据需要重复应用

洗胃清除残留药物碎片

口服或胃管注入活性炭1g/kg

***N*-乙酰半胱氨酸**

口服负荷量：140mg/kg，后每4小时70mg/kg，连用72小时或直到INR<1.5

为减少胃肠反应，可混于碳酸饮料中服用

止吐药：丙氯拉嗪 10mg，甲氧氯普胺（胃复安）10mg，或昂丹司琼4mg，根据需要口服或静脉输入，如果有严重的恶心和呕吐，可静脉输入*N*-乙酰半胱氨酸

静脉用剂量

150mg/kg溶于250ml 5%葡萄糖静脉滴注1小时

50mg/kg溶于500ml 5%葡萄糖静脉滴注4小时

125mg/kg溶于1000ml 5%葡萄糖静脉滴注19小时

100mg/kg溶于1000ml 5%葡萄糖静脉滴注24小时

监测：建议心电监护警惕出现心律失常和低血压

过敏反应（荨麻疹、哮喘、皮疹）处理：停止输液，给予苯海拉明和糖皮质激素

如果出现低血压和血管性水肿，停止药物输入，然后补液，给予糖皮质激素和肾上腺素

严重性评估

动脉pH、乳酸、肌酐水平和肝性脑病分期有预后价值

每12小时检测INR、因子V、pH和血氨

发病48～72小时血清ALT达到峰值

国王学院（King's College）标准在预后评估上优于终末期肝病模型评分（MELD）

注：ALT，丙氨酸转氨酶；INR，国际标准化比值

a. 在4小时内主动过量服用的，推荐应用吐根糖浆、活性炭和洗胃治疗。

b. 将*N*-乙酰半胱氨酸溶混于碳酸饮料或与止吐药物同时服用提高胃肠道耐受性。

（二）特发性药物性肝损伤和毒物暴露

1. 特发性药物性肝损伤（DILI）是一种无法预知的肝损伤，可能反映了宿主代谢和解毒功能的异常。从药物接触到引起肝损伤的时间通常<1年。大多数患者发病时无嗜酸性粒细胞增多或其他超敏反应的特征表现。

   a. 导致ALF的DILI最多见的是抗生素（四环素、呋喃妥因、复方磺胺甲噁唑）、抗真菌药（酮康唑）、抗结核药（异烟肼、吡嗪酰胺）和抗癫痫药（苯妥英、丙戊酸、卡马西平）。

   b. 中草药和食品添加剂，包括含有绿茶提取物的减肥产品，引起严重DILI的报道越来越多。

   c. 诊断性检验：排除其他引起肝损伤的病因，并获得服药史，停药后可能不会使病情迅速改善，肝组织活检可进一步支持诊断。

      ■ LiverTox网站（http: //livertox.nih.gov/）提供了在肝毒性方面的有用信息，以及先前引起DILI的具体药物、中草药和食品添加剂的相关病例报道。

      ■ 明确因果关系需要确定服药与临床表现的时间关联，并排除其他可能原因。

   d. 通常无特效的解毒药。除了停用致病药物，其他治疗措施包括经验性应用*N*-乙酰半胱氨酸，可由此改善合并Ⅰ级或Ⅱ级肝性脑病患者的无肝移植生存率，即使是非对乙酰氨基酚药物中毒。

   e. 应用糖皮质激素能否使患者获益尚不确定，但在具有超敏反应或皮肤受累的表现时经常应用。

2. 摄入鹅膏菌或盔孢伞等蕈类毒素可导致肝坏死，极少数发展为ALF，这类患者可出现包括腹泻的严重的胃肠道症状。

   a. 鹅膏毒素是环状八肽，抑制RNA聚合酶Ⅱ，可引起肝细胞坏死和肾小管损伤。

   b. 对鹅膏毒素的检测试剂还未上市。

   c. 疾病特异性治疗：青霉素G静脉注射、水飞蓟素及血液透析能够降低经肝肠循环后鹅膏毒素在血液中的浓度。

（三）病毒性肝炎（也可见第3～6章）

1. 甲型肝炎病毒（HAV）（见第3章）：粪-口传播；食源性疾病（可通过疫苗预防）。

   a. 美国有症状的急性甲型肝炎发病率是1/100 000，病死率是0.3%。

- ■ 美国由HAV引起的成人ALF发病率自1995年已开始下降。
- ■ 患者表现为血清AST和ALT升高、黄疸和肝炎的相关症状。

b. ALF的危险因素包括既往慢性肝病病史、注射吸毒史和高龄。

c. 诊断性检验：针对HAV的免疫球蛋白M（IgM）抗体（抗HAV）。

d. 疾病特异性治疗：支持治疗；仅30%HAV导致的ALF患者需要肝移植治疗。

2. 乙型肝炎病毒（HBV）（见第4章）：非肠道、性接触或围产期传播（可通过疫苗预防）。

a. 成人急性乙型肝炎的大多数病例是无症状的；美国报道的急性乙型肝炎发病率是1.5/100 000，病死率是0.5%～1.0%。

- ■ 患者表现为血清AST和ALT升高，伴有黄疸的恶心、呕吐和腹痛。

b. 诊断性检验：急性感染期可检测到乙肝表面抗原（HBsAg）和乙肝核心抗原IgM抗体（抗HBc）；血清HBV DNA检测是ALF最可靠的检测指标。

c. ALF的高危因素包括年龄＞60岁、合并丙型肝炎病毒（HCV）感染，合并丁型肝炎病毒（HDV）感染。

d. 疾病特异性治疗：对暴发性乙型肝炎，推荐根据肾功能调整口服核苷或核苷酸类似物（恩替卡韦或替诺福韦）的剂量，以增加治愈率及在需要肝移植时降低病毒载量，但支持的数据尚有限。

e. 血清HBsAg阳性的患者在进行化疗或免疫抑制治疗时，可导致慢性乙型肝炎的再激活，伴随病毒高度复制，发展为暴发性肝炎；因此，建议对接受免疫抑制药物或化疗的患者进行抗病毒的预防治疗。

- ■ 美国接近50%的暴发性乙型肝炎是由于HBV的再激活导致的。
- ■ 利妥昔单抗通过清除B细胞，可引起HBsAg阴性而抗HBc阳性患者中的HBV再度激活。

3. HCV（见第5章）：非肠道、性接触传播。

a. 急性丙型肝炎一般无明显症状，可引起黄疸性肝炎，需住院治疗，但罕见ALF。

b. 诊断性检验：血清HCV RNA（HCV的抗体可能还未出现）。

c. 疾病特异性治疗：在急性HCV感染时应用直接口服抗病毒药物（DAAs）有效性和安全性的相关数据很有限。

4. HDV（见第4章）：非肠道和黏膜传播（HBV疫苗能够预防）。

a. HDV是一种缺陷病毒，需要HBsAg的辅助来装配病毒体和感染人体。

b. HDV可以和HBV以急性共感染的方式，或以慢性乙型肝炎患者同时感染的方式感染人体，这两种形式与HBV的单独感染相比，发生ALF的风险增加。

c. 诊断性检验：丁型肝炎抗原（HDAg）、PCR法测HDV RNA、抗HDV（IgM和IgG），这些检验项目的可获得性是有差别的。

d. 疾病特异性治疗：支持治疗；抗HBV的核苷或核苷酸类似物对抗HDV来说，临床效果有限。

5. 戊型肝炎病毒（HEV）（见第3章）：粪-口传播；污染或未熟的猪肉、狩猎动物传播（可通过疫苗预防）。

a. 戊型肝炎是世界上地方流行区发生ALF的主要病因；散发的基因3型HEV罕有对西方人种感染的报道，但20%的美国人血清中可检测到抗HEV IgG。

b. 孕妇感染戊型肝炎的死亡率升高；有报道在一些人群中急性HEV感染导致ALF的比例可高达70%，而妊娠晚期感染HEV的患者死亡率高达20%。

c. 诊断性检验：抗HEV IgM、抗HEV IgG、血清和大便标本通过PCR检测HEV RNA（美国国家疾病控制与预防中心检验http：//www.cdc.gov/hepatitis/hev/labtestingrequests.htm）。

d. 疾病特异性治疗：支持治疗。利巴韦林可用于慢性HEV感染的治疗。

（四）非嗜肝病毒（见第6章）

1. 单纯疱疹病毒（HSV）和水痘带状疱疹病毒（VZV）

a. 急性HSV和VZV感染可引起肝炎，极少数发生ALF。HSV相关的ALF预后不良，部分原因是诊断延误。HSV感染可能是原发性的，即不出现皮肤和会阴部的病变，或由于病毒再激活而发病。

- 免疫功能不全的患者发生肝炎和ALF的风险增加。
- 约50%的病例在发病时即出现明显的皮肤病变和弥散性血管内凝血（DIC）。

b. 诊断性检验：PCR法测HSV DNA和VZV DNA，肝组织活检有助于对可疑病例的诊断（特征性的病毒包涵体）。

c. 疾病特异性治疗：只要明确诊断或强烈可疑即可开始静脉应用阿昔洛韦，并根据肾功能调整剂量。

2. 巨细胞病毒（CMV）

a. CMV感染是实体器官移植受者一个主要的并发症，但是ALF却不多见。

b. CMV血清学阴性的器官移植受体获得CMV血清学阳性的供体，发生重症肝炎的风险最大。

c. 诊断性检验：PCR法测CMV DNA，抗CMV IgM和抗CMV IgG，肝组织活检可确诊。

d. 疾病特异性治疗：一旦可疑或确诊CMV肝炎，应立刻静脉给予更昔洛韦治疗。

3. 其他包括细小病毒B19、Epstein-Barr病毒（EBV）和腺病毒急性感染时偶可发生ALF。

a. 细小病毒B19的感染常与再生障碍性贫血相关。

b. ALF是急性EBV感染的首要死亡原因。一些患者可并发淋巴瘤或发热及严重的淋巴结肿大，也有胆汁淤积性ALF的报道。
c. 重症腺病毒肝炎的ALF多发生于免疫功能不全的患者。
d. 疾病特异性治疗：对一些病例可尝试应用阿昔洛韦和糖皮质激素。

（五）自身免疫性肝炎（见第7章）

1. 自身免疫性肝炎（AIH）多发生于女性（60%），主要表现为慢性肝炎，少数以ALF，或伴有黄疸的急性自身免疫性溶血性贫血起病。
2. 诊断性检验：对可疑AIH患者应进行自身免疫标志物检测和肝组织活检。
   a. 血清自身免疫标志物包括抗核抗体（ANA）、平滑肌抗体（SMA）、免疫球蛋白（尤其IgG）升高。暴发型ALF时可能均无异常。
   b. 肝组织病理表现为严重的肝细胞坏死、界面炎、浆细胞浸润、小叶中心周围小静脉炎和肝细胞呈玫瑰花环样改变。
   c. 呋喃妥因、米诺环素、抗程序性死亡-1（PD-1）因子和抗细胞毒性T淋巴细胞相关抗原4（CTLA-4）抗体等药物可导致AIH；建议停用致病药物并应用糖皮质激素。
3. 疾病特异性治疗：暴发型AIH可应用糖皮质激素治疗（泼尼松40～60mg/d）；有证据显示可增加好转率。

（六）血管闭塞（见第21章）

1. Budd-Chiari综合征（急性肝静脉栓塞）
   a. Budd-Chiari综合征的典型临床表现是急性腹痛、腹水和肝大。肝大是肝静脉流出道梗阻引起肝脏充血所致。
   b. 诊断性检验：多普勒超声、CT或磁共振静脉成像；80%的病例存在基础的高凝状态或骨髓增殖性疾病；对选择性病例行肝组织活检以评估肝坏死的严重程度。
   c. 疾病特异性治疗：没有明显的禁忌证，所有的患者均应静脉给予肝素抗凝治疗。也可行血栓切除术、肝静脉血管成形术、闭塞静脉支架置入或经颈静脉肝内门体分流术（TIPS）。药物和介入治疗无效者可行肝移植术。
2. 肝窦阻塞综合征（SOS）
   a. SOS（或静脉闭塞性疾病）可见于造血干细胞移植前大剂量化疗诱导的患者，以及服用大剂量植物碱（明确的草药茶）的患者。
   b. SOS临床主要表现为腹水、肝大、黄疸和凝血功能障碍，罕有发生ALF。
   c. 诊断性检验：主要通过患者病史、肝组织活检和多普勒超声进行诊断。
   d. 疾病特异性治疗：以支持治疗为主；合并恶性肿瘤不适于肝脏移植，去纤苷已通过美国食品药品监督管理局（FDA）批准用于SOS的治疗。

（七）缺血性肝炎（见第22章）

1. 缺血性肝炎（又称低氧性肝炎、休克肝）最常见于心脏停搏、严重的低血压、大量液体丢失或心肺功能衰竭的患者。
   a. 缺血性肝炎很少发生ALF；b.其死亡率大多与促发因素相关。
2. 摄入可卡因或甲基苯丙胺可导致药物诱导的缺血性肝炎。
3. 诊断性检验：相关的临床病史（低血压、心律失常、心肺疾病）；血清氨基转移酶极度升高；急性肾损伤可通过循环支持缓解。
4. 疾病特异性治疗：容量复苏、血管升压素、强心药和病因治疗。

（八）Wilson病（见第19章）

1. Wilson病是一种常染色体隐性遗传病，常见于青少年。
   a. 患者在发病时可存在神经精神症状（包括抑郁）。
   b. 仅有50%出现肝病的Wilson病患者可通过裂隙灯检测到凯-弗（K-F）环。
   c. 60%的白种人患者可检测到*ATP7B*基因突变。
2. 诊断性检验：氨基转移酶轻度升高，并且AST/ALT＞2.2和碱性磷酸酶/胆红素<4。
   a. 可通过检测血清铜蓝蛋白水平筛查本病，但有15%的患者铜蓝蛋白水平正常。
   b. 24小时尿铜定量、肝组织中的铜定量和基因检测有助于明确诊断，但不应因此延误肝移植的评估和排队。
   c. 暴发型Wilson病由于游离铜水平升高常发生溶血性贫血，并伴有黄疸和急性肾损伤，而Coombs试验阴性。
3. 疾病特异性治疗：可尝试白蛋白透析、血浆置换或连续性血液滤过来紧急降低血铜；然而，不行肝移植不能阻断ALF的进程。
   a. 口服曲恩汀（一种螯合剂）和锌常用于初始治疗。
   b. *D*-青霉胺可引起超敏反应和加重神经系统的病变。
   c. 超过95%暴发型Wilson病的患者需要行肝移植治疗。

（九）恶性肿瘤浸润（见第24章）

1. 1%的成年ALF病例是由淋巴瘤、白血病和转移性实体肿瘤（如乳腺、肺）对肝脏的浸润引起的。
   a. 可出现DIC的临床特征，以及肝脏的影像学异常。
   b. 诊断常延误，确诊需要行经颈静脉或影像引导的肝组织活检来明确诊断。
2. 疾病特异性治疗：预后较差（非肝移植存活率<10%），挽救性的化疗只能使一部分患者获益。

（十）妊娠相关的ALF（见第23章）

1. 急性病毒性肝炎；急性妊娠脂肪肝；溶血、肝酶增高、血小板减少（HELLP）综合征；妊娠过程发生先兆子痫和子痫可导致ALF；患者的病因不同，其人口学特征和临床表现也多有不同。
2. 诊断性检验：所有育龄妇女发生ALF时均应检测β人绒毛膜促性腺激素；所有妊娠期发生ALF的女性患者均应全面筛查ALF的可能病因，尤其是急性病毒性肝炎。
3. 分娩后也应对产妇进行密切监测，因为分娩后也有肝功能进一步恶化的风险。
4. 疾病特异性治疗：根据ALF的病因选择治疗方案；通常需要迅速分娩。

（十一）病因不明的ALF

1. 尽管进行全面检查，在美国仍有10%～15%的ALF患者无法明确病因。
2. 在血清ALT升高而胆红素不高的ALF患者中检测血清对乙酰氨基酚-蛋白合成物水平，显示高达20%病因不明的ALF患者是可疑对乙酰氨基酚中毒。
3. 疾病特异性治疗：自发恢复的比例不高（30%），通常需要肝移植治疗。

四、治疗

（一）初步评估和管理

1. 快速明确ALF病因（表2.4）。
   a. 通过直接病史采集获得导致ALF潜在可能原因，包括暴露风险、抑郁或自杀倾向的病史、药物成瘾或酗酒及肝脏毒性药物摄入的病史。
   b. 诊断性的检查应该包括毒物筛查、病毒血清学、自身免疫标志物检测和肝脏影像学；腹部超声能够显示肝脏表面结节的形态，其表现与肝脏实质细胞萎陷和再生结节形成相关；多普勒的检查可排除Budd-Chiari综合征。
   c. 肝组织活检可用于诊断预后，以及对AIH、HSV肝炎或肿瘤浸润等病因的确定；ALF患者由于凝血功能障碍，肝组织活检优选经颈静脉途径。
2. 建议积极转入肝移植中心。
3. 对于预防和管理休克、脓毒症、急性肾损伤和脑水肿等并发症，于ICU进行密切监测至关重要（表2.5）。
4. 所有对乙酰氨基酚中毒的患者均应给予*N*-乙酰半胱氨酸。成人非对乙酰氨基酚相关的伴有Ⅰ级或Ⅱ级肝性脑病的ALF，给予*N*-乙酰半胱氨酸也可在生存上获益。
5. 评估患者无肝移植生存率。
   a. ALF的病因和肝性脑病的严重程度是疾病转归最重要的预测因素；对乙酰氨基酚中毒性肝损伤、急性甲型肝炎和缺血性肝炎有较高的自发恢复率

（60%～70%）。

b. 国王学院标准在ALF的预后判断标准中得到了最广泛的研究（表2.6）；其对病死率判断有较高的特异性；但不满足该标准并不能保证存活。

6. 评估包括一系列实验室检查（INR、因子V、血氨和乳酸水平）以及器官功能衰竭、肝性脑病分级、需要升压药物支持、机械通气和感染的相关证据。

表2.4　ALF的初始临床和实验室评估

诊断性筛查[a]

病史和用药史、旅游、暴露史

血清对乙酰氨基酚浓度、尿毒物筛查

病毒性肝炎：抗HAV IgM、HBsAg、抗HBc、抗HCV、HCV RNA、抗HEV IgM

非嗜肝病毒：HSV DNA、EBV DNA、CMV DNA（均为PCR法）

Wilson病：血清铜蓝蛋白、尿铜、裂隙灯检查

自身免疫性肝炎（AIH）：ANA、SMA、免疫球蛋白水平

血管病变：肝脏多普勒超声检查

缺血性：2D多普勒心脏超声检查

肝组织病理[b]：仅在可疑恶性肿瘤、AIH、HSV肝炎时

疾病严重程度

每12小时进行一次检查

血清AST、ALT、总胆红素和直接胆红素、碱性磷酸酶

INR、因子V、动脉血气、血氨、乳酸水平

血糖、电解质、血钙、血镁、血磷

肝性脑病分级、格拉斯哥昏迷评分（GCS）、重要脏器衰竭

头颅CT（昏迷2级及以上）

Ⅳ级肝性脑病或无法解释神经系统检查结果应行颅内压（ICP）监测

每日或可疑感染时行血、尿微生物培养

肝移植等候[c]

对预后和适应证进行内科和外科评估

社会心理评估（药物滥用、依从性）

明确血型

HIV和其他血清学检查

胸部X线片、心电图和2D心脏超声检查

禁忌证：脓毒血症、多脏器衰竭、无法纠正的低血压、脑疝

注：a尽可能进行早期快速诊断

b 肝组织的广泛坏死与预后无关

c 入ICU 24小时内完成，并定期反复评估

2D，二维；ALT，丙氨酸转氨酶；ANA，抗核抗体；抗HBc，乙肝核心抗原抗体；抗HCV，丙型肝炎病毒抗体；AST，天冬氨酸转氨酶；CMV，巨细胞病毒；CT，计算机断层扫描；EBV，Epstein-Barr病毒；HAV，甲型肝炎病毒；HBsAg，乙肝表面抗原；HEV，戊型肝炎病毒；HIV，人类免疫缺陷病毒；HSV，单纯疱疹病毒；ICU，重症监护室；Ig，免疫球蛋白；INR，国际标准化比值；SMA，平滑肌抗体

表2.5　脑水肿的管理

一般治疗
减少外界声音和刺激（单间病房/ICU）
任何时间床头保持抬高＞30°
对Ⅲ级或Ⅳ级肝性脑病镇静时应气管插管
尽量减少经气管吸引、移动和Valsalva检查
以丙泊酚或咪达唑仑为基础镇静剂
特异性治疗
考虑放置颅内压（ICP）监测（硬膜外或脑实质）
目标：ICP＜25mmHg和脑灌注压（CPP）＞50mmHg
用血管升压药维持MAP＞70mmHg
过度通气诱导低碳酸血症，使脑血管收缩
目标：PCO_2 28～30mmHg
对ICP＞25mmHg持续超过10分钟可给予高渗液体治疗
甘露醇静脉注射
负荷剂量：5分钟输入0.5g/kg（每2～6小时重复一次）
维持血清渗透压＜320mOsm/L（用呋塞米或透析）
注意：急性肾损伤可引起肺水肿
高渗盐静脉输入
3%盐水静脉滴注或23%盐水静脉注射
目标：血钠145～155mmol/L
注意：可出现高氯血症、阴离子间隙正常的酸中毒
巴比妥昏迷（难以纠正的脑水肿）
静脉注射苯巴比妥
负荷剂量：15分钟注射100～150mg，维持剂量：1～3mg/（kg·h）持续输入
注意：常有低血压发生（可用血管升压素治疗）
镇静过度：每12小时监测血清苯巴比妥水平（目标20～35mg/L）

注：ICU，重症监护室；MAP，平均动脉压；PCO_2，二氧化碳分压

表2.6　对ALF不良预后的国王学院标准[a]

对乙酰氨基酚中毒	非对乙酰氨基酚ALF
复苏后4小时动脉乳酸＞3.5mmol/L	INR＞6.5（PT＞100秒）
或	或
复苏后12小时pH＜7.30或动脉乳酸＞3.0mmol/L	符合以下项目中3条：
或	INR＞3.5（PT＞50秒）
INR＞6.5（PT＞100秒）	年龄＜10岁或＞40岁
血肌酐＞3.4mg/dl	血胆红素＞17.5mg/dl
Ⅲ级或Ⅳ级肝性脑病	黄疸持续时间＞7日
	病因：药物反应

注：a 预后模型不应作为是否决定肝移植的唯一标准。建议进行系列实验室评估（INR、因子V和血氨）和重要脏器衰竭评估（升压药、透析、气管插管、感染）

INR，国际标准化比值；PT，凝血酶原时间

（二）肝移植评估（见第33章）

1. 所有ALF的患者均应该行肝移植的可行性评估。
2. ALF的患者满足器官共享联合网络（UNOS）定义的等待队列标准，就应分配到1A分类中，对器官分配享受最高优先权（见第33章）。
   a. 首选ABO血型相合的全肝移植；b.肝移植的等待时间平均是1～10日。
3. 肝移植的禁忌证包括肝外恶性肿瘤、不可逆的脑损伤、严重的心肺疾病、多脏器衰竭、难治性低血压和脓毒症。
4. 不利于肝移植等待的情况包括不充分的社会支持、持续药物滥用、反复自杀企图和合并有严重的精神疾病。

（三）并发症的管理

1. 肝性脑病和脑水肿（表2.5）
   a. 肝性脑病是ALF的特征性表现，进展迅速，可导致脑水肿、颅内高压甚至死亡。
      - 发生脑水肿的高危因素包括超急性病程、动脉血氨＞200μmol/L，出现Ⅲ～Ⅳ级肝性脑病。
      - 肝性脑病Ⅲ级和Ⅳ级脑水肿的发生率分别为35%和75%。
      - 脑病的原因是缺氧、低血压、脑灌注压降低及血氨水平升高、脑内谷氨酰胺产物增加引起的星形胶质细胞肿胀。
      - 脑水肿最终可导致颅内压增高、缺血性脑损伤和脑疝。
      - 颅内高压引起脑水肿是ALF最常见的死亡原因。
   b. 脑水肿和颅内高压的监测
      - 头颅影像和眼底镜检查到视盘水肿对颅内高压的诊断敏感性不佳，建议进行反复体格检查和神经系统查体。
        - 出现瞳孔反射迟钝、肌肉强直或去大脑强直提示已经存在颅内高压。
      - 应严格避免给予影响感觉中枢的所有镇静类与其他类药物。
        - 丙泊酚和咪达唑仑的半衰期较短，应首选使用。
      - Ⅱ～Ⅳ级肝性脑病的患者应行头颅CT检查，用以评估脑水肿或颅内出血可能。
      - 在气管插管且合并Ⅲ～Ⅳ级肝性脑病的患者应考虑行颅内压（ICP）监测。
        - 为避免ICP监测放置过程的并发症，应输入新鲜冷冻血浆（FFP）和重组活化因子Ⅶa。
   c. 脑水肿和颅内高压的管理（表2.5）
      - 尽可能降低颅内压，增加脑灌注压。
        - 床头应抬高＞30°。

■ 乳果糖对ALF的治疗是无效的。

■ 只要明确出现颅内高压就应开始应用甘露醇、高渗盐、过度通气和短效的巴比妥类药物。

■ 对难治性脑水肿的患者可应用冰毯将体温降至32～35℃，进行低温治疗；复温的方式和其对肝脏再生的影响目前尚不确定。

2. 凝血功能障碍（表2.7）

a. 凝血功能障碍是ALF的主要特征性表现和重要的预后指标；尽管凝血功能障碍可能非常严重，但严重的出血事件发生率不高（<10%）。

b. 血小板水平、INR和PT在ALF时不同于其他疾病，不能准确体现患者的凝血

表2.7 ALF并发症的管理

主要并发症	发病机制	管理
低血糖	糖合成下降	测血糖，每1～2小时一次 静脉补糖（10%或20%葡萄糖溶液）
肝性脑病	脑水肿	CT（Ⅲ级或Ⅳ级肝性脑病） 监测ICP（Ⅳ级肝性脑病）以确定CPP 床头抬高>30° 渗透性脱水（甘露醇、高渗盐）或巴比妥类 治疗诱因（如低血糖、低氧血症和发热） 避免应用苯二氮䓬类/镇静药物
感染	免疫功能下降 侵入性操作	每日行血、尿和痰培养 抢先应用广谱抗生素治疗（头孢菌素类或喹诺酮类联合万古霉素）
凝血功能障碍	凝血因子合成减少 血小板减少，DIC	监测因子V、INR 静脉注射或口服10mg维生素K 活动性出血或血小板<50×10⁹/L时行有创操作应输入血小板 活动性出血或INR>1.5时行有创操作应输入血浆 活动性出血或血纤维蛋白原<100mg/dl时输入冷沉淀 应用质子泵抑制剂预防胃肠道出血
低血压	低血容量 血管阻力下降	中心压力的血流动力学监测 给予血制品或胶体补液 去甲肾上腺素、血管升压素
肾衰竭	低血容量 肝肾综合征 急性肾小管坏死	应用血制品或胶体补液 避免应用肾毒性药物（如氨基糖苷类、造影剂） CVVHD或血液透析
呼吸衰竭	ARDS	机械通气 丙泊酚或咪达唑仑镇静 每12～24小时停用镇静评估神志

注：ARDS，急性呼吸窘迫综合征；CPP，脑灌注压；CT，计算机断层扫描；CVVHD，持续静脉血液透析；DIC，弥散性血管内凝血；ICP，颅内压；INR，国际标准化比值

和血栓形成的状态。

■ 连续检测因子V水平可用于判断ALF患者的预后。

■ 血栓弹力图或旋转血栓弹力图检测凝血功能可能更加准确。

■ 因子Ⅷ水平在肝坏死的患者中升高，而在DIC的患者中降低。

c. 对怀疑存在营养性维生素K不足的患者，可给予注射用维生素K（10mg静脉注射或口服）。

d. 输入血小板、血浆和冷沉淀能够降低有创操作出血风险；如果临床无明确出血，不建议积极纠正凝血功能异常。

■ 有创操作时，可在输入新鲜冷冻血浆后应用重组活化因子Ⅶa；易栓症、妊娠和肿瘤是重组活化因子Ⅶa的禁忌证。

e. 气管插管的患者有消化道出血的风险，均应给予质子泵抑制剂预防。

3. 肾衰竭

a. ALF的患者有高达50%会出现肾衰竭。

b. 肾衰竭是重要的早期预警指标，尤其在对乙酰氨基酚中毒的患者中，肾衰竭或酸中毒是死亡的高度预警指标。

c. 发病机制包括低容量、急性肾小管坏死或肝肾综合征。

d. 静脉输入去甲肾上腺素或多巴胺用于改善循环功能障碍和严重低血压。

e. 如出现肾功能和循环功能障碍，行肾脏替代治疗时，持续静脉-静脉血液透析优于标准的透析治疗。

4. 感染

a. 建议对诊断ALF及无法解释的病情恶化或全身炎症反应综合征（SIRS）的患者，监测血、痰、尿的微生物培养。

■ 80%的ALF患者住院期间会出现一次细菌感染。

■ 20%会出现一次真菌感染（抗菌治疗过程中出现发热、低血压）。

b. 任一下列情况应开始经验性抗菌治疗。

■ 发热或培养结果阳性。

■ Ⅲ级或Ⅳ级肝性脑病。

■ 血流动力学不稳定或出现SIRS。

5. 代谢紊乱

a. 低血糖发生于ALF的肝糖原合成水平下降和糖异生功能受损时。对ALF患者，应密切监测血糖水平，出现低血糖应持续输入10%～20%的葡萄糖溶液。

b. 低磷血症发生于ALF肝细胞快速再生大量消耗ATP时，也见于尿液中磷的丢失增加。可能发生危及生命的低磷血症，应密切监测血磷水平，及时补充。

c. 电解质和代谢功能异常会加重肝性脑病，发生脑水肿风险增加，因此必须积极纠正。

d. 酸中毒是一种重要的死亡预警指标；在对乙酰氨基酚中毒的非肝移植患者

中, pH<7.3的相关死亡率可高达95%。

e. ALF的患者发生碱中毒提示可能存在过度通气。

f. 低氧血症可能由急性呼吸窘迫综合征、误吸或肺出血引起;应对Ⅲ级或Ⅳ级肝性脑病的患者行气管插管以保护气道。

(四)治疗的展望

1. 已经进行了白蛋白透析等体外肝脏辅助系统、辅助的肝移植和肝细胞移植的相关研究,以期改善ALF的临床结果。虽然有报道,上述治疗方式能够对生理学指标有所改善,但至今还无影响生存率的研究结果。
2. 对生物人工肝或非生物肝脏辅助设备的深入研究,以及组织工程肝细胞培养系统的发展,可以为ALF患者的肝脏恢复过程提供有效的支持手段,或者为ALF患者行肝移植治疗提供过渡的桥梁。
3. 促进肝细胞再生和干细胞分化的药物治疗仍有较好前景。
4. 针对高氨血症的药物治疗可以减少脑水肿后遗症。

参 考 文 献

Bari K, Fontana RJ. Acetaminophen overdose: what practitioners need to know. *Clin Liv Dis*. 2014; 4: 17-20.

Bernal W, Wendon J. Acute liver failure. *N Engl J Med*. 2013; 369: 2525-2534.

Fontana RJ, Ellerbe C, Durkalski VE, et al. Two-year outcomes in initial survivors with acute liver failure: results from a prospective, multicentre study. *Liver Int*. 2015; 35: 370-380.

Larsen FS, Wendon J. Prevention and management of brain edema in patients with acute liver failure. *Liver Transpl*. 2008; 14 (suppl 2): S90-S96.

Larson AM, Polson J, Fontana RJ, et al. Acetaminophen-induced acute liver failure: results of a United States multicenter, prospective study. *Hepatology*. 2005; 42: 1364-1372.

Lee WM, Hynan LS, Rossaro L, et al. Intravenous *N*-acetylcysteine improves transplant-free survival in early stage non-acetaminophen acute liver failure. *Gastroenterology*. 2009; 137: 856-864.

McPhail MJ, Farne H, Senvar N, et al. Ability of King's College criteria and model for end-stage liver disease scores to predict mortality of patients with acute liver failure: a meta-analysis. *Clin Gastroenterol Hepatol*. 2016; 14: 516-525.

O'Grady J. Timing and benefit of liver transplantation in acute liver failure. *J Hepatol*. 2014; 60: 663-670.

O'Grady JG, Alexander GJ, Hayllar KM, et al. Early indicators of prognosis in fulminant hepatic failure. *Gastroenterology*. 1989; 97: 439-445.

Ostapowicz G, Fontana RJ, Schiodt FV, et al. Results of a prospective study of acute liver failure at 17 tertiary care centers in the United States. *Ann Intern Med*. 2002; 137: 947-954.

Polson J, Lee W-M. AASLD position paper: the management of acute liver failure. *Hepatology*. 2005; 41: 1179-1197.

Reddy KR, Ellerbe C, Schilsky M, et al. Determinants of outcome among patients with acute liver failure listed for liver transplantation in the United States. *Liver Transpl*. 2016; 22: 505-515.

Reuben A, Tillman H, Fontana RJ, et al. Outcomes in adults with acute liver failure between 1998 and 2013: an observational cohort study. *Ann Intern Med*. Apr 5, 2016. [Epub ahead of print].

Rutherford A, Chung RT. Acute liver failure: mechanisms of hepatocyte injury and regeneration. *Semin Liver Dis*. 2008; 28: 167-174.

Stravitz RT, Kramer AH, Davern T, et al. Intensive care of patients with acute liver failure: recommendations of the U. S. Acute Liver Failure Study Group. *Crit Care Med*. 2007; 35: 2498-2508.

第3章 甲型肝炎和戊型肝炎

Kelvin T. Nguyen, MD　Steven-Huy B. Han, MD, AGAF, FAASLD 著
柳芳芳　译　林　芳　校

要　点

1. 甲型肝炎病毒（HAV）和戊型肝炎病毒（HEV）是无包膜、经肠道传播的病毒，其感染通常导致自限性感染，但在某些情况下可能进展为重型肝炎；慢性戊型肝炎在免疫抑制患者中已被认识，可导致肝纤维化和肝硬化。
2. 在急性HEV感染中，HEV基因型1和2通过粪-口途径传播，而HEV基因型3和4与慢性HEV感染有关，通过人畜共患传染，家猪、野猪或野鹿是传播媒介。
3. 甲肝疫苗接种可有效预防感染。一种有效的HEV疫苗已经开发出来，但是在大多数国家还没有被批准使用。
4. 除免疫功能低下的患者外，孕妇和本身患有肝病的患者发生严重戊型肝炎并发症的风险增加。
5. 目前尚无针对HAV的抗病毒治疗，相反，HEV对利巴韦林治疗有反应，尤其在严重的急性或慢性HEV感染中。

一、甲型肝炎病毒

（一）分子生物学

1. HAV被归类为小核糖核酸病毒，是肝病毒亚类的唯一成员。
2. 直径27～28nm，立方对称。
3. 正链单股，线性RNA分子，长度为7.5kb的开放阅读框。
4. 人类中有一种血清型；至少有6种基因型。
5. 尽管被描述为一种无包膜病毒，但最近的证据表明HAV可能具有包膜和无包膜两种形式。
6. HAV包含一个免疫决定簇中和位点。
7. 在一个壳粒中包含4个主要病毒粒子多肽（图3.1）。
8. 通过RNA依赖性RNA聚合酶在感染的肝细胞的细胞质中复制；没有在肠内持续复制的确切证据。

9.对化学试剂和高温有很强的抵抗力，HAV在污染的食物或粪便中可持续存活数周。

10.可在胆汁和其他洗涤剂中存活。

11.已经在非人灵长类动物和人类细胞系中繁殖。

12.不会导致长时间的病毒血症或肠道携带状态。

13.在肝脏中复制并诱导尚未确定的免疫反应。

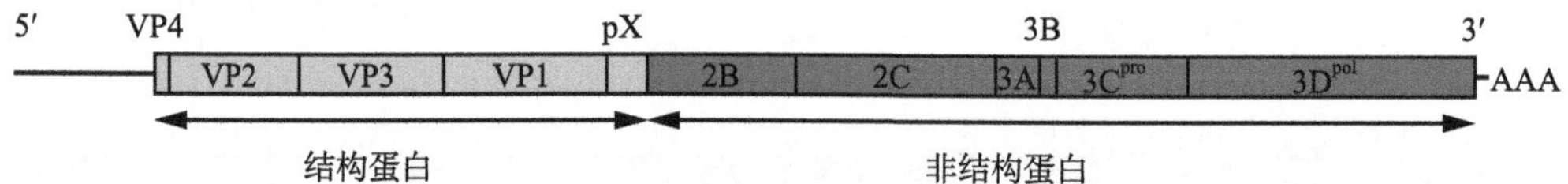

图3.1 示意图显示甲型肝炎病毒的7.5kb单链，正义RNA基因组的结构

2227个氨基酸残基的多聚蛋白由结构蛋白和非结构蛋白组成，并且侧接有含调控元件的5′和3′非翻译RNA区段。VP，病毒蛋白（摘自：Walker C, Feng Z, Lemon S. Reassessing immune control of hepatitis A virus.*Curr Opin Virol*.2015; 11: 7-13.）

（二）流行病学和危险因素

1.潜伏期：15～50天（平均30天）。

2.全球分布，全球每年150万例发病，发展中国家为高发流行地区。

3.在水和卫生系统已改善的发达国家，大部分人在成年期之前没有感染HAV，未产生相应免疫力。在发展中国家，社会经济的发展和卫生条件的改善，使得HAV传播减少，初次感染时的平均年龄提高，然而结局严重（如暴发性肝炎、住院时间延长及死亡）有症状的甲型肝炎发病率一直在反常增加，反映出成人期HAV感染的严重程度在增加。

4.在发病前1～2周或发病后至少1周，HAV就已经在感染者的大便中分泌，通常在血清ALT水平开始升高之后不久。

5.病毒血症短暂，通常不超过3周，但在持续或复发感染者中偶尔可持续到90天。

6.有报道在感染的新生儿中粪便排泄时间延长（可达数月），粪便中病毒出现的概率和浓度及流行病学意义目前仍不明确。

7.自HAV疫苗接种以来，暴发性甲型肝炎越来越少见。

8.肠道（粪-口）传播主要通过人对人的家庭内传播或由被感染的食物加工者传播，或受食物污染传播；偶尔的暴发与共同的传染源有关。

- 污染的食物。
- 双壳贝类。
- 水。

9.感染的其他危险因素如下。

- 看护婴儿及幼童（使用尿布阶段）的看护中心。
- 残疾人机构。

- 到欠发达国家及地区旅行（美国人最常见的危险因素）。
- 口肛接触行为。
- 共用注射器吸毒。

10. 无母婴传播的证据。
11. HAV感染的流行和卫生标准与家庭成员之间传播有关。
12. 通过输血或血制品传播者非常罕见。
13. 美国有30%～40%的病例没有发现危险因素。
14. 美国HAV感染的整体血清流行率<30%，且随着HAV疫苗的广泛使用急剧下降。
15. 先前存在肝脏疾病或年龄≥40岁的患者，其疾病的严重程度增加。
16. HAV细胞受体1（HAVcr1）是一种多态性变体，与重型肝炎的风险增加有关，可能是继发于病毒与肝细胞的更强烈结合，以及自然杀伤T细胞对感染肝细胞的细胞毒性增加。

（三）病理生理学

摄入HAV后，HAV在肠细胞中复制，然后进入门静脉循环到达肝脏。HAV进入肝细胞，发生进一步的复制，导致大量的病毒释放到胆汁和肠腔，然后排泄到粪便中。通过宿主免疫应答引起肝脏损伤。

（四）临床特征

自限性疾病（图3.2，见彩图）

1. 疾病的严重程度从无症状感染到致命的急性肝衰竭；先前存在肝脏疾病或年龄≥40岁的患者严重程度增加。
   - 有症状感染的可能性随着年龄增长而增加。
   - 6岁以下儿童通常无症状。
   - 传染性的高峰发生在症状开始前2周和发病后至少1周之间。
   - 一些感染者在初始的明显症状部分或完全消退后会出现一次或多次复发。在复发过程中，病毒复制持续存在，通常比初次感染更温和，尽管可能发生长时间的胆汁淤积，但最终会痊

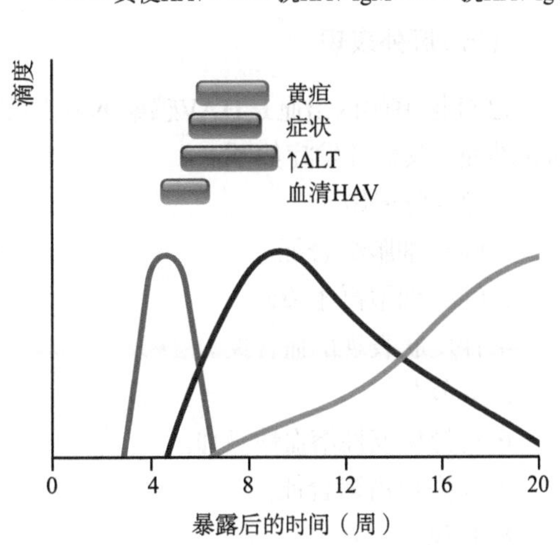

图3.2　甲型肝炎病毒感染的血清学过程

愈（见本章后面内容）。

2. 发热在急性病毒性肝炎中一般不常见，但可发生于急性甲型肝炎。
3. 前驱症状会随着黄疸的出现减轻或消失，但厌食、不适和虚弱等症状可能会持续存在。
4. 尿色加深、粪便颜色变浅提示黄疸，瘙痒（通常轻微而短暂）也可能发生。
5. 体格检查显示轻度肝大伴压痛。
6. 15%～20%的患者会出现轻度脾大和颈后淋巴结肿大。

急性肝衰竭

急性肝衰竭内容详见第2章。

淤胆型肝炎

1. 瘙痒症状突出。
2. 少数患者存在持续性厌食和腹泻。
3. 黄疸可能持续数月才会完全缓解。
4. 预后很好，通常无须特殊治疗即可完全缓解。

复发性肝炎

1. 症状和肝生化检查异常在症状恢复后数周至数月内复发。
2. 抗HAV的免疫球蛋白（Ig）M抗体（抗HAV）可能保持阳性，并且HAV可能再次通过粪便排出。
3. 可观察到关节炎、血管炎和冷球蛋白血症。
4. 即使多次复发（尤其是儿童常见），预后也很好，可完全康复。

（五）肝外表现

已有报道颅内出血是HAV感染的并发症，主要是由于再生障碍性贫血引起的血小板减少症。其他并发症如下。

1. 急性肾损伤。
2. 噬血细胞综合征。
3. 纯红细胞再生障碍。
4. 伴皮肤表现的血管炎。
5. 关节炎。
6. 自身免疫性溶血性贫血。
7. 吉兰-巴雷综合征。
8. 心包炎。
9. 冷球蛋白血症。

10. 脊髓病。
11. 单神经炎。
12. 脑膜脑炎。
13. 急性胰腺炎。

（六）实验室特征

自限性疾病

1. 最显著的生化特征：血清ALT和AST水平明显升高。
2. 氨基转移酶（ALT和AST）的峰值水平从500U/L到5000U/L不等；ALT水平一般高于AST水平。
3. 除严重疾病、急性肝衰竭和淤胆型肝炎外，血清胆红素水平很少>10mg/dl。
4. 血清碱性磷酸酶水平正常或轻度升高。
5. 凝血酶原时间正常或延长1～3秒。
6. 血清白蛋白水平正常或轻度降低。
7. 外周血计数正常，或存在轻微白细胞减少，伴或不伴相对淋巴细胞增多症。

急性肝衰竭

急性肝衰竭内容详见第2章。

胆汁淤积性疾病

1. 血清胆红素水平可超过20mg/dl。
2. 尽管胆汁淤积，血清氨基转移酶水平接近正常。
3. 血清碱性磷酸酶不同程度地升高。
4. 血清白蛋白水平正常或接近正常。
5. 如果凝血酶原时间延长，则通常对维生素K治疗有效。

复发性肝炎

1. 在恢复过程中血清氨基转移酶和胆红素水平明显正常或接近正常后，可能再次升高。
2. 最高水平很少会超过初次发病。

（七）组织学

急性自限性HAV感染很少行肝组织活检。

自限性疾病

1. 主要的肝细胞损伤
    - 局灶性肝细胞坏死。

■ 肝细胞损失（细胞脱落）。
■ 气球样变。
■ 伴有康氏小体的凋亡（木乃伊化、玻璃样变、坏死的肝细胞挤压入肝窦）。

2. 中央静脉静脉内膜炎。
3. 单核细胞（CD8⁺和自然杀伤细胞）弥漫浸润
■ 在扩张的汇管区内。
■ 界板的节段性侵蚀。
■ 肝实质内。
■ Kupffer细胞增大增生，并含有脂褐素色素和碎片；可见损伤肝细胞的残余物。

胆汁淤积性肝病

1. 肝细胞变性和炎症，如自限性肝炎。
2. 扩张的胆小管可见大量胆栓，肝细胞被胆红素染色。
3. 肝细胞形成多发、散在分布的管状结构（假性腺体转化）。

复发性肝炎

变化与自限性疾病相似。

（八）诊断

血清学诊断详见表3.1和图3.2。
■ 抗HAV IgM在急性期及其后的3～6个月可被检测到，很少数可持续到24个月。
■ 抗HAV IgG阳性而抗HAV IgM阴性者表明既往感染（已恢复）或曾经接种过疫苗。

表3.1 急性甲型肝炎和戊型肝炎的血清学诊断

病毒	急性期	恢复期
HAV	总抗HAV抗体阳性 抗HAV IgM 阳性	抗HAV IgG产生 抗HAV IgM消失
HEV	抗HEV IgM和（或）HEV RNA 阳性（在粪便或血清中） 抗HEV IgG可能阳性	HEV RNA消失；抗HEV IgG出现 抗HEV IgM消失

注：HAV，甲型肝炎病毒；HEV，戊型肝炎病毒；Ig，免疫球蛋白

（九）治疗

自限性疾病

1.门诊进行支持治疗通常已足够，除非患者持续呕吐或严重厌食导致脱水，需要收

入院。

2.维持充足的热量和液体摄入非常重要：

- 无特殊饮食推荐。
- 鼓励早餐多吃，在急性肝炎患者中早餐通常是耐受性最好的一餐。
- 急性期禁止饮酒。

3.应避免剧烈和长时间的体力活动。

4.每日活动的限制和休息时间的需求由患者乏力和不适的严重程度决定。

5.应停用所有非必需的药物。

急性肝衰竭（见第2章）

1.发病早期静脉注射*N*-乙酰半胱氨酸可能是有益的，糖皮质激素没有意义。

2.HAV感染的潜在治疗需要进一步研究。主要包括两类：直接抗病毒药（direct-acting antivirals，DAAs）和宿主靶向药（host-targeting agents，HTAs）。2种药物类别之间可能存在协同作用。HAV基因组中的潜在药物靶点如下。

- DAAs，如蛋白酶抑制剂和内部核糖体进入位点（IRES）抑制剂。
- HTAs，如干扰素α、干扰素γ、干扰素λ_1、利巴韦林、金刚烷胺及针对关键宿主酶或细胞因子的药物。

胆汁淤积性肝病

1.用泼尼松或熊去氧胆酸治疗可能会缩短疗程，但缺乏支持这一假设有效性的临床试验。

2.胆汁酸螯合剂如考来烯胺可改善瘙痒症状。

复发性肝炎

与自限制HAV感染的处理相同。

（十）预防

免疫预防是基石。

1.暴露前免疫预防

a.灭活的HAV疫苗

- 高效（有效率95%～100%）；被证明与减毒活病毒疫苗一样有效。一项研究显示，1剂或2剂灭活疫苗可达到93%～100%的血清保护作用，而1剂HAV减毒活疫苗的作用为65%。
- 高度免疫原性（健康人群近100%）。
- 85%～90%的受者在第一次给药后15天可诱导保护性抗体。
- 安全，耐受性好。

- 预计的保护期限为20～50年，可能是终身的。
- 注射单剂量灭活HAV疫苗后，抗HAV可持续11年。
- 注射部位酸痛是主要的不良事件。

b.灭活HAV疫苗（HAVRIX和VAQTA）的剂量和免疫程序计划表

- 19岁或以上的成年人：HAVRIX（葛兰素史克）的两剂（1440 ELISA U）方案，第二剂在第一剂后6～12个月；或2剂（50U）VAQTA（默克）方案，第二剂在第一剂后6～18个月。
- 12个月以上的儿童：HAVRIX（720 ELISA U）的两剂方案，第二剂在第一剂6～12个月后；或两剂（25U）VAQTA方案，第二剂在第一剂后6～18个月。

c.灭活HAV疫苗的适应证

- 在12～23月龄开始接种的所有儿童。
- 到高风险地区的旅行者（对于立即离开的人群，可以在不同接种部位同时给予免疫球蛋白，尽管仅用疫苗可能就足够了）。目前到中-高患病率国家的旅行者中，只有26.6%接受了HAV疫苗接种。
- 同性恋、双性恋成年男子和青少年。
- 注射毒品者。
- 美洲土著居民。
- 全社区暴发的儿童和年轻人。
- HAV感染率高于全国平均水平的州、县、地区的儿童。
- 慢性肝病患者。
- 凝血障碍患者。
- 处理HAV的实验室工作人员。
- 当本地卫生官员认为给食品加工者注射疫苗具有成本效益时。
- 家庭成员中有来自疫区的被收养者。
- 日托中心和废水处理工作人员。

2. 暴露后免疫预防

- 暴露后2周内给予2～40岁人群的HAV疫苗与免疫球蛋白一样有效；据推测，在更年幼和年长者中也有效，但在这些人群中还没有研究过。
- 疫苗诱导的免疫力更持久；因此，疫苗接种比使用免疫球蛋白更有利。
- 第二次疫苗剂量应在6～18个月后使用，以提供延长的保护。
- 免疫球蛋白的功效明确，但可用性有限，只能提供短期保护。
- 免疫球蛋白的接种时间表和剂量：
  - 0.02ml/kg，三角肌注射，暴露后越早注射越好。
  - 耐受性较好；注射部位酸痛是主要的不良反应。
  - 适应证：拒绝或不能接受HAV疫苗的急性HAV感染者的家庭成员和亲密接触者。

3. 除了接种疫苗之外，其他防止肠源病毒性肝炎暴露的措施包括将食物加热到85℃以上，使用家用漂白剂进行消毒，洗手，避免食用生食或未煮熟的食物，妥善处理人体废物，确保供水的安全性。

二、戊型肝炎病毒

（一）分子生物学

1. HEV被归类为戊型肝炎病毒科、戊型肝炎病毒属。该疾病以前被称为“肠道传播的非甲非乙型肝炎”，现在称为戊型肝炎，取决于发现病毒性肝炎的字母顺序；“e”也反映了“流行病”和“地方病”的意思。除人类HEV之外，戊型肝炎病毒还包括感染猪、兔、大鼠、鹿、猫鼬和生物学距离更远的飞禽的HEV。人和猪的HEV具有显著的血清学交叉反应性。
2. 直径27～34nm。
3. 线形RNA分子，7.2～7.4kb。
4. RNA基因组，具有3个重叠的开放阅读框，编码参与HEV复制的结构蛋白和非结构蛋白（图3.3）。
    - RNA依赖性RNA聚合酶（RNA复制酶）。
    - 解旋酶。
    - 半胱氨酸蛋白酶。
    - 甲基转移酶。
    - 只有1个确定的人血清型；4个主要的基因型。

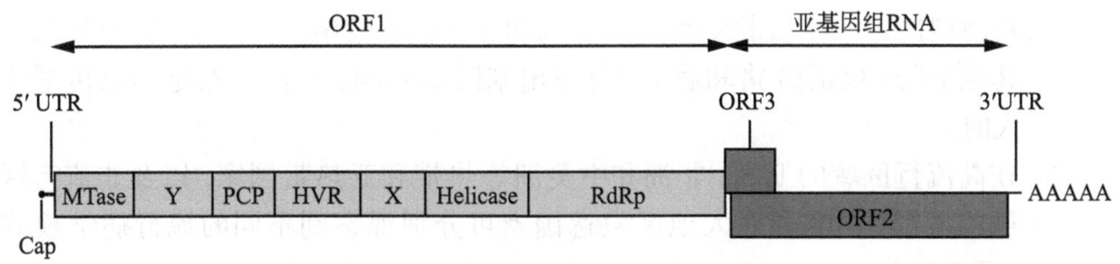

图3.3　戊型肝炎病毒（HEV）基因组的组成

非结构蛋白从ORF1翻译来，而ORF2和ORF3结构蛋白从单个亚基因组RNA翻译而来

HVR，高变区；MTase，甲基转移酶；ORF，开放阅读框；PCP，木瓜蛋白酶样半胱氨酸蛋白酶；RdRp，RNA依赖性聚合酶；UTR，非翻译区；X，宏域；Y，Y域（摘自：Debing Y, Neyts J. Antivirals strategies for hepatitis E virus. *Antiviral Res*.2014；102：106-118.）

5. 结构蛋白的免疫显性中和位点由第2个开放阅读框编码。
6. 可在转染的人肝细胞肝癌细胞系和人胚肺二倍体细胞中增殖。
7. 能在胆汁和其他洗涤剂中生存。

8. 排入粪便，通过污染的水和食物传播。
9. HEV可以进展为慢性肝病，但很少。
10. 在肝脏中复制并诱导尚未确定的免疫应答。
11. 可能存在第3种肠道传染性肝炎病毒，能传播给黑猩猩。

（二）流行病学和危险因素

1. 1978年在克什米尔山谷发生肝炎疫情时被首次报道。据报道有估计5.2万例黄疸型肝炎，并造成1700人死亡。
2. 潜伏期：约40天（范围15～65天）。
3. 广泛分布；血清流行病数据表明，全世界有1/3的人口感染过HEV，每年死亡人数接近7万人；美国人口的血清流行率低于以前的报道。
4. 急性期在血清和粪便中存在HEV RNA。症状发作前1～2周和病后2～4周粪便中可有病毒排出。
5. 它是发展中国家青年最常见的散发性肝炎。
6. 亚洲、非洲和中美洲可见大面积水源性暴发。
7. 家庭内和继发感染传播的病例不常见。
8. 有报道可通过母婴传播。
9. 在美国，返回的旅行者和来自流行地区的近期移民都有感染的报道。有报道经未烹煮的猪肉制品、肝脏和其他内脏肉类、贝类和鹿肉或通过输血传播的偶发罕见病例。
10. 长时间的病毒血症或粪便排毒并不常见。个别慢性HEV感染的器官移植受体可见持续的病毒排出。
11. 基因型1和2已经从散发性人类病例和水源性暴发中分离出来；已经从猪和其他动物（包括野猪和鹿）中分离出基因型3和4，并且显然是动物传播给人的。
12. 在高流行区域的亚洲、非洲和中美洲等热带和亚热带国家，以及非流行区域的美国、西欧和亚太地区发达国家可分别观察到不同的流行病学模式（表3.2）。
13. 在发达国家，HEV感染的危险因素包括每月超过1次进食肝脏或肉类，男性，非西班牙裔白种人，居住在某些地理区域，以及养宠物。
14. 慢性HEV感染的危险因素包括器官移植受者食用野味肉及使用免疫抑制药物。降低免疫抑制剂的剂量可以加速病毒的清除。
15. 表3.3描述了每种基因型的特征。
16. 有一例关于器官捐献者传播的病例报道。

表3.2　高流行地区和非流行地区的戊型肝炎病毒感染的特点

特征	高流行区	非流行区
人类疾病	频繁；散发和地方性病例	罕见的散在病例
宿主	主要是人类；可能是环境	疑似动物源性（猪、野猪、鹿）
主要传播途径	粪-口；主要通过污染的水	摄入未煮熟的肉，可能与动物接触
患病人群的特征	年轻、健康人群	主要是老年人；并存其他疾病
孕妇	严重疾病的频率很高	未报道
流行基因型[a]	1，2，（4）	3，（4）
慢性感染	未报道	可能发生在免疫抑制人群中

注：a括号中的数字表示频率很低

摘自：Aggarwal R，Jameel S. Hepatitis E. *Hepatology*. 2011；54：2218-2226.

表3.3　戊型肝炎病毒：基因型、地理分布及病毒和疾病特征

基因型	宿主	动物-人传播	水源传播	地理分布	严重性	慢性化	与妊娠的相关性	流行性
1	人类	否	是	南亚、中亚、中国、撒哈拉以南的非洲地区	是	否	引起严重疾病	是
2	人类	否	是	墨西哥、尼日利亚	是	否	不详	是
3	猪	是	不详	工业化国家、美国、欧洲、日本	否	是	不详	否
4	猪	是	是	日本、中国	否	不详	不详	否

摘自：Shalimar S. Hepatitis E and acute liver failure in pregnancy. *J Clin Exp Hepatol*.2013；3：213-224.

（三）病理生理学

1. HEV摄入后可进入门脉系统（类似于HAV）。在血清氨基转移酶水平升高之前，即可以在血清、胆汁和粪便中检测到HEV RNA。HEV抗原可以在感染后7天在肝细胞中检测到，并迅速扩散到70%～90%的肝细胞。
2. 肝细胞损伤是由宿主的免疫反应所致。与妊娠相关的死亡率增加被认为与2型辅助性T细胞的反应增强有关。

（四）临床特征

自限性疾病

1. 在高度流行的地区，许多患者不记得有初始的急性肝炎症状，这表明HEV感染可能大部分是无症状的。

2. 血清学应答是首先产生针对HEV的IgM抗体（抗HEV），随后产生抗HEV IgG。尽管抗HEV IgG可持续较长时间，但抗HEV IgM滴度在4～6个月逐渐减弱；抗HEV IgG血清阳性的长期保护机制目前尚不清楚（图3.4，见彩图）。
3. 由HEV引起的临床症状与其他病毒性肝炎相似，从非特异性的全身和胃肠道症状开始：
   - 不适、厌食、恶心和呕吐。
   - 流感样症状包括咽炎、咳嗽、鼻炎、畏光、头痛和肌痛。
   - 对饮酒或吸烟失去兴趣。
   - 症状的发作往往是突然的。
4. 发热虽不常见，但也可能会发生。尽管厌食、不适和乏力等症状仍持续存在，但前驱症状随着黄疸的出现减弱或消失。
5. 黄疸出现前会出现尿色变深或大便颜色变浅等征象。瘙痒（通常是轻微的和短暂的）也可能发生。体格检查显示轻度肝大伴压痛。
6. 15%～20%的患者出现轻度脾大和颈后淋巴结肿大。
7. 肝外表现与HAV感染相似（见前文）。

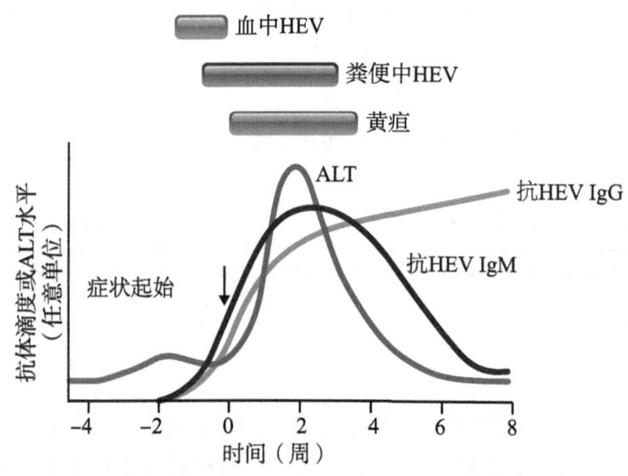

图3.4 戊型肝炎病毒（HEV）感染期间的事件

典型的HEV感染过程包括黄疸和肝损伤（包括ALT升高）的前期症状和后期症状。显示了病毒血症持续时间（血液中的HEV），病毒排出（粪便中的HEV）和抗HEV反应的持续时间（摘自：Aggarwal R, Jameel S. Hepatitis E. *Hepatology*. 2011; 54: 2218-2226.）

急性肝衰竭（见第2章）

1. HEV感染的孕妇急性肝衰竭发生率较高，达到10%～20%，尤其是在妊娠晚期，孕产妇和胎儿死亡率增高（见本章下面的内容）。
2. HEV可能促进既往存在慢性肝病的患者出现失代偿表现。

（五）戊型肝炎和妊娠

1. 妊娠期间感染HEV使母亲和胎儿处于死亡率和并发症的高风险中，包括流产、死胎、早产，以及孕产妇或新生儿死亡。并发症往往发生在妊娠中期和妊娠晚期。
2. 孕产妇死亡是由于病毒引起的急性肝衰竭。
3. 感染HEV的胎儿可发生黄疸型肝炎、无黄疸型肝炎、高胆红素血症、早产、低体温和高血糖，死亡率接近50%。
4. 母婴传播的发生率从33%到100%不等。
5. 无症状患者进行母乳喂养被认为是安全的。但如果母亲患有高病毒载量的急性戊型肝炎，推荐使用配方奶粉替代，因为受感染的母乳或母亲乳头破损可能会传播给婴儿。

（六）慢性戊型肝炎

1. 在HEV感染的免疫抑制患者（如实体器官移植受体、血液系统疾病患者、感染人类免疫缺陷病毒的患者、化疗受者，以及使用免疫抑制治疗风湿性疾病的患者）中出现。
2. 慢性HEV感染的病毒通常不是基因型1和2，主要是基因型3。
3. 针对HEV复制的药物效应目前正在研究。已知能够抑制HEV复制的药物包括利巴韦林和聚乙二醇干扰素α（体外和体内），索非布韦和麦考酚酸（仅在体外，体内未知）。已知能够刺激HEV复制的药物包括mTOR（西罗莫司机制靶点）抑制剂，如依维莫司、西罗莫司（体外和体内）和钙调磷酸酶抑制剂如环孢素和他克莫司（仅在体外，体内未知）。

（七）慢性戊型肝炎

1. ALT和AST水平持续增高。
2. HEV RNA在血清和（或）粪便中可持续存在至少6个月。

（八）组织学

急性自限性病毒性肝炎很少进行肝组织活检。

自限性疾病

1. 主要的肝细胞损伤
   - 局灶性肝细胞坏死。
   - 肝细胞缺失（细胞脱落）。
   - 气球样变。
   - 有康氏小体的细胞凋亡（木乃伊化、玻璃样变性、肝细胞坏死、挤压入肝窦）。

2. 中央静脉静脉内膜炎

3. 弥漫性单核细胞（CD8⁺和自然杀伤细胞）浸润

- 在扩张的汇管区内。
- 界板的节段性侵蚀。
- 肝实质内。
- Kupffer细胞增大增生，并含有脂褐素色素和碎片；可见受损肝细胞的残余物。

慢性戊型肝炎

1. 门脉性肝炎伴密集的淋巴细胞浸润。
2. 零星坏死（界面肝炎）。
3. 纤维化并有进展为肝硬化的可能。

（九）诊断

血清学诊断见表3.1和图3.4。

- 参考实验室现在提供的HEV血清学检测。
- 在感染早期可检测到抗HEV IgM和抗HEV IgG。
- 抗HEV IgA可有助于抗HEV IgM阴性的急性HEV感染的诊断。
- 疾病高峰期后，抗HEV IgM可持续至少6周。
- 在自限感染中，抗HEV IgG可持续长达20个月。
- 在粪便或血清中检测HEV RNA可确诊，但除非在随访期间怀疑是慢性HEV感染，否则是不必要的。由于抗HEV IgM缺乏特异性，HEV RNA可能有助于确诊急性HEV感染。
- 快速HEV测试可以在1小时内得出结果。两种快速测定法分别显示出93%～96%的灵敏度，两者的特异度均为100%。这些检测方法在诊断中非常有用，特别是慢性肝病患者或孕妇，需要快速检测以确定是否需要进行急性抗病毒治疗。

（十）治疗

自限性疾病

1. 通常门诊给予支持治疗就足够，除非持续性呕吐或严重厌食导致脱水而需住院治疗。
2. 维持足够的热量和液体摄入量。
   - 没有具体的饮食建议。

- 鼓励早餐多吃，在急性肝炎患者中通常是耐受性最好的一餐。
- 急性期禁酒。

3. 应避免剧烈或长时间的体力活动。
4. 是否需要限制日常活动，以及需要休息的时间取决于患者疲劳和不适的严重程度。
5. 应停用所有非必需的药物。

急性肝衰竭（见第2章）

1. HEV引起的急性肝衰竭并不常见（孕妇或肝硬化患者除外）。妊娠晚期孕妇感染HEV急性肝衰竭发生率高达15%～25%，死亡率最高。
2. 利巴韦林（至少3个月）是伴有急性肝衰竭或高危患者的首选药物。利巴韦林与聚乙二醇干扰素α在体外有协同作用。利巴韦林的主要不良反应是严重的贫血，而干扰素可引起流感样症状、神经精神性副作用和实体器官移植的急性排斥反应。由于其致畸性，孕妇禁用利巴韦林和聚乙二醇干扰素。
    - 截至2017年，急性戊型肝炎尚无被批准的治疗方案，但利巴韦林可为预后差或急性肝衰竭高风险患者（如潜在的慢性肝病患者）提供益处。
    - 在慢性HEV感染中，如果可能，初始治疗包括减少免疫抑制药物的使用；此外，可以使用利巴韦林单一疗法或聚乙二醇干扰素α单一疗法至少3个月。如果患者出现病毒突破、复发或再感染，患者可能需要更长时间的再次治疗。
    - 其他潜在的HEV抗病毒药物包括HEV进入抑制剂、RNA依赖的RNA聚合酶抑制剂、甲基转移酶抑制剂（参与感染的病毒RNA基因组加帽）、解旋酶抑制剂（在复制中参与RNA的解螺旋），以及靶向其他病毒蛋白或宿主因子的分子。这些抗病毒药正在研发中。

（十一）预防

1. 防止暴露于肠道戊型肝炎病毒感染的一般措施包括将食物加热至85℃，使用家用漂白剂进行消毒，洗手，避免食用生食或未煮熟的食物，妥善处理人体废物，确保水源安全。
2. 抗HEV的IgG可能是保护性的，但含有抗HEV的免疫球蛋白的功效不确定。
    - 中国（HEV 239疫苗）和尼泊尔（杆状病毒表达的56kDa疫苗）已经开发出两种已被证明有效的疫苗，并已经接受了三期临床试验。HEV 239疫苗于2012年在中国获得许可。该疫苗以重组HEV基因型1抗原为基础，预防急性症状性戊型肝炎的有效率为94%～100%，保护期可达4.5年。该疫苗没有获得全球许可。疫苗可能对从发达国家到戊型肝炎高流行区的旅行者有用，也可能对高危人群有用，如孕妇、慢性肝病患者或使用免疫抑制剂患者。
    - DNA疫苗正在研究中。疫苗接种导致宿主细胞内免疫蛋白的合成，其模拟了自然感染并最终诱导体液和细胞免疫反应。

- 高滴度超高免疫球蛋白的发展是另一种可能。

3. 免疫功能低下的患者输注未经筛查HEV的血液制品与慢性HEV感染的风险相关。在戊型肝炎流行的国家应考虑对血液制品进行全面筛查。

参考文献

Aggarwal R, Jameel S, Hepatitis E. *Hepatology*. 2011; 54: 2218-2226.

Blasco-Perrin H, Abravanel F, Blasco-Baque V, et al. Hepatitis E, the neglected one. *Liver Int*. 2016; 36: 130-134.

Chionne P, Madonna E, Pisani G, et al. Evaluation of rapid tests for diagnosis of acute hepatitis E. *J Clin Virol*. 2016; 78: 4-8.

Debing Y, Neyts J. Antivirals strategies for hepatitis E virus. *Antiviral Res*. 2014; 102: 106-118.

FitzSimons D, Hendrickx G, Vorsters A, Van Damme P. Hepatitis A and E: update on prevention and epidemiology. *Vaccine*. 2010; 28: 583-588.

Kamar N, Garrouste C, Haagsma E, et al. Factors associated with chronic hepatitis in patients with hepatitis E virus infection who have received solid organ transplants. *Gastroenterology*. 2011; 140: 1481-1489.

Kamar N, Izopet J, Tripon S, et al. Ribavirin for chronic hepatitis E virus infection in transplant recipients. *N Engl J Med*. 2014; 370: 1111-1120.

Kanda T, Nakamoto S, Wu S, et al. Direct-acting antivirals and host targeting agents against the hepatitis A virus. *J Clin Transl Hepatol*. 2015; 3: 205-210.

Lee GY, Poovorawan K, Intharasongkroh, et al. Hepatitis E virus infection: epidemiology and treatment implications. *World J Virol*. 2015; 4: 343-355.

Liu X, Chen H, Liao Z, et al. Comparison of immunogenicity between inactivated and live attenuated hepatitis A vaccines among young adults. A 3-year follow-up study. *J Infect Dis*. 2015; 212: 1232-1236.

Shalimar S. Hepatitis E and acute liver failure in pregnancy. *J Clin Exp Hepatol*. 2013; 3: 213-224.

Vaughan G, Rossi L, Forbi J, et al. Hepatitis A virus: host interactions, molecular epidemiology and evolution. *Infect Genet Evol*. 2014; 21: 227-243.

第4章 乙型肝炎和丁型肝炎

Tram T. Tran, MD 著
苏海滨 译 王永刚 校

要 点

1. 乙型肝炎病毒(HBV)感染是急性肝衰竭、肝硬化及肝细胞肝癌(HCC)的主要病因。
2. 接种乙肝疫苗可阻断HBV感染。
3. 对于免疫功能正常的成年人,急性HBV感染后,尤其是伴有症状的患者,多能自发恢复。而在儿童、老年人及免疫功能低下的人群,包括透析患者,典型的改变是进展至慢性感染。
4. HBV感染相关的HCC可发生在非肝硬化基础上。
5. 血清HBV DNA载量与肝硬化和HCC的发生相关。
6. 抗病毒治疗指征为持续病毒复制并伴有血清氨基转移酶升高。
7. 即使缺乏标准的抗病毒治疗指征,感染HBV的孕妇及接受免疫抑制剂治疗的特殊人群也应考虑接受抗病毒治疗。
8. 目前治疗HBV感染的一线治疗为恩替卡韦、替诺福韦和聚乙二醇干扰素。
9. 口服抗病毒治疗对于HBV的长期抑制可减少由于失代偿性肝硬化而导致的肝移植。系列肝穿刺证实,长期治疗可减轻肝纤维化或肝硬化,且HCC的发生率也明显下降。
10. 在HBV感染者中,如病情严重且无HBV复制或复制率较低,应考虑丁型肝炎病毒(HDV)感染。

一、乙型肝炎病毒

(一)病毒学

1. 感染人的嗜肝DNA病毒。
2. 8个基因型(A～H):基因型C可能与更严重的慢性病变有关。
3. 42nm的球形颗粒,具有以下结构:
   - 一个直径27nm、电子致密的、带有核衣壳的核心结构。

■ 一个7nm厚的外层脂蛋白包膜。

4. HBV核心包括环状、部分双链DNA（3.2kb）和以下结构：

■ 具有逆转录活性的DNA聚合酶蛋白。

■ 乙肝核心抗原（HBcAg）。它是核衣壳的结构蛋白，不出现在血清中。

■ 乙肝e抗原（HBeAg）。它是可分泌的非结构蛋白，与HBV复制活跃不完全相关。

■ 乙肝X蛋白。它是转录激活因子，与肝癌形成有关。

5. HBV脂蛋白包膜，包含以下结构：

■ 乙肝表面抗原（HBsAg），具有3个包膜蛋白：主蛋白、大蛋白及中蛋白。

■ 少量的脂质和碳水化合物组分。

■ HBsAg以非感染性22nm球形颗粒或管形颗粒的形式存在，数量超过完整的HBV颗粒。

6. 变异株

a. 一个主要血清型，许多亚型依赖于HBsAg蛋白多样性。

b. 由于逆转录酶的校正读码功能较差或在治疗过程出现抗病毒耐药性，可自发出现HBV变异株。

■ HBeAg阴性前核心或核心启动子变异。

■ HBV疫苗诱导逃逸变异（少见）。

■ 核苷（酸）类抗病毒药物诱导的耐药变异。

7. 通过前基因RNA逆转录进行复制。

8. 肝脏是HBV复制的主要（但不是唯一）部位。

9. 体外限于在原代成人或人胎肝细胞中的复制。

（二）流行病学

1. 潜伏期：15～180天（平均60～90天）。

2. 急性感染后，HBV病毒血症持续数周至数月。

3. 1%～5%成人、90%新生儿及50%婴儿发生持续病毒血症的慢性感染。

4. 慢性感染与慢性肝炎、肝硬化、HCC及过早死亡率有关。

5. 慢性感染可导致肝外疾病：血管炎、淋巴瘤、膜性肾小球肾炎。

6. 全球范围内地域分布：HBV携带者在美国＜1%，亚洲和撒哈拉以南的非洲5%～15%；但其发生率在HBV免疫接种普及的地区已下降。

7. HBV存在于血液、精液、宫颈阴道分泌物、唾液及其他体液中。

8. HBV传播风险与血清中HBV的DNA水平及是否有HBeAg相关。

9. 传播方式

a. 血液传播

■ 输血或血制品。

- ■ 注射用毒品。
- ■ 血液透析。
- ■ 在卫生保健或其他工作中的血液暴露。

b. 性传播：在美国，性传播在急性HBV感染中占50%。

c. 组织穿刺（经皮）或经黏膜传播

- ■ 针刺意外事件。
- ■ 黏膜暴露于体液。
- ■ 污染医疗设备的重复使用。
- ■ 共用剃须刀。
- ■ 文身。
- ■ 针灸、身体打孔。
- ■ 共用牙刷。

d. 母亲-新生儿及母婴传播

- ■ 围产期传播与母体内HBV DNA＞1 000 000拷贝/毫升（200 000IU/ml）相关。
- ■ 母体内HBV DNA＞10^8拷贝/毫升（2×10^7IU/ml）具有最高风险。

e. 无粪-口途径传播的证据。

f. 在25%的病例中，无可发现的危险因素。

（三）急性乙型肝炎

发病机制

1. 细胞介导的免疫反应是肝细胞损伤的主要机制，包括肝细胞变性和凋亡。
   - ■ $CD8^+$和$CD4^+$T细胞应答。
   - ■ 肝脏和全身细胞因子的产生。
2. 病毒的直接细胞毒作用
   - ■ 在免疫抑制患者中，有超高水平的病毒复制，据此提出假说（间接证据）。

临床特征

1. 病情严重程度不同，从无症状（亚临床）肝炎到临床急性症状性肝炎，以及急性肝衰竭（图4.1）；既往存在肝脏疾病或年龄≥40岁的患者病情重。
2. 早期临床症状与其他病毒感染相似，具有非特异性的全身及消化道症状。
   - ■ 乏力、厌食、恶心及呕吐。
   - ■ 流感样症状，包括咽炎、咳嗽、鼻炎、畏光、头痛及肌痛。
3. 症状的发生通常较为隐匿。
4. 发热不常见。

5. ＜10%的HBV感染患者出现类似于血清病的免疫复合物介导症状，包括多关节炎、多关节痛、血管性水肿、荨麻疹、斑丘疹、紫癜、瘀斑及较为少见的血尿、蛋白尿、皮肤或系统性血管炎。

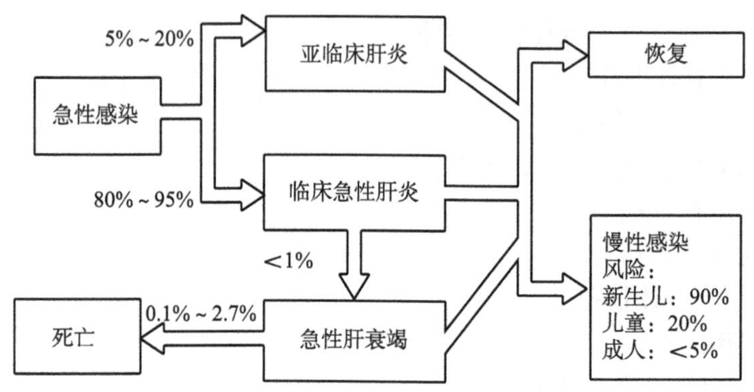

图4.1 急性乙型肝炎的结局

（摘自：Hyams KC.Risks of chronicity following acute hepatitis B virus infection: a review.*Clin Infect Dis.* 1995; 20: 992-1000; Liang TJ.Hepatitis B: the virus and disease.*Hepatology*.2009; 49: S13-S21.）

6. 虽然厌食、乏力及疲乏仍然存在，但随着黄疸的出现，前驱症状减轻或消失。
7. 深色尿和大便颜色变浅预示黄疸（黄疸期）。随着黄疸的加重，可出现瘙痒（通常较轻，时间较短）。
8. 黄疸期持续1～3周，随之进入恢复期，可持续数月，黄疸和症状逐渐消退，且HBsAg、HBeAg及HBV DNA在血清中消失。
9. 体格检查发现轻度肝大及压痛感。
10. 15%～20%的患者中有轻度脾大和颈后淋巴结肿大。

实验室检查

1. 最主要的生化学特点：ALT和AST显著增高。
2. 氨基转移酶峰值一般为500～5000U/L；通常ALT高于AST。
3. 除非疾病严重、急性肝衰竭和淤胆型肝炎，血清胆红素很少高于10mg/ml。
4. 血清ALP正常或轻度增高。
5. 凝血酶原时间正常或仅升高1～3秒。
6. 血清白蛋白水平正常或轻度下降。
7. 外周血细胞计数：正常或轻度白细胞减少，伴或不伴有相对淋巴细胞增多。
8. 血清学诊断基于HBsAg和HBcAg的免疫球蛋白（Ig）M（抗HBc）阳性（表4.1）。

表4.1　HBV血清学标志物的释义

HBsAg	抗HBc IgG	抗HBc IgM	抗HBs	意义
−	−	−	−	未感染，无免疫保护性
+	+	−	−	慢性感染
+	+	+	−	急性感染或慢性携带者出现疾病波动
−	+	−	+	既往感染后恢复，并有免疫保护性
−	−	−	+	注射疫苗后的免疫反应

注：抗HBc，乙肝核心抗原抗体；抗HBs，乙肝表面抗体；HBsAg，乙肝表面抗原；HBV，乙型肝炎病毒；IgG，免疫球蛋白G；IgM，免疫球蛋白M

急性HBV感染和肝衰竭

1. 急性肝衰竭表现为凝血酶原时间延长（INR≥1.5）的凝血功能障碍（见第2章）。
2. 白细胞增多、低钠血症及低钾血症常见。
3. 低血糖。
4. 血清胆红素和氨基转移酶水平显著增高，但即使疾病进展，后者也可降至正常。
5. 轻到中度低白蛋白血症。

治疗

1. 除非存在持续呕吐或严重厌食并导致脱水，或伴有进展为急性肝衰竭的特点，可在门诊观察。
2. 应保持热量和液体摄入。
    - 无特异性的饮食推荐。
    - 急性期禁酒。
3. 避免剧烈或长时间的体力活动。
4. 日常活动应该有一定限度，休息时间取决于乏力和全身不适的严重程度。
5. 停用所有非必需的药物。
6. 抗病毒治疗
    - 由于>95%的免疫功能健全的患者可自性恢复，无须抗病毒治疗。
    - 抗病毒治疗不能改善肝脏生化学指标或HBsAg消失率。
    - 如患者由于HBV感染导致急性肝衰竭，且需要肝移植，可一开始就给予抗病毒治疗，以减少移植后HBV再感染的发生率。
    - 对于严重的迁延性急性HBV感染患者（黄疸明显和凝血酶原时间显著延长），应考虑抗病毒治疗；一线药物为恩替卡韦和替诺福韦（见本章后续内容)。

(四)慢性乙型肝炎

发病机制和病理

1. HBV导致的大部分肝损伤由细胞介导的针对HBcAg的宿主免疫应答引起。
2. 细胞毒T淋巴细胞(CTL)是介导细胞损伤的效应细胞。
3. 在病毒清除中,非抗原特异性的免疫应答,如炎性细胞因子(肿瘤坏死因子α、干扰素γ)介导,可能较CTL介导的机制更为重要。
4. 机体过度的免疫应答可导致暴发性肝炎,而不足的宿主反应可增加慢性感染的风险。
5. 在不能清除病毒的患者中,$CD4^+$和$CD8^+$T细胞数量均显著减少。
6. 非特异性的组织学表现以淋巴细胞浸润为主,可能仅限于或不限于门管区。
7. 慢性乙型肝炎组织学的特征表现有肝细胞磨玻璃样变,由于对大量产生的HBsAg的应答反应,苏木精-伊红染色可见细胞质为粉红色;肝细胞核、细胞质内及细胞膜可见HBcAg。
8. 有许多评估分级(坏死性炎症程度)和分期(纤维化程度)的系统;纤维化分期是最为相关的组织学预后因素。

临床特征

1. 慢性HBV感染可表现为无症状,也可表现为非特异性的症状(乏力、右上腹疼痛)及肝硬化的并发症。
2. 20%的慢性HBV感染可有肝外表现,包括关节痛、结节性多动脉炎、肾小球肾炎、混合型原发性冷球蛋白血症及其他少见的综合征。
3. 慢性化的风险取决于最初感染时的年龄及患者的免疫功能,具体如下。
    - 90%的在1岁以内感染的婴儿。
    - 30%～50%的在1～4岁感染的儿童。
    - 约5%的被感染的健康成人。
    - ＞50%的免疫低下的成年人。
4. 约25%在儿童时期慢性感染的成年人将死于HBV相关肝硬化或肝癌。
5. 慢性HBV感染自然史中,患者血清学、病毒学及生化学的4个时期变化见图4.2。
    - 每一期均可发生进展或逆转。
6. HBeAg在慢性乙型肝炎患者中随年龄增长而下降,每年有7%～20%患者HBeAg出现自发清除。
7. 血清HBsAg自发清除发生率低(每年0.5%～1%),多数患者随着HBsAg的清除出现HBsAg抗体(抗HBs)。

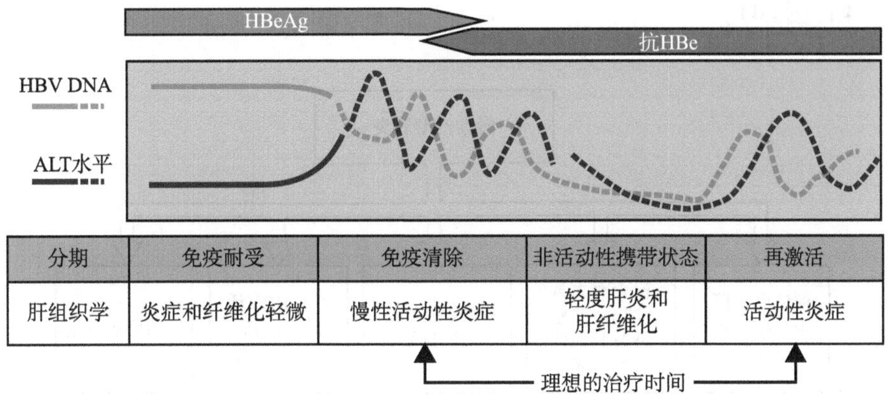

分期	免疫耐受	免疫清除	非活动性携带状态	再激活
肝组织学	炎症和纤维化轻微	慢性活动性炎症	轻度肝炎和肝纤维化	活动性炎症

理想的治疗时间

图4.2　慢性乙型肝炎病毒（HBV）感染的分期

ALT, 丙氨酸转氨酶；抗HBe, 乙肝e抗原抗体；HBeAg, 乙肝e抗原

8. 慢性乙型肝炎的自然史及预后概括见图4.3。

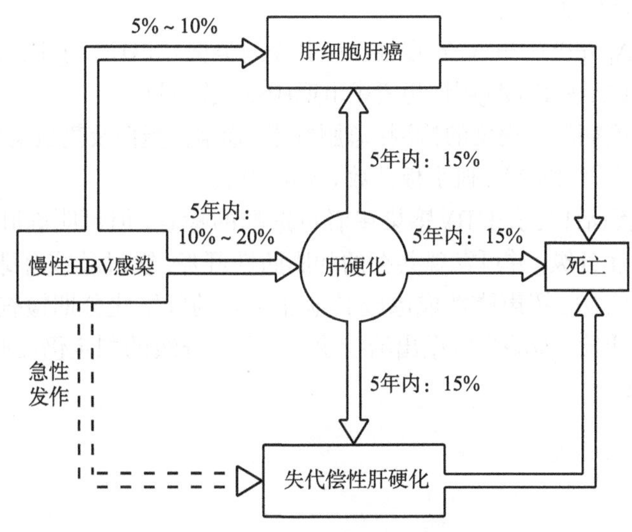

图4.3　慢性乙型肝炎的自然史

9. 与慢性乙型肝炎进展相关的因素包括年龄较大（感染时间长）、HBV基因型C、酒精滥用、血清HBV DNA水平较高、其他病毒共感染（HIV、HCV、HDV）、环境因素（吸烟、黄曲霉毒素）、肥胖及糖尿病。

诊断

1. HBV感染的诊断首先取决于检测到HBsAg。
2. 如HBsAg阳性，需进一步的实验室检查以评估病情及是否需要治疗（图4.2、表

4.1、图4.4）。

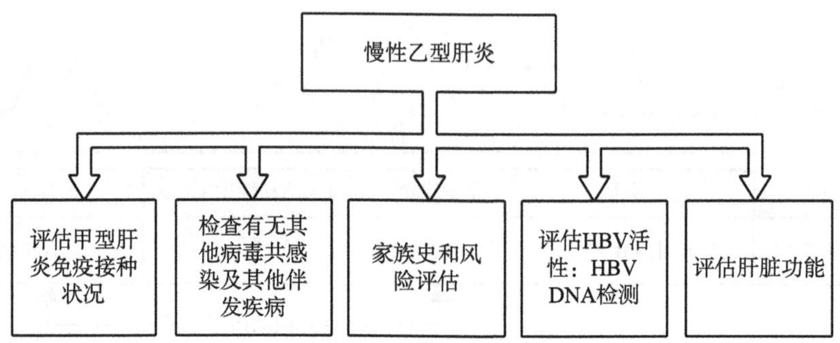

图4.4　慢性乙型肝炎患者的最初评估

- 采用敏感的HBV DNA定量检测方法。
- 血清ALT水平：如果ALT持续正常，需每3～6个月检测一次ALT。如果增高，应增加监测频次。
- HBeAg和抗HBe：确定慢性乙型肝炎的类型（如HBeAg阳性或阴性）及治疗终点（如在HBeAg阳性患者中出现HBeAg转阴）。
- 肝脏疾病严重程度的检测：总胆红素、血清白蛋白及凝血酶原时间；国际标准化比值（INR）、血小板计数（见第1章）。
- 肝组织活检：是HBV感染患者可选择的检查，但可明确肝脏纤维化分期及炎症分级，并可发现共存的如脂肪性肝炎、铁过载或自身免疫性肝炎等肝脏疾病。超声弹性成像或其他非侵入的纤维化分期检查方法可替代肝组织活检，辅助临床做出治疗决定。炎症分级的判定仍需肝组织活检（见第1章）。

治疗

1. 目标
   - 通过持续抑制血清HBV DNA，防止长期并发症（肝硬化、HCC）的发生及降低死亡率。
   - 首要治疗终点：血清HBV DNA持续下降至低水平或不可检测水平（<10～15IU/ml）。
   - 次要治疗终点：血清ALT下降或正常，肝组织学改善，HBeAg消失伴或不伴有抗HBe转换，HBsAg消失或出现抗HBs转换及防止感染继发扩散。
2. 慢性乙型肝炎的治疗标准（表4.2）
   - 临床和实验室指标与肝组织学不一致；管理指南推荐根据患者年龄、血清HBV DNA水平及HBeAg的状态，选择性地对部分患者行肝组织活检。

表4.2 慢性乙型肝炎的治疗标准

指南	HBeAg（+）		HBeAg（-）	
	HBV DNA（IU/ml）	ALT（U/L）	HBV DNA（IU/ml）	ALT（U/L）
NIH共识会议 2009	>20 000	>2×ULN或肝组织活检[a]	≥20 000	≥2×ULN或肝组织活检
EASL 2012	>2000	>ULN	>2000	>ULN
美国方案 2015	≥20 000	>ULN或肝组织活检	≥2000	>ULN或肝组织活检
APASL 2012	≥20 000	>2×ULN	≥2000	>2×ULN
AASLD 2009	>20 000	>2×ULN或肝组织活检	>2000	≥2×ULN或肝组织活检

注：a活检样本应有活动性肝细胞炎症。

AASLD，美国肝病研究协会；ALT，丙氨酸转氨酶；APASL，亚太肝病协会；EASL，欧洲肝病学会；HBeAg，乙肝e抗原；HBV，乙型肝炎病毒；NIH，美国国立卫生研究院；ULN，正常值上限

3. HBV治疗指征（表4.3）

表4.3 HBV感染治疗或非治疗的指征

治疗指征	非治疗指征
伴有ALT升高及HBV DNA>2000IU/ml的慢性乙型肝炎	急性乙型肝炎
HBV DNA阳性肝硬化患者	免疫耐受期
失代偿性肝硬化患者	非活动性慢性携带者
急性肝衰竭	
将接受免疫抑制治疗的HBsAg阳性患者	

注：ALT，丙氨酸转氨酶；HBsAg，乙肝表面抗原；HBV，乙型肝炎病毒

4. 慢性HBV感染的治疗用药（表4.4）

- 口服药物：一线治疗为恩替卡韦和替诺福韦。
  - 核苷（酸）类似物：尽管这些药物具有抗病毒高效性（作用较干扰素强），仍不能清除肝脏中的HBV，但可持续抑制病毒复制。
  - 优点：强效；不良反应小；口服给药；对不同年龄患者均安全有效；适用于肝硬化和HIV共感染的患者。
  - 缺点：HBeAg和HBsAg血清转换率较干扰素低；需要长期治疗，耐药的风险增加。
  - 恩替卡韦（核苷类似物）：强效抗病毒，高基因耐药屏障及低耐药发生率；剂量：0.5～1mg/d；不良反应包括乳酸酸中毒（少见）。

- 替诺福韦（核苷酸类似物）：强效，高基因耐药屏障及低耐药发生率；肾毒性较阿德福韦少见；剂量：300mg/d（富马酸替诺福韦二吡呋酯）或25mg/d（替诺福韦艾拉酚胺）；不良反应包括Fanconi综合征（少见）及骨密度下降。

■ 非口服药物：聚乙二醇干扰素。

- 聚乙二醇干扰素α：可在年轻、非肝硬化、伴有低HBV DNA载量、血清ALT高水平及有利的基因型（A>B>C>D）患者中使用。治疗为每周180μg，皮下注射，共48周。
- 优点：有限疗程；无耐药；HBeAg阳性患者中，治疗48周HBeAg血清转换率高达32%；6%的患者可出现HBsAg的清除。
- 缺点：不良反应多；皮下注射；常有禁忌证。

■ 避免使用的药物：拉米夫定、替比夫定及阿德福韦酯，原因在于耐药发生率高和（或）低效抗病毒作用。

表4.4 FDA批准的治疗HBV感染药物

药物	商品名	厂商	批准年份
一线治疗			
恩替卡韦	博路定	百时美施贵宝	2005
替诺福韦	韦瑞德	吉利德	2008
聚乙二醇干扰素α-2a	派罗欣	罗氏	2005
二线治疗			
阿德福韦酯	贺维力	吉利德	2002
替比夫定	素比伏	诺华	2006
三线治疗			
拉米夫定	贺普丁	葛兰素史克	1998

注：FDA，美国食品药品监督管理局

5. 治疗终点

■ HBsAg血清转换是最理想的终点，但发生率低。

■ HBeAg阳性患者：治疗持续到发生HBeAg血清学转换，并在HBeAg血清转换后巩固治疗6～12个月。血清学复发常见，尤其多见于亚洲患者。

■ HBeAg阴性患者：需长期治疗，因为停药后复发常见。

6. 对抗病毒药物的耐药

a. 耐药的诊断

■ 病毒载量较最低值升高至少$1.0\log_{10}$；需HBV DNA重复检测证实。

- 排除非HBV相关因素导致的治疗失败（比如依从性差）。
- 如果条件容许，可通过HBV变异检测证实存在基因耐药：HBV聚合酶变异与耐药相关。
- 表型耐药：对于依从治疗的患者，体外证实对某种抗病毒药物的敏感性下降。

b. 对于一线口服抗病毒药物，耐药的累计发生率低（0%～1%）。

c. 耐药的监测：

- 定期检测血清ALT和HBV DNA。
- 在治疗过程中采用同一种敏感的HBV DNA检测方法。
- 随访的频次取决于疾病的严重程度：轻度肝损伤，至少每6个月1次；疾病进展期或肝硬化，每3个月1次。

二、特殊人群的慢性乙型肝炎

（一）孕妇（图4.5）

1. 慢性感染HBV、尚未接受治疗但有妊娠意愿的育龄妇女。

a. 评估肝病严重程度：如无进展期肝病的证据（肝硬化或进展期肝纤维化），治疗可推迟至妊娠末3个月以减少母婴传播风险。

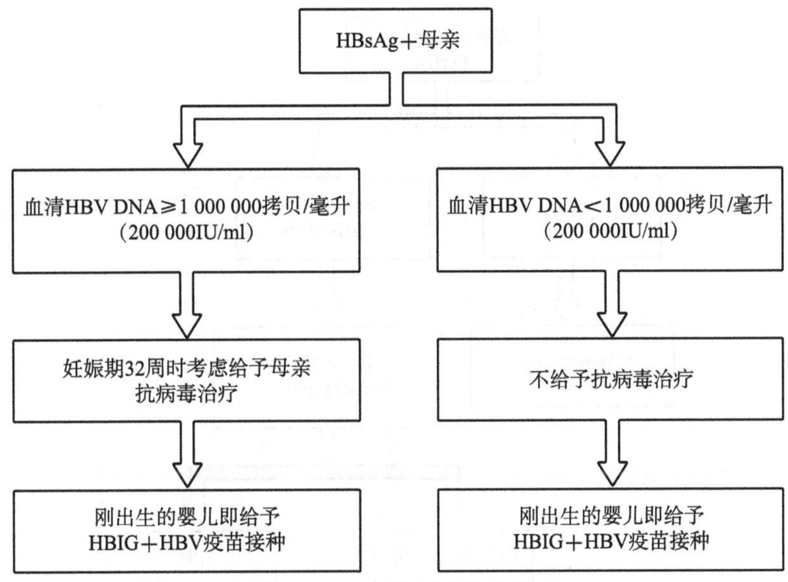

图4.5　孕妇HBV感染的管理建议

HBIG，乙肝免疫球蛋白；HBsAg，乙肝表面抗原

b. 如孕妇存在晚期肝病的证据，即可给予口服抗病毒药物，维持病情稳定，防止出现病情发作或失代偿。

■ 替诺福韦为首选药物（FDA B类药物）。

2. 对于在接受治疗中妊娠的孕龄女性：

■ 根据孕妇的情况继续给予治疗。

3. 对于有活动性病毒复制的孕龄女性，应考虑给予治疗（参见本章前部分）。

4. 母乳喂养认为是安全的，HBV传播的风险低。

（二）再激活

在免疫抑制伴有HBV感染（HBsAg阳性）或既往感染（抗HBc阳性）的患者中，可发生严重的临床HBV再激活。

1. 所有需接受免疫抑制治疗的患者均需筛查HBV感染（HBsAg、抗HBc IgG）（图4.6）。

2. 如患者HBsAg阳性，应在开始免疫抑制治疗前给予口服抗病毒药物，持续至免疫抑制治疗结束后6～12个月。由于高效和低耐药，恩替卡韦或替诺福韦是一线选择用药。

3. 如患者HBsAg阴性，但抗HBc阳性，在使用高危的免疫抑制治疗（如使用利妥昔单抗）时，仍可发生再激活。即使抗HBs阳性，再激活也可发生于抗HBc阳性患者。

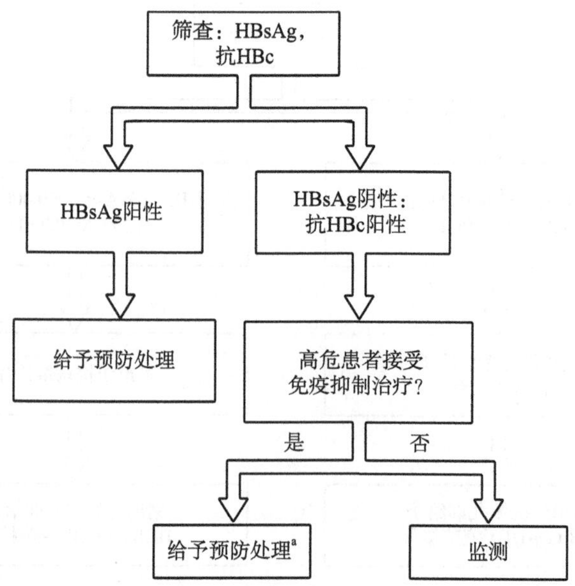

图4.6　接受化疗或免疫抑制治疗患者HBV感染的筛查和预防性抗病毒治疗

HBV标志物阴性患者不需要预防性抗病毒治疗。a选择包括拉米夫定、替比夫定和替诺福韦。抗HBc，乙肝核心抗原抗体；HBsAg，乙肝表面抗原

（三）预防

免疫预防的关键在于提前给予HBV疫苗接种。

1. 采用HBV疫苗接种的暴露前免疫预防

a. 重组酵母疫苗

- 含有HBsAg作为免疫原
- 高免疫原性；95%的健康年轻人（<40岁）在使用3针后可出现抗HBs的保护性抗体。
- 预防HBV感染或临床慢性乙肝的有效率为85%～95%。
- 主要不良反应包括：
  - 10%～25%的个体出现注射部位的短暂疼痛。
  - <3%的患者出现轻微短暂的发热。
- 最初免疫后，可在长达20年中不需要疫苗加强（如疫苗可能提供终身保护）。
- 在免疫缺陷患者，如抗HBs滴度<10mU/ml，可给予一次疫苗注射加强。
- HBV疫苗对于已有HBV感染的患者无免疫治疗作用。

b. HBV疫苗的剂量和方案

- 安在时（重组酵母乙型肝炎疫苗，葛兰素史克公司），肌内（三角肌）注射，成人HBsAg蛋白20μg，婴幼儿至19岁的儿童10μg，注射后1个月及6个月重复注射。对于接受透析治疗的患者，在0个月、1个月、2个月、6个月分别注射40μg（20μg的双倍剂量）。
- Recombivax HB（默克公司），肌内（三角肌）注射，成人HBsAg蛋白10μg，婴幼儿至19岁的儿童5μg，注射后1个月及6个月重复注射。11～15岁的儿童，可初次给予10μg，在4～6个月后，再给予一次剂量的加强。接受血液透析的患者，可采用3次40μg的剂量注射方案。

c. 指征

- 推荐所有刚出生的婴儿接受疫苗接种。
- 推荐所有小于19岁的青少年接受补种（如果既往未接种）。
- 高危人群：
  - 与HBV携带者密切接触的配偶及其他家庭成员。
  - 阿拉斯加、太平洋岛及美洲土著。
  - 医护人员及其他血制品暴露人员（包括急救人员）。
  - 注射毒品使用者。
  - 男男同性恋及双性恋者（包括青少年）。
  - 有多个性伴侣者。
  - 在残疾人机构的工作者。

  - 使用高危的血液制品者。
  - 长期血液透析患者及工作人员。
  - 长期拘禁的人（可能存在使用注射毒品及同性性行为）。
  - 与从疫区来的人密切接触者。
  - 既往有肝病史者（如慢性丙型肝炎病史）。

2. 用乙型肝炎疫苗和乙型肝炎免疫球蛋白（HBIG）进行暴露后免疫预防，HBIG是一种含有高滴度抗HBs的免疫球蛋白制剂。

 a. 适应证

  ■ 可能与HBV感染者有急性性接触者
   - 暴露后尽早给予HBIG，0.04～0.07ml/kg。
   - 同时或近几天内在不同部位（三角肌）给予首剂HBV疫苗。
   - 在随后的第1个月、第6个月给予第二、三剂疫苗注射。

  ■ 妊娠期HBsAg阳性母亲的新生儿
   - 出生后12小时内，大腿前外侧肌内注射0.5ml HBIG。
   - 出生后12小时内，注射HBV疫苗5～10μg（另一侧的大腿前外侧肌内注射），随后第1个月、第6个月重复注射。
   - 预防效果>95%。

 b. 母婴传播阻断

  ■ 即使给予新生儿适当的免疫接种，母亲高病毒血症（1 000 000拷贝/毫升或>200 000IU/ml）也与围产期传播高风险（8%～10%）相关。
  ■ HBV感染孕妇的推荐治疗策略见图4.5。
  ■ HBV感染母亲的新生儿，在出生后12小时内接受标准的疫苗接种和HBIG注射（见前面部分）。
  ■ 如果采用抗病毒治疗降低母婴传播，在产后可停用，并监测母亲是否出现病情波动；建议在产后6个月至少每1～3个月监测1次（血清ALT和HBV DNA）。
  ■ 由于在妊娠期会发生免疫功能改变并可导致肝功能波动，所有HBV感染女性应在妊娠期及产后监测肝功能。

三、丁型肝炎病毒

（一）病毒学

有缺陷的RNA卫星病毒（类病毒），其表达和致病需要HBV功能的辅助，但其复制不需要。

1. 目前仅发现有1个血清型，8个基因型。
2. 35～37nm球形颗粒，HBV脂蛋白衣壳包裹（HBsAg）。

3. 19nm核心样结构，含有一个抗原性的核磷蛋白（HDV抗原）。
   - 结合RNA。
   - 存在两种亚型：195个氨基酸的小蛋白和214个氨基酸的大蛋白。
   - 小HDV抗原转运RNA进入细胞核：HDV复制所必需。
   - 大HDV抗原被异戊二烯化：抑制HDV RNA复制并参与HDV组装。
4. HDV RNA为1.7kb、单链、共价闭合、环状结构。
   - 在感染肝细胞中可见HDV反基因组、互补基因及环状RNA。在极少情况下，可见纯化的HDV颗粒。
   - HDV RNA是在动物病毒中最小的RNA基因组，与植物卫星病毒相似。
   - RNA基因组通过在分子内碱基配对折叠自身可形成无分支的棒状结构。
   - 仅在肝细胞中复制。
5. 表达HDV RNA和HDV抗原的HDV cDNA可转染原始黑猩猩、土拨鼠及人HCC细胞系。

（二）发病机制和病理

1. HDV具有直接细胞毒性；也可导致免疫介导的细胞损伤。
2. 坏死性炎症反应通常较为严重，但慢性HDV感染缺乏特异性组织学特征。
3. HDV抗原（HDVAg）常在感染肝细胞核中发现，较少见于细胞质。

（三）临床特征和自然史

1. 潜伏期：4～7周。
2. 地中海盆地、巴尔干半岛、中欧、非洲部分地区、中东及亚马孙盆地是流行区。
3. 随着HBV疫苗的应用，发病率已下降。
4. 美国2%～5%的慢性乙型肝炎可见HDV感染。
5. HDV病毒血症持续较短（急性感染）或长期存在（慢性感染）。
6. HDV感染仅发生在存在HBV感染风险（同时感染或重叠感染）的患者中。
7. 传播方式
   a. 血液传播
      - 在美国，使用注射毒品是主要的传播方式。
      - 使用高危血液制品者。

   b. 性传播
      - 男男同性恋者。
      - 异性恋间传播少见。

   c. 母婴传播，但通常不确定。
8. HDV感染症状无特异性。
9. 以下情况要考虑HDV感染：

- 暴发性HBV感染。
- 急性HBV感染病情缓解后再次加重。
- 在无活动性HBV复制的情况下，慢性HBV感染进行性加重。

10. HBV和HDV合并感染
   - 病情通常较HBV单独感染严重。
   - 急性肝衰竭风险增加。
   - 慢性化的概率与急性HBV感染相似（<5%）。

11. 慢性HBV感染患者重叠感染HDV可加速慢性乙型肝炎的自然病程。
12. HDV与发生HCC的风险相关（机制不明）。

（四）血清学和病毒学检测

1. 酶联免疫法（EIA）和放射免疫法（RIA）均可用于检测HDV总抗体（抗HDV）及IgM抗体。
2. 抗HDV IgM或抗HDV IgG滴度>1∶1000的持续存在均与存在病毒复制相关。
3. 检测HDV RNA的方法仅用于研究，但可用于鉴别既往感染和现症感染。
4. 合并感染和重叠感染可通过是否存在血清IgM抗体来鉴别。
5. 免疫组化检测肝组织HDVAg是诊断持续HDV感染的金标准；但HDVAg染色仅用于实验研究。

（五）预防

1. 目前缺乏特异性高效价的抗HDV免疫球蛋白及HDV疫苗。
2. HDV的免疫预防为采用HBV疫苗预防HBV感染。

（六）治疗

1. *药物*
   - 高剂量干扰素α（9MU，3次/周）及聚乙二醇干扰素α，疗程1年，在治疗慢性丁型肝炎中显示有一定作用。
   - 治疗24周时，应检测HDV RNA水平，以评估干扰素α的治疗效果。
   - 疗程有时需要超过1年，但其效果未被证实。
   - 部分患者可获得血清HDV RNA阴性，甚至HBsAg阴性，伴有组织学的改善。
   - 核苷（酸）类似物对HDV的复制及相关疾病无效。
2. *肝移植（见第33章）*
   - 与HBV单一感染的患者相比，慢性HDV感染患者发生HBV复发的风险较低。
   - 在出现HBV再激活表现之前，可先检测到HDV复发。

- 与HBV肝硬化相比，HDV肝硬化患者复发率下降及生存提高的原因为HDV对HBV复制的抑制作用。
- 目前无预防移植后HDV感染的特异性治疗。但对于移植后HBV感染的患者，出于谨慎，应给予口服核苷（酸）类似物联合HBIG。

参考文献

Asselah T, Marcellin P, eds. Hepatitis B virus. *Clin Liver Dis*. 2013; 17: 375-506.

Fattovich G. Natural history and prognosis of hepatitis B. *Sem Liver Dis*. 2003; 23: 47-58.

Fung J, Lai CL, Tanaka Y, et al. The duration of lamivudine therapy for chronic hepatitis B: cessation vs. continuation of treatment after HBeAg seroconversion. *Am J Gastroenterol*. 2009; 104: 1940-1946.

Heller T, Rotman Y, Koh C, et al. Long-term therapy of chronic delta hepatitis with peginterferon alfa. *Aliment Pharmacol Ther*. 2014; 40: 93-104.

Iloeje UH, Yang HI, Su J, et al. Predicting cirrhosis risk based on the level of circulating hepatitis B viral load. *Gastroenterology*. 2006; 130: 678-686.

LeFevre ML. U. S. Preventive Services Task Force. Screening for hepatitis B virus infection in nonpregnant adolescents and adults: U. S. Preventive Services Task Force recommendation statement. *Ann Intern Med*. 2014; 161: 58-66.

Lok A, McMahon B, Brown R, et al. Antiviral therapy for chronic hepatitis B virus infection in adults: a systematic review and meta-analysis. *Hepatology*. 2015; 63. 284-286.

McMahon BJ, Bulkow L, Simons B, et al. Relationship between level of hepatitis B virus DNA and liver disease: a population-based study of hepatitis B e antigen-negative persons with hepatitis B. *Clin Gastroenterol Hepatol*. 2014; 12: 701-706.

Romeo R, Del Ninno E, Rumi M, et al. A 28-year study of the course of hepatitis Delta infection: a risk factor for cirrhosis and hepatocellular carcinoma. *Gastroenterology*. 2009; 136: 1629-1638.

Terrault N, Bzowej N, Chang KM, et al. AASLD guidelines for treatment of chronic hepatitis B. *Hepatology*. 2016; 63: 261-283.

Wedemeyer H, Manns MP. Epidemiology, pathogenesis and management of hepatitis D: update and challenges ahead. *Nat Rev Gastroenterol Hepatol*. 2010; 7: 31-40.

Weinbaum C, Williams I, Mast E, et al. Recommendations for identification and public health management of persons with chronic hepatitis B virus infection. *MMWR Recomm Rep*. 2008; 57: 1-20.

WHO. Guidelines for the prevention, care and treatment of persons with chronic hepatitis *B infection*. Geneva, Switzerland: World Health Organization; May 12, 2015.

第5章　丙型肝炎

Carmen Vinaixa, MD　Marina Berenguer, MD, PhD 著
纪　冬　译　林　芳　校

要　点

1. 丙型肝炎病毒（hepatitis C virus，HCV）感染是慢性肝炎、肝硬化及肝细胞肝癌（hepatocellular carcinoma，HCC）的主要原因之一，并且是西方国家肝移植的主要原因。
2. HCV感染也意味着一系列的代谢、免疫、心血管及神经精神疾病等肝外并发症的存在，包括混合型冷球蛋白血症、皮肤血管炎、膜增生性肾小球肾炎、迟发性皮肤卟啉病、非霍奇金淋巴瘤、糖尿病、胰岛素抵抗、动脉粥样硬化、慢性疲劳及认知障碍。
3. HCV的筛选已经消除输血引起的传播，然而由于吸毒、性接触和医源性暴露等途径，使得新发感染仍然持续存在。
4. 全口服抗病毒药物的高效及良好的耐受性使得绝大多数的慢性HCV感染者看到了治愈的可能。

一、概述

1. HCV感染是慢性肝病的主要原因之一，并且是肝硬化进展，乃至HCC发生的潜在风险因素。
2. HCV感染的风险因素包括吸毒、性接触（包括男男性行为）及医疗干预。
3. 急性HCV感染有很高的概率进展为慢性感染，急性黄疸型丙型肝炎与亚临床感染相比，自发性缓解可能性更大。
4. 伴随其他肝损伤时，如酗酒和非酒精性脂肪性肝病，HCV相关性肝病更严重。共感染HIV和HBV也可导致更严重的肝病。

二、病毒学

1. HCV是一种糖蛋白包膜的单链RNA病毒。
2. HCV为球形颗粒，直径55～60nm，核衣壳核心直径为33nm。
3. 归属为黄病毒科（Flaviviridae）丙型肝炎病毒属（*Hepacivirus*）。
4. HCV基因组全长9.4～9.6kb，编码1个约3000个氨基酸残基的多聚蛋白。

- 多聚蛋白的1/3由一系列的结构蛋白组成：1个内部核衣壳或者核心蛋白C，2个表达于脂质包膜上的糖基化的包膜蛋白E1和E2。
  - 包膜蛋白有可能会刺激机体产生中和性抗体。
  - E2包膜蛋白含有高变区。
- 多聚蛋白的另2/3由参与HCV复制的非结构蛋白（NS2、NS3、NS4A、NS5A和NS5B）组成，NS2/3含锌依赖的金属蛋白酶，NS3含核苷酸三磷酸酶/解旋酶，NS3/4A含糜蛋白酶样丝氨酸蛋白酶，NS5B含有RNA依赖的RNA聚合酶，NS5A包括干扰素敏感区和离子通道P7。

5. HCV只有一个血清型，有6个含有多个亚型的主要基因型（1～6型），基因型的分布因地域而不同。
6. 基于干扰素治疗中，抗HCV的疗效与基因型相关。口服抗病毒药物治疗时，基因型（及其亚型）对于治疗方案的制订仍然非常重要（见本章下文讨论）。

三、流行病学

1. 潜伏期15～160天。
2. 全球性分布。
3. 持续性病毒血症和感染较常见，发生于55%～85%的病例。持续感染与慢性肝炎、肝硬化、HCC及过早死亡相关。
4. HCV血清流行率美国为1.3%，意大利和日本的某些区域接近20%，埃及尼罗河三角洲某些村庄甚至高达40%。
5. 传播途径
   - 血液传播是主要途径。
     - 美国85%的新发感染是由于静脉注射毒品。
     - 输血及血制品（目前在美国及其他发达国家都已明显减少，风险为＜1次/2 000 000U）。
     - 血液透析。
     - 文身及身体打孔。
     - 医疗环境下被污染的中空针刺伤或污染的血液溅入眼睛。
     - 吸食可卡因。
   - 性传播：感染率低、发生率低。男男性行为是高危因素。
   - 母婴传播：感染率低，发生率低。HCV与HIV共感染可增加感染风险。通过胎盘传播的母体抗HCV可以在分娩数月内在婴儿体内被检测到，但却没有实际的HCV感染。
   - 证据不支持粪-口传播途径。
   - 10%的病例缺乏明确的高危因素。

四、急性丙型肝炎

（一）诊断（图5.1，见彩图）

1. HCV抗体（抗HCV）

- 在HCV感染者血清中可以检测出针对重组HCV抗原（来源于HCV结构区和非结构区抗原）的抗体。血清学的诊断基于血清中检测到抗HCV抗体。
- 在急性感染阶段，60%的患者可以检测出抗HCV阳性。
- 小于5%的HCV感染者检测抗HCV阴性，在HIV感染患者中此比例会更高一些。
- 抗HCV IgM检测尚未开发。
- 急性感染后抗HCV通常会持续存在，无论是自限性患者还是慢性感染患者。

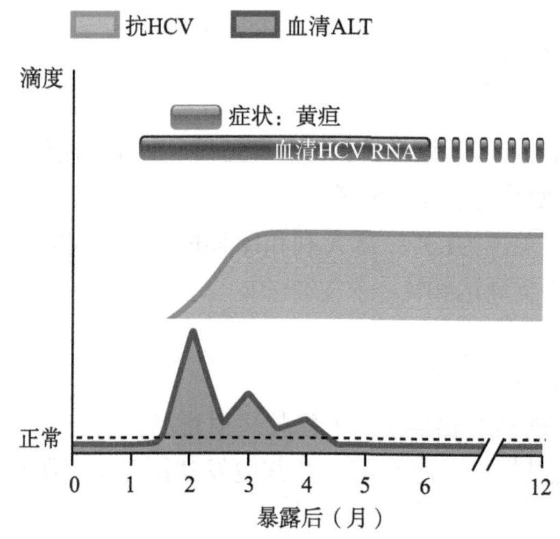

图5.1 急性HCV感染的血清学变化

ALT，丙氨酸转氨酶

2. HCV RNA

- 急性HCV感染者血清学最早的标志。
- 感染数周内出现。
- HCV RNA检测可用于明确血清学阳性患者的病毒血症，以及排除血清学阴性患者的感染。

（二）自然史

1. 在急性感染者中15%～45%可自限（急性感染儿童的比例更高些）；HCV感染的

自发性清除更多见于症状性患者及白细胞介素-28B（IL-28B；IFNL3）基因型CC者（相对于IL-28B基因型CT和TT）。

2. 急性丙型肝炎很少会进展至急性肝衰竭。
3. HCV感染过程中若病毒血症持续存在，无论氨基转移酶升高、反复还是正常，急性丙型肝炎患者都可能会进展至肝硬化并出现并发症（见本章后面内容）。

（三）治疗与预防

1. 急性感染期使用抗病毒治疗效果显著。因为有自发清除的可能性，治疗应在感染3～4个月以后开始。若病毒血症持续3～4个月，应根据HCV基因分型制订治疗方案，与慢性HCV感染相同（见本章后面内容）。
2. 目前尚无预防HCV感染的疫苗，但是已经鉴定出了中和性抗体，HCV疫苗的研发工作也在进行中。
3. 抗HCV筛查与针对HCV RNA核酸检测的广泛应用已经显著降低了输血相关性丙型肝炎的发生率（小于1/2 000 000U输血）。
4. 与有多个性伴侣的HCV感染者接触提倡安全性行为。
5. 针具更换项目（needle exchange program）减少了注射吸毒者之间的HCV传播。

五、慢性丙型肝炎

（一）发病机制和病理学

1. 目前提出HCV相关性肝损伤的3种发病机制：直接细胞损伤，免疫介导的肝细胞破坏，病毒诱发的自身免疫。证据提示免疫介导的活化T细胞攻击肝细胞为主要发病机制。
2. 病理学特征包括轻微的门脉周围淋巴细胞炎症、伴桥接肝纤维化的活动性肝炎、肝细胞坏死及肝硬化；脂肪变性、淋巴细胞聚集及胆管破坏常见；上述病变与其他病毒和非病毒性肝病一致。
3. 目前已有无创评估肝纤维化程度的方法。一些肝纤维化无创诊断检测方法基于直接或间接血清学标志物（单独或联合）。超声弹性成像技术（瞬时弹性成像）目前是最广泛使用和被证实的技术，该技术检测肝脏硬度值，准确预测进展期肝纤维化和肝硬化，并且越来越多地代替肝组织活检，用于监测肝纤维化的进展及判定是否需要抗病毒治疗（见第1章）。
4. 肝组织活检的意义
    - 评价肝脏损害程度（肝脏坏死炎症分级和肝纤维化分期）；特别是无创检测结果不确定的患者更需要肝组织活检。
    - 明确其他伴发疾病，如血色病、酒精性肝损害及非酒精性脂肪性肝炎（NASH）。

■ 为感染时间明确的患者或之前已做过肝组织活检的患者判断疾病进展的速度。

（二）临床表现和自然史

1. 多数慢性HCV感染患者存在持续或间断的血清ALT升高，1/3的病例ALT水平持续正常。
2. 多数患者无症状；在有症状患者中，乏力最为常见。其他症状包括骨骼肌疼痛、皮肤瘙痒、干燥综合征、抑郁、厌食、腹部不适、注意力受损和生活质量下降。症状与疾病的严重程度无相关性。
3. 进展至肝硬化后，患者易出现门静脉高压相关性并发症；在肝功能失代偿发生以前，黄疸较为少见（见第11章）。
4. 肝外表现：40%～70%的患者在病程中至少存在一种肝外表现，风湿性疾病和皮肤表现最为常见。HCV诱发的冷球蛋白血症应排除。慢性HCV感染患者易发生胰岛素抵抗、糖尿病、肾脏疾病、心血管事件及恶性淋巴瘤（表5.1）。

表 5.1　HCV感染的肝外表现

代谢性
胰岛素抵抗
糖尿病
心血管
动脉粥样硬化
心脑血管事件/死亡率
神经精神病
乏力
认知障碍
免疫系统
类风湿关节炎
血液系统
混合型冷球蛋白血症
非霍奇金淋巴瘤

5. 自然史（图5.2）
   - ■ 疾病的进展通常是隐匿性的。
   - ■ 在感染的前20年中，只有部分患者出现严重后果；至少需要20～30年的时间进展为有明显临床症状的疾病。
     - 一旦肝硬化形成，在没有明显失代偿临床表现患者中，5年生存率为83%～91%，10年生存率为79%。
     - 在失代偿患者中，5年生存率下降至50%；累积失代偿发生率1年为

4%～5%，10年增至30%。

■ 一旦确诊肝硬化，发生HCC的风险为每年1%～4%。

■ 慢性丙型肝炎进展的风险因素包括男性、40岁之后的感染者、酒精摄入超过50g/d者、免疫抑制者、血清ALT升高者、肝组织活检提示明显肝脏炎症和肝纤维化者、胰岛素抵抗的肥胖者及糖尿病患者。

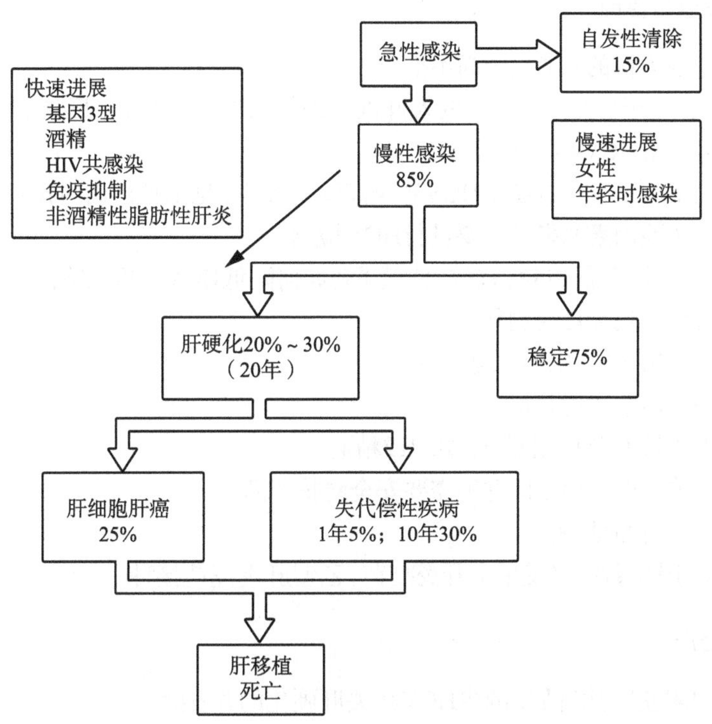

图5.2　慢性丙型肝炎的自然史

（三）诊断

1. 抗HCV

■ 血清抗HCV阳性并不能确诊活动性感染，抗HCV在自发清除者及治疗清除者的血清中持续存在（见前部分内容）。

■ 抗HCV检测的敏感度为97%～100%，阳性预测值为50%～95%；假阴性结果会出现于免疫抑制患者（包括HIV阳性的患者）。

2. HCV RNA：用来确诊活动性感染

■ HCV RNA检测需要在以下患者中进行

- 抗HCV阳性者。
- 考虑开始进行抗病毒治疗者（要求进行定量检测）。

- 免疫抑制或疑似急性HCV感染者出现不明原因的肝脏疾病及抗HCV阴性者。

■ 基于实时聚合酶链反应（real-time PCR）的HCV RNA检测具有HCV定量分析的宽线性范围，敏感性与定性检测类似；这些检测技术推荐用于抗HCV阳性患者，并且用于监测抗病毒治疗的应答情况（见本章后面内容）。

（四）筛查与咨询

1. 对于普通人群的筛查目前尚不推荐。
2. 在美国，生于1945～1965年的人群推荐进行丙型肝炎筛查，反映了在“婴儿潮”时出生人群HCV感染率高。
3. 风险因素的筛查用以鉴定HCV感染高风险人群（见本章前面内容）。
4. 存在高风险因素的患者需要进行HCV检测。
5. HCV感染患者需要进行宣教，使其了解如何降低HCV传播风险：
   - ■ 避免共用牙具或剃须设备。
   - ■ 包扎出血伤口以免接触他人。
   - ■ 停用违禁注射毒品。
   - ■ 不能献血及捐献器官、组织或精液。
   - ■ 在单一性伴侣之间并不需要安全防护产品。
   - ■ 避免过量饮酒。
   - ■ 对于易感者，接受甲型肝炎疫苗、乙型肝炎疫苗接种。

（五）治疗

治疗可以阻止疾病进展，减少HCV相关肝硬化的并发症。

1. 治疗目标
   a. 治疗的主要目标是尽早地清除HCV感染，从而阻止进展至终末期肝病或HCC。持续病毒学应答（sustained virologic response，SVR）定义为治疗完成后随访12周（SVR12），HCV仍为阴性，标志着HCV感染的治愈。
   b. 组织学改善，通常伴随着肝纤维化的逆转，可以改善预后（包括发病率及可能的病死率的下降）。
   c. 其他获益包括预防HCV传播。
2. 适应证
   a. 所有慢性HCV感染的病毒血症患者，且HCV RNA阳性患者均应接受抗病毒治疗。
   b. 重度肝纤维化或肝硬化患者，以及有其他HCV感染相关临床表现的患者，需优先治疗。
   c. 其他优先治疗患者包括：
   - ■ HIV和（或）HBV共感染。

- 肝移植。
- 伴有明显肝外表现者：HCV相关性混合型冷球蛋白血症伴发的症状性血管炎、HCV免疫复合物相关的肾脏疾病及非霍奇金淋巴瘤。
- 疲劳虚弱（不论其肝纤维化的严重程度如何）。
- HCV传播的高危人群：
  - 活跃的静脉吸毒者。
  - 高危的男男性行为者。
  - 处于育龄且有妊娠意愿的女性。
  - 血液透析患者。
  - 服刑人员。

3. 可用的药物

a. 聚乙二醇干扰素（Peg-IFN）α-2a和α-2b。

b. 利巴韦林（RBV）。

c. 直接抗病毒药物（direct-acting antiviral，DAA）（表 5.2）：

表 5.2　2017年美国FDA批准上市的DAA药物

	效力	耐药屏障	不良反应	药物相互作用	药物
NS3/4A蛋白酶抑制剂	高，不同基因型效力不同	低-中	皮疹、贫血、胆红素水平上升	高	博塞普韦[a] 特发普韦[a] 赛美普韦 帕利瑞韦 格佐匹韦 格来瑞韦[b] 伏西瑞韦[c]
NS5A抑制剂	高	低	多变	低-中	达拉他韦 雷迪帕韦 奥比他韦 依巴司韦 维帕他韦 哌仑他韦[b]
NS5B聚合酶非核苷类抑制剂	多变	低	多变	多变	达塞布韦
NS5B聚合酶核苷类抑制剂	中-高	高	线粒体毒性，药物相互作用（如与ART联合）	低	索非布韦

注：a 撤出市场

b 2017年审批中

c 2017年审批中；与索非布韦和维帕他韦合用

ART，抗逆转录病毒

- NS3～4蛋白酶抑制剂：针对基因型1和4。
  - 第一代：博塞普韦（boceprevir，BOC）和特拉普韦（telaprevir），仅与Peg-IFN和RBV联用，目前此2种药物均已退出市场。
  - 第二代：赛美普韦（simeprevir，SMV），阿舒瑞韦（asunaprevir，ASV）（在美国没有获批），帕利瑞韦（paritaprevir，PTV），格佐匹韦（grazoprevir，GZR）。
- NS5B聚合酶抑制剂：泛基因型（对所有HCV基因型均有效）。
  - 核苷类：索非布韦（sofosbuvir，SOF）。
  - 非核苷类：达塞布韦（dasabuvir，DSV）。
- NS5A复制复合体抑制剂：
  - 泛基因型：达拉他韦（daclatasvir，DCV），维帕他韦（velpatasvir，VEL）。
  - 基因型1和4：雷迪帕韦（ledipasvir，LDV），奥比他韦（ombitasvir），依巴司韦（elbasvir）。

4. 获批的治疗方案：无干扰素方案，由不同DAA药物组成，高效耐受性好（表5.3）。

5. 治疗应答的定义
- 快速病毒学应答（rapid virologic response，RVR）：HCV RNA在治疗4周时检测不到。
  - RVR并不能预测DAA方案的SVR率。
- 停药应答［end of treatment（EOT）response］：在停药时HCV RNA检测不到。
- 持续病毒学应答（sustained virologic response，SVR）：HCV RNA在治疗结束后12周（SVR12）或24周（SVR24）时检测不到。目前认为SVR12与SVR24等效。

表5.3　治疗基线时的基因型、既往治疗和肝硬化的不同治疗方案及有效率

基因型（gt）	治疗方案	疗程（周）	有效率（%）[a]
1型			
无肝硬化			
初治	SOF+SMV（+RBV，基因型1a）	12	87～97
	SOF+LDV	8～12	95～100
	SOF+DCV	12	95～100
	AbbVie 3D（+RBV，基因型1a）	12	96（基因型1a） 100（基因型1b）
	SOF+VEL	12	98～99
经治	SOF+SMV+/−RBV	12	79～97
	SOF+LDV	12	95
	SOF+DCV	12	95～100
	AbbVie 3D	12	96
	SOF+VEL	12	98～99

续表

基因型（gt）	治疗方案	疗程（周）	有效率（%）[a]
肝硬化			
初治或经治	SOF+LDV	12（初治）	96
		24（经治）	98
	SOF+LDV+RBV	12	96～98
	SOF+DCV	24	95～100
	SOF+DCV+RBV	12	95～100
	AbbVie 3D（+RBV，基因型1a）	24（基因型1a）	95
		12（基因型1b）	100
	SOF+VEL	12	94
经治且预测应答不佳者（如PLT<75 000/mm^3）	SOF+LDV+RBV	24	100
2型			
初治（有/无肝硬化）	SOF+RBV	12	85～100
经治，有肝硬化	SOF+RBV	16～24	87（16周）
			100（24周）
经治或RBV不耐受	SOF+DCV	12	80～92
	SOF+VEL	12	99～100
3型			
无肝硬化			
初治或经治	SOF+DCV	12	96
肝硬化			
初治或经治	SOF+DCV+RBV	24	88
4型			
初治或经治	SOF+SMV	12	不详
	SOF+DCV	12	不详
	SOF+LDV	12	93～95
	SOF+VEL	12	100
	AbbVie 3D	12	100
	Zepatier	12	87～97
5和6型			
初治或经治	SOF+LDV	12	95（基因型5）
			95～96（基因型6）
	SOF+VEL	12	97（基因型5）
			100（基因型6）
	Zepatier+/−RBV	12	25～100（基因型5）
			75～100（基因型6）

注：a SVR12，停药后12周HCV RNA阴性，持续病毒学应答

AbbVie 3D，PTV/利托那韦-增强+奥比他韦+DSV+RBV；Zepatier，格佐匹韦+依巴司韦

■ 无应答：在整个治疗过程中均未获得HCV RNA转阴。
■ 复发：EOT应答后血清HCV RNA再次转为阳性。

6. SVR相关因素

■ 现有DAA的联合治疗可以获得非常好的疗效（SVR率在绝大多数病例中>90%），疗程仅为12周，并且不需要加用干扰素或利巴韦林，甚至在经典无应答预测因素存在的情况下也可以获得同样的疗效：如高体重指数（BMI）、HIV共感染、性别、非洲裔美国人、之前治疗失败、晚期肝病，以及之前行肝移植患者。
■ 无干扰素的DAA方案SVR下降的相关因素：
- 存在肝硬化（特别是失代偿期）。
- 既往治疗失败（对干扰素无应答）。
- 感染HCV基因型3（代替基因型1，成为无干扰素时代的治疗难点）。
■ 总之，如果存在上述因素，需要考虑采用以下1种或2种策略：
- 延长疗程至24周。
- 加用利巴韦林。

7. 治疗不良反应：无干扰素的DAA方案，不良反应总体发生率约为25%，但通常是轻微的。最常见的不良反应包括乏力、头痛、贫血（尤其是包括利巴韦林的方案）及失眠。

8. 特殊需要注意的事项

■ 药物相互作用

多种或复杂的药物相互作用是DAA治疗中可能发生的，特别是与蛋白酶抑制剂（由细胞色素P450 3A4代谢）合用时，相关信息可以在www.hep-drguinteractions.org查询。

■ 耐药相关突变（RAS）
- NS3/4A：蛋白酶抑制剂相关RAS会在停药1年后消失，因此1年后可以使用同类药物再次治疗。
- NS5A：停药后仍会持续存在，限制了同类药物的序贯治疗。
- 治疗前常规检测RAS 并不推荐，因为RAS并不与低SVR率相关（除非准备使用格佐匹韦或依巴司韦治疗时）。

9. 长期随访

■ 合并其他风险因素的无肝硬化患者（饮酒、非酒精性脂肪性肝炎、同时感染），在获得SVR后，需要每年复查血清ALT及行无创肝纤维化检测。
■ 对于静脉吸毒者及HIV血清阳性的无防护的男男性行为者，建议每年进行血清HCV RNA检测。也需要在HCV再暴露者中进行定期检查。
■ 获得SVR的肝硬化患者需要每6个月进行全血细胞计数、肝脏生化学检测及肝脏超声检查（有或无甲胎蛋白检测），以监测HCC的发生。HCC发生率在肝硬化患者人群中为每年1%～3%。发生风险取决于肝病的严重程度、年龄及是否合并糖尿病。

- 未取得SVR的患者需要每年进行实验室检查及行无创肝纤维化检测，如果存在肝硬化，检测时间缩短为每6个月检查一次，加做超声。并且需要考虑使用另外的方案进行治疗。

10. 肝移植（见第33章）
   - HCV导致的肝硬化是西方国家肝移植的主要原因。
   - 移植后HCV感染的再次发生是普遍性的。
   - 移植后HCV感染的进展是加速的。
   - 移植后1年，组织学证据表明50% 的患者存在肝损伤，之后随访肝损伤率持续上升。
   - 移植后，HCV感染的典型病理学改变包括肝脏脂肪变性、门管区及肝实质单核细胞浸润，以及肝细胞肿胀和坏死。
   - 短期生存率与非病毒性肝病的移植患者一致，但长期生存率由于HCV再感染而下降。
   - 既往使用干扰素方案（含或不含利巴韦林）治疗移植后的HCV复发；血清HCV RNA水平短期内下降，但是持续生化及病毒学应答并不常见，干扰素联合利巴韦林治疗者约为33%，干扰素联合利巴韦林及第一代蛋白酶抑制剂（BOC或特拉普韦）三联治疗者为60%。
   - 无干扰素的DAA方案在移植患者中的疗效非常好。因此，所有HCV感染的移植患者均需接受DAA抗病毒治疗。
   - 无干扰素的药物可以移植前给药以预防移植肝的HCV感染，并且在某种情况下可以避免肝移植（如果肝功能恢复及门静脉高压明显缓解），或者在移植后使用治疗复发的HCV感染。基于SOF的治疗方案可以获得极高的SVR率。需要注意，严重肝损害患者［终末期肝病模型（MELD）评分大于20分］（见第33章）的治疗目前尚无临床数据，并且病例报道有潜在的肝脏毒性风险。

参考文献

Buti M, Riveiro-Barciela M, Esteban R. Management of direct-acting antiviral agent failures. *J Hepatol*. 2015; 63: 1511-1522.

Castera L, Sebastiani G, Le Bail B, et al. Prospective comparison of two algorithms combining non-invasive methods for staging liver fibrosis in chronic hepatitis C. *J Hepatol*. 2010; 52: 191-198.

Centers for Disease Control and Prevention. Testing for HCV infection: an update of guidance for clinicians and laboratorians. *MMWR Morb Mortal Wkly Rep*. 2013; 62: 362-365.

Dick TB, Lindberg LS, Ramirez DD, et al. A clinician's guide to drug-drug interactions with direct-acting antiviral agents for the treatment of hepatitis C viral infection. *Hepatology*. 2016; 63: 634-643.

European Association for the Study of the Liver. EASL Clinical Practice Guidelines: EASL recommendations on treatment of hepatitis C 2015. *J Hepatol*. 2015; 63: 199-236.

Feld JJ, Jacobson IM, Hézode C, et al. Sofosbuvir and velpatasvir for HCV genotype 1, 2, 4, 5, and 6 infection. *N Engl J Med*. 2015; 373: 2599-2607.

Felmlee DJ, Coilly A, Chung RT, et al. New perspectives for preventing hepatitis C virus liver graft infection. *Lancet Infect Dis*. 2016; 16: 735-745.

Goodman ZD. Grading and staging systems for inflammation and fibrosis in chronic liver diseases. *J Hepatol*. 2007; 47: 598-607.

Hepatitis C guidance. AASLD-IDSA recommendations for testing, managing, and treating adults infected with hepatitis C virus. *Hepatology*. 2015; 62: 932-954.

Naggie S, Cooper C, Saag M, et al. Ledipasvir and sofosbuvir for HCV in patients coinfected with HIV-1. *N Engl J Med*. 2015; 373: 705-713.

Negro F, Forton D, Craxi A, et al. Extrahepatic morbidity and mortality of chronic hepatitis C. *Gastroenterology*. 2015; 149: 1345-1360.

Pawlotsky JM. Hepatitis C virus resistance to direct-acting antiviral drugs in interferon-free regimens. *Gastroenterology*. 2016; 151: 70-86.

Petta S, Maida M, Macaluso FS, et al. Hepatitis C virus infection is associated with increased cardiovascular mortality: a meta-analysis of observational studies. *Gastroenterology*. 2016; 150: 145-155.

van der Meer AJ, Veldt BJ, Feld JJ, et al. Association between sustained virological response and all-cause mortality among patients with chronic hepatitis C and advanced hepatic fibrosis. *JAMA*. 2012; 308: 2584-2593.

第6章 其他病毒引起的肝炎

Elliot B. Tapper, MD　Michael P. Curry, MD 著
徐 哲 译 李 雷 校

要　点

1. 全身性的病毒感染可导致不同程度的肝损伤，从临床无症状、一过性血清氨基转移酶水平升高到急性黄疸型肝炎或罕见的重型肝炎伴急性肝衰竭（acute liver failure，ALF）。
2. 从临床表现上与嗜肝病毒引起的肝损伤难以区分。
3. 轻度肝酶升高是许多全身性病毒感染的共同特征，可能是一种旁观者效应。
4. 目前通常没有特异性的抗病毒治疗方法。

一、概述

1. 全身性非嗜肝病毒感染时经常出现肝功能损伤，可能是宿主的免疫反应引起的，而不是病毒的直接损伤。
2. 全身性病毒感染累及肝脏不会导致慢性肝损伤。
3. 尽管大多数全身性非嗜肝病毒感染仅引起轻度的肝功能障碍，但也可能会引发严重的肝脏疾病。
4. 这些非嗜肝病毒包括巨细胞病毒（cytomegalovirus，CMV）、单纯疱疹病毒（herpes simplex virus，HSV）、EB病毒（Epstein-Barr virus，EBV）、水痘带状疱疹病毒（varicella-zoster virus，VZV）、人类疱疹病毒6型（human herpes virus 6，HHV-6）和非疱疹病毒，如腺病毒、登革病毒、奇昆古尼亚病毒、埃博拉病毒和流感病毒（表6.1）。
5. 大多数可能导致肝损伤的病毒都可以进行血清学检测。

表6.1　可能累及肝脏的病毒感染

病毒	组织学	严重程度	治疗
经常累及肝脏的病毒			
巨细胞病毒	肝小叶微脓肿，周边肝细胞通常含细胞核和（或）细胞质包涵体	通常较轻微，严重者少见	缬更昔洛韦（轻度感染）、更昔洛韦（严重感染）、西多福韦（难治性感染）

续表

病毒	组织学	严重程度	治疗
EB病毒	弥漫性窦性淋巴细胞浸润，EB病毒编码的RNA（EBER）组织学染色阳性	通常较轻微，严重者少见	病例报道建议使用更昔洛韦
较少累及肝脏的病毒			
单纯疱疹病毒	肝细胞坏死，少炎性浸润反应，Cowdry A型包涵体和多核肝细胞	均较严重	阿昔洛韦
水痘带状疱疹病毒	—	通常较轻微，严重者少见	阿昔洛韦
腺病毒	腺病毒抗原染色；散在分布的穿孔损伤病灶，肝细胞核变大，包含蜡样致密物质和未染色区域的包涵体	通常较轻微，严重者少见	病例报道建议使用西多福韦
流感病毒	无肝细胞直接感染的炎性浸润	均较轻微	支持治疗
在美国罕见，但常累及肝脏的病毒			
奇昆古尼亚病毒	—	均较轻微	支持治疗
登革病毒	—	通常较轻微	支持治疗
埃博拉病毒	广泛坏死，门管区单核细胞和Kupffer细胞肥大	通常较严重	支持治疗

二、经常累及肝脏的病毒

（一）巨细胞病毒

1. 普通人群中CMV的血清阳性率为30%～70%，反映了既往感染。
2. 免疫功能正常者发生原发感染时，其临床表现通常与EBV引起的传染性单核细胞增多症难以区分。其症状包括发热、肌痛、颈部淋巴结肿大，75%以上的患者会出现轻度的肝酶升高。
3. 原发感染恢复后，病毒终身潜伏于体内，当宿主免疫功能受损时，可能会出现病毒的复制和再激活。
4. 免疫功能低下者发生的CMV感染可能为潜伏病毒感染再激活或首次暴露后的原发感染。
5. CMV诱发的肝损伤在免疫功能低下者中更为严重。症状和体征可能包括肝大触痛和黄疸。CMV肝脏受累时常伴有胃肠道损伤症状（如溃疡、恶心、呕吐）及肺炎。

6. CMV诱发的严重肝损伤的组织学特征：贯穿整个肝小叶的炎性细胞（主要是中性粒细胞）聚集（微脓肿形成），通常环绕有细胞核和（或）细胞质包涵体（即“鹰眼”状包涵体）的肝细胞。
7. CMV是获得性免疫缺陷综合征（acquired immunodeficiency syndrome，AIDS）患者的常见感染，并与十二指肠乳头狭窄和硬化性胆管炎（艾滋病相关胆管病）的发生有关（见第27章）。
8. 其诊断需要具备相关的临床背景、聚合酶链反应（polymerase chain reaction，PCR）检测阳性或感染的组织学证据。
9. 如果患者没有既往暴露的证据（抗CMV IgG阴性），通常认为系原发CMV感染，如果患者抗CMV IgG检测阳性，则为复发感染。
10. 免疫功能正常的CMV感染不一定需要治疗，除非是严重感染或危及生命的感染。
11. 许多免疫功能低下者，有CMV感染风险可常规行PCR检测，或者使用抗病毒药物预防性治疗。在临床症状出现前治疗病毒血症称为抢先治疗。
12. 获批用于治疗CMV感染的药物包括口服更昔洛韦、缬更昔洛韦、静脉用更昔洛韦、静脉用膦甲酸钠和静脉用西多福韦。
13. CMV已出现更昔洛韦耐药株。
14. 治疗药物的选择和疗程取决于疾病的严重程度和患者的免疫状态，需反复评估有无CMV病毒血症。
15. 接受器官移植的患者有CMV再激活的风险，通常在移植后需进行3～6个月的预防性治疗。

（二）EB病毒

1. 世界人口的90%有既往EB病毒感染的血清学证据。
2. 原发感染的典型表现为传染性单核细胞增多症（发热、淋巴结肿大和轻度的肝酶升高）。
3. 在EBV单核细胞增多症患者中，90%的患者血清氨基转移酶水平轻度升高。
4. 45%的原发性EBV感染患者出现胆汁淤积伴黄疸。据报道，在免疫功能正常和免疫功能缺陷者中综合病死率为5%。
5. 单核细胞增多症患者虽然极少死亡，但死亡患者中约一半死于急性肝衰竭。然而，所有急性肝衰竭病例中只有不到1%由EBV引起。如不进行肝移植，EBV相关性急性肝衰竭的存活率为25%。
6. 用于检测异嗜性抗体的单斑试验敏感但不特异。
7. EBV单核细胞增多症导致的肝损伤可结合症状与血清学［针对病毒衣壳抗原的IgM（抗EBV-VCA IgM）］做出临床诊断。

8. 严重EBV感染的确诊需结合病毒的血清学证据（通过PCR检测）和光镜下EBV相关性病理组织学表现（弥漫性窦性淋巴细胞浸润），伴或不伴有EB病毒编码RNA（EBER）组织学染色阳性。
9. 缺乏临床试验证实的有效治疗。阿昔洛韦在体外抑制EBV并减少口咽部排毒，但对缓解症状几乎没有作用。一项对两例EBV肝炎患者的报道支持使用更昔洛韦。

三、较少累及肝脏的病毒

（一）单纯疱疹病毒

1. 在普通人群中，HSV两种分型（HSV-1和HSV-2）的血清学阳性率分别为57.7%和17.0%。
2. HSV感染的典型表现为口唇或生殖器的病变。少数表现为脑膜炎、脑炎、肝炎。
3. HSV肝炎通常发生在新生儿、孕妇和免疫功能低下的患者中。
4. 只有50%的患者会出现黏膜与皮肤的病变。
5. 14%的急性HSV生殖器感染患者伴轻度无症状的血清氨基转移酶水平升高。
6. HSV肝炎少见。目前共报道约137例（截至2007年）；在一个ALF的队列研究中HSV肝炎仅占0.3%。患者出现发热、白细胞减少、血清氨基转移酶水平升高。
7. HSV肝炎的预后较差，如不行肝移植治疗，其存活率为24.8%。
8. HSV感染的肝组织活检病理表现：大量肝细胞坏死和周围组织淤血，少炎性浸润，Cowdry A型包涵体（有清晰光晕的紫色核包涵体）和多核肝细胞。
9. 原发感染伴肝炎的诊断需要病毒血症（通过PCR试验检测）和符合相应特点的组织学检查结果。当有既往感染的血清学证据（抗HSV-1或抗HSV-2 IgG阳性）时可诊断再激活性肝炎。
10. 尽管缺乏前瞻性试验研究，静脉滴注阿昔洛韦（10mg/kg，每日3次）的治疗方法可能是有效的。
11. 符合急性肝衰竭诊断标准的HSV感染患者，如抗病毒治疗无效，应当考虑肝移植治疗。

（二）其他病毒

1. 水痘带状疱疹病毒（VZV）：播散性水痘病毒感染通常表现为肺炎、肝酶水平轻度升高。高达25%的原发性水痘感染患儿出现肝酶升高。有几个VZV引起ALF的报道，患者表现为疱疹融合、VZV PCR检测阳性和严重肝损伤。接受器官移植者如发生原发性VZV感染，易发展为急性肝衰竭。其治疗与HSV相同：静脉注射阿昔洛韦，10mg/kg，每日3次，疗程7～10天。
2. 腺病毒是一种双链DNA病毒，常引起上呼吸道和眼部感染。确诊腺病毒性肝炎需要全身感染的证据（PCR检测阳性、抗原血症或病毒血培养）同时符合病毒感染的肝组织活检结果，即腺病毒抗原染色阳性或特征性形态学表现（散在分布的穿孔样病灶，巨大细胞核内包含蜡样致密物质和未染色透亮区域组成的包涵体）。被报道的大部分病例均为接受器官移植的患者。严重的腺病毒性肝炎自发缓解率低，预后差。可尝试使用西多福韦治疗。

3. 流感病毒是一种可以引起大流行的RNA病毒，流感以呼吸道症状为主，通常出现无症状性轻度肝酶水平升高。但是，流感病毒并不直接感染肝细胞。流感病毒感染诱导 $CD8^+$ T细胞扩增，与Kupffer细胞相互作用，从而引起肝脏的“间接损伤”。

4. 人类疱疹病毒6型是肝损伤、淋巴结肿大和非特异性皮疹的少见原因。在症状无法用其他原因解释，如检测到病毒（PCR检测阳性）或有血清学证据（抗HHV-6 IgM抗体阳性）可考虑诊断。一项研究表明，非A-E相关性急性肝衰竭可能与HHV-6型感染相关；通过免疫组织化学方法，在15例中共有12例从肝组织中分离出HHV-6抗原。

四、在美国罕见，但常累及肝脏的病毒

1. 奇昆古尼亚病毒是一种与流行性发热相关的RNA病毒，以流感样症状和关节痛为特征。在感染早期（<14天），血清氨基转移酶水平在49～311U/L，没有严重肝损伤表现（凝血障碍或黄疸）。

2. 登革病毒是全球最常见的蚊媒RNA病毒，在热带地区非常普遍。超过80%的登革热患者（包括84.4%出血热型患者）表现为血清丙氨酸转氨酶（ALT）水平升高，而无严重肝损伤。损伤的机制尚不明确。与登革热相关的重型肝炎的死亡率在成年患者中是2.7%，在儿童患者中超过50%。

3. 埃博拉病毒是一种与出血性休克综合征有关的传染性RNA病毒。除了休克，77%的患者有肝酶升高，100%的患者在住院治疗期间发展为肝损伤。血清天冬氨酸转氨酶（AST）和ALT水平升至约200U/L，AST>ALT。在感染过程中，超过50%的患者出现黄疸。在2014年接受治疗的美国患者中，碱性磷酸酶水平显著升高（达到900U/L）。2000年乌干达流行的苏丹埃博拉出血热疫情期间，AST水平达到900U/L的患者死亡率更高。其组织学表现为广泛的坏死伴门脉周围单核细胞和Kupffer细胞肥大，没有明显的胆管损伤。

4. 由冠状病毒引起的严重急性呼吸综合征（SARS）可造成显著的肝损伤，血清氨基转移酶水平升高，可能反映病毒的直接肝损伤。2002年亚洲暴发SARS疫情后，尚未再发现此类病例。

致病性不明的病毒

1. 输血传播（TT）病毒是一种由血液和肠道传播的单链、环状、嗜肝性DNA

病毒。尽管在具有特定危险因素（输血、静脉吸毒和性工作者）的患者中普遍存在，在一些急性肝衰竭、肝硬化和肝癌患者的血清中也发现了TT病毒，但是病毒并没有始终伴随肝损伤存在。

2. SEN病毒是一种单链、环状、嗜肝性DNA病毒，1.8%的美国献血者被检测出存在该病毒。在日本，22%的健康受试者和38%的血液透析患者检测阳性。它似乎通过输血传播。在一项纳入了12例非A-E输血相关肝炎患者的研究中，11例（92%）有SEN病毒的血清学证据；然而，在另一个随访病例对照研究中，未发现SEN在隐源性肝炎中的病因学作用，也未发现其与更严重的肝炎相关。

3. 庚型肝炎病毒（或GB病毒C）是与丙型肝炎病毒（黄病毒科）属同一病毒科的RNA病毒。虽然最初认为它引起输血相关性肝炎，但其病因学的作用并未证实。HIV感染患者如合并庚型肝炎病毒感染，其预后较单纯HIV感染患者更好。

参考文献

Adams DH, Hubscher SG. Systemic viral infections and collateral damage in the liver. *Am J Pathol*. 2006; 168: 1057-1059.

Adams LA, Deboer B, Jeffrey G, et al. Ganciclovir and the treatment of Epstein-Barr virus hepatitis. *J Gastroenterol Hepatol*. 2006; 21: 1758-1760.

Bradley H, Markowitz LE, Gibson T, et al. Seroprevalence of herpes simplex virus types 1 and 2—United States, 1999-2010. *J Infect Dis*. 2014; 209: 325-333.

Drebber U, Kasper HU, Krupacz J, et al. The role of Epstein-Barr virus in acute and chronic hepatitis. *J Hepatol*. 2006; 44: 879-885.

Gandhi MK, Khanna R. Human cytomegalovirus: clinical aspects, immune regulation, and emerging treatments. *Lancet Infect Dis*. 2004; 4: 725-738.

Härmä M, Höckerstedt K, Lautenschlager I. Human herpes virus-6 and acute liver failure. *Transplantation*. 2003; 76: 536-539.

Kew M. Hepatitis viruses (other than hepatitis B and C viruses) as causes of hepatocellular carcinoma: an update. *J Viral Hepat*. 2013; 20: 149-157.

Khan E, Kisat M, Khan N, et al. Demographic and clinical features of Dengue fever in Pakistan from 2003-2007: a retrospective cross-sectional study. *PloS One*. 2010; 5: e12505.

Lyon GM, Mehta AK, Varkey JB, et al. Clinical care of two patients with Ebola virus disease in the United States. *N Engl J Med*. 2014; 371: 2402-2409.

Mellinger JL, Rossaro L, Naugler WE, et al. Epstein-Barr virus (EBV) related acute liver failure: a case series from the US Acute Liver Failure Study Group. *Dig Dis Sci*. 2014; 59: 1630-1637.

Norvell JP, Blei AT, Jovanovic BD, et al. Herpes simplex virus hepatitis: an analysis of the published literature and institutional cases. *Liver Transpl*. 2007; 13: 1428-1434.

Papic N, Pangercic A, Vargovic M, et al. Liver involvement during influenza infection: perspective on the 2009 influenza pandemic. *Influenza Other Respir Viruses*. 2012; 6: e2-e5.

Ronan B, Agrwal N, Carey EJ, et al. Fulminant hepatitis due to human adenovirus. *Infection*. 2014;

42: 105-111.

Taubitz W, Cramer JP, Kapaun A, et al. Chikungunya fever in travelers: clinical presentation and course. *Clin Infect Dis*. 2007; 45: e1-e4.

Uyeki TM, Mehta AK, Davey Jr RT, et al. Clinical management of Ebola virus disease in the United States and Europe. *N Engl J Med*. 2016; 374: 636-646.

第7章 自身免疫性肝炎

Albert J. Czaja, MD, FACP, FACG, AGAF, FAASLD 著
黄 昂 译 李 雷 校

要 点

1. 随着两个诊断评分系统的发展，自身免疫性肝炎的诊断标准已经确定，从而有利于疑难病例诊断中的临床判断。
2. 临床表现从急性重症（暴发性）到无症状和轻微。
3. 主要组织相容性复合体（MHC）中内部（*DRB1 * 0301*, *DRB1 * 0401*, *DRB1 * 1301*, *DQB1 * 0201*, *DRB1 * 07*）和外部的遗传因素（基因多样性多态性）可能影响发生率、临床表型、严重程度和结果。
4. 布地奈德联合硫唑嘌呤是一种替代治疗方案，尤其适用于轻度、无并发症或有严重糖皮质激素并发症风险（椎体塌陷、糖尿病、高血压、精神病）的未经治疗的非肝硬化患者。
5. 同时存在原发性胆汁性胆管炎（PBC）或原发性硬化性胆管炎（PSC）特征的自身免疫性肝炎通常需要泼尼松或泼尼松龙联合低剂量熊去氧胆酸治疗。
6. 钙调磷酸酶抑制剂和吗替麦考酚酯可能对难治性疾病或对一线药物不耐受的患者有效。

一、定义

1. 以界面性肝炎、高丙种球蛋白血症和自身抗体为特征的未知原因的自身持续性肝炎。
2. 已排除其他有类似特征的疾病，包括Wilson病、慢性病毒性肝炎、药物性肝病（最常见的是米诺环素或硝基呋喃妥因）、乳糜泻、非酒精性脂肪性肝炎、PBC和PSC。

命名

1. 被称为自身免疫性肝炎或特发性自身免疫性肝炎，表示该疾病没有公认的致病因素，必须与具有明确原因的类似表型的疾病相区分。
2. 1型和2型自身免疫性肝炎的命名是为了区分抗核抗体（ANA）和（或）平滑肌抗

体（SMA）阳性与肝肾微粒体1型抗体（抗LKM1）阳性的患者。

二、诊断

1. 一个国际专家小组制定了确诊和疑诊自身免疫性肝炎的国际标准（表 7.1）。

表7.1　确诊或疑诊自身免疫性肝炎的国际标准

诊断要素	确诊	疑诊
排除其他疾病	每天平均乙醇摄入量 <25g；近期没有接触药物或毒性化学物质；α1抗胰蛋白酶表型正常；血浆铜蓝蛋白水平正常；铁和铁蛋白水平正常；无甲、乙、丙型活动性肝炎	每天平均乙醇摄入量 <50g；近期没有接触药物或毒性化学物质；部分α1抗胰蛋白酶缺乏；铜或铜蓝蛋白水平异常（但Wilson病除外）；非特异性铁或铁蛋白异常；无甲、乙、丙型活动性肝炎
炎症指数	血清AST和ALT水平明显升高；血清碱性磷酸酶正常或≤2倍正常值上限	血清AST和ALT水平升高 血清碱性磷酸酶大于2倍正常值上限
自身抗体	ANA、SMA或抗LKM1>1∶80（成人）和>1∶20（儿童），AMA阴性	ANA、SMA或抗LKM1>1∶40（成人）或任何滴度/级别（儿童） AMA阴性；ANA，SMA和抗LKM1阴性，但非典型pANCA，抗SLA，抗LC1或抗ASGPR阳性
免疫球蛋白	球蛋白，γ-球蛋白或IgG水平>1.5倍正常值上限	高γ-球蛋白血症
组织学发现	界面性肝炎（中-重度），没有胆管损伤、肉芽肿或提示其他疾病的明显病变	界面性肝炎（中-重度），没有胆管损伤、肉芽肿或提示其他疾病的明显病变

注：ALT，丙氨酸转氨酶；AMA，抗线粒体抗体；ANA，抗核抗体；ASGPR，无唾液酸糖蛋白受体；AST，天冬氨酸转氨酶；IgG，免疫球蛋白G；LC1，肝细胞溶质1型；LKM1，肝肾微粒体1型；pANCA，核周抗中性粒细胞胞质抗体；SLA，可溶性肝抗原；SMA，平滑肌抗体

摘自：Alvarez F, Berg PA, Bianchi FB, et al.*J Hepatol*.1999；31：929-938.经爱思唯尔BV公司和欧洲肝病学会许可使用

2. 国际自身免疫性肝炎小组（IAIHG）提出了两种自身免疫性肝炎诊断评分系统，但是均未经前瞻性研究证实。在这两种评分系统中，抗体水平通过间接免疫荧光法检测，以滴度表示。

   a. 校正原始评分系统（表7.2）

   - 作为研究工具开发，以确保在临床研究中患者群体的可比性；随后用作临床实践中的辅助诊断。
   - 该综合系统评估13个临床类别，提供27个等级，包括对糖皮质激素治疗的反应，并产生支持“确诊”或“疑诊”的总分。
   - 使用回顾性临床经验作为金标准：灵敏度100%；特异度73%；准确度82%。
   - 主要价值：对治疗前后所有相关疾病特征进行综合临床评估，支持疑难病

例的临床判断。

表7.2 自身免疫性肝炎校正原始评分系统

变量	结果	评分	变量	评分
性别	女	+2	平均乙醇摄入量<25 g/d	+2
ALP与AST（或ALT）的比值	>3	−2	>60 g/d	−2
	<1.5	+2	HLA DRB1*03或DRB1*04	+1
血清γ-球蛋白或IgG水平	>2×ULN	+3	合并其他免疫性疾病	+2
	1.5～2×ULN	+2	其他肝脏相关的自身抗体	+2
	1～1.4×ULN	+1	界面性肝炎	+3
ANA、SMA或抗LKM1滴度	>1:80	+3	浆细胞浸润	+1
	1:80	+2	肝细胞呈玫瑰花环样改变	+1
	1:40	+1	无特征性表现	−5
	<1:40	0	胆管改变	−3
AMA	阳性	−4	脂肪、肉芽肿、其他病变	−3
肝炎病毒标志物	阳性	−3	完全的治疗应答	+2
	阴性	+3	复发	+3
肝毒性药物史	有	−4		
	无	+1		
治疗前：			治疗后：	
确诊>15			确诊>17	
疑诊 10～15			疑诊12～17	

注：AMA，抗线粒体抗体；ANA，抗核抗体；ALP，碱性磷酸酶；ALT，丙氨酸转氨酶；AST，天冬氨酸转氨酶；HLA，人类白细胞抗原；IgG，免疫球蛋白G；LKM1，肝肾微粒体1型；SMA，平滑肌抗体；ULN，正常值上限

摘自：Alvarez F，Berg PA，Bianchi FB，et al.J Hepatol.1999；31：929-938.经爱思唯尔BV公司和欧洲肝病学会许可使用

b.简化评分系统（表7.3）

- 为便于床边应用而开发。
- 评估4个临床类别，给出9个可能的等级，得出支持"确诊"或"疑诊"的总分。
- 不对治疗应答分级。
- 使用回顾性临床经验作为金标准：灵敏度95%；特异度90%；准确度92%。
- 主要价值：易于应用，支持疑难病例的临床判断。

表7.3 诊断自身免疫性肝炎国际评分系统简化版

变量	标准	评分
自身抗体		
ANA或SMA	1:40	+1
	≥1:80	+2
抗-LKM1	≥1:40	+2
抗-SLA	阳性	+2
血清免疫球蛋白水平		
IgG	>ULN	+1
	>1.1×ULN	+2
肝组织学		
界面性肝炎，没有不相符的表现	符合 AIH	+1
界面性肝炎，淋巴-浆细胞浸润	典型AIH	+2
病毒性肝炎标志物		
甲、乙、丙型肝炎标志物	阴性	+2
总分：		
确诊		≥7
疑诊		6

注：AIH，自身免疫性肝炎；ANA，抗核抗体；LKM1，肝肾微粒体1型；SLA，可溶性肝抗原；SMA，平滑肌抗体；ULN，正常值上限

摘自：Hennes EM，Zeniya M，Czaja AJ，et al.*Hepatology*.2008；48：169-176. 经John Wiley & Sons公司和美国肝病研究协会许可使用

三、发病机制

1. 外源抗原与自身抗原的分子模拟导致自身抗原免疫耐受性丧失。
2. 激活淋巴细胞的不精确（多种）靶标将免疫应答扩展到同源抗原（表位扩散）。
3. 受体介导的（外源性）细胞凋亡途径被浸润肝脏的$CD8^+$淋巴细胞激活，特别是在门脉周围（界面性肝炎）。
4. 凋亡小体成为新抗原，其清除不足刺激自身抗体的产生和自放大反馈的适应性免疫应答。
5. 凋亡小体刺激Kupffer细胞释放趋化因子和活性氧，增加肝细胞凋亡，激活肝星形细胞转化为肌成纤维细胞。
6. 活化的Kupffer细胞和肝星形细胞产生活性氧。

7. 活性氧增加肝细胞线粒体内膜的通透性（内在凋亡途径），使细胞色素c释放到细胞质中，形成大分子复合物（凋亡小体），激活胱天蛋白酶（caspase）级联反应，从而诱导肝细胞凋亡。
8. 携带特定趋化因子的配体的促炎细胞和免疫细胞因趋化因子（特别是CXCL9和CXCL10）吸引迁移到肝损伤部位。
9. 具有抗炎和免疫抑制作用的调节性T细胞被吸引到组织损伤部位并反向调节促炎反应。
10. 调节性T细胞的数量和功能的缺陷可能通过紊乱的配体通路（半乳糖凝集素 9介导）促进促炎反应，并损害1型辅助性T细胞（Th1）和树突状细胞的凋亡。
11. 先天性和适应性免疫应答细胞释放促炎细胞因子（IL-1、IL-12、肿瘤坏死因子α、干扰素γ）增加抗原致敏的肝浸润性CD8$^+$细胞的分化和增殖，同时增强细胞介导的细胞毒性。
12. 抗炎细胞因子（IL-4、IL-5、IL-10和IL-13）的释放，反向调节促炎反应并促进B淋巴细胞分化成浆细胞，从而产生抗体并介导抗体依赖性自然杀伤细胞介导的细胞毒作用。
13. MHC内部（*DRB1 * 0301*、*DRB1 * 0401*、*DRB1 * 1301*、*DQB1 * 0201*、*DRB * 07*）和外部（*CTLA-4*、*Fas*、*TNF-α*、*VDR*、*STAT4*、*TGF-β1*、*SH2B3*和*CARD10*的多态性）遗传因素在不同的种族人群和年龄组中有所不同，并且可以影响发生率、临床表型、严重程度和预后。
14. 自然杀伤T（NKT）细胞和γδ淋巴细胞兼具刺激性和抑制性免疫作用，可能是促炎反应的关键调节因子。
15. 调节性T细胞的作用受到质疑，因发现自身免疫性肝炎患者的外周血和肝脏组织中CD4$^+$ CD25$^+$ CD127$^+$（low）Foxp3$^+$表型细胞数量增加，并且免疫抑制功能未受损害。
16. 抗LKM1阳性的自身免疫性肝炎中细胞色素P450 2D6（CYP2D6）和亚氨甲基转移酶环脱氨酶（FTCD）是主要靶抗原。

四、分类

1. 1型自身免疫性肝炎
   a. 以SMA 和（或）ANA为特征。
   b. 非典型核周抗中性粒细胞胞质抗体（pANCA）阳性率50%～92%，抗可溶性肝抗原（抗SLA）抗体阳性率15%。
   c. 最常见的类型，影响所有年龄段。
   d. 男女比例为1∶3.6。
   e. 38%并发肝外免疫疾病，包括下列情况：
      - 自身免疫性甲状腺炎（12%）。

- Graves病(6%)。
- 溃疡性结肠炎(6%)。
- 乳糜泻(1%～3%)。
- 类风湿关节炎(1%)。
- 恶性贫血(1%)。
- 系统性硬化病(1%)。
- Coombs阳性溶血性贫血(1%)。
- 特发性血小板减少性紫癜(1%)。
- 白细胞碎裂性血管炎(1%)。
- 肾炎(1%)。
- 结节性红斑(1%)。
- 纤维化性肺泡炎(1%)。

f. 40%急性发作，3%～6%表现为急性重症(暴发性)。

g. 与*DRB1 * 0301*(北美和北欧)、*DRB1 * 0401*(北美和北欧)、*DRB1 * 0404*(墨西哥)、*DRB1 * 0405*(日本)、*DRB * 1301*(南美)相关。

h. 主要自身抗原未知。

i. 初次就诊时肝硬化发生率25%。

2. 2型自身免疫性肝炎

a. 以抗LKM1为特征。

b. 肝细胞胞质1型抗体(抗LC1)阳性率32%。

c. 不典型的pANCA阴性。

d. 主要影响儿童(年龄段2～14岁)。

e. 北美成人自身免疫性肝炎只有4%有抗LKM1抗体。

f. 常合并其他免疫性疾病包括白癜风、胰岛素依赖性糖尿病和自身免疫性甲状腺炎。

g. 常有器官特异性自身抗体(胃壁细胞、甲状腺或胰岛抗体)。

h. 可能急性或急性重症(暴发性)起病。

i. *DQB1 * 0201*是主要的遗传危险因素，它与*DRB1 * 07*和*DRB1 * 03*存在强连锁不平衡。

j. CYP2D6 是主要的靶抗原。

k. FTCD是抗-LC1的靶标。

l. 重组CYP2D6内有5个抗原位点，193位和212位之间的氨基酸序列是抗LKM1的主要表位。

m. 重组CYP2D6与丙型肝炎病毒、巨细胞病毒和1型单纯疱疹病毒的基因组之间存在同源性，可能导致交叉免疫反应。

n. 欧洲有10%的慢性丙型肝炎患者抗LKM1阳性，但在美国很少见。

o. 1型和2型自身免疫性肝炎的临床表型、遗传因素、治疗策略和结局的相似性使分型的需求受到质疑，特别是在成人中IAIHG还没有认可分型。

p. 分型对于保证探索性研究中患者群体或实验模型的同质性最有意义。

五、流行病学

1. 在西欧类似种族人群中1型自身免疫性肝炎的年平均发病率为（1～1.9）/10万，时点患病率为（11～16.9）/10万。
2. 2型自身免疫性肝炎罕见，估计患病率为每100万人3例，年发病率0.16例/100万。
3. 在美国自身免疫性肝炎占慢性肝炎病例的11%～23%，影响10万～20万人。
4. 在欧洲，自身免疫性肝炎在肝移植的病因中占2.6%，美国为5.9%。
5. 自身免疫性肝炎在北欧、北美和澳大利亚的白种人群中的发病率最高，可能与其人类白细胞抗原（HLA）DRB1 * 03和DRB1 * 04的高频率有关。
6. 自身免疫性肝炎在世界各地不同的人种和所有年龄段均有发生。

六、表现（表7.4）

1. 慢性肝炎

a. 常见隐匿性肝脏炎症，伴随疲劳和关节痛。

b. 可能存在黄疸。

c. 25%发现时有肝硬化，提示存在慢性进展性亚临床期。

表7.4　自身免疫性肝炎的临床表现

表现	特征
慢性肝炎	疲乏与关节痛是常见症状 黄疸频发 起病时肝硬化发生率25%
急性肝炎	症状和体征突然出现，与自身免疫性肝炎的发病相吻合 可能类似急性病毒性肝炎或药物性肝炎 可能反映慢性疾病的自发恶化 发生在25%～75%的患者
急性重症（暴发性）肝炎	疾病发现后26周内出现肝性脑病 29%～39% ANA阴性或弱阳性 25%～39%血清IgG水平正常 86% 小叶中心性坏死和大片或亚大片状肝坏死发生 65%肝脏CT平扫发现不均质低密度区域 北美和欧洲患者的发生率3%～6%

续表

表现	特征
无症状	发生率 25%～34% 26%～70%逐渐出现症状 肝组织学表现类似于症状患者
抗体阴性	除ANA、SMA、LKM1阴性以外，有AIH的典型表现 19%～34%的隐源性肝炎经综合评分系统诊断率为AIH 抗SLA、非典型pANCA或其他标志物可以支持诊断 组织转谷氨酰胺酶或肌内膜的IgA抗体可能提示乳糜泻
肝移植后	1年后AIH复发率为8%～12%，5年后为36%～68%
移植物功能障碍	9年内新的AIH 发生率 1%～7%（主要是儿童）
AIH-PBC 重叠综合征	AIH的主要特征，AMA阳性伴胆管损伤或消失的组织学特征
AIH-PSC重叠综合征	AIH的主要特征，AMA阴性，伴胆管损伤或消失的组织学特征及局灶性胆管狭窄和扩张的胆管造影改变
AIH-胆汁淤积症重叠综合征	AIH的主要特征，AMA阴性，伴胆管损伤或消失的组织学特征，以及正常的胆管造影 可能包括AMA阴性PBC和小胆管PSC

注：AIH，自身免疫性肝炎；AMA，抗线粒体抗体；ANA，抗核抗体；CT，计算机断层扫描；IgA，免疫球蛋白A；IgG，免疫球蛋白G；LKM1，肝肾微粒体1型；pANCA，核周抗中性粒细胞胞质抗体；PBC，原发性胆汁性胆管炎；PSC，原发性硬化性胆管炎；SLA，可溶性肝抗原；SMA，平滑肌抗体

2. 急性或急性重症（暴发性）肝炎

a. 25%～75%的患者急性发作。

b. 在北美和欧洲患者中，3%～6%急性重症（暴发性）肝炎起病，其特征为26周内出现肝性脑病。

c. 急性重症（暴发性）肝炎中自身免疫性肝炎的典型特征可能缺乏或不明显：

- 29%～39%患者ANA阴性或弱阳性。
- 25%～39%患者血清IgG水平正常。
- 86%患者有小叶中心性出血性坏死和大面积或次大面积肝坏死。
- 65%患者在非增强计算机断层扫描（CT）检查中发现疾病特异性肝脏内不均质低密度区。

3. 无症状

a. 25%～34%新发现的肝生化异常患者无症状。

b. 26%～70%患者在2～120个月（平均间隔32个月）出现症状。

c. 发病时无症状和症状患者的组织学表现类似，包括中度至重度界面性肝炎（87% vs 93%），门静脉周围纤维化（41% vs 41%）和桥接纤维化（39% vs 48%）。

d. 未经治疗的无症状患者自发缓解率较有症状患者的治疗缓解率低（12% vs

63%)，且很少完全缓解，10年生存率也更低（67% vs 98%）。

e. 无症状状态并不排除治疗的必要性。

4. 抗体阴性（隐源性）肝炎

a. 临床和实验室检查结果是典型的自身免疫性肝炎，但ANA、SMA和抗LKM1均阴性。

b. IAIHG诊断评分系统或临床判断将19%～34%的隐源性肝炎患者重新分类为自身免疫性肝炎。

c. 是7%的英国患者和24%的日本患者发生急性肝衰竭的病因。

d. ANA和SMA可能在疾病的晚期出现。

e. 检测非标准抗体可能会支持诊断

- 抗SLA在血清阴性患者中有14%～20%的阳性率，并且对自身免疫性肝炎具有高特异性。
- 非典型pANCA可以支持某些患者的诊断。
- 组织型转谷氨酰胺酶或肌内膜的免疫球蛋白A（IgA）抗体可能有助于诊断与自身免疫性肝炎相似的乳糜泻。

f. 自身抗体阴性患者对糖皮质激素治疗反应与自身抗体阳性的患者相似。

g. 所有不明原因的急性或慢性肝炎患者均应考虑自身免疫性肝炎。

5. 肝移植术后移植物功能障碍

a. 肝移植后自身免疫性肝炎在1年后复发率为8%～12%，5年（2个月至12年）为36%～68%。

b. 高球蛋白血症、血清IgG升高、常规自身抗体阳性和界面性肝炎伴或不伴门管区浆细胞浸润预示术后复发。

c. 非自身免疫性肝病患者在移植后1个月至9年内，可在1%～7%的患者中（主要是儿童）发生自身免疫性肝炎。

d. 肝移植后所有移植物功能不全患者都必须考虑自身免疫性肝炎。

6. AIH-PBC重叠综合征

a. 定义：自身免疫性肝炎的特征与AMA和胆管损伤或消失的组织学结果共存。

b. “巴黎标准”为诊断提供了客观依据

- 符合自身免疫性肝炎相关的3项特征中的2项，包括血清ALT水平≥正常值上限（ULN）的5倍，IgG水平≥2倍ULN或SMA的存在，以及肝组织学检查存在界面性肝炎。
- 符合PBC相关的3项特征中的2项，包括血清碱性磷酸酶水平≥2倍ULN或γ-谷氨酰转肽酶（GGTP）水平≥5倍ULN、AMA阳性和肝组织学检查存在旺炽性胆管病变（florid duct lesion）或破坏性胆管炎。
- 以临床判断为标准，巴黎标准的敏感度和特异度分别为92%和97%。
- 巴黎标准已被欧洲肝病学会（EASL）认可，建议诊断这种综合征需要界面性肝炎的存在。

c. 优势疾病影响初始治疗策略

- 具有自身免疫性肝炎典型特征和PBC背景特征的患者，主要表现为血清碱性磷酸酶水平≤2倍ULN时（巴黎标准以外），对常规糖皮质激素治疗可有应答，缓解率81%，无应答率为14%。
- 以PBC为主，同时具有自身免疫性肝炎背景特征的患者对常规熊去氧胆酸（每日13～15mg/kg）治疗可有应答。
- 符合巴黎标准的具有PBC和自身免疫性肝炎显著特征的患者与接受同样熊去氧胆酸治疗的典型PBC患者相比，食管静脉曲张、消化道出血、腹水的发生率及肝衰竭死亡率或肝移植率更高。
- 尽管缺乏强有力的临床证据，所有符合巴黎标准的患者均应接受EASL推荐的糖皮质激素和熊去氧胆酸联合治疗（每日13～15mg/kg）。
- 对于联合使用布地奈德、硫唑嘌呤和熊去氧胆酸的治疗方案，目前经验有限，因此不支持使用该方案。

7. AIH-PSC重叠综合征

a. 定义：自身免疫性肝炎的特征，胆汁淤积的实验室检查结果，包括胆管损伤或消失，以及磁共振胆道造影（MRC）或内镜逆行胆管造影（ERC）发现局灶性胆管狭窄和扩张。

b. 肝组织学特征：胆管损伤、门管区水肿和（或）胆管减少、小胆管PSC胆管造影可正常。

c. 诊断线索：炎性肠病，对糖皮质激素治疗反应不理想和（或）血清碱性磷酸酶水平升高。

d. 糖皮质激素单独应用或与熊去氧胆酸联合应用应答率报道不一（在小型研究中从20%到100%不等）；钙调磷酸酶抑制剂经验有限；吗替麦考酚酯对儿童无效。

e. 尽管缺乏强有力的临床证据，EASL和美国肝病研究协会（AASLD）批准用泼尼松或泼尼松龙联合熊去氧胆酸治疗（13～15mg/kg）。

f. 典型的自身免疫性肝炎患者中，有8%的成人经MRC评估胆管病变提示PSC，但非自身免疫性肝病和肝纤维化中相似概率的胆管病变可能导致误诊。

8. 重叠综合征与未分类的胆汁淤积

a. 定义：自身免疫性肝炎的特征伴有胆汁淤积的实验室和组织学特征，胆管造影正常，AMA阴性。

b. 是病因多样的综合征，可能包括AMA阴性PBC或小胆管PSC患者。

c. 对糖皮质激素方案的反应差，对单独的熊去氧胆酸或与糖皮质激素联合方案疗效各异。

d. 没有肝病学会推荐或批准的方案。

e. 根据优势临床表现进行个体化治疗，通常包括单独使用低剂量熊去氧胆酸（每日13～15mg/kg）或与糖皮质激素（每日10mg）联合。

f. 临床和实验室指标改善可能不伴有组织学改善。

七、临床和实验室特征

1. 易疲劳是最常见的症状（85%），而体重减轻是少见的，强烈的瘙痒症则排除诊断。
2. 肝大（78%）和黄疸（69%）是严重或晚期疾病中最常见的体征，血小板减少是肝硬化的标志。
3. 血清天冬氨酸转氨酶（AST）或ALT水平≥10倍ULN或≥5倍ULN且血清γ-球蛋白水平≥2倍ULN，提示严重疾病，需要立即启动治疗（如果未治疗，3年病死率50%，10年病死率90%）。
4. 高胆红素血症发生率为83%，但54%的患者其血清水平≤3倍ULN。
5. 血清碱性磷酸酶（ALP）水平升高发生率为81%，但67%的患者其ALP≤2倍ULN；仅在10%患者中出现ALP＞4倍ULN，通常提示其他疾病或重叠综合征。
6. 多克隆高球蛋白血症是其典型表现，血清IgG水平升高是该疾病的一个重要标志。
7. 同时发生的溃疡性结肠炎表明需要MRC或ERC排除PSC。

（一）组织学特征

1. 界面性肝炎（图7.1，见彩图）是诊断所必需的，但同时出现小叶性（全小叶）肝炎（图7.2，见彩图）与界面性肝炎也是其组织学表现类型。

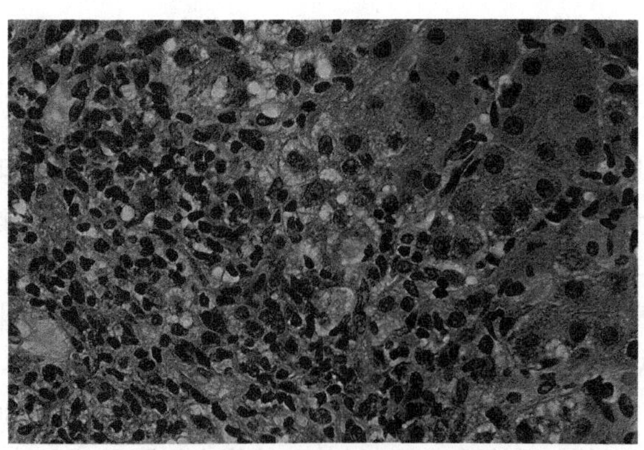

图7.1　自身免疫性肝炎中界面性肝炎的组织病理学

显示了延伸入腺泡的单核炎性浸润破坏门管界板（苏木精-伊红染色，×400）

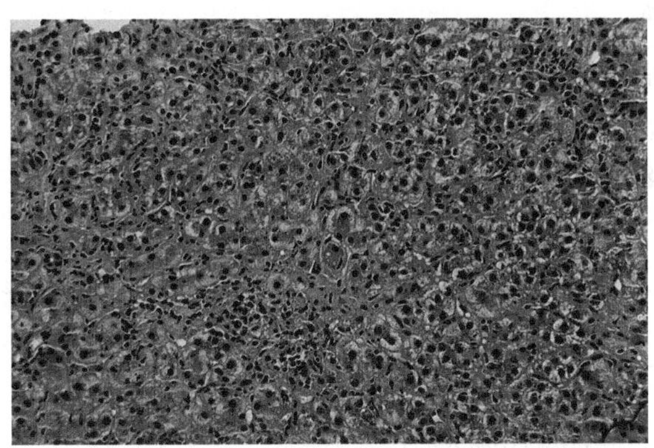

图7.2　自身免疫性肝炎中全小叶肝炎的组织病理学

单核炎症细胞沿窦状隙浸润，与肝细胞退变和再生相关联（苏木精-伊红染色，×100）

2. 浆细胞浸润（图7.3，见彩图）是特征性改变，但不是诊断的特异性或必要条件（发生率66%）。
3. 小叶中央（3区）坏死可能是一个早期或严重的组织学阶段，78%与界面性肝炎共存，并可能伴随肝硬化。
4. 胆汁淤积为主的病变（胆管破坏、胆管减少）或提示其他疾病的组织学特征（如脂肪变性、肉芽肿、铜或铁沉积），表明可能为其他疾病。
5. 25%确诊的患者存在肝硬化。

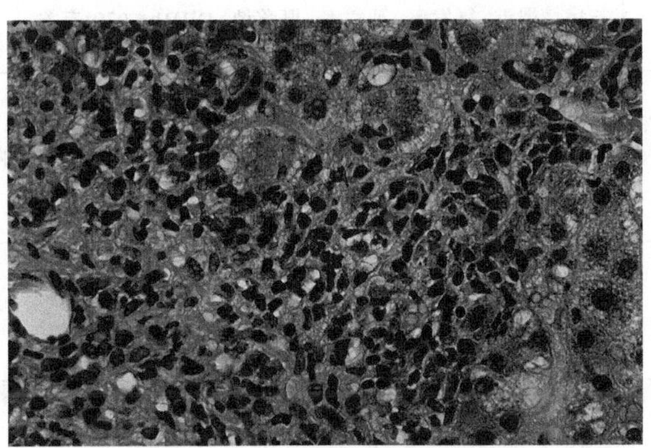

图7.3　自身免疫性肝炎浆细胞浸润的组织病理学

由核周胞质晕染代表的浆细胞有助于门脉内单核炎性浸润（苏木精-伊红染色，×400）

（二）自身抗体

1. 标准的自身抗体（表 7.5）

a. 抗核抗体（ANA）

■ 存在于80%的自身免疫性肝炎患者中。

表7.5 标准和非标准抗体在自身免疫性肝炎中的应用

类型		特征
标准抗体	ANA	存在于80%的AIH中 作为单一标记特异度76%；准确度56% 支持1型AIH的诊断
	SMA	在AIH中表达率为63%；与ANA共表达率为43% 作为单一标记特异度96%，准确度61% 与ANA同时使用时特异度99%，准确度为74% 支持1型AIH的诊断
	LKM1	北美成年人中表达率3%～4%，英国儿童中表达率14%～38% 与ANA或SMA共表达率1%～3% 与抗LC1共表达率在24%～32% 支持2型AIH的诊断 靶抗原为CYP2D6
非标准抗体	非典型pANCA	1型AIH有50%～92%存在；在2型AIH缺乏 在慢性溃疡性结肠炎、PSC、PBC、慢性丙型肝炎和米诺环素诱导的自身免疫性疾病中可检测到 可能是隐源性慢性肝炎中AIH的唯一标志物 对人类中性粒细胞的核膜（非细胞质）具有反应性 在88%的血清阳性患者中针对5型β-微管蛋白
	SLA	在AIH中表达率为7%～22%（在美国为15%） 检测AIH的特异度达99% 与病情严重、复发率、死亡率、肝移植、DRB1 * 0301有关 针对Sep（*O*-磷酸丝氨酸）tRNA：Sec（硒代半胱氨酸）tRNA合酶复合物
	肌动蛋白	在74%的1型AIH和86%的SMA患者中表达 在免疫介导的非肝脏疾病中表达 表达抗-α-肌动蛋白的AIH患者中66%共表达抗α-辅肌动蛋白 与抗α-辅肌动蛋白的共表达，与病情严重和急性起病相关 针对聚合纤维状肌动蛋白（F-肌动蛋白）
	LC1	与抗LKM1共存于24%～32%的2型AIH患者中 主要在欧洲儿童和年龄≤20岁的青年人中检测到 可能是其他血清阴性患者的唯一标志 针对亚胺甲基转移酶环脱氨酶（FTCD）
	ASGPR	AIH中的表达率为67%～88%，在其他急、慢性肝病中也很常见 伴随肝脏炎症，治疗有效后消失 治疗期间未消失，与复发有关 可能有助于评估隐源性慢性肝炎，监测治疗反应，并确定治疗的终点 针对肝细胞表面上的凝集素，其结合去除唾液酸的糖蛋白（去唾液酸糖蛋白）

注：AIH，自身免疫性肝炎；ANA，抗核抗体；ASGPR，无唾液酸糖蛋白受体；CYP2D6，细胞色素P450 2D6；LC1，肝细胞溶质抗原1型；LKM1，肝肾微粒体1型；pANCA，核周抗中性粒细胞胞质抗体；PBC，原发性胆汁性胆管炎；PSC，原发性硬化性胆管炎；SLA，可溶性肝抗原；SMA，平滑肌抗体

- 缺乏器官和疾病特异性，在慢性酒精性肝病患者中阳性率为21%，非酒精性脂肪性肝病患者为32%，慢性病毒性肝炎为28%，PBC或PSC为39%。
- 如单独出现特异度只有76%，诊断准确度只有56%。

b. 抗平滑肌抗体（SMA）

- 存在于63%的自身免疫性肝炎患者中。
- 缺乏器官和疾病特异性，在慢性丙型肝炎患者中发生率为7%，酒精性肝病患者为4%，PBC为6%，PSC为16%。
- 单独出现的特异度为96%，诊断准确度为61%。
- 与ANA共表达于43%的自身免疫性肝炎患者中，联合标志物的诊断特异度为99%，诊断准确度为74%。

c. 抗肝肾微粒体1型（抗-LKM1）

- 仅存在于3%～4%的北美成人自身免疫性肝炎患者中。
- 灵敏度低，特异度高（99%）。
- 英国自身免疫性肝炎儿童检出率为14%～38%。
- 只有1%～3%的北美成人自身免疫性肝炎中检测到与ANA或SMA共存；这种排他性证明了两种类型的自身免疫性肝炎分型的合理性。
- 抗LC1与抗LKM1在24%～32%的患者中共存，可能是2型自身免疫性肝炎的特异性标志物。

2. 非标准自身抗体（表 7.5）

a. 非典型抗中性粒细胞胞质抗体（pANCA）

- 对人类中性粒细胞的核膜（非细胞质）的反应故被称为“非典型”。
- 5型β-微管蛋白同型是位于核被膜内侧的50kDa的蛋白，是88%的非典型pANCA的靶抗原。
- 非典型pANCA与进化细菌蛋白前体交叉反应，肠道微生物可能触发免疫反应。
- 在50%～92% 1型自身免疫性肝炎患者中可检测到。
- 2型自身免疫性肝炎中缺乏。
- 可见于慢性溃疡性结肠炎、PSC、PBC、慢性丙型肝炎和米诺环素诱导的自身免疫性疾病中。
- 可能是自身免疫性肝炎的特异性标志，可用于重新分类血清阴性或隐源性的患者。

b. 抗可溶性肝抗原（抗-SLA）

- 患者中表达率从7%至22%不等，因民族不同（美国15%，德国19%～22%，日本7%）。
- 诊断自身免疫性肝炎的特异度达99%。
- 靶抗原是一种转运核糖核酸（+RNA）-蛋白质复合物，命名为SEPSECS

［Sep（*O*-磷酸丝氨酸）tRNA∶Sec（硒代半胱氨酸）tRNA合成酶］。

- 在14%～20%被归类为血清阴性或隐源性慢性肝炎的患者中检测出。
- 与HLA DRB1*0301表达、严重的临床和组织学表现、长期治疗需求、停药后复发、肝衰竭死亡、需要肝移植有关。
- 96%的抗SLA阳性的患者也存在核糖核蛋白/干燥综合征抗原（抗Ro/SSA）抗体。

c. 抗肌动蛋白抗体

- 针对聚合纤维状肌动蛋白（F-肌动蛋白）。
- 1型自身免疫性肝炎中表达率74%，SMA型中表达率86%。
- 在多种免疫介导的疾病中检测到，包括系统性红斑狼疮、干燥综合征、类风湿关节炎、乳糜泻、糖尿病、自身免疫性甲状腺炎和克罗恩病。
- 与α-辅肌动蛋白相关，后者是与肌动蛋白结合的交联蛋白。
- 66%抗F-肌动蛋白阳性的自身免疫性肝炎患者中存在α-辅肌动蛋白抗体（抗α-辅肌动蛋白），抗体组合对于诊断具有特异性。
- 肌动蛋白和抗α-辅肌动蛋白抗体的双阳性与临床和组织学严重及疾病的急性发作有关。
- 抗α-辅肌动蛋白的基线血清水平可能是治疗应答的独立预测指标（低水平，治疗应答；高水平，不完全应答或停药后复发）。
- 抗肌动蛋白的测定尚未标准化，抗α-辅肌动蛋白的测定用于研究，不能常规获得。

d. 抗肝细胞溶质抗原1（抗-LC1）

- 在24%～32%的2型自身免疫性肝炎患者中与抗LKM1共存。
- 12%～33%抗LKM1阳性的慢性丙型肝炎患者中存在，很少存在于ANA或SMA阳性者中。
- 针对胞质溶酶FTCD。
- 主要在欧洲儿童和年龄≤20岁的青少年中检测到；在北美成年白种人中很少见。
- 血清水平随着疾病活动和对治疗的反应而波动。
- 可能是SMA、ANA和抗LKM1阴性的患者自身免疫性肝炎的唯一标志。
- 在美国一般不提供检测。

e. 去唾液酸糖蛋白受体抗体

- 表达于67%～88%的自身免疫性肝炎患者中。
- 急性甲型肝炎表达率57%，急性乙型肝炎35%，PBC 14%～100%，慢性丙型肝炎14%，酒精性肝病8%，慢性乙型肝炎7%。
- 针对肝细胞表面可与去除了唾液酸的糖蛋白（去唾液酸糖蛋白）相结合的凝集素（ASGPR）。

- 与实验室和组织学的炎症活动相关联，糖皮质激素治疗成功时消失。
- 治疗期间不能转阴与停药后复发相关。
- 临床应用潜力：评估其他标志物血清阴性的患者，监测治疗反应，确定治疗的终点。
- 检测尚未标准化，通常不可用。

八、治疗

（一）方案

1. 除了严重血细胞减少（白细胞计数<2.5×10^9/L；血小板计数<50×10^9/L）、缺乏硫嘌呤甲基转移酶（TPMT）活性或者担心硫唑嘌呤对妊娠的影响外，泼尼松或泼尼松龙联合硫唑嘌呤是首选方案（表 7.6）。
   a. 由于自身免疫性肝炎是一种持续时间不定且波动严重的进行性、自我持续性的炎性肝病，因此不论症状状态还是实验室检查结果，所有患者都需要治疗。
   b. 标准剂量方案：4周诱导阶段，接着是维持阶段（使用较低剂量的相同药物），并持续至终点。
   c. 以体重为基础的方案：主要在欧洲使用，推荐泼尼松龙优先于泼尼松；泼尼松龙每日1 mg/kg，硫唑嘌呤每日1～2 mg/kg。
   d. 硫唑嘌呤是妊娠的D类药物，在妊娠期间应单独应用更高剂量泼尼松或泼尼松龙的替代等效方案。
   e. TPMT活性不能预测自身免疫性肝炎中硫唑嘌呤的毒性，但其缺乏与骨髓衰竭有关；TPMT活性应在治疗前评估，特别是对于血小板减少的患者。
   f. 应在整个治疗期间定期（每1～3个月）测定白细胞和血小板计数以监测骨髓抑制情况（无论TMPT活性水平）。
   g. 应持续治疗，直到血清AST、ALT、胆红素和γ-球蛋白水平正常，所有疾病活动的组织学表现消失，然后再考虑停用药物。
2. 单用泼尼松或泼尼松龙是联合治疗的有效替代方案；更高剂量的糖皮质激素可替代硫唑嘌呤（表 7.6）。
   a. 推荐在严重血细胞减少、缺乏TMPT活性或妊娠的患者中应用。
   b. 标准剂量方案：4周诱导阶段，然后使用较低剂量的相同药物进行维持。
   c. 与使用硫唑嘌呤的组合方案相比，糖皮质激素相关的副作用更高（44% vs 10%）。
   d. 继续治疗，直到血清AST、ALT、胆红素和γ-球蛋白水平正常化，疾病活动的所有组织学表现消失，然后再考虑停用药物。
3. 布地奈德联合硫唑嘌呤（表 7.6）
   a. 具有高首过效应的糖皮质激素（>90%），代谢产物无糖皮质激素活性。

b.在大型随机临床试验中，与常规泼尼松联合治疗（每日40mg，逐渐减量至每日10mg）和硫唑嘌呤（每日1～2mg/kg）相比，给予布地奈德（3mg/d，每日2～3次）联合硫唑嘌呤（每日1～2mg/kg）6个月后，血清AST和ALT水平正常率更高（47% vs 18%），副作用更少（28% vs 53%）。

表7.6 自身免疫性肝炎的标准治疗方案

方案	剂量		相对禁忌证
泼尼松或泼尼松龙联合硫唑嘌呤	糖皮质激素：30mg × 1 周 20mg × 1周 15mg × 2周 10mg维持直到治疗终点 以体重为基础的方案：每天1mg/kg	硫唑嘌呤： 50mg维持治疗直到终点 以体重为基础的方案： 每日1～2mg/kg	重度血细胞减少症 TPMT 缺陷 妊娠
泼尼松或泼尼松龙单药治疗	60mg × 1 周 40mg × 1周 30mg × 2周 20mg 长期维持	无	肥胖 骨质疏松 情绪不稳定 脆性糖尿病 不稳定的高血压 绝经后状态 痤疮
布地奈德联合硫唑嘌呤	布地奈德： 3mg×2～3次/日 （6～9mg/d）	硫唑嘌呤每日1～2mg/kg	肝硬化 严重疾病 挽救性治疗 并发其他自身免疫性疾病 严重的全血细胞减少 TPMT缺乏症 妊娠

注：TPMT，硫嘌呤甲基转移酶

c.可作为治疗选择，特别适用于未经治疗的轻度无并发症的非肝硬化患者或有糖皮质激素相关并发症风险的个体。

d.组织学缓解率和应答持续时间不确定。

e.自身免疫性肝炎可以在治疗过程中“突破”。

f.作为挽救性方案无效。

g.在儿童患者的主要优势是更少的体重增加。

（二）药物相关的副作用

1.糖皮质激素引起的并发症

a.容貌的变化包括满月脸、水牛背、皮纹、体重增加、痤疮、脱发、面部多毛症。

b. 代谢作用包括导致糖尿病、肥胖症、高脂血症和高血压。

c. 骨骼变化包括骨量减少和椎体压缩。

d. 精神影响包括情绪不稳和精神病。

e. 躯体影响包括白内障形成、胰腺炎、机会性感染和恶性肿瘤。

f. 在单独使用糖皮质激素或与硫唑嘌呤联合治疗两年后，容貌变化最为常见，发生率为80%。

g. 严重的副作用（难以忍受的肥胖、严重的容貌改变、骨质减少、椎体压缩）迫使13%的治疗停止，并且通常在用糖皮质激素单一疗法（每天20mg）治疗≥18个月时发生。

h. 对于所有患者，尤其是绝经后妇女，应进行抢先辅助管理，包括：

- 规律负重运动。
- 钙和维生素D_3补充剂。
- 如果持续治疗需定期测定骨密度。
- 进行性骨质减少时使用双膦酸盐。
- 如果既往未感染和病毒抗体血清反应阴性，接种甲型肝炎和乙型肝炎疫苗。

2. 硫唑嘌呤引起的并发症

a. 恶心、呕吐、皮疹、胰腺炎，机会性感染。

b. 胆汁淤积性肝损伤（可能被误认为难治性疾病）。

c. 46%的患者出现血细胞减少，通常与潜在的肝硬化有关；6%的患者可能因此停药。

d. 极罕见情况下出现骨髓衰竭。

e. 基于动物研究的D类妊娠药物，在炎性肠病或移植的临床经验中未观察到先天性缺陷。

f. 肝外恶性肿瘤（风险是年龄和性别匹配的正常人群的1.4倍，没有优势细胞类型）。

g. 抢先辅助管理应包括：

- 治疗前TPMT活性的测定。
- 每1～3个月评估白细胞和血小板计数。
- 严重血细胞减少时降低剂量（可逆转或稳定血细胞的下降）。
- 避免妊娠时使用药物，因并非治疗必需。
- 测定血硫鸟嘌呤水平的意义尚不明确。

3. 布地奈德引起的并发症

a. 典型的糖皮质激素引起的副作用主要集中在肝硬化患者中，可能是因为药物的全身生物利用度增加。

b. 用布地奈德代替泼尼松或泼尼松龙会出现戒断症状，可能是由药物的全身生物利用度降低所致。

c.合并的肝外免疫介导性疾病（关节炎、血管炎）可能会加重。

（三）影响初始预后的因素（表7.7）

1.预后模型

a.发病时终末期肝病模型（MELD）评分≥12分时，预测治疗失败的敏感度为97%，特异度为68%。

表7.7 自身免疫性肝炎近期疗效的影响因素

因素	意义
数学模型	终末期肝病模型（MELD）评分≥12分时，预测治疗失败的敏感度为97%，特异度为68% 对于黄疸型自身免疫性肝炎患者，如英国终末期肝病（UKELD）评分在治疗后7天内降低少于2分，预测肝衰竭死亡的敏感度为85%，特异度为68%、需要紧急移植或给予二线免疫抑制药物
治疗反应的快速性	多小叶坏死的患者经治疗2周后，如无法让至少一项生化指标恢复正常或改善（特别是血清胆红素水平）与以下状况相关： 4个月内死于肝衰竭 需要进行肝移植评估 在治疗12个月内肝脏生化检测和组织学检查恢复正常或接近正常的患者，与≥36个月达到上述标准者相比，与以下状况相关 肝硬化的发生率较低，分别为18%vs54% 肝移植的概率较低，2%vs15%
年龄	≤30岁 常规糖皮质激素治疗失败比≥60岁患者更常见（24%vs5%），HLA DRB1*03更常见（58% vs 23%） ≥60 岁 与≤30岁的患者相比，肝硬化更常见（33%vs10%），治疗失败的频率较低，HLA DRB1*04更常见（47% vs 13%）
HLA表型	HLA DRB1*0301： 北美和英国成年白种人中与早发、严重疾病、治疗应答缓慢或无应答、停药后复发及需要接受肝移植相关 HLA DRB1*0401 北欧患者中，与完全缓解、更少进展为肝硬化及更少需要肝移植有关
合并其他免疫介导的疾病	合并炎症性肠病的发生率为41%，对糖皮质激素的反应较差 50%的自身免疫性肝炎儿童伴有自身免疫性硬化性胆管炎，这些患儿的无肝移植生存期缩短
血清标志物	抗SLA与HLA DRB1 * 0301、复发、总生存率和无移植存活率降低有关 抗-肌动蛋白和抗α-辅肌动蛋白双阳性与临床、实验室和组织学更严重相关

注：SLA，可溶性肝抗原；HLA，人类白细胞抗原

b.在黄疸型自身免疫性肝炎患者中，如英国终末期肝病（UKELD）评分在治疗后7天内降低小于2分，预测肝衰竭死亡的敏感度为85%，特异度为68%，需要紧急移植或给予二线免疫抑制药物。

2.治疗应答的快速性

a.组织学检查发现多小叶坏死，并且糖皮质激素治疗2周内，无法让至少一项肝脏生化检查异常恢复或改善（特别是高胆红素血症未能改善），与4个月内的肝衰竭死亡相关，应行肝移植评估。

b.常规糖皮质激素治疗12个月内肝脏生化指标和肝脏组织学恢复正常或接近正常的患者，与需要连续治疗≥36个月才能获得相同反应的患者相比，进展为肝硬化（18% vs 54%）和肝移植（2% vs 15%）的概率更低。

3.发病时的临床表型

a.年龄≤30岁的个体接受常规糖皮质激素治疗比≥60岁的个体治疗失败更高（24% vs 5%），HLA DRB1*03表达率更高（58% vs 23%）。

b.年龄≥60岁的患者相对于≤30岁的成年人，发病时更常见肝硬化（33% vs 10%），常规糖皮质激素治疗失败的概率较低，且HLA DRB1 * 04更常见（47% vs 13%）。

c.在北美和英国成年白种人中，HLA DRB1 * 0301与早发性疾病、严重炎性活动、治疗应答缓慢或无应答、停药后复发及需要肝移植有关。

d.在HLA DRB1 * 04和HLA DRB1 * 0401的患者中，治疗失败并不常见，在欧洲北部患者中，与完全缓解率较高、肝硬化概率较低，以及更少需要肝移植有关。

e.一些研究发现诊断时肝硬化与生存率差和肝移植的需求有关。

f.合并炎性肠病患者41%有PSC胆管改变，且与糖皮质激素反应差有关。

g.50%的自身免疫性肝炎儿童出现自身免疫性硬化性胆管炎，这些患儿无移植生存期缩短。

h.性别不影响治疗应答率或长期预后（除非HLA DRB1*03男性与HLA DRB1*04女性相比）。

4.血清学标志物

a.抗SLA与总生存率和无肝移植生存率降低有关。

b.在糖皮质激素停药后复发的患者中有53%～100%存在抗SLA，83%的抗体阳性患者表达HLA DRB1 * 0301。

c.未治疗的肌动蛋白和α-辅肌动蛋白抗体双阳性患者与抗体阴性患者相比，其临床（91% vs 52%）和组织学（91% vs 50%）活动更频繁，血清AST水平也更高［（328±760）U/L vs （125±219）U/L］。

（四）治疗结果（表 7.8）

1.缓解（图7.4）

a.在2年内有66%～91%的患者恢复正常肝脏生化检测水平。

b. 22%患者肝组织学恢复正常，45%患者接近正常。

表7.8 自身免疫性肝炎的治疗结果

治疗结果	定义	发生率
缓解	肝脏生化检查和肝脏组织学恢复正常	66%～91%肝脏生化恢复正常（≤2年） 22%肝组织学恢复正常（≤2年） 45%肝组织学恢复至接近正常（≤2年）
无治疗状态	治疗后持续缓解	19%～40%的患者可实现
复发	再次出现症状，血清AST或ALT升高≥3倍ULN，以及高丙种球蛋白血症	6个月内发生率为50%，3年内发生率高达86% 10%患者可能进展为肝硬化3%的患者可能出现肝衰竭
不完全缓解	治疗3年后改善，但达不到缓解标准	发生率13% 药物副作用发生的风险增加
治疗失败	尽管依从治疗，肝脏生化检查和（或）组织学检查结果仍然恶化	发生率9%

注：ALT，丙氨酸转氨酶；AST，天冬氨酸转氨酶；ULN，正常值上限

c. 79%患者肝纤维化不进展或逆转。

d. 使肝脏生化检测恢复正常和肝脏组织学恢复正常或接近正常的平均治疗时间，在美国为22个月，在欧洲为24个月。

e. 治疗12个月内缓解相对于治疗3年后缓解，更少发生肝硬化（18% vs 54%），更少需要肝移植（2% vs 15%）。

2. 不完全应答（图7.4）

a. 治疗满3年后，改善不足以达到缓解标准。

b. 发生率 13%。

c. 如果标准治疗延长至3年以上，不良反应的发生率超过缓解的发生率。

3. 治疗失败（图 7.4）

a. 指尽管依从治疗策略，肝脏生化检查和（或）组织学仍在恶化。

b. 发生率9%。

c. 需要重新确认原始诊断、实验室检查和肝组织检查，以排除病毒性肝炎、重叠综合征、非酒精性（糖皮质激素引起的）脂肪性肝病和硫唑嘌呤或其他药物引起的肝损伤。

4. 药物毒性（图7.4）

a. 13%的患者出现严重的糖皮质激素副作用（主要是容貌改变），严重的硫唑嘌呤不耐受（主要为恶心、呕吐和血细胞减少）发生率<10%。

b. 不能耐受的药物必须减少剂量或停药，可耐受药物的剂量应增加以稳定实验室检查结果。

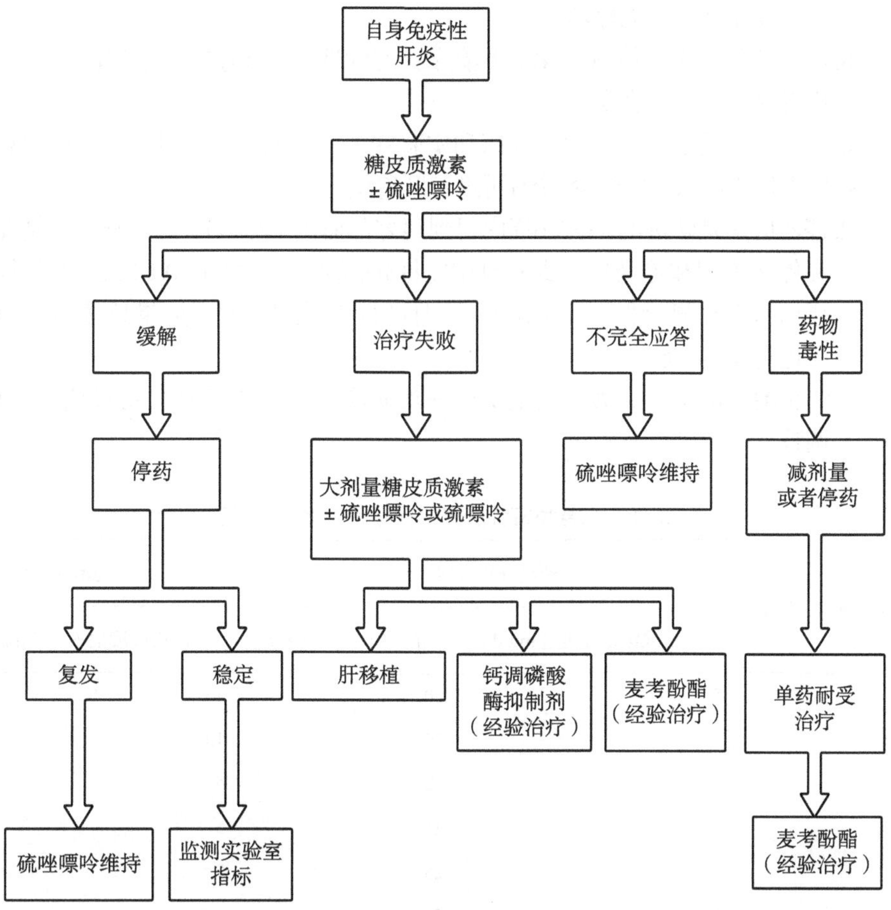

图7.4　自身免疫性肝炎的治疗流程及转归

诊断自身免疫性肝炎应给予单药泼尼松或较低剂量泼尼松联用硫唑嘌呤（糖皮质激素联用或不联用硫唑嘌呤）治疗。治疗一直持续到缓解、治疗失败、不完全应答或药物毒性。根据治疗反应的不同，可能需要额外的治疗，包括对治疗失败或药物毒性的患者经验性使用非标准挽救治疗（钙调磷酸酶抑制剂或麦考酚酯）。麦考酚酯对硫唑嘌呤不耐受患者有效。肝移植是最有效的挽救疗法，应在失代偿患者及时应用

c. 剂量减少或停药可改善或逆转大多数副作用，尤其是恶心、呕吐、皮疹和血细胞减少。

d. 吗替麦考酚酯（每日1～2g）在58%的硫唑嘌呤不耐受患者中有效，但治疗时存在类似于硫唑嘌呤的副作用（3%～34%），主要是血细胞减少，并且妊娠患者禁用。

（五）缓解后管理

1. 停药

a. 只有症状完全缓解，血清AST、ALT、胆红素和γ-球蛋白水平恢复正常，肝组织

学恢复正常时才能停药。

b. 停药前的肝组织检查优化了无治疗状态的选择，因为55%实验室检查正常的患者存在组织学改变。

c. 肝组织学缓解方案滞后于临床和实验室缓解方案3～6个月，应当在实现正常肝生化测试水平后至少3个月再进行肝组织检查。

d. 停药应该是渐进的，并在6周内得到很好的监测（表7.9）。为检测有无复发，应在停药期间和停药后至少3个月内，每3周进行血清AST、ALT、胆红素和γ-球蛋白水平检测。然后1年内应每6个月进行1次复查，此后如果持续缓解，则每年进行1次复查。

e. 终止治疗的决定必须个体化，根据疾病应答的完全性和药物长期耐受性来调整。

表7.9　自身免疫性肝炎治疗缓解后停药时间表

缓解后时间（周）	药物联用方案		单药治疗
	泼尼松或泼尼松龙（mg/d）	硫唑嘌呤（mg/d）	泼尼松或泼尼松龙（mg/d）
1	7.5	50	15
2	7.5	50	10
3	5	50	5
4	5	25	5
5	2.5	25	2.5
6	2.5	25	2.5
此后	无	无	无

长期监测复发：停药期间和停药后至少3个月内，每间隔3周化验1次血清AST、ALT和γ-球蛋白水平，然后以6个月为间隔复查1年，然后终身每年复查1次。

注：ALT，丙氨酸转氨酶；AST，天冬氨酸转氨酶

2. 无治疗状态（表7.8）

a. 指的是停药后观察期内处于临床上不活跃、不进展的状态。

b. 达到无治疗状态的概率和持续时间不确定。

c. 19%～40%的患者在至少3年的随访研究中可以实现。

d. 停药后如果达到持续至少1年的缓解，患者后续复发的风险较低（≤10%），肝脏炎症不活动的持续时间为68～198个月[平均（130±7）个月]。

e. 停药前达到实验室和肝组织学完全缓解是与持续无治疗状态相关的主要因素。停药前有22%的患者达到肝组织学正常，其中72%的患者在停药后维持（71±11）个月的正常实验室检查，其中62%正常时间达到5年以上（5.4～11.5年）。

f. 组织学缓解意味着没有浆细胞（门静脉细胞群中占比<5%～10%）。

g. 年龄和种族、治疗期间的纤维化分期、治疗应答的快速性、合并免疫性疾病、抗SLA阳性和HLA表型（DRB1 * 0301）也可以影响无治疗状态，但均未在研究中证实。

3. 停药后复发（表7.8）

a. 6个月复发率50%，3年复发率86%。

b. 定义为血清AST或ALT升高至≥3倍ULN和高丙种球蛋白血症。

c. 如果实验室检查结果符合复发，也不怀疑其他诊断则不需要进行肝组织检查。

d. 恢复原始治疗方案后，(4±1）个月后94%患者的实验室指标改善，(8±2）个月后59%患者肝脏组织学恢复正常或接近正常。

e. 复发后可能有10%的患者进展至肝硬化，3%发生肝衰竭，早期发现复发和迅速恢复治疗可将风险降至最低。

f. 应在停药期间和停药后每3周监测1次血清AST、ALT和γ-球蛋白水平（至少3个月），然后1年内每6个月复查1次，然后终生每年复查1次（最长复发间隔为22年）。

g. 复发频率随着每次复发而增加，反复复发的后果包括药物引起的副作用（>70%），进展为肝硬化（38%）、肝衰竭死亡或需要肝移植（20%）。

h. 在第一次复发使用原方案治疗恢复正常肝脏生化学指标后，推荐使用硫唑嘌呤（每日2mg/kg）进行长期维持。

i. 如果怀疑硫唑嘌呤不耐受，可在第一次复发并恢复正常实验室检查指标后，长期使用小剂量泼尼松或泼尼松龙维持（最高每日10mg，中位剂量为每日7.5 mg）。

j. 使用硫唑嘌呤的长期维持方案中，如果实验室检查指标不稳定，可能需要定期加用糖皮质激素。

4. 长期治疗，不计划立即停药

a. 根据患者耐受性和实验室检查结果，可以无限期低剂量维持治疗而无须停药。

b. 可以避免复发和再次治疗的风险，但治疗可能是终身的，包括部分原来可能达到无治疗状态的患者（19%～40%）。

c. 通常可以很好地耐受长期低剂量维持治疗方案，包括泼尼松或泼尼松龙（每日<10mg）联合硫唑嘌呤（每日25～50mg）或单独使用硫唑嘌呤（每日2mg/kg）以维持稳定的肝脏生化检测水平，并且不排除在长期的疾病不活动间隔后有机会停药。

d. 对于保证长期治疗的病情稳定的患者，应在密切监测下定期尝试减量或停药。

e. 在低剂量维持治疗（69±8）个月（范围为5～264个月）后，停药的可能性最终可达到12%。

f. 主要的管理失误是从一开始就排除停药的可能性，并在没有灵活性或个性化的情况下实施长期治疗。

g. 决定缓解后立即停药或者是长期治疗同时保留延迟停药机会，需要权衡患者对治疗的耐受性和虽然很低但依然存在的复发及再次治疗的风险。

（六）治疗后效果不佳的管理（表7.10）

1. 治疗失败

a. 应用大剂量泼尼松或泼尼松龙（每日30mg）联合硫唑嘌呤（每日150mg），如有血细胞减少或硫唑嘌呤不耐受，单用泼尼松或泼尼松龙（每日60mg）。

表7.10 自身免疫性肝炎不良治疗效果的处理

不良后果	方案
停药后复发	首选： 初始的糖皮质激素治疗方案，直到实验室检查正常为止 硫唑嘌呤，每日2mg/kg，逐渐停用糖皮质激素 替代（硫唑嘌呤不能耐受）： 初始的糖皮质激素治疗方案，直到实验室检查正常 糖皮质激素剂量逐渐减少至可维持正常化验的最低水平（≤10mg/d；中位剂量为7.5mg/d）
不完全应答（治疗36周后）	长期个体化组合方案： 泼尼松或泼尼松龙，每日<10mg，加硫唑嘌呤，每日25～50mg 无限期固定剂量硫唑嘌呤治疗方案： 硫唑嘌呤，每日2mg/kg 为了维持稳定的接近正常的肝脏功能检测，可能需要多次调整
治疗失败	首选方案： 大剂量泼尼松或泼尼松龙，每日30mg，联合硫唑嘌呤，每日150mg；如果血细胞减少或硫唑嘌呤不能耐受，则单用泼尼松或泼尼松龙，每日60mg 以固定剂量继续服用1个月 实验室检查结果改善，则每月减少10mg糖皮质激素和硫唑嘌呤25mg 恢复常规维持剂量 替代方案： 环孢素（每日2～5mg/kg，谷浓度100～300ng/ml）：改善率93%；副作用率≤7% 他克莫司［每天0.5～1mg；调整至每天1～3mg；血清水平，3ng/ml（1.7～10.7ng/ml）］：改善率98%；副作用发生率≤2% 吗替麦考酚酯（每日1.5～2g）：改善率23%；副作用发生率3%～24% 肝移植：5年患者和移植物存活率，83%～92%；1年复发率为8%～12%，5年复发率为36%～68%；再移植率8%～23%

b. 继续高剂量方案至少1个月，然后在每个月复查实验室指标改善后逐渐减量，直至达到常规维持剂量。

c. 高剂量方案在2年内诱导临床和生化改善率70%，但组织学缓解率仅20%。

d. 长期治疗通常是必要的，但有发生副作用和肝衰竭的风险。

e. 钙调磷酸酶抑制剂已被多个小型单中心研究用作挽救药物，但潜在益处必须权衡毒性风险。

- 环孢素（每日2～5mg/kg，剂量调整以实现100～300ng/ml的谷浓度）在包含133名患者的10项研究的组合中已使得93%的患者得以改善，包括32名患有糖皮质激素不耐受或难治性疾病的患者。治疗无应答、不遵医嘱或药物不耐受的患者约占7%。
- 他克莫司［每日0.5～1 mg，根据耐受性调整至每日1～3 mg的维持水平以达到3ng/ml（1.7～10.7ng/ml）的血清水平］在3项共涉及41名难治性患者的研究中有效率为98%。没有反应或药物不耐受终止治疗约占2%。
- 注意事项：有发生严重副作用的可能性（包括神经毒性）；主要是免疫抑制而不是抗炎作用；可能需要长期治疗；昂贵；无法预防肝移植后的复发或新发自身免疫性肝炎；可能增强自体反应性的矛盾效应；需要管理和监测药物的经验。

f. 吗替麦考酚酯（每日1.5～2g）是一种替代性的补救药物，通过11项小规模临床试验证实，使23%的难治性患者得到改善。

- 注意事项：副作用发生率为3%～34%，最常见的是恶心和白细胞减少；如果在妊娠期间给予，会导致严重的先天性畸形，包括小耳或无耳畸形、外耳道闭锁、唇腭裂、眼部缺损、眶距过宽、小颌畸形和先天性心脏病（二尖瓣闭锁、右心室双出口、肺动脉口狭窄、肺静脉回流异常）。

g. 在失代偿期的第一个临床表现出现时（通常是腹水），可以考虑肝移植。

2. 不完全应答　用小剂量泼尼松（每日10mg）和硫唑嘌呤（每日50～75mg）或单独使用硫唑嘌呤（每日2mg/kg）进行长期经验性治疗，以维持血清AST和ALT水平<3倍ULN，且无界面性肝炎。

3. 肝移植

a. 考虑主要适用于所有MELD评分>16分、急性失代偿、难治性症状、治疗不耐受或肝癌的患者（见第33章）。

b. 5年患者和移植物存活率为83%～92%；精确10年生存率为75%。

c. 复发性自身免疫性肝炎1年发生率为8%～12%，5年发生率为36%～68%。

d. 8%～23%的成人和50%的儿童复发与肝硬化进展、移植物失功或再移植有关。

e. 无症状组织学复发可能早于临床复发1～5年。

f. 复发的主要治疗方法是泼尼松或泼尼松龙单独使用或与硫唑嘌呤联合使用（非抗排斥治疗方案）。

g. 可考虑替代免疫抑制剂治疗难治性复发（吗替麦考酚酯、西罗莫司或开关钙调磷酸酶抑制）。

h. 再次移植可能会伴随再次复发。

i. 复发后移植物和患者的存活率分别为78%～87%和89%～100%，移植物和患者的存活率与其他肝病移植患者相似。

j. 在自身免疫性肝炎中，急性（81% vs 47%）、糖皮质激素抵抗（38% vs 13%）和慢性（11% vs 2%）移植排斥的频率均高于非免疫性（酒精性）肝脏疾病。

k. 移植后68%患者可能逐渐停用糖皮质激素（通常在第一年后尝试），高胆固醇血症、高血压和糖尿病等并发症将相应减少。

九、长期预后

1. 生存率

a. 就诊时有肝硬化和无肝硬化的患者对肝脏相关死亡或肝移植需求的10年生存率分别为89%和90%，20年生存率为70%。

b. 对全因死亡或肝移植的10年和20年生存率分别为82%和48%。

c. 全因死亡的标准化病死比为1.63（95%置信区间，1.25～2.02），肝脏相关死亡或需要肝移植的标准化病死比为1.86（95%置信区间，1.49～2.26）。

2. 肝细胞肝癌

a. 肝癌在肝硬化中的比例为1%～9%，肝硬化患者进展至肝癌的年发生率为1.1%～1.9%。

b. 瑞典的标准化发病比为23.3（95%置信区间，7.5～54.3），新西兰的标准化病死比为42.3（95%置信区间，20.3～77.9）。

c. 肝癌发生的主要危险因素是长期肝硬化，危险患者主要特点为≥10年的肝硬化、门静脉高压症的表现、持续的肝脏炎症和≥3年的免疫抑制治疗。

d. 美国肝病研究协会尚未正式批准监测，因为年发生率可能低于监测阈值，但肝硬化患者每6个月进行1次肝超声是一个合理的临床决策，尤其是肝硬化≥10年。

3. 肝外恶性肿瘤

a. 肝外恶性肿瘤发生率为5%；年发病率为1/194人。

b. 新西兰标准化发病比为2.7（95%置信区间，1.8～3.9）。

c. 非黑素瘤皮肤癌最常见，也可发生膀胱、血液、乳腺、子宫颈、淋巴组织、软组织和胃部肿瘤。

d. 器官移植后接受慢性免疫抑制治疗的患者，并不增加其血液学和淋巴组织增生性疾病的发生率。

e. 恶性肿瘤通常在18～164个月后发生［平均间隔（116±23）个月］。

f. 年龄、性别、免疫抑制治疗的累积持续时间［（42±9）个月vs （60±4）个月，

$P=0.7$］或肝病的个体特征（包括肝硬化的存在），肿瘤患者与无肿瘤患者没有区别。

g. 治疗和预后与诊断时肿瘤的性质和分期有关。

h. 平均随访（48±25）个月时存活率>70%。

i. 应该维持标准的肿瘤监测检查，包括完整的皮肤检查、乳房X线检查、妇科评估和结肠镜检查。

参考文献

Czaja AJ. Performance parameters of the diagnostic scoring systems for autoimmune hepatitis. *Hepatology*. 2008; 48: 1540-1548.

Czaja AJ. Autoantibody-negative autoimmune hepatitis. *Dig Dis Sci*. 2012; 57: 610-624.

Czaja AJ. Drug choices in autoimmune hepatitis: part A—steroids. *Expert Rev Gastroenterol Hepatol*. 2012; 6: 603-615.

Czaja AJ. Drug choices in autoimmune hepatitis: part B—non-steroids. *Expert Rev Gastroenterol Hepatol*. 2012; 6: 617-635.

Czaja AJ. Rapidity of treatment response and outcome in type 1 autoimmune hepatitis. *J Hepatol*. 2009; 51: 161-167.

Czaja AJ. Special clinical challenges in autoimmune hepatitis: the elderly, males, pregnancy, mild disease, fulminant onset, and nonwhite patients. *Semin Liver Dis*. 2009; 29: 315-330.

Czaja AJ. Acute and acute severe (fulminant) autoimmune hepatitis. *Dig Dis Sci*. 2013; 58: 897-914.

Czaja AJ. Review article: the management of autoimmune hepatitis beyond consensus guidelines. *Aliment Pharmacol Ther*. 2013; 38: 343-364.

Czaja AJ. Cholestatic phenotypes of autoimmune hepatitis. *Clin Gastroenterol Hepatol*. 2014; 12: 1430-1438.

Czaja AJ. Current and prospective pharmacotherapy for autoimmune hepatitis. *Expert Opin Pharmacother*. 2014; 15: 1715-1736.

Czaja AJ. Review article: permanent drug withdrawal is desirable and achievable for autoimmune hepatitis. *Aliment Pharmacol Ther*. 2014; 39: 1043-1058.

Czaja AJ. Transitioning from idiopathic to explainable autoimmune hepatitis. *Dig Dis Sci*. 2015; 60: 2881-2900.

Gleeson D, Heneghan MA. British Society of Gastroenterology (BSG) guidelines for management of auto-immune hepatitis. *Gut*. 2011; 60: 1611-1629.

Manns MP, Czaja AJ, Gorham JD, et al. Practice guidelines of the American Association for the Study of Liver Diseases: diagnosis and management of autoimmune hepatitis. *Hepatology*. 2010; 51: 2193-2213.

Vierling JM. Autoimmune hepatitis and overlap syndromes: diagnosis and management. *Clin Gastroenterol Hepatol*. 2015; 13: 2088-2108.

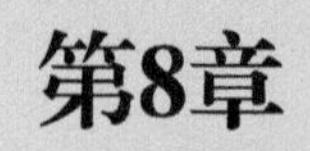

酒精性肝病

Steve S. Choi, MD Anna Mae Diehl, MD 著
常彬霞 译 吉程程 校

要 点

1. 酒精性肝病（alcoholic liver disease，ALD）是美国最为流行的肝病之一。全世界有很多流行病学研究证实了人均饮酒量与肝脏相关死亡之间的关系。
2. 如果饮酒量超出了阈值，肝脏毒性就会增加；但是，即使持续大量饮酒，肝硬化也并不常见。影响慢性肝病进展的因素包括乙醇代谢酶的基因多态性、性别差异、营养状态、伴随病毒性肝炎、药物或毒物暴露，以及免疫因素。
3. ALD包括一系列的组织学异常：脂肪变性（脂肪肝）、脂肪性肝炎（酒精性肝炎）和肝硬化（当纤维增生明显时）。脂肪变性和脂肪性肝炎不一定进展，亦有可能发生在已有肝硬化的肝脏。
4. ALD的治疗包括停止饮酒，治疗嗜酒的肝外并发症（电解质紊乱、戒断综合征、心功能障碍、营养不良、胰腺炎、胃病、感染），治疗重症酒精性肝炎，以及治疗肝硬化并发症（腹水、门静脉高压出血、肝性脑病）。肝移植对于戒酒的失代偿期肝硬化患者有益。

一、概述

1. 约75%的美国人饮酒。因此，酒精滥用和依赖非常常见，12个月和终身的流行率分别为13.9%和29.1%。
2. ALD是长期酒精滥用引起的最严重的医疗后果之一，也是西方国家肝硬化最常见的原因。2013年，美国约50%的肝硬化死亡患者死于ALD。
3. 男性的酒精滥用和依赖率（18%）高于女性（10%），白种人高于黑种人；但黑种人更容易发展至肝硬化。
4. 酒精滥用和依赖率的流行情况与年龄呈明显负相关，年轻人群更有可能出现酒精使用障碍；此外，60岁以上的成年人酒精滥用和依赖率亦升高。

（一）酒精依赖和滥用的诊断

1. 酒精依赖（满足3条）

- 饮酒经常超过预期的量或预期的时间。
- 持续渴望饮酒，尝试减少或控制饮酒一次或多次未能成功。
- 大量时间花费在获得酒、饮酒或从酒精的影响中恢复的过程中。
- 在饮酒对身体有害时仍反复饮酒（如酒后驾车），或者不顾在工作、学习或家庭中担负重大责任，仍然频繁地醉酒或发生戒断症状。
- 因为饮酒导致社交、职业或娱乐活动中断或减少。
- 尽管知晓存在由饮酒导致或加重的持续或反复的社交、心理或生理问题，仍继续饮酒。
- 明显的耐受：需要明显的增加饮酒量（至少50%）以醉酒或达到预期效果，或者持续饮用同等量酒精效果明显下降。
- 典型的戒断症状。
- 饮酒来减轻或避免戒断症状。

2. 酒精滥用（满足1条）

- 尽管知晓存在由饮酒导致或加重的持续或反复的社交、职业、心理或生理问题，仍继续饮酒。
- 在对身体有害的情况下仍反复饮酒。

（二）酒精问题的筛查

CAGE问卷：

a. 你是否觉得应该减少饮酒？
b. 是否有人因为指责你饮酒而惹恼你？
c. 你是否因为饮酒而感觉糟糕或内疚？
d. 你有没有在晨起（睁开眼睛）就饮一杯酒以稳定神经或摆脱宿醉？

2个或以上的肯定回答提示存在酒精使用障碍。

酒精使用障碍确认试验

酒精使用障碍确认试验（Alcohol Use Disorders Identification Test, AUDIT）是由世界卫生组织（World Health Organization, WHO）提出的一种筛选过量饮酒的简单方法，可用作面谈或笔答问卷（表8.1）。通过标准化酒精相关内容，AUDIT可以评估酒精消耗、饮酒行为和酒精相关问题。

表8.1 AUDIT问卷

	问题	分值				
		0	1	2	3	4
1	多长时间饮1次酒?	从来没有	每月1次或更少	每月2～4次	每周2～3次	每周4次或以上
2	饮酒时，一天一般饮几杯?	1杯或2杯	3杯或4杯	5杯或6杯	7～9杯	10杯或更多
3	多久会1次饮6杯酒或以上?	从来没有	少于每月1次	每月1次	每周1次	每天或几乎每天
4	你发现一旦开始饮酒就停不下来在过去一年多久发生一次?	从来没有	少于每月1次	每月1次	每周1次	每天或几乎每天
5	因为饮酒耽误了你正常应该做的事在过去一年多久发生一次?	从来没有	少于每月1次	每月1次	每周1次	每天或几乎每天
6	需要在早晨先饮1杯酒使自己摆脱宿醉在过去一年多久发生一次?	从来没有	少于每月1次	每月1次	每周1次	每天或几乎每天
7	在饮酒后感到内疚或后悔在过去一年多久发生一次?	从来没有	少于每月1次	每月1次	每周1次	每天或几乎每天
8	因为饮酒想不起来前一天晚上发生的事情在过去一年多久发生一次?	从来没有	少于每月1次	每月1次	每周1次	每天或几乎每天
9	是否因你饮酒伤害自己或他人?	从来没有	少于每月1次	每月1次	每周1次	每天或几乎每天
10	有无亲戚、朋友、医师或其他医疗机构的工作人员关注你的饮酒并建议你少饮酒?	没有	—	有，但不是去年	—	有，就是去年
	总分[a]（每个问题分值之和）					

注：a总分8～15，建议给一些减少危险饮酒的简单意见。总分16～19，建议进行简短的咨询和持续监督。总分20以上，建议进行酒精依赖的进一步诊断性评估

二、酒精性肝病的危险因素

1. 全社会研究表明，人均饮酒量与肝硬化发生频率之间存在正相关。
2. 饮酒量和饮酒时长与酒精相关肝脏疾病发生率之间具有相关性。
3. 每日饮酒量在阈值水平以上（男性60～80g/d，女性20g/d），肝脏毒性风险显著增加。
4. 尽管持续每日大量饮酒，慢性酒精肝病进展至肝硬化并不常见。每日饮啤酒12瓶

以上10年的男性，只有不足20%会发展至肝硬化。

5. 几个咨询委员会建议健康男性每日饮酒应该在2杯以下，健康未妊娠女性在1杯以下（译者注：1杯相当于乙醇14g）。

特殊危险因素

1. 性别：等量乙醇对于女性的毒性作用要高于男性，然而，这一差异却不能单独用身体组成或乙醇分布的差异来解释。女性胃黏膜乙醇脱氢酶活性低于男性，因此导致乙醇在肝脏代谢增加。
2. 乙醇代谢酶的遗传变异性：乙醇脱氢酶和乙醛脱氢酶的多态性能够保护某些人免受酒精毒性损害。亚裔人群经常遗传“慢速”乙醛脱氢酶同工酶，使血清乙醛水平增加，导致面红、恶心和烦躁（双硫仑样反应）。这或许是习惯性饮酒和ALD在亚洲人比较少见的原因。
3. 营养：乙醇干扰肠道对营养成分的吸收和储存，减少对非乙醇来源能量的食欲，从而导致蛋白质、维生素和矿物质缺乏。
4. 存在嗜肝病毒感染或其他慢性肝病：急性或慢性乙型肝炎病毒或丙型肝炎病毒感染能够加速ALD进展。与肥胖或胰岛素抵抗相关的脂肪性肝病（如非酒精性脂肪性肝病）也可与ALD共存，两种疾病的联合作用可能比单独存在任何一种疾病导致更严重的肝脏损伤。
5. 与药物或毒物同时暴露：长期饮酒诱发微粒体酶活性，加强药物、溶剂和有害异物的代谢，如治疗剂量的对乙酰氨基酚在ALD患者可导致更严重的肝脏损伤。同样，用甲苯磺丁脲、异烟肼和工业溶剂治疗或长期暴露可以加速ALD。
6. 免疫紊乱：ALD由细胞免疫系统变化调节，包括T细胞和B细胞反应性增加，主要组织相容性复合体（MHC）Ⅰ类和Ⅱ类DR抗原表达增加。ALD中常见免疫调节因子肿瘤坏死因子（TNF）、IL-1和IL-6的水平增加。体液免疫系统的变化包括循环免疫球蛋白水平增加，出现自身抗体（抗核、平滑肌、肝细胞膜、肝特异性蛋白、酒精性透明抗原），形成抗肿瘤抗原抗体，对乙醛、丙二醛和各种自由基的反应引起蛋白改变。
7. 肠道微生态的改变：酒精依赖能够改变肠道微生态。肠道微生物的紊乱会促进肠道通透性的增加。这一过程是由脂多糖（LPS）和带有Toll样受体（TLR）-4的肽聚糖之间相互作用调节的，能够增加IL-1等促炎细胞因子的水平。
8. 持续饮酒：已有酒精性肝损伤的患者持续饮酒发展至肝硬化的风险会大大增加。相反，戒酒几乎均可临床好转，在很多情况下，能够逆转组织学损伤。

三、临床特征

（一）病史

1. 获得饮酒史对于提示酒精相关的肝脏疾病的原因很重要。
2. 饮酒种类并不影响发生肝脏毒性的可能性。摄入烈性酒、红酒或啤酒的乙醇量（g）＝饮酒体积（ml）×饮酒浓度（烈性酒40%、红酒12%、啤酒5%）×酒精密度0.8。
3. AUDIT调查问卷可以筛选出酒精依赖，评估酒精消耗与饮酒行为（表8.1）。
4. 伴随以下一种或几种情况的酒精滥用可能会加速疾病进展：病毒性肝炎、摄入对乙酰氨基酚、肥胖、溶剂的暴露、ALD家族史、血色病、肝豆状核变性或α1抗胰蛋白酶缺乏。

（二）症状和体征

1. ALD的临床特征各异，从完全没有任何症状到有晚期肝衰竭和门静脉高压并发症的鲜明特征。因为门静脉高压可能发生于没有肝硬化的酒精性肝炎患者，所以如果不做肝活检，酒精性肝炎很难与酒精性肝硬化区分。
2. 患者可能会出现一种或几种以下情况：发热、乏力、厌食、恶心、呕吐、萎靡不振、神志不清、睡眠清醒周期改变、肝大、脾大、恶病质、黄疸、蜘蛛痣、掌腱膜挛缩（Dupuytren contracture）、男子乳房发育、睾丸萎缩、腮腺/泪腺增大、扑翼样震颤、Muercke线、指甲苍白和性欲减退。但这些都并非ALD特异性的。
3. 过量饮酒可能存在其他后遗症，包括酒精性心肌病、胰腺炎和胰腺功能不全、神经毒性。

（三）实验室特点（表8.2）

表8.2　酒精性肝病的实验室异常

实验室检查	结果
血清AST/ALT值	>2，两者通常<300U/L
血清碱性磷酸酶	升高
血清胆红素	不同程度升高，通常由于溶血伴随高间接胆红素血症
凝血酶原时间	正常至延长
血清白蛋白	正常至降低
血细胞比容	典型的轻度巨细胞性贫血，可能正常
白细胞计数	在急性酒精性肝炎中由于类白血病反应可能升高

续表

实验室检查	结果
血小板计数	正常至减少
血清三酰甘油	通常增加，尤其是在活动性饮酒者中
血钾、血磷、血镁	在活动性饮酒者中通常缺乏
血糖	常见高血糖

注：ALT，丙氨酸转氨酶；AST，天冬氨酸转氨酶

四、诊断

1. 有肝病的依据和明显的饮酒史通常就可以诊断ALD。由于ALD缺乏特异性的症状和体征，必须排除引起肝脏损伤的其他原因。
2. 影像学检查通常不能明确乙醇是引起肝脏疾病的原因，但在酒精性肝硬化的情况下推荐应用影像学检查筛查肝脏肿瘤。
3. 虽然肝穿刺并非诊断ALD所必需，但在确定肝脏纤维化分期和确定其他慢性肝病的存在和影响中有一定的帮助。

五、组织学和疾病谱

（一）脂肪肝（脂肪变性）

这一紊乱是乙醇氧化的结果。当细胞内氧化还原电位和氧化还原敏感的营养代谢受到干扰时就会发生脂肪肝。还原当量过度积聚使代谢通路更有利于细胞内脂质积聚（图8.1，见彩图）。过量的脂质以大脂滴形式储存于个体的肝细胞内。戒酒可恢复正常的氧化还原电位，从而脂质会被动员起来，脂肪肝可彻底缓解。尽管一些研究表明脂肪

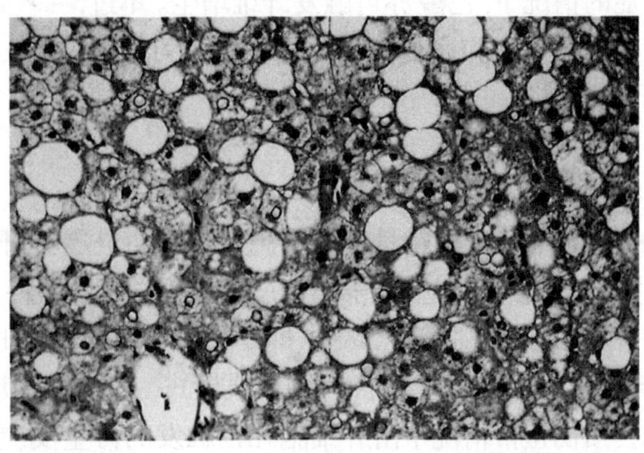

图8.1 酒精性肝病中脂肪肝（脂肪变性）的组织病理学（HE染色）

肝可以发生致命的后果和进展至肝硬化，但在通常情况下，脂肪肝还是被认为是一种良性的可逆的状态。

(二)酒精性肝炎

1. 酒精性肝炎以脂肪变性、肝细胞坏死和急性炎症为特征(图8.2，见彩图)。脂肪变性以肝腺泡3区最为显著。肿胀(气球样变)的肝细胞中可见特征性的嗜酸性纤维状物质(Mallory透明样变或Mallory-Denk小体)。乙醛微管蛋白加合物形成，导致这些细胞骨架中间丝浓缩。这虽然是酒精性肝炎的特点，但并非是特异性的，亦可见于其他肝炎中。肝小叶内局灶性的、大量的多形核白细胞的浸润可以区分酒精性肝炎与其他肝病。在大多数其他肝炎中，炎症浸润以单核细胞为主，主要集中于门管区周围。

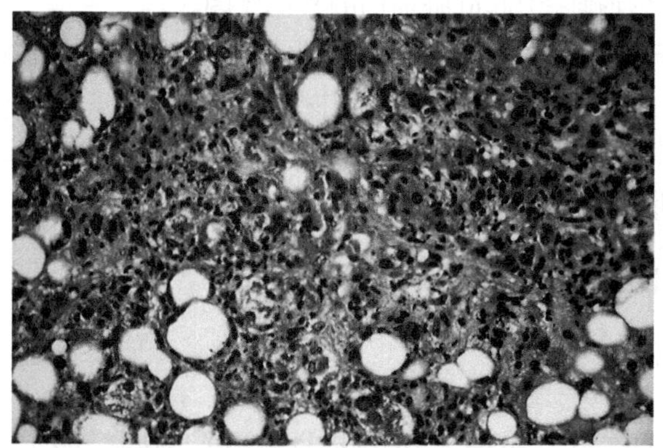

图8.2　酒精性肝炎的组织病理学

这张组织切片显示了大泡性脂肪变性、Mallory-Denk小体、中性粒细胞浸润和纤维化(HE染色)

2. 过去，酒精性肝炎被认为是酒精性肝硬化的先决条件。但是，现在认为在没有明显坏死性炎症的情况下，乙醛亦可触发纤维增生。不过，一些酒精性脂肪坏死患者的临床症状的严重性和病变进展至肝硬化的可能性，使得其成为治疗性临床试验的一个合理目标。

(三)肝硬化

1. 即使持续大量饮酒，多数酒精性脂肪肝患者也不会进展至肝硬化。一些患者会发生纤维沉积，其中一部分患者同时存在3种组织学阶段的特征。
2. 酒精性肝损害通常与终末肝静脉周围(即静脉周围纤维化)和沿着肝窦的胶原沉积有关。这导致了一种“细铁丝网”样的瘢痕模式，很少见于其他肝硬化中。
3. 长期饮酒也会损伤正常情况下由肝细胞死亡触发的再生反应。这会导致小的再生结节形成。因此，在活动性饮酒者中常见小结节性肝硬化(图8.3，见彩图)。

4. 戒酒能够解除乙醇对肝脏的抗增殖作用，与发展至大结节性肝硬化有关。

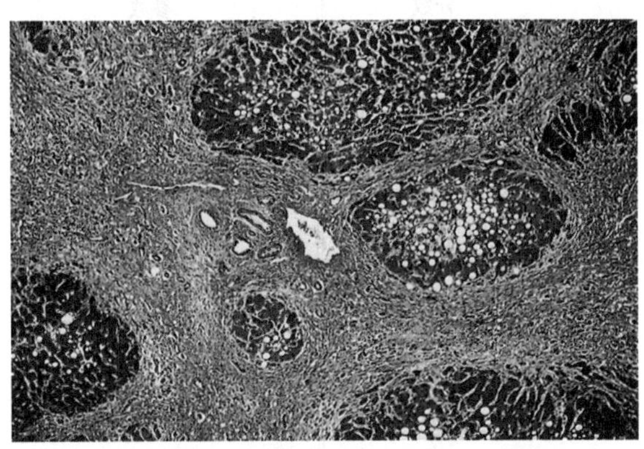

图8.3　酒精性肝硬化的组织病理（HE染色）

六、酒精性肝炎肝功能不全的指标

评估酒精性肝炎患者短期预后的公式：

1. 复合临床实验室指数（Composite Clinical Laboratory Index, CCLI）：Orrego等在1978年开发了一个公式来预测住院酒精性肝炎患者死亡率（表8.3）。
2. Maddrey判别函数（DF）：Maddrey等在1978年定义了DF，从而简化了ALD预后评估。

DF＝4.6×（患者凝血酶原时间−对照凝血酶原时间）＋血清胆红素水平（mg/dl）

- DF＞32的患者本次住院期间的病死率为50%。DF具有变量少和容易计算的优点（因此容易记忆），但是相对不精确。

3. 终末期肝病模型（Model for End-stage Liver Disease, MELD）评分：复合评分采用了一个包含患者的胆红素、国际标准化比值和肌酐的数学公式。MELD分值＞18提示酒精性肝炎预后差（见第33章）。
4. 胆红素水平的早期变化和Lille评分：糖皮质激素治疗7天后总胆红素水平下降反映了肝脏功能改善，预示6个月的生存率增加（82.8% vs 5.8%）。如果总胆红素7天后无下降，说明对糖皮质激素的最终反应差，可能需要停用糖皮质激素。Lille评分是一个把治疗前参数与糖皮质激素治疗7天后胆红素变化相结合的复合评分。分值＞0.45提示对激素无反应，6个月生存率低。

表8.3 酒精性肝炎的复合临床实验室指数（CCLI）

参数	分数	参数	分数
肝大	1	厌食	1
脾大	1	乏力	1
腹水		AST>200U/L	1
1+	1	ALT	
2+	2	>100U/L	1
3+	3	>200U/L	2
肝性脑病		碱性磷酸酶>80IU/L	1
1级	1	白蛋白< 2.59g/dl	1
2级	2	凝血酶原时间（延长秒数）	
3级	3	<3	1
临床出血	1	3～5	2
蜘蛛痣	1	>5	3
肝掌	1	胆红素（mg/dl）	
侧支循环	1	1.2～2	1
外周水肿	1	2～5	2
		>5	3

初始CCLI≥13与严重肝病和（或）肝硬化相关

下列复常率（normalization rate, NR）用于评价治疗的有效性和（或）随访疾病进展：

NR=（CCLI变化的差值/到达最低分值的天数）×100

例如：天数 1 4 12 20 28

分数 12 10 8 6 6

NR=（12−6）/20×100=30

（NR值越高，恢复越快）

注：ALT，丙氨酸转氨酶；AST，天冬氨酸转氨酶

七、治疗

（一）一般措施

1. 即使病情已发展至肝硬化，戒酒和恢复营养饮食仍是治疗ALD患者的基础。
2. 努力让患者实施戒酒计划很重要。
3. 住院对于有明显酗酒肝外并发症（如显著的电解质紊乱、心功能障碍、胰腺炎、胃出血、严重酒精戒断综合征和感染等）的患者有益。
4. 如果发展至酒精性肝硬化，则肝细胞癌（HCC）的风险增加（见第29章）。定期的超声监测有助于在可治疗阶段发现HCC。乙型肝炎或丙型肝炎病毒的慢性感染能够增加HCC的风险。有效的抗病毒治疗可以降低酒精性肝硬化合并病毒性肝

炎患者发生HCC的风险。

（二）酒精性肝炎的特殊治疗

1.糖皮质激素：糖皮质激素是重症酒精性肝炎的主要药物治疗。2个前瞻性的随机、安慰剂对照试验表明重症酒精性肝炎患者可从糖皮质激素的治疗中获益。此外，Cochrane系统评价证实DF＞32或伴肝性脑病的患者应用糖皮质激素治疗可改善病死率：

- Maddrey DF＞32或伴肝性脑病的患者每日应用40mg泼尼松龙治疗4周（28天）能够将1个月病死率降低50%以上。
- 这些结果来自于谨慎选择的患者，临床无明显糖尿病、胰腺炎、肿瘤或病毒性肝炎。酒精性肝炎与上述疾病并存的情况下，糖皮质激素的疗效尚不确定。
- 糖皮质激素［以及己酮可可碱（pentoxifylline，PTX）］在治疗酒精性肝炎中的疗效在一个多中心、双盲、随机试验（STeroids Or Pentoxifylline for Alcoholic Hepatitis，STOPAH）中被重新评估。二乘二的析因研究设计表明糖皮质激素治疗组28天病死率降低，但无统计学意义。此外，用糖皮质激素治疗90天或1年的预后无改善。鉴于伴随着治疗的风险，这些结果也使人怀疑激素在酒精性肝炎中的综合效益。

2.己酮可可碱（PTX）：这种非选择性的磷酸二酯酶抑制剂（400mg/次，每日3次口服）被FDA批准用作一种降低血液黏滞性药物。1991年首次提出PTX对急性酒精性肝炎的治疗有益。一项后续的随机双盲安慰剂对照试验也证实了其疗效。在这一研究中，入组了101例DF＞32的患者（PTX组49例，对照组52例）：

- PTX将4周病死率从46.1%降至24.5%；亦将肝肾综合征的发生率从34.6%降至8.2%。
- PTX的作用机制至少有部分是由于影响细胞因子（如TNF）的合成或效果。
- 但是STOPAH试验并未证实PTX能够改善酒精性肝炎患者的生存率。

3.饮食：饮酒干扰肠道对营养成分的吸收和储存，减少人对于非酒精来源能量的食欲，可能导致蛋白质、维生素和矿物质的缺乏。营养不良与ALD患者的病死率相关。

- 补充氨基酸治疗的试验产生了矛盾的结果。
- 据报道，肠外给予氨基酸有助于改善营养状态，降低血清胆红素水平，改善氨基比林呼气试验结果（一种肝功能的检测），但是不改善短期和长期生存率。
- 一项随机试验对在糖皮质激素治疗的重症酒精性肝炎患者中加强肠内营养进行了评价。研究结果证实每日能量消耗低会增加死亡率；然而，加强肠内营养很难实施，并且对于生存无影响。

4.其他补充剂：活动性饮酒的重症酒精性肝炎患者可能严重缺乏镁、钾和磷，这些缺乏会导致多器官系统功能障碍。需要立刻补充电解质。

5. 维生素B_1：必须应用以防Wernicke脑病。
6. 针对微生物群组的策略：建议抗生素、益生菌、益生元、合成素、基因修饰细菌和粪菌移植用于调节与酒精性肝炎发病有关的肠道菌群失调。虽然很有前景，但是这些治疗方法大部分尚未被证实。
7. 其他治疗：已尝试多种治疗方法中和促炎细胞因子TNF-α（抗TNF-α抗体）、减少氧化反应（丙硫氧嘧啶和儿茶素）、促进肝脏再生（合成类固醇）或预防纤维化（D-青霉胺和秋水仙碱）。没有任何一种方法能够可重复地改善短期生存率，至少一种方法（用抗TNF-α抗体治疗）会增加病死率。这些制剂均不推荐使用。在一项试验中，*N*-乙酰半胱氨酸联合泼尼松改善了1个月的生存率，但6个月生存率无改善，其在酒精性肝炎中的益处尚不确定。
8. 肝移植改善了对药物治疗无效的重症酒精性肝炎患者的生存率；但是，担心移植后复饮限制了短期戒酒酒精性肝炎患者的肝移植权限。

（三）酒精性肝硬化的特殊治疗

1. 药物治疗　对ALD患者几乎没有进行任何长期治疗的试验，并且通常会被依从性差和高退出率混淆。
   - 一项Cochrane系统评价得出的结论与早期报道相反，秋水仙碱对包括酒精在内的各种原因所致的纤维化或肝硬化患者的预后不利。
   - 虽然加拿大的一项前瞻性、随机对照试验表明丙硫氧嘧啶能够改善长期预后，但是随后的一项包含6个随机临床试验的Cochrane系统评价未能证实其对ALD的全因病死率、肝脏相关病死率、肝脏并发症或肝脏组织学有显著影响。
2. 抗氧化治疗　已经评估了几种抗氧化剂用于伴或不伴肝硬化的ALD的治疗，结果各不相同，不完全令人满意。以下药物尚未被证实有实质性益处：
   - *S*-腺苷甲硫氨酸（SAM-e）。
   - 维生素E。
   - 水飞蓟素（水飞蓟衍生的抗氧化剂）。
   - 多烯磷脂酰胆碱（PPC）。
3. 肝移植（见第33章）
   - 肝移植明确能够改善失代偿期酒精性肝硬化患者的生存率。
   - 如果失代偿期的酒精性肝硬化患者戒酒至少6个月未出现自发性改善，并且患者承诺长期戒酒，应该考虑肝移植治疗。
   - 戒酒6个月以上，并且确定为再饮和不依从风险低的患者是肝移植的良好人选。
   - 签订戒酒协议有助于维持承诺。

- 虽然已采取多种措施以减少再饮率，移植后再饮酒还是很常见的，但通常不会引起移植物失功。
- 然而，肝移植后再饮酒的患者，可能会出现加速进展型的ALD。

参考文献

Akriviadis E, Bolta R, Briggs W, et al. Pentoxifylline improves short-term survival in severe acute alcoholic hepatitis: a double-blind, placebo-controlled trial. *Gastroenterology*. 2000; 119: 1637-1648.

Carithers RL, Herlong HF, Diehl AM, et al. Methylprednisolone therapy in patients with severe alcoholic hepatitis: a randomized multicenter trial. *Ann Intern Med*. 1989; 110: 685-690.

Fede G, Germani G, Gluud C, et al. Propylthiouracil for alcoholic liver disease. *Cochrane Database Syst Rev*. 2011: CD002800.

Hartmann P, Seebauer CT, Schnabl B. Alcoholic liver disease: the gut microbiome and liver cross talk. *Alcohol Clin Exp Res*. 2015; 39: 763-775.

Leclercq S, Matamoros S, Cani PD, et al. Intestinal permeability, gut-bacterial dysbiosis, and behavioral mark-ers of alcohol-dependence severity. *Proc Natl Acad Sci U S A*. 2014; 111: E4485-E4493.

Levy RE, Catana AM, Durbin-Johnson B, et al. Ethnic differences in presentation and severity of alcoholic liver disease. *Alcohol Clin Exp Res*. 2015; 39: 566-574.

Louvet A, Naveau S, Abdelnour M, et al. e Lille model: a new tool for therapeutic strategy in patients with severe alcoholic hepatitis with steroids. *Hepatology*. 2007; 45: 1348-1354.

Mathurin P, Moreno C, Samuel D, et al. Early liver transplantation for severe alcoholic hepatitis. *N Engl J Med*. 2011; 365: 1790-1800.

Mathurin P, O'Grady J, Carithers RL, et al. Corticosteroids improve short-term survival in patients with severe alcoholic hepatitis: meta-analysis of individual patient data. *Gut*. 2011; 60: 255-260.

Moreno C, Deltenre P, Senterre C, et al. Intensive enteral nutrition is ineffective for patients with severe alcoholic hepatitis treated with corticosteroids. *Gastroenterology*. 2016; 150: 903-910.

O'Shea RS, Dasarathy S, McCullough AJ, et al. AASLD practice guidelines: alcoholic liver disease. *Hepatology*. 2010; 51: 307-328.

Pereira SP, Howard LM, Muiesan P, et al. Quality of life after liver transplantation for alcoholic liver disease. *Liver Transpl*. 2000; 6: 762-768.

Rambaldi A, Saconato HH, Christensen E, et al. Systematic review: glucocorticosteroids for alcoholic hepatitis. A Cochrane Hepato-Biliary Group systematic review with meta-analyses and trial sequential analyses of randomized clinical trials. *Aliment Pharmacol Ther*. 2008; 27: 1167-1178.

Szabo G. Gut-liver axis in alcoholic liver disease. *Gastroenterology*. 2015; 148: 30-36.

Thursz MR, Richardson P, Allison M, et al. Prednisolone or pentoxifylline for alcoholic hepatitis. *N Engl J Med*. 2015; 372: 1619-1628.

第9章 脂肪肝和非酒精性脂肪性肝炎

Brent A. Neuschwander-Tetri, MD 著
刘 鹏 译 许 彪 校

要 点

1. 由三酰甘油小滴在肝细胞中积累形成的肝脏脂肪变性，存在于1/3~1/2的美国成年人中，它是导致血清氨基转移酶水平升高（通常<250U/L）的一个重要原因。
2. 虽然脂肪肝与胰岛素抵抗相关，并提示发生心血管疾病和2型糖尿病的风险增加，但如果组织活检未发现明显的炎症或纤维化，则仍是一种良性肝病。
3. 少量饮酒或不饮酒的情况下，若肝脏活检标本发现脂肪变性伴有大量的坏死性炎症改变，则称之为非酒精性脂肪性肝炎（NASH），NASH常可引起进行性肝纤维化、肝硬化和肝细胞肝癌。
4. 非酒精性脂肪性肝病（NAFLD）既包括无炎症的脂肪变性，又包括NASH。
5. 对不明原因的氨基转移酶升高进行肝组织活检，以诊断NASH或其他隐匿性肝病的病因是非常必要的，特别是在肥胖或2型糖尿病患者中，因为他们有发生重度肝纤维化和肝硬化的风险。
6. 当脂肪浸润的程度较大时，可以通过成像技术可靠鉴别肝脏脂肪变性。超声检查显示肝脏回声增强，而计算机断层扫描（CT）显示肝脏密度较脾脏降低。磁共振成像（MRI）是检测脂肪肝最敏感的方法。
7. 局灶性脂肪变性通常是在腹部影像检查时意外发现的。它的外观通常是特征性的，但当成像出现非典型特征时，偶尔也需要活检确认以排除恶性肿瘤。
8. 游离脂肪酸的代谢产物引起的脂毒性肝损伤可导致NASH；脂肪变性也可能是一种适应性机制，即暂时以三酰甘油的形式储存脂肪酸，以防止脂毒性损伤。

一、概述

术语

1. 非酒精性脂肪性肝病（NAFLD）是用于描述当饮酒量极少（每天少于2～4杯，相当于酒精28～56g）时，过多的三酰甘油积累于肝脏。
2. 对于非NASH的NAFLD，没有统一的标准术语，通常用脂肪肝、良性脂肪变性、

单纯性脂肪变性和非酒精性脂肪肝（NAFL）等。

3.对于每天饮酒少于2～4杯的患者，当肝组织活检标本显示脂肪变性和特征性坏死性炎症改变时，可诊断为NASH；存在纤维化虽不是诊断必需的，但特征性的窦性周围纤维化支持脂肪性肝炎的诊断。

4.NASH并非一种排除性诊断，也可与其他肝脏疾病（如慢性丙型肝炎）同时存在。

二、发病机制

- NASH被认为是由游离脂肪酸的非三酰甘油代谢物引起肝细胞脂毒性损伤的一种疾病。
- 脂滴中的三酰甘油实际上可能是以惰性形式存储脂肪酸的保护性反应。
- 导致脂毒性损伤的游离脂肪酸的特定代谢物尚未完全确定，可能包括神经酰胺、二酰甘油、溶血磷脂酰胆碱、ω-氧化脂肪酸和磷脂酸物质。

（肝脂毒性可归因于以下一种或多种身体中脂肪酸运输异常）

（一）增加脂肪酸的外周动员

- 脂肪组织释放游离脂肪酸，以响应来自胰高血糖素、肾上腺素和促肾上腺皮质激素的环腺苷酸（cAMP）介导的信号传导；释放的脂肪酸被运送到肝脏，与循环中的白蛋白结合。
- 胰岛素是主要的抑制信号，通常可以防止餐后脂肪组织的脂肪分解。脂肪组织中的脂肪细胞胰岛素抵抗导致不当的餐后脂肪分解，并将游离脂肪酸释放到循环中。
- 长期饥饿引起外周储脂池释放脂肪，超出肝脏处理能力，从而导致脂肪变性和NASH。

（二）增加脂肪酸的肝脏合成

- 通过重头合成脂肪，肝脏将体内过量的糖类（尤其是果糖）转化成脂肪酸。
- 饮食来源（如含糖饮料）或来自胃肠外营养提供（如全胃肠外营养）的过量糖类易造成肝脏脂毒性。

（三）肝脏脂肪酸的代谢障碍

- 脂肪酸的线粒体β-氧化受损是酒精性脂肪变性的主要诱因，也被证明有助于NASH的发展。
- 其他引起微血管微泡性脂肪变性的因素（如丙戊酸、乙醇、妊娠急性脂肪肝），可能也因线粒体功能受损导致。

- 其他氧化途径（细胞色素P450 ω-氧化，过氧化物酶体β-氧化）可促进脂肪酸的代谢。

（四）三酰甘油合成障碍和极低密度脂蛋白（VLDL）的分泌

- 脂肪酸输送到肝脏未被代谢，而是再次酯化成三酰甘油。
- 脂肪酸酯化为三酰甘油，确保肝细胞内脂肪酸保持在低水平，从而避免脂肪酸代谢产物引起的细胞损伤。
- 三酰甘油的合成需要单不饱和脂肪酸（MUFA），在肝脏中的MUFA合成受损时可能易于产生脂毒性。
- 一旦三酰甘油形成，需要各种组分来合成和分泌完整的VLDL。
- 干扰这些步骤之一的任何缺陷或代谢异常都会导致肝三酰甘油积聚和肝脂肪变性。
- 自噬可能是肝细胞通过溶酶体的脂肪酶处理累积的三酰甘油，以释放游离脂肪酸的一条重要途径。

三、临床表现

（一）症状

- 良性脂肪变性或NASH患者通常无症状，而酒精性肝炎患者几乎均有症状。
- 约1/3的NAFLD患者出现右上腹痛或不同程度胀满感，肝包膜牵张可能是疼痛原因。
- 患者偶尔以右上腹疼痛为主诉，当影像学检查排除其他可能的肝内或胆道原因后，肝脏脂肪变性才可能被诊断为病因。认识到疼痛的病因为NAFLD，就可以避免不必要的胆囊切除术。

（二）体格检查

1. 多表现为肝大，但肥胖患者查体难以发现。
2. 慢性肝病的体征如蜘蛛痣、肌肉萎缩、黄疸和腹水等，表明存在肝硬化。
3. 颈部周围、肘关节、指关节或其他关节的色素沉着增加，即黑棘皮病，与胰岛素抵抗相关，尤其多见于NAFLD患儿。

四、危险因素

1. 胰岛素抵抗（表9.1和表9.2）
   - 大多数NAFLD患者存在胰岛素抵抗（图9.1）。
   - NAFLD可能是儿童或成人有胰岛素抵抗的首要表现。

- NAFLD的多数危险因素与胰岛素抵抗有关。
- 严重的胰岛素抵抗是NASH的危险因素。

表9.1 体型和肝脂肪变性率

体型	肝脂肪变性率（%）
正常	21
超过理想体重10%以上	75
病态肥胖	90～95

表9.2 非酒精性脂肪性肝炎的原因

营养异常
肥胖
摄入过量热量
摄入过量简单的糖类（蔗糖、果糖、葡萄糖）
全胃肠外营养
胆碱缺乏
体重快速减轻
恶性营养不良
药物
他莫昔芬
氯喹
糖皮质激素
代谢性疾病
胰岛素抵抗
无β脂蛋白血症
低β脂蛋白血症
Wilson病
Weber-Christian病
外科手术后胃肠道解剖学改变
空肠回肠旁路术
空肠结肠旁路术
广泛性小肠缺失
职业暴露
烃类

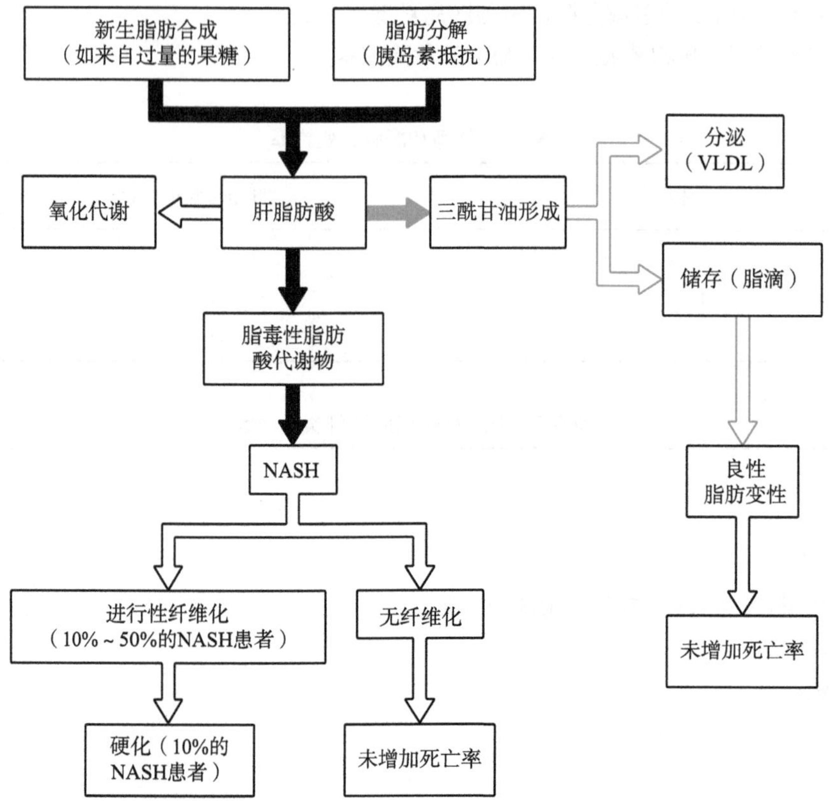

图9.1　底物超载脂毒性肝损伤发生的步骤，包括非酒精性脂肪性肝炎（NASH）的病因和与脂毒性肝损伤相关病理结果

三酰甘油以脂滴形式在肝细胞累积曾被认为是一个病理过程，现在认为是一个保护机制，可以防止脂肪酸形成脂毒性中间体。食用糖类和不适宜的外周脂肪分解是增加肝脏对脂肪酸代谢负担的主要因素。导致脂肪细胞对脂肪异常分解的的主要原因是脂肪性胰岛素抵抗。脂肪酸也通过氧化途径（线粒体、过氧化物酶体、细胞色素P450）代谢产生活性氧（ROS），但ROS在NASH中导致肝细胞损伤的作用尚不明确。黑色箭头表示发生NASH的途径，灰色表示防止NASH的途径

2. 肥胖

- 腹围与臀围的比值增加提示NAFLD可能。
- NAFLD的肥胖人群中NASH的患病率是8%～20%。
- 严重肥胖儿童和成人中NAFLD发病率是90%～95%。

3. 2型糖尿病

- 1型糖尿病患者罕见NAFLD，除非患者血糖控制不佳或同时伴有肥胖和胰岛素抵抗。
- 2型糖尿病是NAFLD患者发生NASH的危险因素。
- 2型糖尿病是重度纤维化的危险因素。

4. 脂质异常

- 空腹高三酰甘油血症部分反映肝脏内脂肪运输增加和VLDL肝脏分泌增加，常见于NAFLD，但不直接导致NAFLD。
- 高胆固醇血症在NAFLD病因中的作用尚不确定；治疗高胆固醇血症的目标是降低罹患心血管的风险。

5. 性别

- 女性性别不是NAFLD或NASH的危险因素。
- 雌激素可能起保护作用；青春前期女性和绝经后妇女罹患NASH的风险增加。
- 从CT和尸检结果看，脂肪变性在不同性别中没有差异。

6. 药物

- 他莫昔芬的使用与NASH有关；是否停用他莫昔芬应根据患者肝病的严重程度和乳腺癌复发的风险进行个体化定制。
- 糖皮质激素可能与NAFLD有关，但支持的数据不足。

7. 生活方式

- 久坐行为与胰岛素抵抗和NAFLD相关。
- 饮用过量的高果糖玉米糖浆（如软饮料）与胰岛素抵抗和NAFLD有关。
- 动物实验数据表明饮食中的反式脂肪可能诱发NASH。

五、诊断

（一）病史

1. 怀疑患有NASH的患者应进行以下问诊：
   - 饮酒情况。
   - 运动习惯和无法规律锻炼的原因。
   - 含糖饮料的食用习惯。
   - 快餐的食用频率。
   - 妊娠期糖尿病史。
   - 2型糖尿病家族史。
2. 应确定右上腹痛的性质和频率。

（二）实验室指标

1. 通过血液检测不能明确诊断脂肪变性或NASH。
2. 肝脏脂肪变性和NASH的唯一生化指标是氨基转移酶（AST、ALT）水平升高。
3. 氨基转移酶水平在脂肪变性和NASH中都可以是正常的，进行减肥手术的肥胖者的肝组织活检标本中已经证实这种情况。

4. 临床实验室报告中的ALT和AST上限参考值通常过高；女性的健康正常值应＜19U/L，男性＜30U/L。

5. AST/ALT值有助于鉴别酒精性肝炎与NAFLD或NASH（表9.3）：AST/ALT值＞2提示酒精性肝炎，而非肝硬化的NASH患者ALT水平通常超过AST水平；在伴有肝硬化的NASH患者AST通常大于ALT。

表9.3 脂肪性肝炎和血清氨基转移酶模式

酒精性肝炎	AST＞ALT，通常＞2∶1
非酒精性脂肪性肝炎	ALT＞AST，有时＞2∶1

注：ALT，丙氨酸转氨酶；AST，天冬氨酸转氨酶

6. 血清氨基转移酶水平和其他肝脏生化检查无法确定肝纤维化或肝硬化的存在；而且，随着NASH发展为肝硬化，氨基转移酶水平常趋于正常。

7. 血清碱性磷酸酶可升高至正常值上限的2倍。

8. 病毒性肝炎、自身免疫性肝病和代谢性肝病均可导致氨基转移酶水平升高，诊断过程中必须对此进行评估。

（三）影像学表现

影像学研究不能对良性脂肪变性与NASH进行鉴别，尽管NASH通常是弥漫性的，而脂肪变性可以是局灶性的也可以是弥漫性的。影像学检查可见局灶性或弥漫性脂肪变性。

1. *超声检查*
   - 肝脏回声增强或“明亮”。
   - 在脂肪沉积较多时，超声检查才可以检测到脂肪变性。
   - 肝硬化也可引起肝脏回声增强，但纹理通常较粗糙。

2. CT
   - 在非增强的图像中，脂肪变性的肝脏密度比脾脏密度低。

3. *磁共振成像*（MRI）
   - MRI是检测肝脏脂肪最敏感的无创方法。
   - 根据T_1加权成像上的信号强度降低，相移可以用于确定局灶性脂肪。

4. *局灶性脂肪沉积*
   - CT显示肝脂肪变性的患者中，多达1/3的人存在局灶性脂肪沉积。
   - 可以在外周（特别是行腹膜透析并应用胰岛素的糖尿病患者）、中央或门静脉周围。
   - 通常为非球面或几何形状。
   - 不会对相邻器官结构产生占位效应。

- 少数需要进行细针穿刺活检来明确诊断。

5. 正常肝岛（局灶性脂肪缺失）
   - 正常肝岛是指影像上脂肪肝内的正常肝脏区域。
   - 超声检查显示为相对低回声（与周围明亮的肝脏相比较）。
   - CT显示为相对较高密度。
   - 形状通常是几何形状。
   - 位置通常位于尾状叶或胆囊旁。
   - 这可能是由于部分肝脏接受异常的胃静脉血供，而相隔部分肝脏接受富含胰岛素的门静脉血供。
6. 脂肪肝中其他病变的鉴别问题
   - 血管瘤在超声检查中通常的特征性表现是高回声，而在脂肪肝中却表现为相对低回声。
   - 由于通常为高回声的胆管壁和肝实质之间的对比度消失，所以脂肪肝内胆管扩张难以识别。

（四）肝组织活检（见第1章）

1. 对于不明原因氨基转移酶升高的患者，需要及早行肝组织活检以明确诊断；除非患者接受停止使用特定药物、积极改变生活方式或避免职业暴露的治疗性试验，否则肝活检不应延后。
2. 当影像学提示脂肪变性，但氨基转移酶水平正常时，通常不需行肝组织组织活检。
3. NASH的组织学表现包括：
   - 脂肪变性：肝细胞内的脂肪滴（三酰甘油）可以大（大到将细胞内容物挤压至胞质周围），也可以小，或2种类型混合存在。
   - 炎症：肝小叶内混合有中性粒细胞和单核细胞浸润；少数病例可以表现为门静脉慢性炎症，儿童和治疗后的患者尤其多见；细胞质内容物淡染并肝细胞气球样增大，标志着肝细胞损伤。
   - Mallory-Denk小体：与酒精性肝炎相比，气球样变的肝细胞胞质中嗜酸性的角蛋白聚集体体积较小。
   - 糖原核：充满于细胞核内空泡，清晰可辨。
   - 纤维化：与酒精性肝病相似，中央静脉周围纤维化和呈“鸡丝”状的窦内纤维化意味着有进展为终末期肝病的风险。纤维化分为1级（仅窦周或门静脉周围）、2级（窦周和门静脉周围）、3级（桥接）或4级（肝硬化）。

六、预后（图9.1）

（一）脂肪变性

单纯的脂肪变性通常是良性病变（尽管在临床上可引起显著的右上腹痛）。有时脂肪变性会发展为纤维化。

（二）NASH

- NASH患者发生肝纤维化和肝硬化的风险为10%～50%。
- 初次活检无纤维化的患者发生肝硬化的风险很低。
- 晚期NASH伴肝纤维化或肝硬化的患者可迅速发展为肝细胞肝癌。

七、治疗

（一）减肥和运动

1. 对于有肝脂肪变性或NASH的超重或肥胖患者，逐渐及持续的减肥有助于减轻脂肪变性，恢复氨基转移酶水平至正常水平。
2. 蛋白质营养不良导致的体重减轻并不能改善肝脏脂肪变性。
3. 通过减肥手术瘦身可以改善NASH，但患者在术后必须坚持饮食指导以减轻体重，并需避免营养不足。
4. 不减重而仅仅改善2型糖尿病患者的血糖控制是没有帮助的。
5. 经常运动可提高胰岛素敏感性，改善NAFLD。

（二）药物

目前还未批准任何药物用于治疗NASH；但以下药物已进行了临床试验：

- 吡格列酮似乎对一些患者有益，可能是通过改善脂肪细胞胰岛素敏感性和防止不适当的脂肪分解发挥作用；副作用包括增加体重、加重心力衰竭及引起的骨质疏松症可能。
- 维生素E可能对某些患者有益。
- 目前许多治疗NASH的药物正在进行评估。
- 他汀类药物对NASH患者并非禁忌。

参考文献

Angulo P, Kleiner DE, Dam-Larsen S, et al. Liver fibrosis, but no other histologic features, is associated with long-term outcomes of patients with nonalcoholic fatty liver disease. *Gastroenterology*. 2015; 149: 389-397.

Bays H, Cohen DE, Chalasani N, et al. An assessment by the Statin Liver Safety Task Force: 2014 update. *J Clin Lipidol*. 2014; 8: S47-S57.

Centis E, Marzocchi R, Di Domizio S, et al. The effect of lifestyle changes in non-alcoholic fatty liver disease. *Dig Dis Sci*. 2010; 28: 267-273.

Chalasani N, Younossi Z, Lavine JE, et al. The diagnosis and management of non-alcoholic fatty liver disease: practice guideline by the American Association for the Study of Liver Diseases, American College of Gastroenterology, and the American Gastroenterological Association. *Hepatology*. 2012; 55: 2005-2023.

Johnson NA, Keating SE, George J. Exercise and the liver: implications for therapy in fatty liver disorders. *Semin Liver Dis*. 2012; 32: 65-79.

Lassailly G, Caiazzo R, Buob D, et al. Bariatric surgery reduces features of nonalcoholic steatohepatitis in morbidly obese patients. *Gastroenterology*. 2015; 149: 379-388.

Marchesini G, Mazzella N, Forlani G. Weight loss for a healthy liver. *Gastroenterology*. 2015; 149: 274-278.

McKenney JM, Davidson MH, Jacobson TA, et al. Final conclusions and recommendations of the National Lipid Association Statin Safety Assessment Task Force. *Am J Cardiol*. 2006; 97(8A): 89C-94C.

Neuschwander-Tetri BA, Unalp A, Creer MH, et al. Influence of local reference populations on upper limits of normal for serum alanine aminotransferase levels. *Arch Intern Med*. 2008; 168: 663-666.

Neuschwander-Tetri BA. Hepatic lipotoxicity and the pathogenesis of nonalcoholic steatohepatitis: the central role of nontriglyceride fatty acid metabolites. *Hepatology*. 2010; 52: 774-788.

Neuschwander-Tetri BA. Carbohydrate intake and nonalcoholic fatty liver disease. *Curr Opin Clin Nutr Metab Care*. 2013; 16: 446-452.

Ratziu V. Pharmacological agents for NASH. *Nat Rev Gastroenterol Hepatol*. 2013; 10: 676-685.

Rinella ME. Nonalcoholic fatty liver disease: a systematic review. *JAMA*. 2015; 313: 2263-2273.

Sullivan S. Implications of diet on nonalcoholic fatty liver disease. *Curr Opin Gastroenterol*. 2010; 26: 160-164.

第10章 药物性和中毒性肝病

James H. Lewis, MD 著
孙 颖 董艳丽 译 吉程程 校

要 点

1. 前瞻性的美国药物性肝损伤网络（DILIN）中的数据显示，10个导致急性药物性肝损伤（DILI）的最常见病因分别是阿莫西林克拉维酸（amox-clav）、异烟肼（INH）、呋喃妥因、复方磺胺甲噁唑（SMX-TMP）、米诺环素（minocycline）、头孢唑林、阿奇霉素、环丙沙星、左氧氟沙星、双氯芬酸。与这10种药物相关的肝损伤超过DILIN全网报道的由190种药物所引起的总肝损伤的1/3。
2. 急性DILI虽然不常见，但它始终是导致急性肝衰竭（acute liver failure, ALF）最常见的原因；其中对乙酰氨基酚是首要的致病原因，其次是抗结核药物异烟肼、非磺胺类抗生素（nonsulfa antibiotics）和磺胺类药物。
3. 在美国和其他发达国家，草药和膳食补充剂（HDS）导致的肝毒性也已成为肝损伤的常见原因。在DILIN数据中显示，HDS肝损伤的发生率已达到16%，与2005年相比已增加了2倍，成为第三类最常见的DILI相关药物。在青年男性中，因健美而使用含促合成代谢类固醇补充剂常可引起持续黄疸。
4. DILI的临床过程和预后的差别较大，可以表现为仅出现血清ALT升高的自限性过程，也可表现为药物诱导性急性肝衰竭。根据Hy法则，出现黄疸的DILI患者死亡率或需要肝移植手术率可达到10%甚至更高。这在几个大规模的国家注册临床试验中被证实，其中包括美国目前正在进行的DILIN研究。
5. 由于DILI临床表现可模拟任何一种目前已知的急慢性肝病，因此，诊断DILI就变得十分困难，对于可疑药物所致肝损伤的生化损伤模式和临床特征的了解十分重要，因为组织学特征通常并非特异，而且很少能确定诊断。
6. DILI的诊治指南已经出版，但是DILI特异性的解毒剂和疗法仍十分有限。*N*-乙酰半胱氨酸（NAC）是对乙酰氨基酚特异的解毒剂，是对乙酰氨基酚过量的主要治疗药物，然而NAC对于非对乙酰氨基酚药物诱导的肝衰竭疗效仍然十分有限，通常只用于早期出现昏迷的成年患者。
7. 美国国立医学图书馆的LiverTox.nih.gov 网站是一个交互式的在线虚拟教材，网站包含几百种导致肝损伤药物的最新信息。

一、概述

1. 在LiverTox数据库中列出了超过670种的药物（如果将HDS和工业化学品也包含在内则有超过1000种化合物）。
2. 美国DILIN数据显示，由非对乙酰氨基酚导致的DILI的原因中，前10位中有9种都是抗生素。处于前3位的分别是阿莫西林克拉维酸、异烟肼、呋喃妥因。而由这前10位的药物引起的DILI占所有DILI病例的1/3以上。最常见的25种致DILI的药物（包括HDS）引起的病例则占全部190种药物引发病例的50%。
3. 目前由工业化学物所致的肝损伤较过去明显减少，这部分归因于职业安全操作流程的改善。但是由家庭日用品所致的肝损伤却持续被报道，如幼儿不慎摄入含铁的物质而导致铁中毒。而在发展中国家暴露于其他重金属（如磷、铜）是十分常见的问题。
4. 在具有肝毒性的植物中，蘑菇是最为常见的一种，一旦发现需紧急处理，否则易导致急性肝衰竭的发生。
5. HDS导致的肝损伤已逐渐被认识，目前HDS已成为美国药物性肝损伤的第三大主要原因。
6. 虽然DILI的总体发病率较低，但是它却具有潜在的危害和重要的临床意义。因DILI导致的肝衰竭中死亡或需肝移植的风险达10%，所以药物研发的临床试验中肝毒性是新药被撤回最常见的原因之一。
7. 在药物导致肝损伤的过程中，绝大多数是不能被预测的，这种肝损伤并非剂量依赖性的（即所谓的代谢特异质型）。DILI发病的宿主因素通常包括女性、高龄、肥胖、基础慢性乙型肝炎、慢性丙型肝炎、人类免疫缺陷病毒感染，以及慢性酒精中毒等。最近的研究显示药物的药理特性（如日剂量高、肝脏代谢率高、亲脂性高），患者固有免疫系统和存在某些遗传标志物（人类白细胞抗原和细胞色素P450多态性）可能是DILI发生的重要因素。
8. DILI的临床表现差异很大，可表现为无症状血清ALT升高，也可表现为急性肝衰竭。某些药物可能引起特征性的临床症状，从而可以与其他原因所致的急性肝损伤和慢性肝病进行区分，有助于DILI的诊断。
9. DILI的诊断十分具有挑战性，因为药物损伤可以模拟任何原因所致的急性、慢性、良性、恶性、血管性和肉芽肿性肝病，且无特异性的生物标志物或特定的组织学特征。因此，目前DILI的诊断仍然是排他性诊断。当临床中遇到怀疑某种药物可能导致肝损伤时，了解该种药物曾经引起肝损伤病例的生化学特征和临床病理学特征十分重要。诊断评估越充分，就越能排除其他常见或少见的肝病病因。
10. 有几个因果关系评估的方法有助于DILI的诊断。其中RUCAM（Roussel-Uclaf Causality Assessment Method）评分对于诊断DILI较为特异，但是需要临床专家进行计算评分和诠释。在发现精确诊断DILI的特异性生物标志物之前，对DILI有丰富临床经验的医师观点仍然是最为重要的诊断方式。

11. 确诊可疑的DILI需要立即停用可疑致病药物。患者的生化和临床异常在停药后通常都能迅速开始缓解。如患者出现不能改善的超敏反应或自身免疫特征时，可能需要糖皮质激素治疗。*N*-乙酰半胱氨酸（NAC）通常仅用于在服用后16小时内就诊的对乙酰氨基酚过量使用的患者。NAC也可用于非对乙酰氨基酚药物引起的急性肝衰竭，但是只有在出现早期肝性脑病的成年患者中表现出获益（见第2章）。

二、流行病学

1. 虽然重症DILI较为少见，但是在美国和其他西方国家药物所致的肝衰竭是ALF中最为常见的原因，在美国，每年约2000例的ALF患者中，与对乙酰氨基酚相关的可占40%～50%。
   - 其他的药物（包括HDS）所致ALF占11%～12%，这个比例与急性病毒性肝炎所致ALF的比例相近，但超过其他所有的已明确的原因。
   - 因ALF行肝移植患者中，药物诱导的ALF约占15%。由对乙酰氨基酚所致的ALF占绝大多数，而其他因特异质型的DILI所致的ALF则相对少见。
2. 在西方国家因非对乙酰氨基酚所致的DILI年发生率为（10～20）/10万。在住院患者中，DILI是导致黄疸性疾病相对少见的原因。
3. 在爱尔兰的住院患者中，血清ALT>1000U/L的肝损伤中，缺血性肝损伤是最为常见的病因（61%），DILI位居第2（16%），居第3位的是急性病毒性肝炎（12%），不明原因的占5%，急性胆总管结石占4.4%。对乙酰氨基酚中毒在DILI患者中接近50%，其他DILI致病药物还包括抗结核药物和其他抗生素。
4. DILIN中最常见的DILI原因详见表10.1。前10种最常见的药物所致肝损伤约占190种已在网站注册的药物所致肝损伤的35%。前25种药物所引起的DILI约占所有病例的50%。
5. 美国ALF研究小组列出了最常见的导致ALF的原因和诱导ALF的药物，参见表10.2（见第2章）。
   - 药物诱导ALF的定义：满足下列所有的项目
     - 肝性脑病：任何程度的神志改变（如昼夜颠倒，定向力下降、嗜睡）。
     - 凝血功能障碍（INR>1.5）。
     - 既往无肝硬化。
     - 病程小于26周。
   - 非对乙酰氨基酚药物引起的ALF预后较差，如不行肝移植手术，其死亡率高达75%。

表10.1　2004～2015年美国DILIN中最常见的导致DILI的药物

序号	药物	病例数（%）
1	草药和膳食补充剂	145（16.1）
2	阿莫西林克拉维酸	91（10.1）
3	异烟肼	48（5.3）
4	呋喃妥因	42（4.7）
5	甲氧苄啶磺胺异噁唑	31（3.4）
6	米诺环素	28（3.1）
7	头孢唑林	20（2.2）
8	阿奇霉素	18（2.0）
9	环丙沙星	16（1.8）
10	左氧氟沙星	13（1.4）
11	双氯芬酸	12（1.3）
12	苯妥英	12（1.3）
13	甲基多巴	11（1.2）
14	硫唑嘌呤	10（1.1）
15	肼屈嗪	9（1.0）
16	拉莫三嗪	9（1.0）
17	巯嘌呤	9（1.0）
18	阿托伐他汀	8（0.9）
19	莫西沙星	8（0.9）
20	别嘌醇	7（0.8）
21	度洛西汀	7（0.8）
22	瑞舒伐他汀	7（0.8）
23	泰利霉素	7（0.8）
24	特比萘芬	7（0.8）
25	丙戊酸	7（0.8）

注：DILI，药物性肝损伤

摘自：Chalasani NP，Bonkovsky HL，Fontana RJ，et al.Drug-induced liver injury in the USA：a report of 899 instances assessed prospectively.*Gastroenterology*.2015；148：1340-1352.

表10.2　美国急性肝衰竭研究小组数据库中急性肝衰竭和特异质型DILI原因

急性肝衰竭原因（$n=2000$）	病例数（%）	特异质型DILI原因（$n=133$）	病例数（%）
对乙酰氨基酚	916（45.8）	抗结核药物	25（18.8）
特异质型DILI	220（11）	非磺胺类抗生素	19（14.3）
乙型肝炎	142（7.1）	磺胺类药物	12（9.0）
甲型肝炎	36（1.8）	抗真菌药物	6（4.5）
自身免疫	137（6.8）	HDS	14（10.5）
缺血	112（5.6）	抗癫痫药物	11（8.3）
Wilson病	25（1.25）	精神药品	4（3.0）
Budd-Chiari综合征	15（0.075）	抗代谢药物	11（8.3）
妊娠	18（0.09）	非甾体抗炎药	7（5.3）
其他	134（6.7）	他汀类药物	6（4.5）
病因不明	245（12.25）	生物制剂	4（3.0）
		其他	8（6.0）

注：DILI，药物性肝损伤；HDS，草药和膳食补充剂

6. 由HDS所致的肝损伤越来越多地被认识和报道。DILIN网站报道，因HDS引起的DILI占16%，仅次于DILI首要的致病原因——抗生素类药物。同样，HDS也是药物性ALF的重要原因。随着HDS的广泛使用，FDA和国外监管机构对一些产品发布的安全警告数目也在增加，如减肥和健美药品Hydroxycut、OxyELITE Pro.。2003～2013年，DILIN报道的HDS相关的肝损伤患者中，健美类HDS占35%。在这些HDS中，多数为促蛋白合成类固醇激素、一氧化氮促进剂、减肥品。此外，大多数患者同时服用一种以上的复合制剂，使因果关系难以确定。涉及的产品超过200种（表10.3）。

表10.3　具有潜在肝毒性的草药和膳食补充剂

治疗药物	用途	来源	肝毒性的成分	报道的肝损伤类型
Barakol	抗焦虑药	铁刀木（*Cassia siamea*）	不确定	可逆性肝炎或胆汁淤积
黑升麻（black cohosh）	更年期症状	总状升麻（*Cimicifuga racemosa*）	不确定（线粒体损伤?）	急性肝炎，急性肝衰竭（未经证实）
灌木茶（bush tea）	发热	千里光（*Senecio*），天芥菜（*Heliotropium*），猪屎豆（*Crotalaria* spp.）	吡咯里西啶类生物碱	SOS引起的Budd-Chiari样疾病

续表

治疗药物	用途	来源	肝毒性的成分	报道的肝损伤类型
鼠李(cascara)	泻药	乌苏里鼠李(*Cascara sagrada*)	蒽苷	淤胆型肝炎
Chaso/onshido	减肥	—	*N*-亚硝基芬氟拉明	急性肝炎,急性肝衰竭
灌木叶[chaparral leaf(greasewood, creosote bush)]	补肝膏,烧伤膏,减肥	三齿拉雷亚灌木(*Larrea tridentate*)	去甲二氢愈创木酸	急性黄疸型肝炎和慢性肝炎、急性肝衰竭
紫草(comfrey)	草药茶	聚合草(*Symphytum officinale*)	吡咯里西啶生物碱转化为肝毒性的加合物	急性SOS、肝硬化
石蚕(germander)	减肥、发热	石蚕属(*Teucrium chamaedrys*, *Teucrium capitatum*, *Teucrium polium*)	二萜类化合物、环氧化合物	急性和慢性肝炎、自身免疫性损伤(?)、ALF
白屈菜(greater celandine)	胆结石,肠易激综合征	白屈菜(*Chelidonium majus*)	不确定	淤胆型肝炎、纤维化
康宝莱产品(Herbalife products)	营养保健	多种成分	多种	严重肝炎、ALF
Hydroxycut(初始配方)	减肥	茶树(*Camellia sinensis*)	绿茶提取物	急性肝炎、ALF
美鳞菊(impila)	多用途	月桂美鳞菊(*Callilepis laureola*)	苍术酸钾(potassium atractylate)	肝坏死
金不换(jin bu huan)	帮助睡眠,止痛	千层塔(*Lycopodium serratum*)	左旋四氢巴马汀(?)	急慢性肝炎或胆汁淤积、脂肪变性
Kava kava	抗焦虑药	卡瓦胡椒(*Piper methysticum*)	卡瓦内酯,吡喃酮	急性肝炎、胆汁淤积、ALF(?)
康普茶(kombucha)	减肥	地衣生物碱	松萝酸	急性肝炎
Lipokinetix	减肥	地衣生物碱	松萝酸	急性肝炎、黄疸、ALF
麻黄(ma huang)	减肥	麻黄属(*Ephedra spp.*)	麻黄碱	严重肝炎、ALF
槲寄生(mistletoe)	哮喘,不孕	槲寄生(*Viscus album*)	不确定	肝炎(联用黄芩时)
OxyELITE Pro	功能增强剂	多种成分	不确定[印枳碱(?)、二甲戊胺(?)]	严重急性肝炎、ALF

续表

治疗药物	用途	来源	肝毒性的成分	报道的肝损伤类型
薄荷油[pennyroyal (squawmint oil)]	堕胎药，驱虫剂	穗花薄荷(*Hedeoma pulegioides*)，唇萼薄荷(*Mentha pulegium*)	胡薄荷酮 薄荷呋喃 单萜	急性肝细胞坏死伴惊厥、循环崩溃、多器官衰竭
檫木(sassafras)	草药茶	白檫木(*Sassafras albidum*)	黄樟油	肝细胞肝癌(动物中)
锯棕榈(saw palmetto)	前列腺疾病	锯棕榈(*Serenoa repens*)	激素诱导损伤(?)	慢性胆汁淤积
番泻叶(senna)	泻药	番泻叶	番泻苷类生物碱；蒽酮	急性肝炎
首乌片(shou-wu-pian)	传统医学	何首乌	不确定	急性肝炎或胆汁淤积
黄芩(skullcap)	抗焦虑，镇静	黄芩	二萜	肝炎(常发生在与其他药物联用时)
小柴胡汤(syo-saiko-to)	多用途	黄芩根	二萜	肝细胞坏死、胆汁淤积、脂肪变性、肉芽肿
缬草(valerian)	镇静药，睡眠辅助剂	欧缬草(*Valeriana officinalis*)	不确定	血清ALT、AST升高(常发生在与其他药物联用时)

注：ALF，急性肝衰竭；ALT，丙氨酸转氨酶；AST，天冬氨酸转氨酶；SOS，肝窦阻塞综合征

三、生化、临床和病理特征

1. DILI可表现为无症状的血清ALT和AST水平的升高，当超过正常值上限3倍以上时具有较大的临床意义。
   - 不同的实验室，ALT及AST水平的正常值上限有所差异。
   - 无肝病的健康人群，对于男性其血清ALT的正常值通常小于30U/L，而女性通常小于19U/L(见第1章)。
2. 如果患者ALT水平升高未恶化，即使继续用药，患者并无任何与肝炎相关的临床症状，这种情况被称为“药物耐受”，说明肝脏对亚临床损伤耐受。
   - 可发生药物耐受的药物及其耐受发生的百分比情况见表10.4。
   - 值得注意的是在某些患者中ALT水平可能呈进行性升高，进而导致显性肝损伤。因此，临床中需要密切监测患者的生化指标和临床表现。

表10.4 药物相关的肝脏“耐受”

举例	药物耐受发生率（%）
他克林	>25
胺碘酮、氯丙嗪、苯妥英、丙戊酸盐	20～25
雄激素、双硫仑、依托红霉素、异烟肼、来氟米特、酮康唑	10～20
非甾体抗炎药（如双氯芬酸）	5～10
他汀类药物、磺胺类药物、磺酰脲类药物、三环类抗抑郁剂	<5

3. 识别DILI生化损伤的模式（肝细胞型、胆汁淤积型、混合型）及生化指标的绝对值（超过正常值上限的倍数）和ALT（或AST）与ALP比值，以及总胆红素的水平，对于诊断DILI的临床分型具有重要的意义。特别是易与DILI 相混淆的酒精性肝病（ALD），可通过其具有的独特生化特征与DILI相鉴别。
   - 根据*R*值确定DILI生化损伤的模式：
     - 这种分类系统通过ALT与ALP的比值把肝损伤分为肝细胞型、胆汁淤积型和混合型。
     - 1990年在国际共识会议中首次提出该分类方法。
     - 血清胆红素水平并不是*R*值计算的组成部分；如果出现黄疸，这种类型的损伤则被认为是肝细胞性黄疸或胆汁淤积性黄疸。

$$R = \text{ALT/ULN} \div \text{ALP/ULN}$$

     - 肝细胞损伤型（$R \geqslant 5$，且ALT>2× ULN）。
     - 胆汁淤积型（$R \leqslant 2$ 且 ALP>2×ULN）。
     - 混合型（2>*R*>5 且 ALT、ALP 均>2× ULN）。
   - *R*值有助于确定某种药物是否是导致肝损伤的原因（表 10.5）。
     - 举例：ALT 500U/L（ULN为40U/L）；ALP 230U/L（ULN为115U/L）

$R=(500/40) \div (230/115) = 6.25$，提示DILI为肝细胞损伤型。

4. ALT及AST的绝对值（超过正常值上限的倍数）和ALT/AST值有助于鉴别特异质型DILI与其他原因所致肝损伤。ALT的平均峰值在急性特异质型DILI中显著低于急性病毒性肝炎、缺血性肝炎、进食有毒菌类所致的急性中毒性肝炎、对乙酰氨基酸或化学物质所致的肝炎。某些非DILI所致的肝损伤AST>ALT（表10.6）。

表10.5 不同种类药物所致肝损伤类型

药物种类	肝细胞型（$R \geq 5$）	急性胆汁淤积（$R \leq 2$）	慢性胆汁淤积/胆管消失综合征（$R \leq 2$）举例	肉芽肿（$R \leq 2$ 或混合型）	AIH（可能为肝细胞型、胆汁淤积型或混合型）
麻醉剂	氟烷				
抗生素	磺胺类药物 酮康唑 氨苯砜	依托红霉素 阿莫西林克拉维酸 氟氯西林	克林霉素 阿莫西林克拉维酸 噻苯唑 甲氧苄啶磺胺异噁唑	—	呋喃妥因 米诺环素
抗结核药	异烟肼 吡嗪酰胺 利福平	—	—	—	—
抗癫痫药物	苯妥英 丙戊酸钠 卡马西平	—	—	苯妥英	—
抗炎药/镇痛药	双氯芬酸 对乙酰氨基酚	舒林酸	—	别嘌醇 金盐	双氯芬酸
精神药品	三环类抗抑郁药	氯丙嗪 氟哌啶醇	氯丙嗪 氟哌啶醇 丙米嗪	卡马西平	—
其他原因	双硫仑 拉贝洛尔 丙硫氧嘧啶 烟酸	合成类固醇激素和避孕药 卡托普利 全胃肠外营养	甲苯磺丁脲 乙炔雌二醇 特比萘芬	肼屈嗪 奎尼丁 矿物油	非诺贝特 英利昔单抗 伊匹单抗 甲基多巴 普鲁卡因胺 他汀类药物

注：R=ALT/ULN ÷ ALP/ULN。ALT，血清丙氨酸转氨酶水平；ALP，血清碱性磷酸酶水平；ULN，正常值上限

表10.6 ALT/AST峰值及比值在不同急性肝损伤中的特点

肝损伤原因	峰值	血清ALT/AST值	注释
急性肝细胞性特异质型DILI	<2000 U/L，平均峰值500～800U/L	ALT>AST	黄疸出现意味着肝功能受损
酒精性肝病，酒精性肝炎（AH）	AST <300U/L，ALT<100U/L	AST>ALT，(2～3)∶1	酒精性肝炎患者可出现右上腹（RUQ）疼痛，白细胞增多，黄疸

续表

肝损伤原因	峰值	血清ALT/AST值	注释
急性甲型肝炎或急性乙型肝炎	<6000U/L	ALT>AST	通常数周恢复
急性丙型肝炎	<2000U/L	ALT>AST	无黄疸出现的患者具有慢性化风险
缺血性肝炎（急性缺氧性肝炎）	可超过10 000U/L	AST>ALT LDH>ALT	10天之内快速恢复
鹅膏菌及其他毒蕈中毒	可超过10 000U/L	ALT ≥ AST	常进展为ALF
四氯化碳和其他化学毒素	可超过10 000 U/L	ALT ≥ AST	常进展为ALF

注：ALF，急性肝衰竭；ALT，丙氨酸转氨酶；AST，天冬氨酸转氨酶；LDH，乳酸脱氢酶

5. 血清γ-谷氨酰转肽酶（GGTP）水平的升高可反映多种原因导致的肝脏炎症或酶诱导产生（一般不认为GGTP是一个真正的肝损伤相关的生化指标）。
   - 在胆汁淤积性肝损伤时GGTP与ALP平行升高。
   - 轻中度GGTP升高见于特异质型DILI、非酒精性脂肪性肝病（NAFLD）及其他慢性肝病。
   - 在酒精性肝病患者中，GGGT升高的水平与AST和ALT不成比例（由于酶诱导所致）。
   - 单纯GGTP升高见于抗癫痫药物的使用（如苯妥英、巴比妥酸盐）、饮酒、脂肪肝、心力衰竭。
6. 特异质型DILI相关的临床症状：
   - 多数轻度DILI患者表现为无症状的自限性ALT及AST升高。
   - 重症的DILI患者的临床特征通常是非特异性的，约有60%的患者出现恶心，40%的患者出现腹痛，70%的患者出现黄疸，50%的患者出现皮肤瘙痒。
   - DILI相关的临床综合征见表10.7。
7. 最为常见的特异质型DILI临床病理表现见表10.8。
8. 常见化学性肝损伤的临床表现见表10.9。

表10.7 急性药物性肝损伤（DILI）相关的临床综合征

临床综合征	表　现	致病药物
急性病毒性肝炎样	无超敏反应的临床症状 表现为乏力不适、厌食、恶心、呕吐、右上腹疼痛	异烟肼
急性超敏反应	发热、皮疹和（或）嗜酸性粒细胞增多，通常潜伏期短，再次用药快速出现类似症状	别嘌醇、阿莫西林克拉维酸、卡马西平、氟烷、苯妥英、甲氧苄啶磺胺异噁唑
砜反应	发热、剥脱性皮炎、淋巴结肿大、异淋增多症、嗜酸性粒细胞增多症、溶血性贫血、高铁血红蛋白血症	氨苯砜
假性单核细胞增多症	超敏反应综合征伴随异淋增多，淋巴结肿大和脾大	苯妥英、氨苯砜、磺胺类药物
严重皮肤损伤相关的DILI	Stevens Johnson综合征、中毒性表皮坏死松解症	苯妥英、卡马西平、氨苯砜、奈韦拉平、别嘌醇、甲氧苄啶磺胺异噁唑
自身免疫性肝炎	疲劳、厌食、嗜睡、关节痛、自身抗体阳性（抗核抗体和平滑肌/抗肌动蛋白抗体）	呋喃妥因、米诺环素、甲基多巴
伴有自身免疫性肝炎的免疫介导的结肠炎	症状同自身免疫性肝炎	伊匹单抗
急性胆囊炎样	胆性疼痛	依托红霉素、头孢曲松
Reye综合征样	肝细胞损伤、酸中毒、高血氨、脑病、腹痛、恶心、呕吐、癫痫矛盾性恶化，肝组织活检提示小泡性脂肪变性	丙戊酸
Budd-Chiari综合征样	由于肝窦阻塞综合征所致的急性发作的腹水及黄疸	清髓性骨髓干细胞移植
伴有不典型癫痫发作的肝损伤	可能出现癫痫加重和更频繁的癫痫发作（包括癫痫持续状态）和严重腹痛	丙戊酸
无肝硬化的门静脉高压	由于结节性再生性增生引起的食管静脉曲张破裂出血和（或）腹水	硫唑嘌呤 巯嘌呤

表10.8　常见药物导致药物性肝损伤的临床病理特征

药物	发病时间	临床特征	组织学特征	生化损伤类型	注释
阿莫西林克拉维酸	平均17天（可能延迟到治疗后6～7周）	约2/3的患者出现超敏反应表现（发热、皮疹、嗜酸性粒细胞增多症）、间质性肾炎、涎腺炎	急性和慢性胆汁淤积；可能演变为胆管消失综合征	急性肝细胞损伤型患者通常小于55岁 胆汁淤积型或混合型患者常大于55岁	老年男性多于女性；既往暴露过的患者风险更高
异烟肼	2～4个月	急性病毒性肝炎样表现（恶心、腹痛、黄疸、乏力，周身不适），可进展为急性肝衰竭；通常在4周内恢复	弥漫性变性坏死，死亡患者表现为大片坏死（常伴有嗜酸性粒细胞增多）	肝细胞型 血清ALT可超过1000U/L，部分患者出现黄疸，10%～20%的患者无临床症状，仅表现为ALT水平升高	发病风险为年龄依赖性；基线ALT水平升高及合并使用利福平的患者具有较高风险
呋喃妥因	1～2周（可在短期治疗后延迟发作）	伴有超敏反应的急性肝炎；可同时出现肺炎和肝炎	—	急性肝细胞损伤型多于胆汁淤积型	急性肝损伤较为少见
	数月到数年	起病隐匿，患者表现为乏力、虚弱、黄疸	类似慢性自身免疫性肝炎其次为肉芽肿性肝炎	急性/慢性肝细胞损伤型；高球蛋白血症，2/3患者抗核抗体或抗平滑肌抗体阳性	慢性肝损伤常见（1/1500），女性多于男性
甲氧苄啶磺胺异噁唑	数天至数周	急性超敏反应，伴有嗜酸性粒细胞增多症，异淋增多	急性胆汁淤积症可演变成伴有胆管消失综合征的慢性胆汁淤积	急性胆汁淤积型多于混合型；其次为轻度反应伴有肉芽肿的患者	在HIV阳性患者中超敏反应的发生率较高（与正常人群相比为70% vs 3%）
米诺环素	平均在用药后15天	快速发病，类似血清病样疾病，表现为发热、肌痛、关节痛、皮疹	自身免疫性肝炎的典型特征	急性肝细胞损伤型	40岁以下女性最易发病，潜伏期约为男性的1/2
	3～4周	超敏反应综合征，表现为剥脱性皮炎、嗜酸性粒细胞增多症			

续表

药物	发病时间	临床特征	组织学特征	生化损伤类型	注释
	大于1年	慢性药物诱导狼疮样综合征，表现为黄疸、乏力不适、多关节痛、发热，出现自身抗体（通常为抗核抗体）		慢加急性自身免疫性肝炎样损伤、抗核抗体和（或）抗平滑肌抗体阳性	
头孢唑林	平均20天；使用1次即可出现肝损伤； 再次使用发病的潜伏期短（3～6天）	主要表现为免疫导致的过敏反应（黄疸、皮肤瘙痒、恶心、发热、皮疹）；通常为轻度至中度的肝损伤，可自限	胆汁淤积型肝炎；慢性胆汁淤积型较少见；炎症浸润主要为嗜酸性粒细胞	患者主要表现为胆汁淤积型或混合型 平均血清ALT峰值为409U/L，ALP 409U/L，总胆红素为9.8mg/dl	与其他头孢菌素类药物导致的肝损伤相比，损伤程度较轻
阿奇霉素	14天（通常在药物治疗4天后发生，波动在2～7天）	主要表现为黄疸（平均总胆红素峰值为9.2mg/dl），超敏反应性皮损占10%，有基础肝病者偶尔出现死亡或因肝损伤需要肝移植手术治疗	肝内胆汁淤积；在持续淤胆的患者中可出现胆管缺失和肝窦阻塞综合征	肝细胞型超过50%（平均ALT峰值为2127U/L） 胆汁淤积型占1/3（平均ALP峰值为481U/L）；混合型约占10%	在具有慢性肝病基础的患者中风险最高
氟喹诺酮（环丙沙星、左氧氟沙星）	数天至数周	典型表现为过敏反应的免疫学特征	局灶性坏死 嗜酸性粒细胞增多	肝细胞型、胆汁淤积型、混合型均有报道	有报道显示曲伐沙星可引起急性和慢性肝衰竭
双氯芬酸钠	1～3个月	绝大多数患者表现为乏力、厌食、恶心，半数患者可出现黄疸	3区肝细胞坏死或混合损伤；肝内胆汁淤积型的患者约占8%	主要为肝细胞型 具有自身免疫性肝炎的临床特征，如抗核抗体阳性病例也有报道	平均年龄为60岁，患有骨性关节炎的女性较为易感

续表

药物	发病时间	临床特征	组织学特征	生化损伤类型	注释
双硫仑	2～12周（再次用药发生肝损伤的时间则大大缩短）	约有25%的患者表现为无症状的血清ALT水平的升高；较为严重的患者其表现类似于急性病毒性肝炎（周身不适、食欲缺乏、右上腹痛）甚至可进展为高死亡率的急性肝衰竭。一些患者还可表现为发热、皮疹、嗜酸性细胞增多等过敏反应	肝细胞局灶性坏死至广泛坏死；在出现皮疹和发热的患者中可出现嗜酸性粒细胞浸润的慢性炎症 无脂肪肝变、无多形核白细胞及Mallory 小体（与酒精性肝炎相比）	主要为肝细胞损伤；4%～5%的患者血清ALT水平超过3倍ULN；ALT峰值可超过1000U/L（与酒精性肝炎相比） 通常在停药1～2个月后恢复	双硫仑治疗的人群中发生急性重症肝炎的风险约为每年1/（10 000～30 000）
生物制剂（英利昔单抗、伊匹单抗）	伊匹单抗为3～9周	可能伴有结肠炎及其他自身免疫性相关的症状	病理表现与自身免疫性肝炎一致	常表现为免疫相关性肝炎，病情可能较为严重（血清AST或ALT>8×ULN，或胆红素>5×ULN	免疫相关肝炎
苯妥英	数天至2个月	约30%患者出现急性全身过敏反应和黄疸；20%左右的患者损伤较轻，仅表现为氨基转移酶升高；可能出现类似于“假性淋巴瘤或单核细胞增多症样综合征”的表现及淋巴结肿大和异淋增多的情况；几乎所有患者均出现全身性皮疹甚至剥脱性皮炎（抗惊厥药导致的过敏综合征中的一部分）	弥漫性变性，多灶性或大块状坏死，易见凋亡小体、嗜酸性粒细胞及淋巴细胞聚集，有时可见增生的Kupffer细胞局部聚集。可见肉芽肿样炎症；肝窦内淋巴细胞呈串珠样、肉芽肿样改变、肝细胞有丝分裂频繁，其表现与传染性单核细胞增多症类似	表现为混合型肝细胞损伤，胆汁淤积表现可较为突出，但仍以肝细胞毒性为主。血清ALT水平最高可达100×ULN，ALP升高幅度较小	几乎所有服用该类药物的患者均出现ALP水平升高

续表

药物	发病时间	临床特征	组织学特征	生化损伤类型	注释
氨苯砜	2~7周	出现红斑丘疹样皮疹、发热、肝大、皮肤瘙痒、淋巴结肿大、水肿、黄疸、溶血性贫血、高铁血红蛋白血症	肝窦炎症伴串珠样和非条带状坏死	为混合性肝细胞黄疸	在麻风病和因其他原因接收治疗的患者中占2%~4%，可致死亡
丙戊酸	1~3个月	表现为精神不振、恶心、呕吐、腹痛，癫痫发作增加，40%~60%患者可出现癫痫持续状态。在致死患者中出现嗜睡、高氨血症、昏迷、凝血病	小泡性脂肪变性或中央区域坏死，抑或两者同时出现	10%~15%的患者可出现短暂的血清ALT水平升高；也可出现高氨血症	儿童，尤其小于2岁的婴儿较成人更易感
他汀类药物（如阿托伐他汀）	1~4个月	多数患者仅表现为无症状血清ALT水平升高，通常病情不会进展，即使不停药ALT水平也可正常，出现肌痛者提示存在肌病	—	约1%的患者出现血清ALT水平超过正常上限3倍以上；严重损伤的较为少见，很少出现自身免疫性肝炎样损伤	不需要常规监测ALT水平
全胃肠外营养	数周、数月至数年	可表现为无症状的血清ALP、ALT和胆红素的升高，也可表现为由于泥沙样结石或胆囊结石导致的胆性疼痛；可以进展为胆汁淤积型的结节性肝硬化，甚至需要肝移植手术	肝内胆汁淤积，气球样变性和散在的凋亡小体，在肥大的Kupffer细胞中存在脂褐素，门管区周围胆管增生和纤维化；与成人相比，婴儿很少出现脂肪变性	常表现为胆汁淤积型或混合型	婴儿的高危因素包括早产、出生低体重和脓毒症
硫唑嘌呤	1~3个月	轻度，无症状，可逆性的血清ALT水平升高；减小剂量肝损伤可能恢复	—	ALT水平通常小于（3~5）×ULN	检测硫嘌呤甲基转移酶（TPMT）基线水平；肝损伤同时可出现骨髓抑制。发生率约为1/1000

续表

药物	发病时间	临床特征	组织学特征	生化损伤类型	注释
	2～12个月	急性胆汁淤积性黄疸、乏力、超敏反应表现少见	均为胆汁淤积，几乎无炎症反应；可进展为肝内胆管消失综合征	ALP升高，胆红素升高	
	长期使用（数年）	非肝硬化门静脉高压（如静脉曲张破裂出血、腹水）	结节再生性增生；肝窦扩张	血清ALT和ALP轻度升高	持续用药或停药，都可继续进展，一些患者可出现累及肝脏的淋巴瘤
来氟米特	1～6个月	可表现为无症状，仅出现自限性ALT升高；较少出现伴有腹泻、发热和皮疹的严重的急性肝炎	表现类似急性病毒性肝炎	可逆的血清ALT升高，通常小于3×ULN；严重损伤可表现为肝细胞型和胆汁淤积型；患者通常可以恢复，但也有死亡病例报道	严重的器官毒性可采用胆酸洗脱策略
卡马西平	平均5周	可表现为与苯妥英导致损害相似的抗惊厥药物超敏综合征。在移植前时代，10%～15%患者死亡 有报道出现SJS和 TEN	胆汁淤积和肝细胞损伤型，也有报道出现肝脏肉芽肿；一些胆汁淤积型患者表现为突出的胆管炎；胆汁淤积通常难以消退，甚至发展为伴随肝内胆管消失综合征出现的慢性胆汁淤积	约25%患者为肝细胞损伤型，30%为胆汁淤积型，其余的为混合型。肝组织活检提示肉芽肿性肝炎出现的比例高达75%	有报道显示，妊娠期和哺乳期暴露可引起新生儿胆汁淤积

注：ALT，丙氨酸转氨酶；ALP，碱性磷酸酶；HIV，人类免疫缺陷病毒；SJS，Stevens Johnson综合征；TEN，中毒性表皮坏死松解症；ULN，正常值上限

表10.9 环境化学物质肝毒性的临床病理特征

化学物质	临床特征	病理生理特征和组织学特征	治疗	预后	注释
铁	重度损伤仅见于血清铁浓度大于700μg/L的情况，测量时间为初始12小时内	铁元素本身没有肝毒性，但三价和二价铁离子可通过自由基和脂质过氧化导致膜破裂坏死；门静脉周围坏死在较为严重的病例中可见	催吐； 急性进食后可服用活性炭 铁螯合剂	摄入20mg/kg铁元素不会产生严重的肝毒性，但是当剂量超过200mg/kg可致命	多数病例发生在幼儿，通常将铁补充剂当作糖果而误服
磷	在美国白磷中毒较为罕见，因为在烟花爆竹和火柴中已禁止使用白磷；目前的病例通常是由于摄入老鼠或蟑螂药中或鞭炮含有的黄磷所引起的中毒	肝脏可能仅表现为脂肪变性，最初为门管区周围，逐渐向外周扩大，也可见到肝细胞坏死	支持治疗	高死亡率	进食后不久就会出现严重的胃肠道和神经毒性症状，24小时内可死亡
铜盐	表现类似铁毒性综合征；胃肠道糜烂、肾小管坏死和横纹肌溶解，常在第二天或第三天出现肝损伤	高黄疸的患者常出现静脉周围肝细胞坏死和胆汁淤积，但是在轻度黄疸的患者中仅有局灶性坏死或无明显病理变化；可出现无肝硬化的门静脉高压症	支持治疗，铜螯合剂（二巯丁二酸和D-青霉胺）	通常患者因有自杀意图而服用过量的铜，尤其在印度次大陆发生此类情况较多，当摄入量为1～10mg时，死亡率达15%左右	血清铜和铜蓝蛋白在急性铜中毒时显著升高

四、药物性肝损伤发生的宿主因素

1.慢性肝病及肝硬化患者发生DILI的风险

- 美国DILIN的数据显示10%的DILI患者具有慢性肝病基础（主要是慢性丙型肝炎、NAFLD或不明原因的基线生化指标的异常）。
- 引起DILI的药物种类和成分在伴或不伴慢性肝病的患者之间无明显差异，唯一例外的是阿奇霉素（在有慢性肝病基础的患者发生率是没有慢性肝病基础的4倍左右）。
- 具有慢性肝病基础的DILI患者，通常较为严重，其死亡率也显著高于无慢性肝病患者（16% vs 5.2%）。
- 具有慢性肝病基础的DILI患者，合并糖尿病的比例较无慢性肝病患者更高（38% vs 23%），提示糖尿病是可能的高危因素。

■ 肝硬化患者，应避免使用框10.1中的药物。

框10.1　肝硬化患者禁用或慎用药物，如使用可增加发生DILI的风险

阿戈美拉汀
抗结核药物
阿奇霉素
酮康唑
甲氨蝶呤（特别是与来氟米特联用）
吡嗪酰胺
泰利霉素
托伐普坦
曲伐沙星
丙戊酸

2. 高龄对DILI的影响

■ 美国DILIN数据显示，16.6%的DILI患者为65岁以上老年人。

■ 高龄患者较年轻患者更易发生胆汁淤积型DILI（36% vs 21%），但是这些患者的肝移植手术需求率并未增加，其死亡的风险也并不高于年轻患者。

■ 异烟肼导致的显性肝损伤的风险为年龄依赖性（在美国，小于20岁的异烟肼使用人群中发生率小于0.5%，20～35岁人群发生率为0.5%，35～50岁发生率在1%～2%，50岁以上发生率为3%）。

3. 其他风险因素

■ 性别：女性更易发生急性或慢性DILI及药物诱导的急性肝衰竭，可能与女性更易使用与DILI相关的药物有关（如舒林酸、双氯芬酸、呋喃妥因、硫唑嘌呤、来氟米特），但是对于其他的药物女性多发的原因仍不十分明确（如氟烷、异烟肼）。但是在阿莫西林克拉维酸导致的DILI患者中，男性却多于女性。

■ HLA基因多态性：目前有几种药物导致的DILI被证实与HLA基因多态性相关（表10.10）。

表10.10　用于预测DILI的人类白细胞抗原等位基因

药物	风险等位基因	比值比
HLA-Ⅰ类等位基因		
阿莫西林克拉维酸	A*02：01	2.2
	B*18：01	2.8
氟氯西林	B*57：01	80.6

续表

药物	风险等位基因	比值比
噻氯匹定	A*33：03	13
HLA-Ⅱ类等位基因		
抗结核药 （异烟肼、利福平、吡嗪酰胺）	DQB1*02：01 DQA1*01：02	1.9 0.2
阿莫西林克拉维酸	DRB1*15：01 DQB1*06：02 DRB1*07	2.3～10 0.18
氟氯西林	DRB1*07：01-DQB1*03：03 DRB1*15	7
拉帕替尼	DRB1*07：01-DQA1*02：01	2.6～9
鲁米昔布	DRB1*15：01-DQB1*06：02 DRB5*01：01-DQA1*01：02	5
奈韦拉平	DRB1*01：02	4.72
希美加群	DRB1*07-DQA1*02	4.4

五、药物性肝损伤的线索

1. 潜伏期

- 具有免疫过敏反应表现的DILI潜伏期较短（数天至数周），而代谢特异质型DILI潜伏期明显延长（1～9个月）。
- 绝大多数具有极短潜伏期（小于7天）的DILI通常与使用抗生素有关，或者是有意或无意的再次使用曾经导致过DILI的药物引起，这种情况通常是由超敏反应机制引发的。
- 一些药物（如阿莫西林克拉维酸、头孢唑林）可以在停用后延迟发病（最长可达6周）。
- 对于服用药物超过12个月，其间无任何肝功能异常表现的人群，发生急性DILI是十分罕见的。
- 潜伏期延长（超过1年）的情况见于慢性自身免疫性肝炎样的DILI（如呋喃妥因、米诺环素、甲基多巴、他汀类药物），通常体内出现抗核抗体或抗肌动蛋白抗体。

2. DILI因果关系评估见框10.2。

3. RUCAM是在20世纪90年代被提出的，是较为客观的诊断急性DILI的方法。虽然这种方法仍存在缺点，但是它为DILI的诊断提供了一个有效的方法，但它未纳入组织学信息，通常需要一个在DILI领域具有丰富临床经验的医师来判断。肝细胞损伤评分见表10.11。

框10.2　美国胃肠病学会DILI诊断指南

DILI诊断评价中的要素

已知暴露时间（以确定潜伏期）

- 伴随使用的药物和基础疾病
- 再次用药的反应（如果存在再次用药的情况）
- 有无症状，皮疹，嗜酸性粒细胞增多
- 充分的排除性诊断的相关检查（病毒血清学检查、影像学检查等），主要是通过生化学检测（如当表现为急性肝炎时，应完善甲、乙、丙型肝炎和自身免疫性肝炎的血清学检查，因目前商业化检测试剂的限制，不推荐常规筛查戊型肝炎；如存在淋巴结肿大，或非典型淋巴细胞增多的情况，则应完善EB病毒、巨细胞病毒和其他病毒的血清学检查）进一步明确肝损伤的类型和严重程度
- 通过密切随访确定疾病预后：是否痊愈或是慢性化

肝组织活检的原则

如果急性损伤已恢复则不需行肝组织活检

- 对于临床疑似DILI的患者，肝组织活检有助于诊断，但其组织学缺乏特征性改变
- 有助于鉴别药物诱导的自身免疫性肝炎和原发性的自身免疫性肝炎
- 有助于排除慢性病毒性肝炎、非酒精性脂肪性肝炎、酒精性肝病和其他慢性肝病
- 当再次用药或正在使用其他药物时，通过肝组织活检有助于排除DILI的诊断

再次用药

通常应避免再次使用导致DILI的药物（尤其是初次用药后出现过敏反应的患者），除非没有可以替代使用的药物；对于抗结核药物可尝试脱敏疗法

使用因果关系评估方法

RUCAM被认为是最好的专家意见辅助诊断方法（但是不能被当作唯一的诊断方法）

- 在患有慢性病毒性肝炎的患者中，高度怀疑方可诊断为DILI，需要明确新药引入之前临床稳定并监测病毒血症水平，以排除基础的病毒性肝病的发作
- 对使用HDS的患者进行因果关系评估尤为困难，需要了解所有成分及其纯度

表10.11　RUCAM因果关系评估量表组成

标准	分值
用药至血清ALT水平超过2倍ULN的时间	+2　5～90天 +1 停药≤15天
停药后血清ALT水平下降≥50%	+3 <8天 +2 <30天
肝炎筛查和超声阴性	+2
肝毒性已在药品说明书中标明或有文献报道	+2
无伴随用药情况	0
合并使用其他可能导致DILI的药物	−1 至 −3
阳性再用药反应（如果有此类情况）	+3

续表

标准	分值
饮酒	+1
年龄超过55岁	+1
DILI RUCAM 评分:	
极可能>8 很可能 6～8 可能　3～5 不太可能1～2 排除≤0	

4. 在疑似DILI的患者中，肝组织活检有助于诊断，但是可能更有助于排除其他原因所致肝损伤。多数DILI患者的组织学特征是非特异性的，很少能确定诊断（表10.12）。图10.1（见彩图）展示的是一些DILI患者的特殊的组织学形态。

表10.12　提示可疑药物性肝损伤的组织学表现

组织学表现	药物
脂肪变性	
小泡性	去羟肌苷、静脉用四环素、水杨酸酯、丙戊酸
大泡性和磷脂沉积	胺碘酮、乙醇、糖皮质激素、洛哌丁胺、甲氨蝶呤、他莫昔芬
坏死性炎症	
自身免疫性肝炎样	甲基多巴、米诺环素、呋喃妥因、他汀类药物
急性病毒性肝炎样	双氯芬酸、异烟肼、磺胺类药物
单核细胞增多症样	氨苯砜、苯妥英、对氨基水杨酸
胆汁淤积	
肝内（轻度）胆汁淤积	C-17烷基化合成代谢类固醇、甾体避孕药、全肠外营养、华法林
急性胆汁淤积性肝炎	阿莫西林克拉维酸、卡托普利、环丙沙星、氯丙嗪、环孢素、D-青霉胺、依托红霉素、氟氯西林、奈韦拉平、SMZ-TMP、舒林酸、泰利霉素、特比萘芬、三环类抗抑郁药
PBC样胆管消失	氯丙嗪、氟哌啶醇、丙米嗪、噻苯唑
PSC样胆管硬化	经肝动脉注入氟尿苷
胆管消失综合征	阿米替林、阿莫西林、卡马西平、氯丙嗪、氟氯西林、噻苯唑
血管损伤	
紫癜	促蛋白合成类固醇、氯乙烯

续表

组织学表现	药物
肝窦扩张	甾体避孕药
肝窦阻塞综合征	白消安、环磷酰胺、吡咯里西啶类生物碱
结节再生性增生	砷剂、硫唑嘌呤、硫酸铜、奥沙利铂、巯嘌呤、硫鸟嘌呤、氯乙烯
肝门静脉硬化	抗肿瘤药、砷剂
肉芽肿	
纤维环型	别嘌醇
多核巨细胞型	保泰松
合并胆管炎	别嘌醇、氯丙嗪、甲基多巴
合并血管炎	格列本脲、苯妥英，磺胺类药物
脂性肉芽肿	矿物油
肿瘤	
肝腺瘤	甾体避孕药
血管肉瘤	雄激素类固醇、二氧化钍、氯乙烯
肝细胞肝癌	雄激素、砷剂、雌激素、甲基睾酮
其他	
Mallory-Denk小体	胺碘酮
磨玻璃样改变	苯妥英
肥厚性星形细胞	维生素A过多症

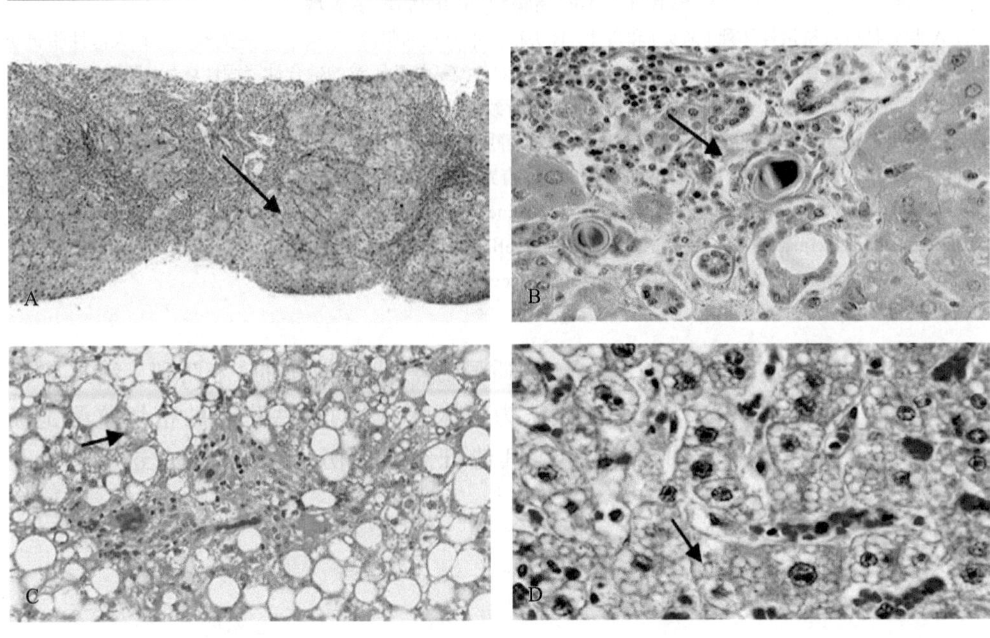

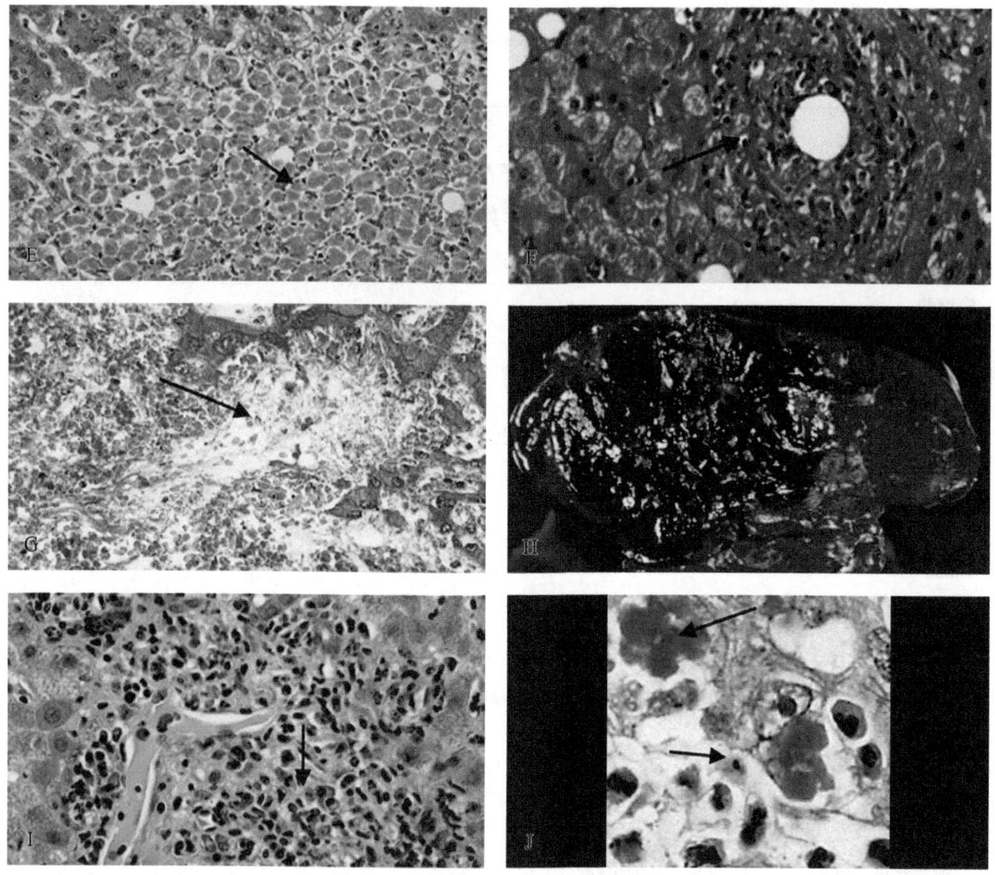

图10.1 不同药物致DILI的病理学表现

A.匹莫林所致桥接样坏死（箭头）和再生。B.头孢曲松所致的胆栓（箭头）。C.甲氨蝶呤所致大泡性脂肪变性（箭头）。D.四环素所致小泡性脂肪变性（箭头）。E.对乙酰氨基酚所致的融合性凝固性坏死；肝细胞皱缩，呈圆形，嗜酸性粒细胞浸润，核缺失（箭头）。F.别嘌醇所致的纤维蛋白环（"甜甜圈洞"）样肉芽肿（箭头）。G.硫唑嘌呤和放疗预处理后出现的肝窦阻塞综合征；中央静脉壁增厚，管腔完全闭塞（箭头）。H.口服避孕药导致的腺瘤（破裂）。I.米诺环素导致的自身免疫性肝炎；伴有界板炎和浆细胞浸润的门管区炎症（箭头）。J.胺碘酮所致的Mallory-Denk 小体（箭头）（摘自：Lewis JH, Kleiner DE.Hepatic injury due to drugs, herbal compounds, chemicals, and toxins.In Burt A, Portmann B, Ferrell L, eds., *MacSween's Pathology of the Liver*, ed 6, Edinburgh/New York, 2012, Churchill Livingstone/Elsevier, 645-760.）

5.表10.13描述的是摄入肝毒性物质导致急性肝损伤的3个阶段。第二阶段患者通常无临床症状，常被误认为临床恢复，对这些患者的密切监测是极其重要的，因为肝损伤（也包含其他脏器的损伤）通常就是在这一阶段开始的。

表10.13　摄入不同毒素导致急性肝损伤各阶段的临床表现

阶段	毒素			
	对乙酰氨基酚	鬼笔鹅膏	四氯化碳	磷
Ⅰ期（1～24小时）				
出现肝毒性的时间	立即	食用后 6 ～ 20 小时	立即	立即
厌食、恶心、呕吐、腹泻	+	++++	+	++++
休克	−	±	−	+
神经系统症状	−	±	−	+（抽搐）
Ⅱ期（24～72小时）				
无症状潜伏期	++	+	+	±
Ⅲ期（72小时以上）				
出现黄疸	+	+	+	+
肝衰竭	+	+	+	+
肾衰竭	+	+	+	+
血清AST和ALT较ULN升高的倍数	1000	500	500	<10 ～ 100
坏死区域	3 区	3 区	3 区	1 区
脂肪变	−	+	+	++++
病死率（%）	5 ～ 15[a]	20 ～ 25	20 ～ 25	25 ～ 50

注：ALT，丙氨酸转氨酶；AST，天冬氨酸转氨酶；ULN，正常值上限

a 对乙酰氨基酚的死亡率与*N*-乙酰半胱氨酸密切相关

六、预防

1. 预防对乙酰氨基酚所致DILI
   - 目前英国和欧盟国家主要通过减少对乙酰氨基酚的药品规格（总剂量不超过12g）来限制其获取，可成功减少因过量服用对乙酰氨基酚所致的死亡。
   - 为防止毒性相互作用，对于经常饮酒和酗酒者，其对乙酰氨基酚的使用剂量不可超过2～3g。
   - 对于慢性肝病，包括肝硬化的患者来说，1～2g的剂量一般认为是安全的（肝硬化患者中，非甾体抗炎药物的使用可能是有害的，因其可能影响血小板功能、肾功能，增加出血风险）。
2. 对于具有慢性肝病基础的患者，框10.1中列出的具有潜在肝毒性的药物应避免使用。
3. 药物基因检测

- 一些药物（如阿莫西林、阿莫西林克拉维酸、氟氯西林、异烟肼）易导致DILI发病与宿主基因易感因素（HLA和细胞色素P450多态性）有关（表10.10）。
- 这些药物与基因的关系，可以让我们在处方前对个体进行基因检测来预防肝毒性，但是至今为止，由于存在基因筛查的费用高昂和用药人群相对低的肝损伤发生率，限制了全基因组关联分析（genome-wide association study, GWAS）在预测DILI发生中的使用。但是一个例外的药物——阿巴卡韦，对于该药的使用前检测*HLA-B*5701*基因是强制性的，因为通过检测可以筛查出占人群3%～4%的风险等位基因，从而预防这部分人群发生严重的超敏反应。

4. 血清ALT水平和其他肝脏生化学指标的监测

- 药品生产企业在FDA的建议下推荐在使用框10.3中药品过程中应密切检测肝功能。对于多数与DILI相关的药物，其毒性的潜伏期通常为2个月或更长，其损伤并非伴有超敏反应的临床表现（如发热、皮疹和嗜酸性粒细胞增多症）。
- 相比之下，对于那些通过免疫过敏机制引起DILI的药物及短潜伏期药物（如磺胺类药物），临床中易于被发现，监测酶学指标没有额外临床获益。

框10.3　推荐监测肝酶的药物

别嘌醇	巯嘌呤
胺碘酮	甲氨蝶呤
波生坦	甲基多巴
卡马西平	米氮平
氯硝西泮	烟酸
环孢素	呋喃妥因
双氯芬酸	匹莫林
双硫仑	吡格列酮
非诺贝特	吡嗪酰胺
氟康唑	利托那韦
氟他胺	罗格列酮
吉非罗齐	他汀类药物[a]
异烟肼	他莫昔芬
酮康唑	维A酸
拉贝洛尔	丙戊酸

注：a 如基线肝生化学检验正常不需监测

5. 注意事项

- 在多数情况下，监测不能在指导下完成既有患者的责任也有医师的责任。

- 多数的药物很难通过监测生化指标来预防严重DILI的发生。
- 监测应贯穿可疑药物的毒性潜伏期，以覆盖患者最易发生DILI的时期。
- 血清ALT水平的监测通常不应少于每个月1次，否则容易错过发现肝损伤的早期信号。
- FDA声明，对于使用他汀类药物的患者，如基线水平的肝生化指标正常就无须监测血清ALT水平。
- 使用波生坦时，需要频繁监测血清ALT水平，这是风险评估和制订治疗策略的一部分。
- 对于急性DILI临床症状的监测（在使用异烟肼时常被推荐），当有明确的停药指征（如患者出现恶心、腹痛、乏力、周身不适或黄疸）却没有及时停药时，仅进行临床症状的监测可能会导致更为严重的损害后果。

七、治疗（框10.4）

框10.4 诊断和治疗药物性肝损伤的基本原则

1.确定生化损伤模式（计算R值确定肝细胞型、胆汁淤积型、混合型肝损伤）（见表10.5）

2.确定胆红素比例帮助鉴别DILI和Gilbert综合征以及溶血

3.如果存在胆汗淤积性肝损伤，鉴别ALP的升高来源于肝脏、骨、肠道还是胎盘

4.确定可疑药物的药理特性：剂量、亲脂程度、肝脏代谢程度

5.从Liver Tox数据库（www.livertox.hih.gov）或其他资源检索，确定目前可疑药物的损伤是否与既往该药物导致DILI的临床病理特征相吻合

6.检查相关的免疫过敏体征（发热、皮疹、嗜酸性粒细胞增多，可疑超敏反应），如果有的话，寻找DRESS或严重皮肤损伤（如SJS、TEN）的证据

7.排除引起同样损伤类型的其他病因，如：

- 急性病毒性肝炎：血清ALT或AST＞500U/L——获得甲、乙、丙、戊型肝炎病毒、巨细胞病毒、EB病毒、单纯疱疹病毒的血清学检验结果
- 缺血性肝炎：血清AST＞LDH＞ALT＞1000～10 000IU——寻找低血压、休克、脓毒症的证据，肝酶上升在7～10天恢复
- 急性肝内胆汁淤积：ALP＞2倍ULN，寻找术后黄疸或溶血等其他原因
- 梗阻性黄疸：获得影像结果（超声、MRCP或ERCP、EUS）以排除胆囊结石、胰腺或肝胆恶性肿瘤
- 慢加急性损伤（如：既往ALT水平稳定的基础脂肪性肝病或慢性病毒性肝炎）

8.监测患者即将发生ALF的征象（如INR＞1.5，出现肝性脑病）

9.如果可疑ALF，将患者转诊至肝移植中心，以进行评估并给予更高级别的监护治疗

10.评估再激发的风险（发生过严重的过敏反应后一般不推荐再激发）；再激发可作为抗结核药物脱敏的一部分

11.评估有无特异性的解毒剂（如对乙酰氨基酚过量用NAC）

12.评估是否需要非特异性的治疗（如，免疫相关肝炎使用糖皮质激素、胆汁淤积性肝损伤使用熊去氧胆酸、人工肝）

注：ALF，急性肝衰竭；DILI，药物性肝损害；DRESS，伴嗜酸性粒细胞增多和系统症状的药疹；ERCP，内镜逆行胰胆管成像；EUS，内镜超声成像；MRCP，磁共振胰胆管成像；NAC，N-乙酰半胱氨酸；SJS，Stevens Johnson综合征；TEN：中毒性表皮坏死松解症；ULN，正常值上限

(一)对乙酰氨基酚中毒

1. 美国每年报道对乙酰氨基酚中毒的病例60 000例，其中约500例死亡。
2. 占所有急性肝衰竭患者的40%～50%（包括成人和儿童）。
3. 50%的对乙酰氨基酚中毒的病例均是由无意或意外服用过量对乙酰氨基酚所致。
4. 当服用对乙酰氨基酚导致肝损伤比较轻微时，通常情况下不易被发现；健康人如每日服用对乙酰氨基酚4g，连用14天，高达44%的服药者可发展为无症状的ALT水平升高，甚至超过10倍ULN，但是通常在停药后可迅速恢复正常。
5. 检测有毒药物水平的改良的Rumack-Matthew列线图方法可用于单次服药后24小时内就诊的患者（http：//ars-informatica.ca/toxicity_nomogram.php?calc=.acetamin）。
6. 基于国王学院标准、MELD评分>30，或出现Ⅲ级或Ⅳ级肝性脑病，来评估疾病的严重性及死亡风险，以判断患者预后及转诊治移植中心的需求（见第2章和第11章）。
7. 较新的生物标志物（如microRNA、角蛋白-18、集落刺激因子1）正在进行评估，评估预测哪些患者有发生严重肝毒性风险及需要特殊治疗。

治疗

1. 对于单次超量服用的急性患者应在服用后1～2小时采用催吐或鼻胃管洗胃，然后给予服用活性炭。
2. 根据Rumack-Matthew列线图，如果服用4小时后，血清对乙酰氨基酚浓度在150mg/L或以上时（或随后超过阈值水平），应启动NAC治疗。8小时内给予NAC，可使死亡率降低至10%以下（16小时后给药则死亡率可达40%）。在ALT峰值超过1000U/L的患者中，口服及静脉给药的疗效没有显著性差异（12.6% vs 13.2%）。
   - 口服NAC剂量为首剂140mg/kg，随后70mg/kg，每4小时1次，共17剂，或直到INR<1.5停用。
   - 静脉NAC剂量为首剂100mg/kg，溶于5%葡萄糖溶液250ml中，静脉滴注1小时，随后50mg/kg，溶于5%葡萄糖溶液500ml中，静脉滴注4小时，随后100mg/kg，溶于5%葡萄糖溶液1000ml中，静脉滴注16小时（可延长总用药时间至2天），或直到INR<1.5停用。
     - NAC 的常见不良反应
       - 过敏。
       - 恶心、呕吐。
       - 面部潮红。

- ■ 皮疹。
- NAC的少见不良反应
  - ■ 口腔炎。
  - ■ 呼吸道症状（咳嗽、喘息、喘鸣、支气管痉挛）。
  - ■ 心动过速、低血压。
  - ■ 荨麻疹。
  - ■ 水肿。
  - ■ 酸中毒、低血钾。
  - ■ 晕厥。
  - ■ 癫痫发作。
  - ■ 昏睡。
  - ■ 血小板减少。
- ■ NAC治疗的最短持续时间为20～24小时。
- ■ 孕妇首选静脉给药而不是口服给药，可以使胎儿体内药物浓度达到最高，在短肠综合征的患者也优先选用静脉给药。

3. 具有急性肝衰竭趋势或疑似急性肝衰竭的患者应紧急转诊至肝移植中心。
4. 未行肝移植的对乙酰氨基酚中毒引起的急性肝衰竭生存率达70%，而特异质型DILI导致的急性肝衰竭生存率＜25%，非DILI的急性肝衰竭的存活率＜50%。
5. 肝移植后的1年生存率为70%～75%。

（二）蘑菇中毒

1. 超过90%因蘑菇中毒致死的患者是由于食用了鬼笔鹅膏（*Amanita phylloides*）（称为“死亡之帽”）或白毒伞（*Amanita verna*）（称为“毁灭天使”）的菌类。
2. 单次毒蘑菇剂量超过50g即可致命。
3. α-鹅膏毒素对热稳定，干燥环境下毒性可保留数年，且烹饪不能灭活毒性。它可通过消化道迅速被吸收，并由肝肠循环到达肝细胞，在肝内抑制mRNA产生和蛋白合成，导致肝细胞坏死。
4. 第二种毒素——鬼笔环肽，引起胃肠功能紊乱早于肝脏和中枢神经系统损伤。
5. 毒蕈毒性的潜伏期通常比四氯化碳和磷损伤长（6～20小时）。
6. 伴随着肝细胞性黄疸和肾衰竭，在接下来的24～48小时会出现剧烈的腹痛、呕吐和腹泻，72小时后可抽搐和昏迷。
7. 平均AST水平＞5000U/L，平均ALT＞7000U/L；第4～5日平均血清胆红素水平＞10mg/dl。
8. 初始保守治疗包括立即鼻胃管洗胃（如果患者在摄入1～2小时就诊）；此外，应给予多剂活性炭（无论摄入时间长短）以阻断鹅膏毒素的肝肠循环。
9. 一些治疗方法可以减少肝脏摄取α-鹅膏毒素及降低其毒性，包括以下：

- 水飞蓟素（silymarin）（也称奶蓟），1g口服，每日4次，或静脉注射其纯化生物碱水飞蓟宾 5mg/kg，给药时间1小时，随后20mg/（kg·d）持续输入。
- 静脉注射青霉素。
- 西咪替丁通过 CYP抑制毒素代谢物的形成。
- NAC。

10. 肝移植前时代蘑菇中毒的病死率为30%～50%，肝移植显著降低了病死率。
11. 出现肾衰竭、惊厥、毒蕈碱样症状和其他器官中毒表现可能意味着摄入其他蘑菇毒素，因此可能需要额外支持和特殊治疗措施。

（三）NAC在非对乙酰氨基酚导致的急性肝衰竭中的作用

- 美国急性肝衰竭研究小组的数据表明，NAC仅能改善早期肝性脑病（Ⅰ级和Ⅱ级）患者的预后，而对已出现Ⅲ级和Ⅳ级肝性脑病患者则无明显效果。
- 因非对乙酰氨基酚导致的急性肝衰竭的儿童使用NAC并不获益。

（四）糖皮质激素的作用

- 在呋喃妥因、米诺环素、甲基多巴、酪氨酸激酶抑制剂及其他药物所致的恢复缓慢的药物诱导自身免疫性肝炎患者中使用糖皮质激素可能获益。
- 药物诱导自身免疫性肝炎的患者有别于特发性自身免疫性肝炎，前者在停用药物或短期使用免疫抑制剂治疗可使病情恢复；而特发性自身免疫性肝炎即使在停药后病情仍继续进展，短期使用免疫抑制剂停用后可出现病情反弹。
- 在严重的伊匹单抗引起的肝炎患者中采用高剂量糖皮质激素冲击策略（泼尼松龙，每日1g，静脉滴注，持续3～5天）可使患者的症状及ALT水平得到改善，随后激素逐渐减量，以甲泼尼龙1～2mg/（kg·d）的起始剂量治疗至少1个月以上。

（五）来氟米特毒性

- 利用来氟米特的长半衰期和经肝肠循环的特点，可用考来烯胺的胆酸洗脱作用对抗来氟米特的毒性。
- 即使停用来氟米特2年，仍可在血浆中检测出来氟米特的活性代谢物特立氟胺（teriflunomide）。
- 如果因来氟米特导致严重的肝毒性需要紧急清除时，通常给予考来烯胺治疗24小时（8g，每日3次，口服），联合或不联合活性炭治疗24小时（50g，每6小时1次，口服或鼻饲）；这种方法在治疗头24小时即可使来氟米特的水平减少40%；考来烯胺治疗应持续到无法检测出来氟米特的水平（小于0.02mg/L，或0.02μg/ml）。
- 如不需紧急清除来氟米特，可给予考来烯胺8g，口服，每日3次，共治疗11天

（如果不需快速降低血浆来氟米特水平，则这11天的治疗可不连续）。

（六）抗结核药物的肝毒性

- 有使用脱敏疗法和再次用药的建议。当出现急性DILI时，停用异烟肼、利福平和吡嗪酰胺治疗，改为使用链霉素、乙胺丁醇和氟喹诺酮类药物。
- 患者应每周随访，直到急性DILI的临床和生化指标恢复，血清AST和ALT水平下降至2倍ULN，总胆红素水平小于1倍ULN。
- 再次治疗的方法建议逐个加药，先使用利福平3～7天后增加异烟肼，然后增加吡嗪酰胺治疗（如果患者出现严重的肝功能异常，则不能增加吡嗪酰胺）。
- 再次治疗时，药物的起始剂量应低于初次治疗的剂量，而逐渐增加至治疗剂量。
- 再次治疗时，当增加剂量或增加药物种类前均应密切监测肝酶（数天监测一次）。
- 当药物逐步加入的过程结束时，仍应常规检测肝脏生化指标，第一个月每周检测，第2个月和第3个月每2周检测1次，此后根据临床指征给予检测。
- 虽然多数患者可耐受再次治疗，但仍有10%左右的患者出现DILI复发。

（七）肝脏辅助装置（人工肝）（见第2章）

- 肝脏辅助装置可在美国以外地区使用，但在美国目前仍处于研究阶段。
- 使用白蛋白透析的分子吸附再循环系统（MARS）或血浆置换为患者行肝移植提供了桥梁作用。

（八）转诊到肝移植中心

- 适用于任何已出现急性肝衰竭或有急性肝衰竭倾向的患者。

参考文献

Bjornsson ES. Epidemiology and risk factors for idiosyncratic drug-induced liver injury. *Semin Liver Dis*. 2014; 34: 115-122.

Chalasani NP, Bonkovsky HL, Fontana RJ, et al. Drug-induced liver injury in the USA: a report of 899 in-stances assessed prospectively. *Gastroenterology*. 2015; 148: 1340-1352.

Chalasani NP, Hayashi PH, Bonkovsky HL, et al. ACG clinical guideline: the diagnosis and management of idiosyncratic drug-induced liver injury. *Am J Gastroenterol*. 2014; 109: 950-986.

Chen M, Suzuki A, Borlak J, et al. Drug-induced liver injury: interactions between drug properties and host factors. *J Hepatol*. 2015; 63: 503-514.

Galvin Z, McDonough A, Ryan J, et al. Blood alanine aminotransferase levels>1000 IU/L: causes and out-comes. *Clin Med*. 2015; 15: 244-247.

Kleiner DE, Chalasani NP, Lee WM, et al. Hepatic histological findings in suspected drug-induced liver injury: systematic evaluation of and clinical associations. *Hepatology*. 2014; 59: 661-670.

Lee WM. Drug-induced acute liver failure. *Clin Liver Dis*. 2013; 17: 575-586.

Lewis JH. The art and science of diagnosing and managing drug-induced liver injury in 2015 and beyond. *Clin Gastroenterol Hepatol*. 2015; 13: 2173-2189.

Lewis JH. Causality assessment: which is best—expert opinion or RUCAM?. *AASLD Clinical Liver Disease*. 2014; 4: S4-S8. Accessed at http: //onlinelibrary. wiley. com/DOI: 10. 1002/cld. 365.

Lewis JH, Stine JG. Review article: prescribing medications in patients with cirrhosis—a practical guide. *Ali-ment Pharmacol Ther*. 2013; 37: 1132-1156.

LiverTox. www. livertox. nih. gov.

Navarro VJ, Barnhart H, Bonkovsky HL, et al. Liver injury from herbals and dietary supplements in the U. S. Drug-induced Liver Injury Network. *Hepatology*. 2014; 60: 1399-1408.

Reuben A, Koch DG, Lee WM, et al. Drug-induced acute liver failure: results of the U. S. multicenter, pro-spective study. *Hepatology*. 2010; 52: 2065-2076.

Rumack BH. Acetaminophen hepatotoxicity: the first 35 years. *J Toxicol Clin Toxicol*. 2002; 40: 3-20.

Seeff LB, Bonkovsky HL, Navarro VJ, et al. Herbal products and the liver: a review of adverse effects and mechanisms. *Gastroenterology*. 2015; 148: 517-532.

Stine JG, Lewis JH. Current and future directions in the treatment and prevention of drug-induced liver injury: a systematic review. *Expert Rev Gastroenterol Hepatol*. 2016; 10: 517-536.

Urban TJ, Daly AK, Aithal GP. Genetic basis of drug-induced liver injury: present and future. *Semin Liver Dis*. 2014; 34: 123-133.

第11章 肝硬化和门静脉高压

Emily D. Bethea, MD　Sanjiv Chopra, MBBS, MACP 著
金　波　译　王永刚　校

要　点

1. 肝硬化的主要病因包括慢性乙型肝炎、慢性丙型肝炎、酒精性肝病、非酒精性脂肪性肝炎和血色病。
2. 肝硬化的病因分类比形态学分类（小结节性、大结节性、混合型）更有临床关联性，因为相对于病因其形态学相对无特异性，一旦明确肝硬化的病因即可制订有效的管理和治疗措施。
3. 肝硬化重要和潜在生命危险的并发症包括腹水、自发性细菌性腹膜炎、静脉曲张破裂出血、肝性脑病、肝肾综合征、肝肺综合征和肝细胞肝癌（HCC）。
4. Child-Pugh分级在评估预后、确定静脉曲张破裂出血的潜在风险和手术死亡率上有实用价值。
5. 终末期肝病模型（MELD），是结合国际标准化比值（INR）、血肌酐水平、胆红素水平和血清钠水平生成的一个评分，用于预测预后和确定肝移植等候优先次序。

一、肝硬化

（一）定义

1. 肝硬化“cirrhosis”来源于希腊语“kirrhos”，意思是“黄色的或橙色的”，和后缀“-osis”意思为“病态”。
2. 世界卫生组织（WHO）给肝硬化下的定义为，以纤维化和正常肝结构转变为异常结构结节（缺少正常肝小叶组织）为特征的弥漫性过程。
3. 肝脏的结构改变和肝功能受损可能表现为：
    - 黄疸。
    - 门静脉高压。
    - 静脉曲张。
    - 腹水。
    - 自发性细菌性腹膜炎。

- 肝肾综合征。
- 肝性脑病。
- 进展性肝衰竭。

4. 世界卫生组织通过定义将肝硬化和其他肝病区分开来，其他肝病有结节形成或纤维化，但不是两者都有。这些其他肝病可能以肝前性或肝后性门静脉高压为特征，通常没有肝硬化改变。例如，结节再生性增生以弥漫的结节、缺乏纤维化改变为特征；而慢性血吸虫病以Symmers干线型纤维化为特征，无结节形成。

（二）分类

1. 形态学分类既往曾如下描述肝硬化：
   - 小结节性肝硬化结节大小较均匀，直径<3mm，病因包括酒精性肝硬化、血色病、胆管阻塞、肝静脉回流受阻、空回肠旁路、印度儿童肝硬化。
   - 大结节性肝硬化结节，直径≥3mm，病因包括慢性丙型肝炎、慢性乙型肝炎、α1抗胰蛋白酶缺乏、原发性胆汁性胆管炎。
   - 混合性肝硬化同时存在小结节和大结节2种形式，小结节性肝硬化常演变成大结节性肝硬化。

鉴于形态学分组的局限性，包括类别间的重叠、形态学随疾病进展而改变、需要进行侵入性检测及通常特异性低，这种分类系统的临床应用有限。

2. 病因学分类　肝硬化的病因学分类是临床上最有用和首选的分类方法。
   - 这种分类方法旨在通过结合临床、生化、遗传、组织学和流行病学资料来确定肝病的病因。
   - 在发达国家，肝硬化最常见的2个原因是过量饮酒和病毒性肝炎。而随着肥胖症和糖尿病的发病率持续上升，NASH也被观察到随之增长；到2030年，NASH将会成为导致肝硬化的主要病因之一。表11.1列出了病因学分类及相应的病因检测方法。
   - 大多数隐源性肝硬化病例都被认为是NASH所致。

表11.1　常见原因肝硬化的病因和诊断评估

病因	诊断评估
感染性	
乙型肝炎	HBsAg、抗HBs、抗HBc、HBV DNA
丙型肝炎	抗HCV、HCV RNA
丁型肝炎	抗HDV
中毒性	

续表

病因	诊断评估
酒精性	病史、AST/ALT值、IgA水平、肝组织活检
胆汁淤积性	
原发性胆汁性胆管炎	AMA、IgM水平、肝组织活检
继发性胆汁性肝硬化	MRCP、ERCP、肝组织活检
原发性硬化性胆管炎	MRCP、ERCP、肝组织活检
自身免疫性	
自身免疫性肝炎	ANA、IgG水平、平滑肌抗体、肝肾微粒体抗体、肝组织活检
血管性	
心源性肝硬化	超声心动、肝组织活检
布-加综合征	CT、超声、MRI/MRA
肝窦阻塞综合征	用药史、肝组织活检
代谢性	
血色病	铁有关的检查、*HFE*基因变异、肝组织活检
Wilson病	血清铜和尿酮、铜蓝蛋白、裂隙灯眼检查、肝组织活检
α1抗胰蛋白酶缺乏症	α1抗胰蛋白酶水平、蛋白酶抑制剂型、肝组织活检
NASH	病史，危险因素（肥胖、糖尿病、高脂血症），肝组织活检
隐源性	排除NASH、乳糜泻、药物

注：AMA，抗线粒体抗体；ANA，抗核抗体；抗HBc，乙肝核心抗体；抗HBs，乙肝表面抗体；抗HCV，丙型肝炎抗体；抗HDV，丁型肝炎抗体；AST，天冬氨酸转氨酶；ALT，丙氨酸转氨酶；CT，计算机断层扫描；ERCP，内镜逆行胆胰管造影；HBsAg，乙肝表面抗原；IgA，免疫球蛋白A；IgM，免疫球蛋白M；MRCP，磁共振胰胆管成像；MRA，磁共振血管成像；MRI，磁共振成像；NASH，非酒精性脂肪性肝炎

（三）病理学

在临床、生化和影像学数据不能确定肝硬化或其病因的患者应选择肝组织活检。

1. 大体改变　肝表面不规则，多发黄色结节；在肝硬化病程的不同阶段，早期因存在多发再生结节，肝脏可增大，晚期则萎缩变小。
2. 肝硬化的病理诊断标准
   - 结节（再生性结节）。
   - 纤维化（结缔组织沉积致假小叶形成）。
   - 碎片样标本。
   - 肝结构异常。
   - 肝细胞异常。

- 多形性。
- 发育不良。
- 再生性组织增生样变。

3. 组织学检查意义
   - 证实肝硬化的存在。
   - 评价组织学活动性分级。
   - 某些病例可以确定肝硬化的病因。
4. 明确肝硬化特异性病因的组织学方法
   - 免疫组织化学法（如检测乙型肝炎病毒）。
   - PCR技术（如检测丙型肝炎病毒）。
   - 铜定量测定（Wilson病）。
   - 高碘酸希夫反应（PAS）阳性和抗淀粉酶小体（α1抗胰蛋白酶缺乏症）。
   - 铁定量测定（血色病）。

（四）临床特征

肝硬化临床表现多种多样。因此在临床发现肝硬化可能源于多个途径：

1. 慢性肝病的体征（如肝掌、蜘蛛痣）。
2. 血清学测试结果异常和血液学指标异常（如氨基转移酶、胆红素、碱性磷酸酶、白蛋白、凝血酶原时间、血小板计数）。
3. 影像学异常（如肝脏变小、萎缩、断层成像发现结节样改变或门静脉高压证据）。
4. 失代偿性肝病的并发症（如腹水、静脉曲张出血、肝性脑病）。
5. 开腹手术或腹腔镜手术时发现肝硬化的表现。
6. 尸检发现。

肝硬化患者可以无任何症状，或有以下症状的一部分或全部：

1. 一般症状
   - 乏力。
   - 厌食。
   - 不适。
   - 睡眠-觉醒颠倒。
   - 体重下降。
   - 肌肉萎缩。
2. 消化道症状

   a. 腮腺增大。

   b. 腹泻。

   c. 胆石症。

d. 胃肠道出血

- 食管、胃、十二指肠、直肠和（或）吻合口曲张静脉。
- 门脉高压性胃病、肠病和（或）结肠疾病。

3. 血液学

a. 贫血

- 叶酸缺乏贫血。
- 棘形红细胞性贫血（严重的酒精性肝病可出现溶血性贫血）。
- 脾大伴继发性全血细胞减少。

b. 血小板减少症。

c. 白细胞减少症。

d. 凝血功能障碍。

e. DIC。

f. 含铁血黄素沉着症。

g. 门静脉血栓形成。

4. 肺

a. 氧饱和度降低。

b. 通气-血流比值变化。

c. 门静肺高压症。

d. 通气过度。

e. 肺弥散功能下降。

f. 肝性胸腔积液

- 没有原发性肺部或心脏疾病的患者出现胸腔积液，往往与肝硬化有关。
- 右侧多见（70%）。
- 典型临床表现为伴有明显腹水，但也有患者仅出现胸腔积液而无明显腹水。

g. 肝肺综合征

- 三联征：肝脏疾病、呼吸室内空气时肺泡-动脉氧分压差增加、肺内血管扩张。
- 文献报道肝硬化患者中发生率为5%～50%。
- 特点为呼吸困难、平卧呼吸、直立性低氧血症、杵状指及严重缺氧（氧分压＜80mmHg，常＜60mmHg）。
- 通过增强对比（气泡）超声心动图或锝-99标记的大颗粒聚合白蛋白的影像扫描发现存在肺内分流，而一般不需要肺动脉成像。
- 此类患者，不进行肝移植，其相关死亡率明显增加；随着低氧血症的加重，其危险性也相应增加（见第33章）。
- 对于有严重低氧血症（氧分压＜60mmHg）患者应计算其除MELD外评分（MELD score exception points）。

■ 肝移植后典型表现为症状完全消失；症状改善所需时间因人而异，通常需1年。

5. 心脏　高动力循环，舒张功能障碍。

6. 肾

■ 继发性醛固酮增多症，引起水、钠潴留。

■ 肾小管性酸中毒（更常见于酒精性肝硬化、Wilson病及原发性胆汁性胆管炎）。

■ 肝肾综合征。

7. 内分泌

a. 性腺功能减退

■ 男性：性欲丧失、睾丸萎缩、阳痿、睾酮量减少。

■ 女性：不育、痛经、第二性征消失。

b. 女性化（雌激素增多所致）

■ 蜘蛛痣。

■ 肝掌。

■ 男子乳房发育。

■ 体毛分布改变。

c. 糖尿病

8. 神经系统

a. 肝性脑病

■ 包括痉挛性截瘫和非Willson肝脑组织变性。

b. 周围神经病变

c. 扑翼样震颤

9. 肌肉骨骼系统

■ 骨骼肌减少。

■ 肥大性骨关节病：滑膜炎、杵状指和骨膜炎。

■ 肝性骨营养不良。

■ 肌肉痉挛。

■ 脐疝。

10. 皮肤

a. 蜘蛛痣。

b. 肝掌。

c. 指甲变化

■ 天青甲弧影（见于Wilson病）。

■ Muercke甲：呈成对的、水平的白色带状条纹以正常颜色分隔。

■ Terry甲：指甲近端2/3呈白色。

d. 黄疸。

e. 瘙痒症。

f. 掌腱膜挛缩。

g. 杵状指。

h. 纸币样皮肤。

i. 海蛇头（脐周静脉曲张）。

j. 易擦伤。

11. 感染 肝硬化患者易出现并发感染，导致并发症及发病率死亡率显著升高。

a. 自发性细菌性腹膜炎。

b. 尿路感染。

c. 呼吸道感染。

d. 菌血症。

e. 蜂窝织炎。

某些病原体在肝病患者中毒力更强发生率更高。这些病原体包括创伤弧菌、空肠弯曲杆菌、小肠结肠炎耶尔森菌、类志贺邻单胞菌、粪肠球菌、噬二氧化碳细胞菌属、单核细胞增生李斯特菌以及从其他物种传播的病原体。对于血色病患者，铁过载能增加单核细胞增生李斯特菌、小肠结肠炎耶尔森菌及创伤弧菌的毒性。

（五）并发症

- 腹水（见第13章）。
- 自发性细菌性腹膜炎（见第13章）。
- 静脉曲张出血（见第12章）。
- 肝性脑病（见第15章）。
- 肝细胞癌（见第29章）。
- 肝肾综合征（见第14章）。
- 门静脉血栓形成（见第21章）。

（六）诊断

1. 体格检查

a. 慢性肝病和（或）肝硬化的体征

- 蜘蛛痣。
- 肝掌。
- 掌腱膜挛缩。
- 男子乳房发育。
- 睾丸萎缩。

b. 门静脉高压的体征

- 腹水。
- 脾大。

- 海蛇头（脐周静脉曲张）。
- 高动力循环（比如静息状态下的心动过速）。
- Cruveilhier-Baumgarten杂音：在上腹部可闻及的静脉嗡嗡杂音。

c. 肝性脑病的体征
- 神志不清。
- 扑翼样震颤。
- 肝病性口臭。

d. 其他
- 黄疸。
- 腮腺肿大。
- 胸毛和腋毛稀少。

2. 实验室评估（见第1章）

a. 肝细胞损伤的检查
- 氨基转移酶（ALT和AST）：除了酒精性肝炎，大部分慢性肝炎的AST/ALT值小于1，但是慢性肝炎进展至肝硬化时，这一比值会逆转。

b. 胆汁淤积的检查
- 碱性磷酸酶。
- 血清胆红素（结合胆红素和非结合胆红素）：在肝细胞损伤时也升高。
- γ-谷氨酰转肽酶（GGTP）。
- 5′核苷酸酶。

c. 合成功能的检查
- 血清白蛋白。
- 凝血酶原时间：凝血因子（因子Ⅱ、因子Ⅴ、因子Ⅶ、因子Ⅹ）状态的评估。

d. 有助于诊断的检查
- 病毒性肝炎的血清学检查（见第3～6章）。
- PCR技术检测病毒RNA或DNA。
- 血清铁、总铁结合力（TIBC）、铁蛋白、基因检测*HFE*基因突变（血色病，见第18章）。
- 铜蓝蛋白、血清铜和尿铜（Wilson病，见第19章）。
- α1抗胰蛋白酶水平和蛋白抑制因子类型（α1抗胰蛋白酶缺乏症，见第20章）。
- 组织型转谷氨酰胺酶（tTG）IgA（乳糜泻病）。
- 血清免疫球蛋白[自身免疫性肝病（见第7章），酒精性肝硬化（见第8章），原发性胆汁性胆管炎（见第16章）]。
- 自身抗体：抗核抗体（ANA）、抗线粒体抗体（AMA）、抗肝肾微粒体抗体（LKM）、平滑肌抗体（SMA；自身免疫性肝炎，原发性胆汁性胆管炎）。

e. HCC的肿瘤标志物和筛查试验：血清甲胎蛋白（见第29章）。

3. 影像学检查（见第1章）

a. 腹部超声

- 无创，价格相对低廉。
- 适用于检测腹水、胆管扩张。
- 原发HCC筛查的首选。
- 双相功能多普勒超声可进一步精确评估肝静脉和门静脉通畅性。

b. 计算机断层扫描（CT）

- 无创，但较超声昂贵。
- 经常需要注入有潜在肾毒性的对比剂。
- 在诊断肝硬化方面无特异性。
- 可能帮助诊断血色病；肝脏密度增加对该疾病有提示作用。

c. 磁共振成像（MRI）

- 无创，费用高昂。
- 对肝占位性病变具有卓越的鉴别能力：可以帮助鉴别不均匀脂肪变和肝脏恶性肿瘤。
- 无须应用肾毒性造影剂，亦可评估肝脏血管情况，且比多普勒超声可靠。
- 可以发现铁过载（黑色低信号的肝脏）。
- 磁共振胆道成像（MRC）是一种无创胆管成像方法。

d. 放射性核素检查

- 锝-99m硫胶体进行肝脾扫描有助于检测肝硬化，胶体摄取在骨髓和脾脏增加，在肝脏减少。
- 这种方法目前已很少应用，已被CT和MRI取代。

e. 食管、胃、十二指肠镜（EGD）检查可筛查食管胃静脉曲张。

4. 无创肝纤维化检测

a. AST与血小板的比率指数（APRI）及其他指标（见第1章）。

b. 超声弹性成像。

5. 肝组织活检（见第1章）

a. 肝硬化诊断的金标准。

b. 通常经皮、偶经颈内静脉途径或经腹腔镜下肝组织活检。

c. 相对低风险。

d. 并发症：出血、感染、气胸、疼痛。

（七）治疗

1. 在一定的情况下，特异的治疗是有效的

- 酒精性肝硬化时戒酒。

- 丙型肝炎应用抗病毒治疗。
- 乙型肝炎应用抗病毒药物。
- 非酒精性脂肪肝减重和调控危险因素（管理糖尿病和高脂血症）。
- 血色病应用放血疗法。
- 自身免疫性肝炎中，糖皮质激素诱导治疗及硫唑嘌呤维持治疗。
- 青霉胺或曲恩汀用于Wilson病。
- 熊去氧胆酸和（或）奥贝胆酸用于治疗PBC。

2. 大部分病例治疗主要集中于肝硬化的并发症上（如静脉曲张出血、肝性脑病、腹水、自发性细菌性腹膜炎）。
3. 定期的超声检查和AFP测定可筛查HCC（推荐慢性乙型肝炎及肝硬化患者每6个月监测）。
4. 如果肝硬化患者缺乏血清学免疫证据，推荐注射甲肝疫苗和乙肝疫苗。
5. 建议所有的肝硬化患者避免饮酒和摄入其他肝毒性物质。
6. 对于符合适应证的终末期肝硬化患者，肝移植可以作为挽救生命的手段（见第33章）。

（八）预后

1. 预后取决于肝硬化相关并发症的进展。
2. Child分级法经历了多次修订，目前通用的是Child-Turcotte-Pugh（CTP）评分系统或Child-Pugh分级法，用于对生存期的评估（表11.2）。

表11.2 肝硬化校正Child-Turcotte-Pugh 评分系统

	分值		
	1	2	3
参数			
腹水	无	轻度	中度/重度
脑病	无	轻度/中度	中度/重度
胆红素（mg/dl）	<2.0	2～3	>3.0
白蛋白（mg/dl）	>3.5	2.8～3.5	<2.8
凝血酶原时间［延长的时间（秒）］	1～3	4～6	>6.0
总分值	Child-Pugh分级		
5～6	A		
7～9	B		
10～15	C		

3. 如没有失代偿表现，代偿期肝硬化的患者可能有相对好的生存预期；预计代偿期肝硬化患者10年生存率为47%，但是当发生失代偿时，预计5年生存率仅为16%。
4. 对肝硬化合并静脉曲张、尚无出血征象的患者，可根据整合以下指标的评分系统预知出血风险：Child-Pugh评分、曲张静脉的粗细、内镜检查见明确的红色征和樱桃红斑（见第12章）。
5. 肝硬化患者，普通麻醉和手术死亡风险与Child-Pugh评分分值相关（见第32章）。
6. MELD评分是一种基于血清胆红素水平、血肌酐水平、国际标准化比值（INR）、血钠水平的预后评估；它常用于预测预后和决定肝移植的最佳时期（见第33章）。

（九）评估

估评流程见图11.1。

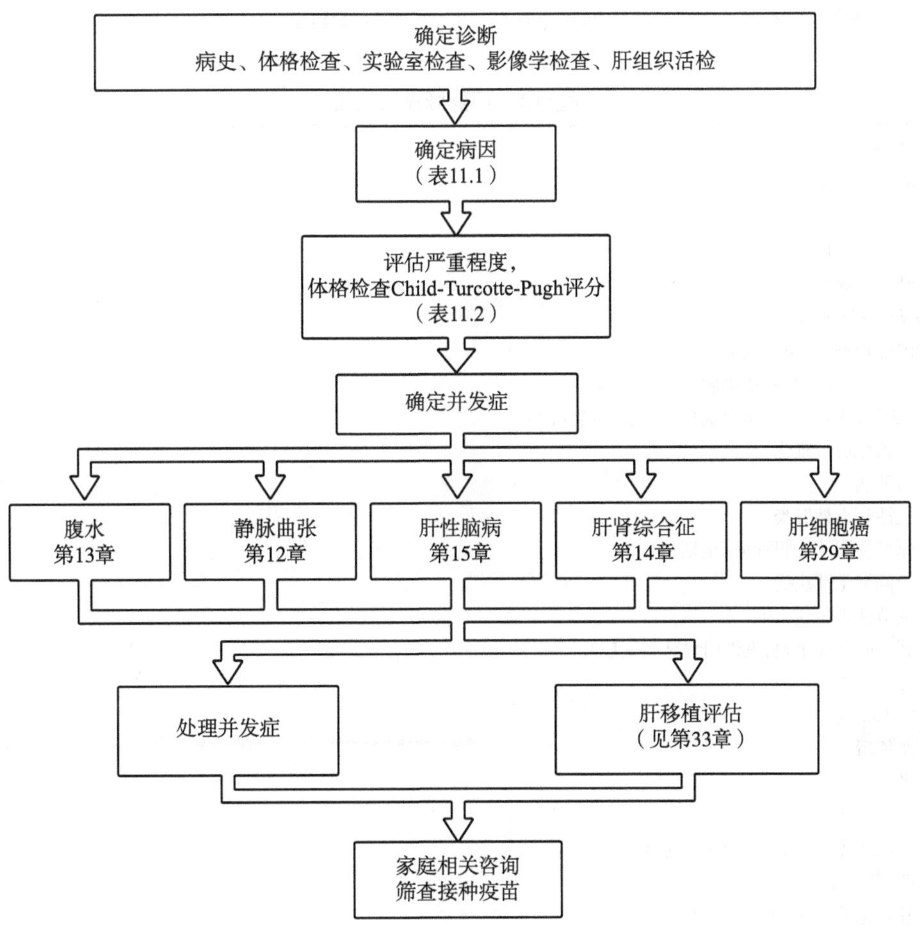

图11.1　肝硬化患者的评估

二、门静脉高压

定义：门静脉压力的升高。

- 一般认为，肝静脉压力梯度（HVPG）结果≤5mmHg时提示门静脉压力正常。
- 门静脉高压导致HVPG≥10mmHg。
- 正常门静脉血流为1～1.5 L/min。
- 门静脉血流阻力增加，导致门静脉侧支循环形成，门静脉血液绕过肝脏进入体循环。

（一）分类（框11.1）

1. 除肝硬化外还有其他导致门静脉高压症原因。
2. 目前应用的分类系统是根据门静脉血流的阻滞位置，分为肝前、肝内和肝后，肝内因素又进一步分为窦前性、窦性和窦后性（图11.2）。

框11.1　门静脉高压原因

肝前型

门静脉血栓形成

门静脉海绵样变性

脾静脉血栓形成

内脏动静脉瘘

特发性热带脾大

肝内型（部分重叠存在）

窦前性：影响门脉系统静脉

　血吸虫病（全球门静脉高压症最常见的原因）

　先天性肝纤维化

　结节病

　慢性病毒性肝炎

　原发性胆汁性胆管炎（早期）

　骨髓增生性疾病

　结节性再生性增生

　肝门静脉硬化（特发性门静脉高压症）

　恶性疾病

　Wilson病

　血色病

　多囊肝

　淀粉样变性

　有毒物质：铜、砷、氯乙烯、巯嘌呤

窦性：影响肝窦

　肝硬化的所有原因（表11.1）

续表

急性酒精性肝炎
重型病毒性肝炎
妊娠急性脂肪肝
维生素A中毒
系统性肥大细胞增多症
紫癜肝病
细胞毒性药物
窦后性：影响中央静脉
肝窦阻塞综合征
酒精性中央静脉玻璃样硬化
肝后型
肝静脉血栓形成
Budd-Chiari综合征
肿瘤侵犯血管
下腔静脉阻塞
下腔静脉蹼
肿瘤血管侵犯
心脏病
缩窄性心包炎
严重的三尖瓣反流

（二）临床结局

1. 静脉曲张：食管胃、直肠肛周、腹膜后、吻合口和其他。
2. 门脉高压性胃病、肠病、结肠病。
3. 海蛇头（脐周静脉曲张）。
4. 腹水和肝性胸腔积液。
5. 淤血性脾大。
6. 肝性脑病。

（三）门静脉压力测定

1. 对于大部分病例，可以基于体格检查明确门静脉高压症的诊断。然而，在某些情况下，需要直接测定门静脉压力。
2. 门静脉压力测定前需要通过多普勒超声或磁共振血管成像确定门静脉通畅情况。
3. 门静脉压力直接测定量是有创的、昂贵的、复杂的，但却是精准的。
   - 手术测量门静脉压力：需要剖腹手术，受麻醉等多种因素影响。
   - 经皮肝穿刺测量。
   - 经颈静脉测量。

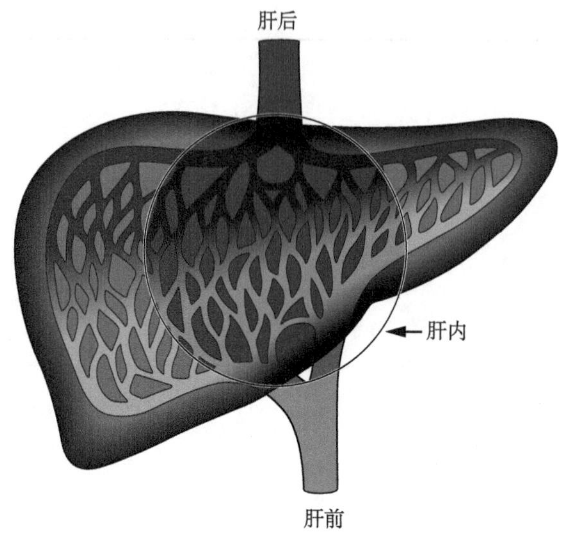

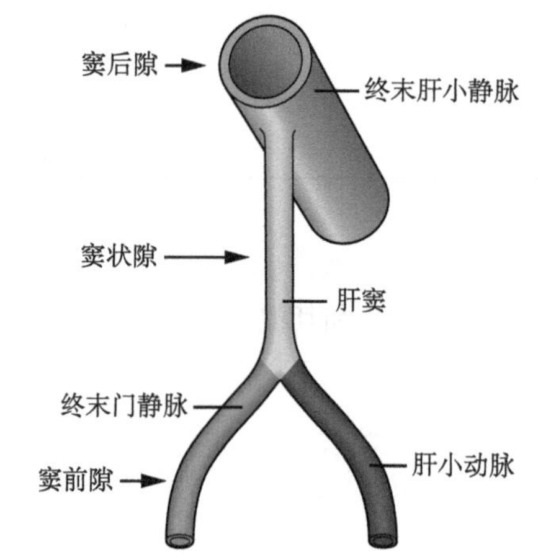

图11.2 门静脉高压的阻塞部位

4.门静脉压力的间接测定是推荐的方法，比直接测定创伤性小、更安全、并发症少。

a.肝静脉导管术

- 经肝静脉插管法测量游离肝静脉压力（FHVP）和肝静脉球囊封闭测得肝静脉楔压（WHVP）。WHVP实际上测定的是窦内压，而非门静脉压力。
- HVPG是游离肝静脉压（FHVP）和肝静脉楔压（WHVP）的差值，这个值体现了门静脉压力与下腔静脉压力之差。当肝静脉压力梯度值（HVPG）≥10mmHg，即可诊断门静脉高压症。
- 这种方法还能测定肝血流。
- 如果是窦前性和肝前型门静脉高压，则所测得的HVPG可以是一个人为的正常值。因为这些情况下，门静脉高压的血流压力不能反映到FHVP和WHVP上，有时只能通过直接测量门静脉压力来得出诊断。

b.脾内测定方法

- 包括经皮脾穿刺。
- 不常规应用。

（四）门静脉高压并发症的治疗

门静脉高压并发症的治疗见第12～15章和第33章。

（五）评估

评估流程见图11.3。

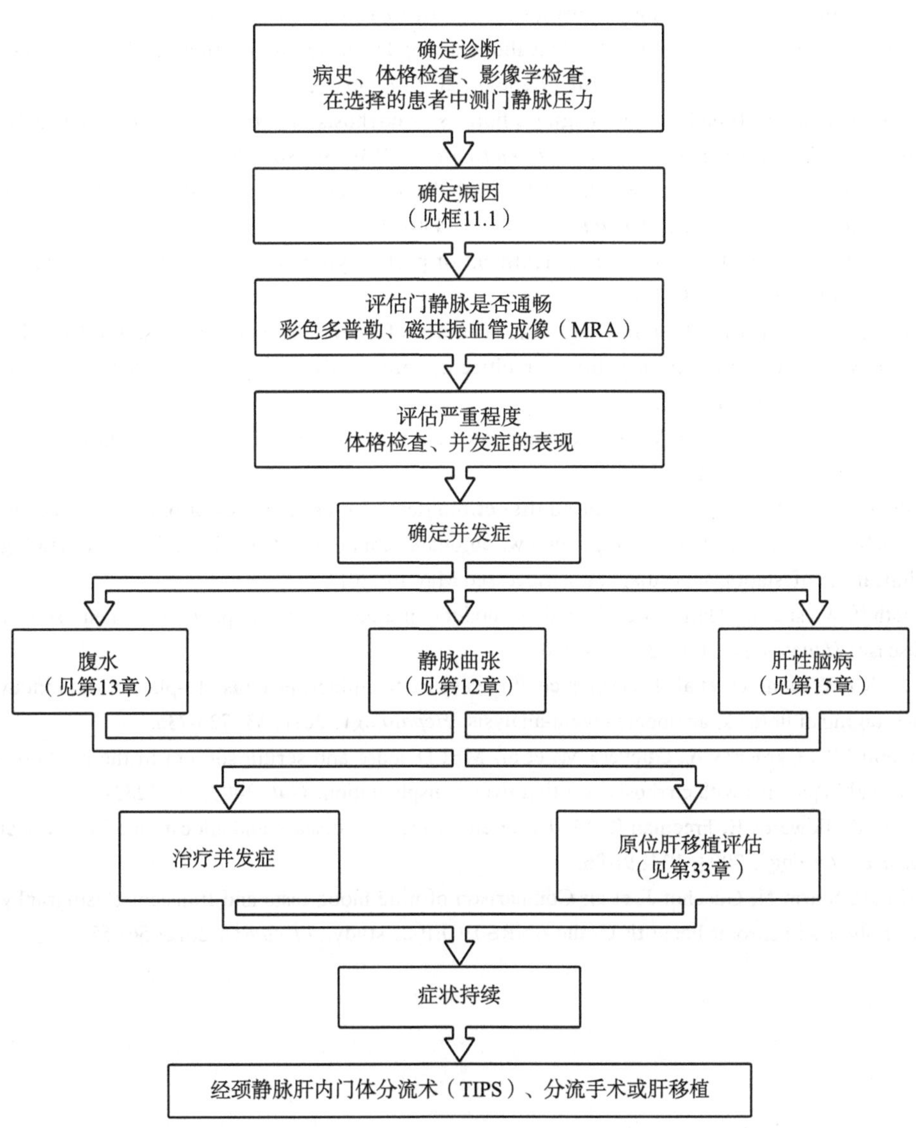

图11.3　门静脉高压患者的评估

参考文献

Anthony PP, Ishak KG, Nayak NC, et al. The morphology of cirrhosis: recommendations on definition, nomenclature, and classification by a working group sponsored by the World Health Organization. *J Clin Pathol.* 1978; 31: 395-414.

Bosch J, Navasa M, Garcia-Pagan J, et al. Portal hypertension. *Med Clin North Am.* 1989; 73: 931-952.

Brann O. Infectious complications of cirrhosis. *Curr Gastroenterol Rep.* 2001; 3: 285-292.

Bunchorntavakul C, Chamroonkul N, Chavalitdhamrong D. Bacterial infections in cirrhosis: a critical review and practical guidance. *World J Hepatol.* 2016; 8: 307-321.

Chou R, Wasson N. Blood tests to diagnose fibrosis or cirrhosis in patients with chronic hepatitis C virus infection: a systematic review. *Ann Intern Med.* 2013; 158: 807-820.

Christensen E, Schicting P, Fauerholdt L, et al. Prognostic value of Child-Turcotte criteria in medically treated cirrhosis. *Hepatology.* 1984; 4: 430-435.

D'Amico G, Pagliaro L, Bosch J. The treatment of portal hypertension: a meta-analytic review. *Hepatology.* 1995; 22: 332-351.

Degos F, Perez P, Roche B, et al. Diagnostic accuracy of FibroScan and comparison to liver fibrosis biomarkers in chronic viral hepatitis: a multicenter prospective study (the FIBROSTIC study). *J Hepatol.* 2010; 53: 1013-1021.

Gines P, Quintero E, Arroyo V, et al. Compensated cirrhosis: natural history and prognostic factors. *Hepatology.* 1987; 7: 122-128.

Goldberg E, Chopra S. Cirrhosis in adults: etiologies, clinical manifestations, and diagnosis. *UpToDate.* 2017. Available at http: //www. uptodate. com/contents/cirrhosis-in-adults-etiologies-clinical-manifestations-and-diagnosis. Accessed May 19, 2017.

Kamath P, Wiesner R, Malinchoc M, et al. A model to predict survival in patients with end-stage liver disease. *Hepatology.* 2001; 33: 464-470.

Lin Z, Xin Y, Dong Q, et al. Performance of the aspartate aminotransferase-to-platelet ratio index for the staging of fibrosis: an updated meta-analysis. *Hepatology.* 2011; 53: 726-736.

Londono MC, Cardenas A, Guevera M, et al. MELD score and serum sodium in the prediction of survival in patients with cirrhosis awaiting liver transplantation. *Gut.* 2007; 56: 1283-1290.

Wiesner R, Edwards E, Freeman R. Model for end-stage liver disease and allocation of liver donors. *Gastroenterology.* 2003; 124: 91-96.

Zarski JP, Sturm N, Guechot J, et al. Comparison of nine blood tests and transient elastography for liver fibrosis in chronic hepatitis C: the ANRS HCEP-23 study. *J Hepatol.* 2012; 56: 55-62.

第12章 门静脉高压和胃肠道出血

Norman D. Grace, MD Elena M. Stoffel, MD James Puleo, MD 著
张文辉 译 王永刚 校

要 点

1. 每年有8%的合并显著临床门静脉高压的肝硬化患者[肝静脉压力梯度(HVPG)>10 mmHg]发生食管静脉曲张。门静脉高压的其他并发症，如腹水的发生也与此阈值有关。
2. 肝硬化患者食管静脉曲张出血的年发生率为5%~15%，静脉曲张粗大者出血风险更大，每次出血死亡率为15%~20%。死亡取决于患者的临床状态和出血的严重程度。
3. 对于肝硬化和门静脉高压患者，非选择性的β肾上腺素能受体阻滞剂(β阻滞剂)可有效降低门静脉压力，是静脉曲张出血一级预防的一线治疗。在有β受体阻滞剂禁忌证或不能耐受的患者中，内镜下套扎是非常好的替代疗法。
4. 内镜治疗(曲张静脉套扎)和药物治疗(生长抑素、奥曲肽、伐普肽、缓释奥曲肽和特利加压素)都可以有效控制急性出血。内镜和药物的联合疗效优于单用其中一种。
5. 首选联合内镜和药物治疗用于预防静脉曲张再出血。
6. 对于预防静脉曲张再出血治疗失败的患者，可以选择经颈静脉肝内门体分流术(TIPS)、外科门体静脉分流术及肝移植。补救治疗措施的选择取决于患者的临床状态、技术的可行性，对于肝移植病例，需考虑受体的指征和能否得到供肝。

一、概述

(一)病理生理学

1. 门静脉高压的定义是门静脉压力梯度(PVPG)的升高，是门静脉血流量和肝及门脉侧支血管阻力的作用所致。
2. 肝硬化患者中，门静脉高压是由肝与门脉侧支循环阻力增加所致。这种阻力受肝脏内皮素(一种强力的血管收缩物质)水平升高和肝内一氧化氮(NO，一种血管舒张物质)下降的调节。

3. 肝脏的阻力是随静脉周围和窦前的肌成纤维细胞及组成门脉侧支血管的平滑肌发生变化而改变的。
4. 全身血管舒张引起血浆容积增大、心排血量增加及高动力循环使门静脉高压加重，全身血管舒张是系统NO水平、胰高血糖素、前列腺素、肿瘤坏死因子（TNF）α和其他细胞因子增加及自主神经系统变化的结果。血管生成因子调控继发于门脉高压的侧支血管的形成。
5. 任何门脉血流量或肝脏、门静脉侧支血管阻力的升高都将会导致门静脉压力升高；相反，任何门脉血流或肝脏血管的阻力下降都将降低门静脉压力。这就是门静脉高压药物治疗的基础。

（二）药物治疗

1. 用于治疗的药物有两类：缩血管药物和血管舒张药物。
2. 收缩血管药物（垂体后叶素、生长抑素、非选择性β受体阻滞剂）使内脏血流减少，从而减少门静脉血流和门静脉压力。卡维地洛具有内生性抗α_1受体和非选择性β受体阻滞作用。临床研究显示，单药治疗在降低门静脉压力方面，卡维地洛较普萘洛尔和纳多洛尔作用更强。
3. 血管舒张药物［硝酸甘油、长效硝酸盐、血管紧张素抑制剂（氯沙坦、厄贝沙坦）］通过诱导肝内小静脉周围、窦周成纤维肌细胞和门脉侧支血管的平滑肌组成变化而改变血管阻力。
4. 血管收缩药物与血管舒张药物联合应用对进一步降低门静脉压力有很大益处，但它们的使用受到其副作用的限制（如全身性低血压）。

（三）食管胃静脉曲张出血的流行病学

1. 肝硬化患者可以分为代偿期和失代偿期。失代偿期定义为有腹水、静脉曲张出血、肝性脑病或黄疸出现。提出用5分期来解释和失代偿期进展相关的死亡率增加。代偿期肝硬化患者，5年死亡率是1.5%，相比合并多种肝硬化并发症（5期）的患者中，死亡率则为88%（图12.1）。所以，治疗的目的是抑制肝硬化从代偿期进展到失代偿期。
2. 50%的酒精性肝硬化患者在诊断2年之后出现食管静脉曲张，70%～80%则会在10年内发生。继发于丙型肝炎的肝硬化患者，危险性似乎少些，在最初诊断肝硬化的6年内，30%发展为食管静脉曲张。
3. 25%～35%有较重食管静脉曲张的肝硬化患者将出现静脉曲张出血，大部分出血发生于出现静脉曲张第1年内。
4. 初次食管静脉曲张出血（EVH）经保守药物性治疗存活下来的肝硬化患者，其再出血的危险性是65%～70%，并且再次出血多在首次出血后6个月内发生。
5. 肝硬化和门静脉高压患者约1/3死于EVH，每一次EVH的死亡率为15%～20%，

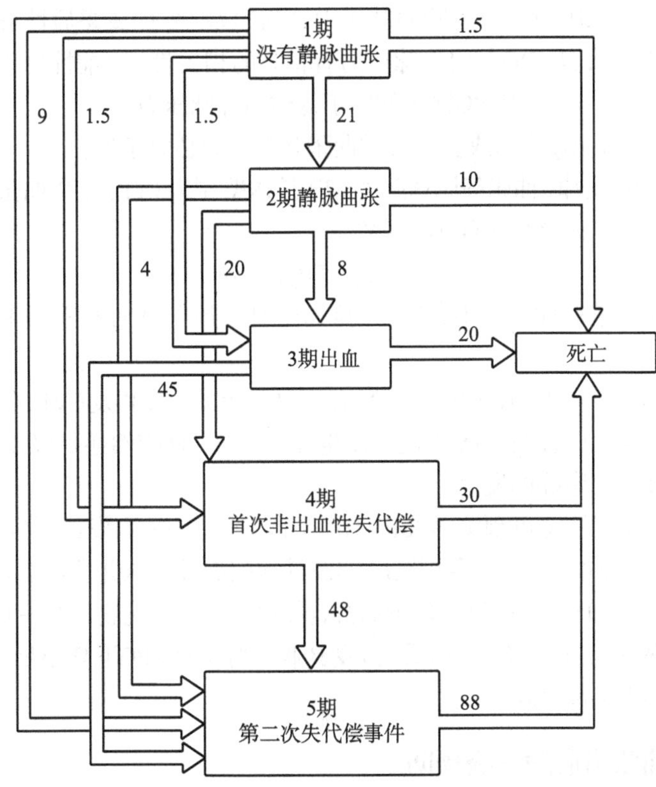

图12.1　一系列患者不同分期之间及死亡的5年转变率示意图

箭头代表转变，紧邻每个箭头的数字是相对转变率（%）。随着分期的进展，死亡率逐渐上升（摘自：D'Amico G, Pasta L, Morabito A, et al.Competing risks and prognostic stages of cirrhosis: A 25-year inception cohort study of 494 patients.*Aliment Pharmacol Ther.*2014; 39: 1180-1193.）

取决于患者的临床状态。

6.应在急性EVH控制后立即开始预防复发性EVH的治疗。

（四）首次静脉曲张出血的危险因素

- 较大的静脉曲张。
- 内镜下红色征的存在（红色条痕、樱桃红斑点、血疱样斑），这些是在大的曲张静脉表面上明显的小曲张静脉。
- Child-Pugh评分或终末期肝病模型（MELD）评估的肝功能失代偿，腹水是个特别的危险因子（见第11章和第33章）。
- 酒精性肝病患者继续饮酒。

（五）门静脉血流动力学的预测价值

1.HVPG的测定是估计门静脉压力的一种简便而可重复的方法。HVPG是楔入或闭合的肝静脉压力与游离肝静脉压力之间的差。窦性或窦后性肝硬化（如酒精性肝硬化）中，HVPG与门静脉压力有很高的相关性；窦前性肝硬化（如原发性胆汁性肝硬化）中，HVPG测定倾向于低估门静脉压力。

2. HVPG≥10mmHg是形成食管静脉曲张和出血的必要条件。

3. 根据Laplace定律，曲张静脉壁张力（T）是透壁压力（TP）乘以曲张血管半径（r）再除以曲张静脉壁厚度（w）的函数。

$$T=(TP_1-TP_2)\times r/w$$

这一计算包括静脉曲张大小和压力的测定，对于判定EVH的危险性具有最佳预测价值。

4. 再发EVH的危险性与HVPG的水平有关；HVPG越高，再发EVH的危险性越大。

5. HVPG也与预后有关，HVPG越高，生存率越低。HVPG还可以预测肝脏失代偿的进展及肝细胞癌的发生。

6. HVPG的连续测定可预测再发EVH的危险性。HVPG自发或者经药物治疗降至12mmHg以下的患者，不会再发EVH及其他门静脉高压并发症的风险。首次出血后几个月内，HVPG下降超过20%的患者，也是通常对药物治疗有反应的患者，再发EVH的风险显著降低；相反，接受药物治疗但HVPG下降不足20%的患者，仍有再发EVH的高风险。

二、静脉曲张出血的一级预防

（一）药物治疗

1. 对于有较大曲张静脉而既往无静脉曲张出血的患者，可用非选择性β受体阻滞剂治疗，可使静脉曲张出血的危险性减少约40%，是预防静脉曲张首次出血的可选治疗方法。

2. 非选择性β受体阻滞剂（普萘洛尔、纳多洛尔、噻吗洛尔、卡维地洛）应该用于那些依从性好且没有禁忌证的患者，禁忌证包括严重的慢性阻塞性肺疾病或心力衰竭。

3. 对于不能耐受β受体阻滞剂的患者，其他药物单药治疗都不能获益。

4. 常规实践中，应根据患者的耐受情况逐步增加非选择性β受体阻滞剂的剂量。如果能够测定门静脉血流动力学指标，对β受体阻滞剂治疗者进行HVPG系列测定，在决定β受体阻滞剂的治疗剂量和潜在临床获益方面也许有价值。

5. 非选择性β受体阻滞剂的治疗应该无限期持续应用。一项对非出血性食管静脉曲张的随访研究显示，与未经治疗的患者相比，停用普萘洛尔的患者2～3年后出血的危险性相当，死亡率增高。

（二）内镜治疗

1. 内镜曲张静脉套扎（EVL）消除静脉曲张，可以预防静脉曲张首次出血，成功率与普萘洛尔或纳多洛尔治疗相仿。

2. 到目前为止的研究显示，联合应用内镜EVL+非选择性β受体阻滞剂药物治疗在预防静脉曲张首次出血方面没有优势。

（三）外科治疗

1. TIPS和预防性门体静脉分流术都不能用于预防静脉曲张首次出血。
2. 是否肝移植取决于患者的整体临床状态，静脉曲张本身不是肝移植的指征。

三、急性静脉曲张出血的治疗

（一）初始治疗

1. 在肝硬化患者疑似静脉曲张出血的治疗过程中，患者的液体复苏是关键，应当包括下列措施：
   - 建立足够的静脉通路以输血和补液。
   - 插入鼻胃管或Ewald管来估计出血的严重性，并且在进行内镜检查前冲洗出胃内容物。
   - 凝血因子缺乏的治疗，目前尚存在争议，因为没有明显证据表明其有效性。新鲜冷冻血浆和重组因子Ⅶa已经在使用。
   - 输血以建立稳定的血流动力学。注意不要过度输血。一般来讲，患者应保持轻度的欠输血状态，除非合并疾病（如心血管事件）要求较高的血细胞比容（HCT），通常HCT在24%左右以避免门静脉压力升高加重静脉曲张出血。
   - 大量出血或肝性脑病的患者应建立气道保护。
   - 早期应用抗生素可以减少感染的风险（见第13章）。严重失代偿期的患者，可以选用头孢曲松钠（1g/24h）。治疗前，应进行血培养，诊断性腹水穿刺和其他有意义的检查。
   - 条件允许的话尽早在内镜治疗前应用血管活性药物（如奥曲肽、特利加压素）。
   - 如没有禁忌证（如心电图显示QT间期延长），在内镜检查前30～120分钟静脉输注红霉素250mg可以促进胃排空，改善出血部位的视野。
2. 内镜检查是判断出血部位唯一可靠的办法，只要患者充分复苏就应该尽早进行，不要超过入院12小时。EVH的诊断可以通过内镜直接看到出血部位，或更常见的是，看到患者静脉曲张征象而无可见的出血灶。

（二）内镜治疗

1. EVL是治疗急性EVH的内镜治疗措施。EVL在静脉曲张出血的初始控制率为

80%～90%，而局部并发症更少，主要是黏膜溃疡。

2. 在控制急性出血时联合药物治疗能改善内镜治疗效果。

（三）药物治疗

1. 血管活性药物在治疗门静脉高压相关的急性出血时有如下优点：
   - 当怀疑为静脉曲张出血时，药物治疗可以在急诊科中开始应用。
   - 内镜治疗产生的效果是局部的，而血管活性药物可以降低门静脉压力。
   - 内镜治疗前使用血管活性药物可以减少活动性出血，给内镜操作者提供一个更清晰的视野。
   - 除了食管静脉曲张，血管活性药物对其他门静脉高压性出血也有效，如在胃食管连接处下方2cm以上的胃静脉曲张或门静脉高压性胃病。
   - 开始治疗后，血管活性药物要持续应该用到5天。
2. 药物治疗包括生长抑素、奥曲肽、伐普肽、缓释奥曲肽和特利加压素（表 12.1）。虽然在世界各地广泛应用，美国FDA仍未批准上述药物任一种用于此适应证。
   - 生长抑素，静脉注射后持续静脉滴注，可有效控制60%～80%的患者的静脉曲张出血，并且在实践中无严重的副作用。
   - 因为美国尚不能使用生长抑素，有更长半衰期的人工合成类似物——奥曲肽，取代了生长抑素在美国广泛应用。一项Meta分析发现，奥曲肽在控制急性静脉曲张出血方面优于血管加压素或特利加压素。另外两种生长抑素的类似物普伐肽、缓释奥曲肽目前美国也不可用。
   - 特利加压素，作为血管加压素的合成类似物，较血管加压素有更长的半衰期，所以可以静脉注射给药。随机对照研究显示该药比血管加压素更有效，副作用更少。已经在欧洲广泛使用，期待可以经FDA批准。

内镜和药物（奥曲肽）治疗的联合比两者单一应用能获得更多临床益处，减少急性期（5天内）再出血及输血的需要，然而联合治疗并未显示提高存活率。

表 12.1　急性静脉曲张出血的药物治疗

药物	途径	剂量
特利加压素	IV	初始1～2mg/4h直至出血控制 继以1mg/4h时维持
生长抑素	IV	静脉推注250μg，继以250～500μg/h持续输入
奥曲肽	IV	静脉推注50μg，继以50μg/h持续输入
治疗应持续5天		

注：IV，静脉输入

(四) TIPS

在高危患者(Child-Pugh C级或内镜检查时有活动性出血的Child-Pugh B级患者)与标准药物治疗相比，入院24小时内通过TIPS置入覆膜支架可以减少发病率并提高生存率。

(五) 气囊压迫

1. 内镜治疗已经取代气囊压迫作为静脉曲张出血的初始治疗，在采取更多控制急性静脉曲张出血的确定性治疗应用之前，对药物、内镜治疗失败的病例，气囊压迫作为暂时性治疗仍有其价值。
2. 仅胃囊充气膨胀通常就可以使气囊压迫获得成功，因此，避免了食管囊使用所致的额外并发症。
3. 气囊压迫引起的并发症发生率与气囊操作团队的经验有关。需要特别细心以最大限度减少误吸和窒息的危险。气囊保持压迫不能超过24小时，否则易出现食管坏死。
4. 与气囊压迫相比，内镜下自膨胀食管支架的置入提供了一种更安全的替代治疗，可以用更长时间。

(六) 内科治疗失败的处理方法

1. 最近美国国立卫生院(NIH)一致同意应该使用TIPS来挽救治疗10%～20%经内科治疗急性静脉曲张出血失败的患者。
2. 与外科分流术相比，有经验医师的TIPS成功率达90%～95%，并且即刻死亡率相当低。
3. 随着覆膜支架的出现，再出血和肝性脑病作为TIPS的远期并发症风险已降低。

四、曲张静脉再出血的预防

因为在首次出血控制后，再发率仍很高，所以控制急性曲张静脉出血的药物治疗常不能提高生存率，这一点并不奇怪。预防再出血的治疗对于远期生存率有更大影响。

1. 最初几周是发生再次出血的最高危阶段，首次出血后的6个月内，再出血的风险仍明显偏高。
2. 彻底控制急性出血后，立即开始进行再出血的预防治疗是很重要的。

(一) 内镜治疗

1. 预防再出血时，内镜治疗选择EVL；与硬化治疗相比，EVL具有较低的再出血率、死亡率和较少的并发症，并使静脉曲张消除需要的治疗次数更少。

2. 与单独EVL相比，硬化治疗和EVL的联合并没有优势。
3. 有静脉曲张出血史的患者应该定期做套扎（间隔1～2周），直至静脉曲张消除，然后每6～12个月随访1次，如果静脉曲张再生，重复治疗。联合应用内镜和药物治疗可以降低静脉曲张的再发风险。

（二）药物治疗（表12.2）

1. 非选择性β受体阻滞剂（普萘洛尔、纳多洛尔、卡维地洛）可减少静脉曲张再出血的风险，并且降低出血所导致的死亡率。

表12.2　预防静脉曲张出血的药物治疗

药物	初始剂量	治疗剂量
普萘洛尔	40mg，每天2次	40～320mg/d
纳多洛尔	40mg/d	40～160mg/d
噻吗洛尔	10mg/d	5～40mg/d
卡维地洛	6.25mg/d	6.25～12.5mg/d
5-单硝酸异山梨酯	20mg，每天2次	20mg，每天3～4次

2. β受体阻滞剂适用于下述患者：
   - 肝功能较好（Child-Pugh A、B级）。
   - 预期服药的依从性好。
   - 无β受体阻滞剂的禁忌证（如心力衰竭、严重慢性肺部疾病）。
3. β受体阻滞剂的治疗剂量应调整到可耐受的最大剂量。
4. 在有条件测定肝脏血流动力学的中心，HVPG的系列测定（基线、1～3个月）可预测治疗是否有效。当HVPG减至12mmHg以下或HVPG减少超过基线水平的20%，静脉曲张再出血大大减少。
5. 如β受体阻滞剂的治疗未能获得这些预期结果，可尝试加用第二种药物（如长效硝酸盐）以进一步减少HVPG。与非选择性β受体阻滞剂（如普萘洛尔）相比，有内生性抗α_1肾上腺素活性的非选择性β受体阻滞剂卡维地洛，已显示可更大程度降低门静脉压力，而且耐受性很好。此药是否优于传统非选择性β受体阻滞剂，临床研究显示仍有不同结果。

（三）内镜和药物治疗的联合

推荐内镜和药物治疗联合来预防复发性静脉曲张出血。一项随机对照研究的荟萃分析显示内镜治疗联合非选择性β受体阻滞剂在预防再出血方面优于药物或EVL的单独应用。

（四）内科治疗失败的处理

1. TIPS可有效降低门静脉压力，如果内科治疗失败，目前首选TIPS治疗，尤其是对于那些手术治疗有风险的患者。
2. 对低危患者（Child Pugh A级），在对外科分流术比较有经验的中心，门体分流术仍是可选择的治疗方法。对于非酒精性肝硬化患者，远端脾肾静脉分流术优于门体系统分流术，这是因为与选择性分流相关的肝性脑病发生率低。
3. 肝移植始终适于那些终末期肝病患者，根据患者的临床状态、肝硬化病因、酒精性肝硬化患者戒酒情况及没有严重的非肝合并症来选择候选者（见第33章）。
4. 对于那些等待肝移植的患者，TIPS可以用来作为等待移植的桥梁。

五、与门静脉高压相关的非食管静脉曲张出血的处理

（一）胃静脉曲张

1. 胃食管结合部以下5cm或孤立的胃底静脉曲张有较高的出血风险。
2. 对胃静脉曲张的内镜治疗效果不如食管静脉曲张。氰基丙烯酸胶（组织黏合剂）在治疗胃静脉曲张出血是有效的可选治疗。治疗的并发症包括菌血症和胶的栓塞。
3. 对首次急性出血和预防再出血应考虑药物治疗（如奥曲肽）。
4. 药物治疗失败的患者可以考虑TIPS，或在适合的候选者中选择肝移植。

（二）门静脉高压性胃病

1. 它是肝硬化和门静脉高压的常见并发症，但是由此导致严重的胃肠道出血并不多见。
2. 内镜下可见门静脉高压性胃病表现从轻到重的不同表现，轻者仅表现为弥漫的马赛克（蛇皮样）黏膜，严重者可见棕色斑点、鲜红色斑点、肉芽状黏膜及弥漫性黏膜出血。
3. 内镜治疗食管静脉曲张会使门静脉高压性胃病加重。
4. 药物治疗是控制急性出血或预防再出血的唯一内科治疗选择。内镜治疗无效。
5. 对于内科治疗失败者，TIPS和肝移植都是补救的方法。

参 考 文 献

Abraczinskas DR, Ookubo R, Grace ND, et al. Propranolol for the prevention of first esophageal variceal hemorrhage: a lifetime commitment? *Hepatology*. 2001; 34: 1096-1102.

Abraldes JG, Vellanueva C, Banares R, et al. Hepatic venous pressure gradient and prognosis in patients with acute variceal bleeding treated with pharmacologic and endoscopic therapy. *J Hepatol*.

2008; 48: 229-236.

Augustin S, Muntaner L, Altamirano JT, et al. Predicting early mortality after acute variceal hemorrhage based on classification and regression tree analysis. *Clin Gastroenterol Hepatol.* 2009; 7: 1347-1354.

Castera L, Chan HLY, Arrese M, et al. EASL-ALEH Clinical Practice Guidelines: non-invasive tests for evaluation of liver disease severity and prognosis. *J Hepatol.* 2015; 63: 237-264.

D'Amico G, Pasta L, Morabito A, et al. Competing risks and prognostic stages of cirrhosis: a 25-year inception cohort study of 494 patients. *Aliment Pharmacol Ther.* 2014; 39: 1180-1193.

deFranchis R. Expanding consensus in portal hypertension. Report of the Baveno VI consensus workshop: stratifying risk and individualizing care for portal hypertension. *J Hepatol.* 2015; 63: 743-752.

Garcia-Pagan JC, Caca K, Bureau C, et al. Early use of TIPS in patients with cirrhosis and variceal bleeding. *N Engl J Med.* 2010; 362: 2370-2379.

Garcia-Tsao G, Sanyal J, Grace ND, et al. Varices and variceal hemorrhage in cirrhosis: a new view of an old problem. *Clin Gastroenterol Hepatol.* 2015; 13: 2109-2117.

Garcia-Tsao G, Sanyal J, Grace ND, et al. Prevention and management of gastroesophageal varices and variceal hemorrhage in cirrhosis. *Hepatology.* 2007; 46: 922-938.

Gonzalez R, Zamora J, Gomez-Camarera J, et al. Combination endoscopic and drug therapy to prevent variceal rebleeding in cirrhosis. *Ann Intern Med.* 2008; 149: 109-122.

Groszmann RJ, Garcia-Tsao G, Bosch J, et al. Beta-blockers to prevent gastroesophageal varices cirrhosis. *N Engl J Med.* 2005; 353: 2254-2261.

Lo GH, Lai KH, Cheng JS, et al. Endoscopic variceal ligation plus nadolol and sucralfate compared with ligation alone for the prevention of variceal rebleeding: a prospective, randomized trial. *Hepatology.* 2000; 32: 461-465

Lui HF, Stanley AJ, Forrest EH, et al. Primary phophylaxis of variceal hemorrhage: a randomized controlled trial comparing band ligation, propranolol, and isosorbide mononitrate. *Gastroenterology.* 2002; 123: 735-744.

Sanyal AJ, Fontana RJ, DiBisceglie AM, et al. The prevalence and risk factors associated with esophageal varices in subjects with hepatitis C and advanced fibrosis. *Gastrointest Endosc.* 2006; 64: 855-864.

Tan PC, Hou MC, Lin HC, et al. A randomized trial of endoscopic treatment of acute gastric variceal hemorrhage: N-butyl-2-cyanoacrylate injection versus band ligation. *Hepatology.* 2006; 43: 690-697.

第13章 腹水和自发性细菌性腹膜炎

Kavish R. Patidar, DO　Arun J. Sanyal, MD 著
张　莹　王慧芬　译　王永刚　校

要　点

1. 在美国，85%的腹水是由肝硬化引起的；腹水的发生提示其2年生存率仅为50%。
2. 行腹腔穿刺抽取腹水，并进行腹水分析是对腹水鉴别诊断的一项安全、经济的策略。常规腹水检查包括细胞计数、腹水培养、腹水白蛋白和总蛋白，其他的检查根据临床需要而定。
3. 治疗肝硬化腹水的方法包括限钠饮食和利尿剂治疗。
4. 肝硬化腹水患者中有10%发生难治性腹水。治疗策略包括间断大量腹水穿刺引流（large-volume paracentesis，LVP）和经颈静脉肝内门体分流术（transjugular intrahepatic portosystemic shunt，TIPS）。
5. 所有发生肝硬化腹水的患者均应考虑肝移植。
6. 自发性细菌性腹膜炎（spontaneous bacterial peritonitis，SBP）是在排除腹腔脏器穿孔的前提下，肝硬化腹水产生的原发性感染。SBP的发病率和死亡率较高，通过及时行腹腔穿刺并进行腹水分析来确诊，并立即采用非肾毒性抗生素和白蛋白静脉滴注均至关重要。

一、腹水概述

（一）定义

腹水定义为腹腔内液体的病理性积聚。

（二）流行病学

1. 肝硬化所致腹水占美国腹水病因的85%。但感染性疾病，尤其是结核病，是发展中国家腹水发生的主要原因。
2. 腹水是肝硬化最常见的并发症，标志着代偿期肝硬化向失代偿期肝硬化的转变。
3. 在确诊肝硬化时，有20%～60%的患者已经存在腹水。

4. 在诊断肝硬化后的10年内，约50%的患者出现腹水。
5. 一旦发生腹水，患者的生存率在2年内迅速下降至50%。
6. 腹水患者容易发生腹水相关并发症，如SBP、急性肾损伤和肝肾综合征。

(三)肝硬化腹水病理生理

1. 导致腹水发生发展的主要因素是由于肝内血流阻力增加引起的门静脉高压症，以及内脏血管扩张导致有效动脉血容量减少（图13.1）。

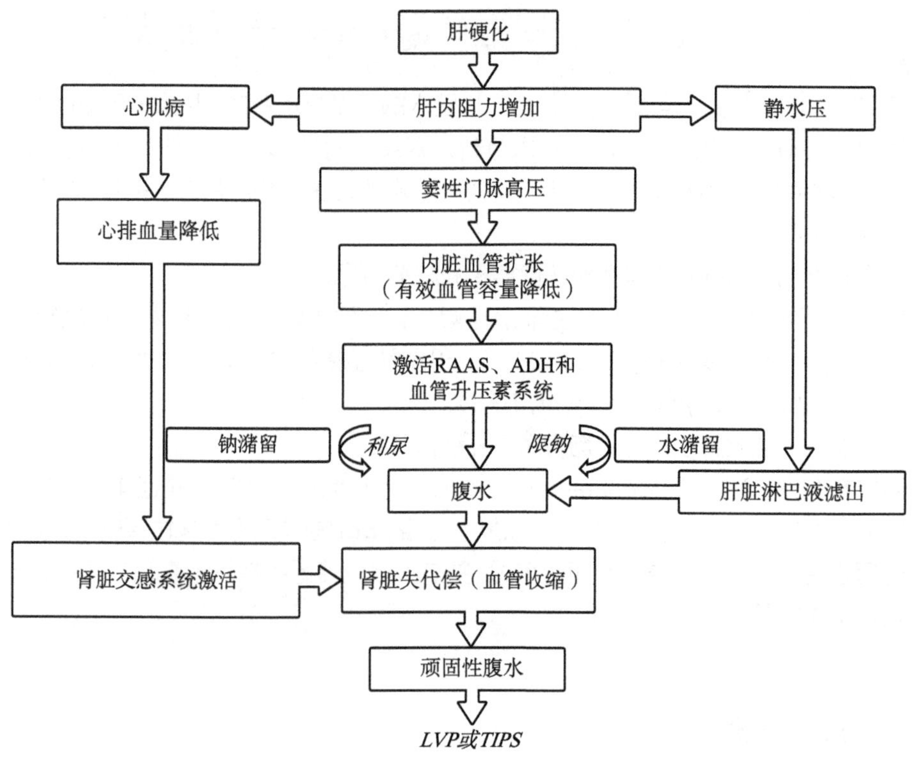

图13.1　腹水的病理生理学

斜体字为可实行的治疗方法。

ADH，抗利尿激素；LVP，大量腹水穿刺引流；RAAS，肾素-血管紧张素-醛固酮系统；TIPS，经颈静脉肝内门体分流术

2. 门静脉高压也增加肠道细菌和细菌产物的易位，刺激细胞因子合成，从而导致进一步的动脉血管舒张。
3. 为了应对有效动脉血容量的减少并维持动脉血压，交感神经系统、肾素-血管紧张素-醛固酮系统（RAAS）、抗利尿激素，以及后期的精氨酸升压素被激活，由此引起肾脏水钠潴留。

4. 肝窦中的Starling力（肝窦压力增加和渗透压降低）驱使多余的钠和水进入肝脏淋巴系统。
5. 超过肝脏淋巴管容量时，多余的肝脏淋巴液流入腹腔形成腹水。

二、诊断

（一）病史

1. 患者的病史往往显示潜在肝病（如病毒性肝炎、酒精性肝病、非酒精性脂肪性肝病）的病因。
2. 其他病因，包括腹腔恶性肿瘤和心血管疾病、肾脏疾病和胰腺疾病也应该考虑在内（表13.1）。
3. 患者可能会主诉腹围增大，常伴有下肢水肿。

表13.1　腹水诱发因素

门静脉高压
窦前性、窦性、窦后性
肿瘤性疾病
肝细胞肝癌、腹膜转移癌、淋巴瘤、卵巢癌、间皮瘤
炎症
过敏、化学、免疫、感染等因素
肾脏疾病
肾病综合征、透析相关腹水
其他因素
卵巢过度刺激综合征、胸导管堵塞

（二）体格检查

1. 体格检查的目的是发现肝硬化及相应的门静脉高压体征（如蜘蛛痣、肝掌、腹壁静脉曲张、脾大）（见第11章）。
2. 腹水患者的查体特征：
   - 腹部饱满或膨隆。
   - 侧腹部叩诊浊音。
   - 移动性浊音阳性，通常表明存在>1500ml的腹水。
   - 腹部疝气如脐疝或腹壁疝形成。
   - 肥胖者的腹部和腹水相似，可进行腹部超声检查以鉴别（见后文）。

（三）实验室检查和影像学检查

1. 实验室检查项目如下

- 全血细胞计数、肾功能（电解质、血肌酐、血尿素氮）、凝血项目（凝血酶原时间和国际标准化比值）、肝功能（血氨基转移酶、胆红素、总蛋白、白蛋白、碱性磷酸酶）。

2. 腹部超声检查

- 是确定腹水存在的性价比最高和侵入性最小的方法。
- 可检测到少至100ml的腹水。
- 可帮助诊断性或治疗性腹腔穿刺术进行定位。
- 有助于诊断门静脉高压症（如脾>12cm、门静脉>1.3cm、脐周静脉扩张）。
- 可对腹水与肥胖、卵巢或肠系膜肿块进行鉴别。

3. 计算机断层扫描或磁共振成像

- 不推荐作为肝硬化的初筛。
- 如果初步检查结果不能确诊，则有助于协助诊断肝硬化外的其他疾病（如肝静脉血栓形成）。

（四）评估腹水的严重程度

国际腹水俱乐部（International Ascites Club）根据腹水的严重程度（分级）、是否存在并发症（单纯或复杂），以及对利尿治疗的反应（利尿剂抵抗或利尿剂难治）对腹水进行分类。

a. 分级

- 少量：仅在超声检查时可检测到。
- 中量：腹部中度膨隆。
- 大量：腹部明显膨隆（“紧张”）。

b. 并发症

- 无并发症：腹水无伴发感染和肝肾综合征。
- 有并发症：腹水并发感染或肝肾综合征。

c. 对利尿治疗的反应

- 利尿剂抵抗型：对钠盐限制和高剂量利尿剂治疗无反应（见后文）。
- 利尿剂难治型：出现利尿剂的副作用，妨碍利尿剂的有效使用。

三、腹水分析

（一）诊断性穿刺

1. 所有患者一旦发现新发的腹水，或在住院治疗，抑或有临床病情恶化表现（发热、肝性脑病、肾衰竭）均需要进行诊断性腹腔穿刺（至少30ml腹水）。

2. 使用“Z形”穿刺方法，由于左下腹部（即髂前上棘向内、向上2横指处）腹壁较薄并且通常存在大量腹水，因此是穿刺的最佳位置。
   - 如果这个位置不可行，则替代部位可选择耻骨联合和脐之间的中点。
3. 凝血功能障碍（如凝血酶原时间延长）不是肝硬化患者腹腔穿刺的绝对禁忌证，因为穿刺术后出血风险<1%。血小板减少症也不是绝对的禁忌证。
   - 其他凝血病存在，如弥散性血管内凝血或纤溶亢进，应禁止腹腔穿刺。
4. 腹腔穿刺术的并发症包括腹壁血肿、肠穿孔和腹腔穿刺部位的液体渗漏（如果不采用Z形穿刺方法，可能会发生这种并发症）。

（二）腹水检测和结果分析

1. 最常开具的腹水检验次序见表13.2。

表13.2　腹水检验

常规	选择性检查	偶查	无意义检查
白蛋白	革兰氏染色	结核杆菌培养/涂片	甲胎蛋白
总蛋白	乳酸脱氢酶	细胞学	胆固醇
细胞计数和分类	糖	三酰甘油	pH和乳酸
培养	淀粉酶	胆红素	纤连蛋白

2. 血清-腹水白蛋白梯度（serum-ascites albumin gradient, SAAG）对明确患者腹水是否由于门静脉高压所致非常必要。
   - 通过同时测量血清白蛋白和腹水白蛋白浓度，然后从血清白蛋白中减去腹水白蛋白来计算SAAG。
   - SAAG>1.1g/dl确定门静脉高压性腹水的准确率为97%（图13.2）。
3. 腹水总蛋白测定有助于进一步明确腹水病因和SBP风险（当总蛋白浓度<1g/dl时风险增加）。
4. 含有≥250/mm^3多形核中性粒细胞（polymorphonuclear neutrophil, PMN）的腹水被认为是被感染的。
   - 腹腔穿刺后留取10ml腹水立即（床旁）注入需氧及厌氧瓶培养可以提高结果的灵敏性（敏感性为90%）。
   - 对于血性腹水（见后面的定义），PMN计数可通过腹水中每250个红细胞减去1个PMN来校正。
   - 腹水乳酸脱氢酶和葡萄糖水平有助于区分SBP和继发性腹膜炎（见后面的内容）。

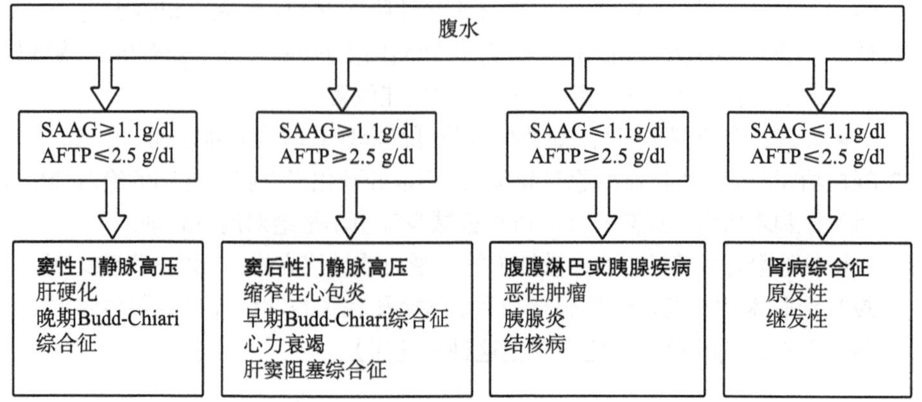

图13.2 根据血清-腹水白蛋白梯度（SAAG）和腹水总蛋白浓度（ascitic fluid total protein concentration，AFTP）进行腹水的鉴别诊断

5. 腹水的其他类型：
   - 血性腹水：腹水中红细胞计数>10 000/mm^3。
     - 肝细胞肝癌约占肝硬化患者血性腹水原因的30%。
   - 乳糜性腹水：牛奶样外观，三酰甘油浓度>200mg/dl。
6. 恶性肿瘤的腹水发生率较低（约7%）。然而，对于腹膜癌，如果有足够量的腹水（3份样本）被及时送检，则发现肿瘤细胞的敏感性约为97%。
7. 分枝杆菌感染的涂片和培养的阳性率分别为0%和50%。
8. 根据腹水分析鉴别腹水的原因见表13.3。

表13.3 根据腹水分析进行腹水的鉴别诊断

病因	线索
肝硬化腹水	SAAG≥1.1g/dl AFTP<2.5g/dl
心源性腹水	SAAG≥1.1g/dl AFTP≥2.5g/dl
腹膜转移癌	SAAG≤1.1g/dl AFTP≥2.5g/dl 细胞学找到肿瘤细胞
结核性腹水	SAAG≤1.1g/dl AFTP≥2.5g/dl 白细胞>500/mm^3，以淋巴细胞为主
乳糜性腹水	SAAG≤1.1g/dl AFTP≥2.5g/dl 腹水三酰甘油>血清值（>200mg/dl）

续表

病因	线索
肾病综合征	SAAG≤1.1g/dl AFTP<2.5g/dl
胰性腹水	SAAG≤1.1g/dl AFTP≥2.5g/dl 腹水淀粉酶>血清值（>1000U/L）

四、肝硬化腹水的治疗

（一）一般原则

1. 腹水管理的目标是负钠平衡（表13.4）。

表13.4　腹水管理原则

总原则
限钠（每日88mmol/L）
足够的营养支持
免疫接种：流感疫苗、肺炎球菌疫苗等
治疗原发病
抗病毒治疗、戒酒、控制体重等
利尿剂
醛固酮拮抗剂/远端肾小管作用利尿剂（如螺内酯）
髓袢利尿剂（如呋塞米）
肝移植评估
TIPS/LVP
顽固性腹水

2. 国际腹水俱乐部建议饮食钠盐限制为每天88mmol钠。
   - 严格的钠盐限制有利于肝硬化患者腹水的动员。
   - 北美居民平均每日摄入100～150mmol的钠。
   - 在没有利尿剂的情况下，无腹水的肝硬化患者每天排出<20mmol的钠。
   - 由此产生80～130mmol/d的正钠平衡，会引起每周形成4～7L的腹水，因此需要限制饮食中的钠盐。
3. 为了达到负钠平衡，尿钠排泄量应该超过78mmol/d。
4. 如果没有发生满意的体重下降和腹水减少，收集24小时尿钠量以确定饮食依从性可能会有帮助。

- 24小时尿液收集比较麻烦，替代方案为检测随机尿液钠钾浓度比。
- 尿钠钾比值>1表示足够的钠排泄，患者体重应该会下降。
- 肾脏钠排泄有明显的昼夜变化，夜间最多。

5. 除非血钠浓度低于125～130mEq/L，否则没有必要进行常规限液。

（二）利尿治疗

1. 单纯限钠治疗仅对10%的腹水患者有效，因此通常需要利尿治疗。2级（中量）和3级（大量）腹水患者通常需要使用利尿剂。
2. 一般来说，只使用醛固酮拮抗剂/远曲小管作用利尿剂和髓袢利尿剂。
3. 由于RAAS系统在腹水形成中起重要作用，因此可选用螺内酯（一种醛固酮拮抗剂/远曲小管作用利尿剂）进行利尿。
   - 单独使用髓袢利尿剂（如呋塞米），疗效差于单用螺内酯。
   - 当单独使用呋塞米时，由于肝硬化患者体内的醛固酮升高，导致未被髓袢上升支吸收的钠被远端小管吸收。
4. 螺内酯可单独使用或与呋塞米联合使用，如果没有达到尿钠排泄目标（即每周体重减轻<1.5kg），则可以逐步增加利尿剂剂量直至最大（螺内酯400mg及呋塞米160mg）。
   - 可以从每日服用100mg螺内酯和40mg呋塞米开始，边调整剂量边观察，直到上调至每日200mg螺内酯和80mg呋塞米。
   - 剂量调整仅可以每3～4天进行1次，因为螺内酯需要数天才会起效。
   - 在开始调整利尿剂剂量之前和调整之后，应监测血清电解质和肌酐水平。
5. 使用利尿剂后建议每日体重下降≤0.5kg。一旦腹水得到控制，需要减少利尿剂的剂量，尤其是病情可能会改善的肝病患者（如戒酒的酒精性肝硬化患者）。
6. 对尿量和脱水进行监测，以防止治疗过度很重要。如果发生肾功能损害、低钠血症（血清钠<125mEq/L）或肝性脑病，则应中断利尿剂治疗。因为肝病患者肌肉萎缩，血肌酐水平不足以反映肾功能，甚至肌酐水平的轻微升高就可能代表肾小球滤过率的显著降低。
7. 螺内酯的使用会引起男子乳房发育触痛。如果发生这种情况，可以改用阿米洛利（初始剂量为每日5～10mg，最终每日可增加至60mg），但阿米洛利的利尿效果不佳。
8. 确保肝硬化腹水患者不服用布洛芬和阿司匹林等非甾体抗炎药物非常重要的，因为它们会削弱利尿剂的排钠作用并可能引起肾毒性。

（三）难治性腹水

流行病学

1. 肝硬化腹水患者中有10%可能出现难治性腹水，1年死亡率为50%。

2. 难治性腹水与稀释性低钠血症、2型肝肾综合征（见第14章）、SBP和肌肉萎缩有关。

定义和诊断标准

1. 难治性腹水定义为经过大剂量利尿剂治疗无效，或LVP后很快复发而且不能通过药物预防（表13.5）。

表13.5　难治性腹水的定义和诊断标准

利尿剂抵抗型：对饮食钠盐限制治疗和强力利尿剂治疗（通常为最大剂量）无反应，并且经过LVP后无法消除腹水或腹水很快复发

利尿剂难治型：由于利尿剂的副作用而限制利尿剂的有效使用，经过LVP后无法消除腹水或腹水很快复发

诊断标准：

- 治疗时间：患者使用强力利尿剂至少一周时间并且接受饮食限钠<88mmol/d
- 无反应：4天体重平均下降小于0.8kg，尿钠排出量少于钠盐摄入量（如尿钠/尿钾<1）
- 早期腹水复发：在初始腹水动员后1个月内再次产生中大量的腹水
- 利尿剂副作用：肝性脑病、肾功能损害、利尿所致的低钠血症（<125 mEq/L）

2. 分为两类
   - 利尿剂抵抗型：对限钠治疗和强力利尿剂治疗（通常为最大剂量）无反应，并且经过LVP后无法消除腹水或腹水很快复发。
   - 利尿剂难治型：由于发生利尿剂引起的并发症而无法动员腹水或预防LVP后腹水的早期复发，从而无法使用有效的利尿剂量。

治疗

1. 行周期性LVP或考虑TIPS。
2. LVP
   - 指抽放腹水超过5L。
   - 推荐静脉滴注白蛋白（LVP引流5L以上腹水时补充白蛋白6～8g/L）以防止穿刺引流后循环功能障碍。
     - 穿刺引流后循环功能障碍的特征是血管扩张更加严重、低钠血症、钠潴留和肾功能不全。
   - LVP频率超过每2周1次，意味着限钠和限液依从性差。
3. TIPS
   - TIPS是通过在肝静脉和门静脉之间建立低阻的血管桥来降低门静脉压力的。
   - TIPS的目标是将门体压力梯度降至<12mmHg。
   - TIPS通过降低近端肾小管钠重吸收和RAAS活性来增加尿钠排泄，进而帮

助减少腹水。

- TIPS对90%顽固性腹水患者有效，术后1～3个月可见病情明显改善。
- TIPS术后预后取决于患者终末期肝病模型（MELD）评分（见第33章）。当MELD得分≤18时，TIPS术后预后要好于MELD得分>18。
- 理想的手术对象是保留肝脏合成功能、没有TIPS手术的禁忌证、没有肝性脑病的患者。
- TIPS术后大多数患者需要继续使用利尿剂。
- 与反复LVP相比，TIPS的优缺点：
  - 约64%的患者腹水减少，而反复LVP后仅24%的患者腹水减少。
  - 在大多数临床试验中，TIPS缺乏生存优势，但是一项Meta分析提示总体获益（2年生存率：49% vs 32.5%）。
  - 肝性脑病发生率更高（40%）。

4. 腹腔静脉分流术与LVP效果相同，并不能提高生存率。由于存在很多并发症远期通畅性差，这一手术已经被摒弃。
5. 正在研究一种实验性自动化低流量腹水泵系统，作为一种姑息方法，以机械方式将腹水从腹膜腔移入膀胱。
6. 肝移植
   - 肝移植是顽固性腹水患者唯一的根治方法，这些患者如果不经过治疗，1年生存率仅为25%。
   - 在肝肾综合征发生之前患者接受肝移植预后会更好。

五、自发性细菌性腹膜炎和其他类型腹水感染

（一）概述

1. 肝硬化腹水患者每年腹水感染的风险为10%。
2. 不同类别的腹水感染可能具有显著不同的预后，需要不同的治疗策略（表13.6）。SBP是最常见的腹水感染类型。
3. 对腹水感染的高度警惕是必要的，以便及早诊断并开始使用抗生素；行腹腔穿刺来诊断腹水感染是必要的。
4. 早期开始使用适当的广谱非肾毒性抗生素可显著降低腹水感染的死亡率（目前为5%）。
5. MELD评分和SBP风险相关；在一项研究中，MELD评分每增加1分，SBP的风险就增加11%。
6. 质子泵抑制剂的使用增加肝硬化腹水患者SBP发生风险。

表13.6　腹水感染分类

分类	腹水分析
SBP	PMN≥250mm^3，1种病原微生物
培养阴性的中性粒细胞性腹水（CNNA）	PMN≥250mm^3，培养阴性
中性粒细胞不增高的单株细菌性腹水（MNB）	PMN<250mm^3，1种病原微生物
多种细菌的细菌性腹水	PMN<250mm^3，多种病原微生物
继发性细菌性腹膜炎	PMN≥250mm^3，多种病原微生物

（二）发病机制

1. 腹水细菌种植是腹水感染的常见原因；最有可能的2种途径如下：
   a. 细菌通过肠壁移位
   - 占肝硬化患者腹水感染的70%以上。
   - 异常的肠道菌群，肠黏膜水肿和肠道通透性改变是促发因素。

   b. 血源性播散至腹水
   - 50%的SBP发作伴有菌血症，从中分离出和腹水相同的病原体。
   - 从尿或痰中有时可培养出相同的病原体。
2. 腹水定植（细菌性腹水）
   - 可能有2种不同的结局：被腹腔吞噬细胞清除或细菌繁殖导致腹膜炎症（如SBP）。
   - 在细菌的调理素作用下并随后通过腹腔内吞噬细胞清除，细菌性腹水通常能自愈。
3. SBP的常见细菌菌群
   a. 大肠埃希菌（43%）、链球菌属（23%）、肺炎克雷伯菌（11%）过去占SBP致病菌的80%。现在由于选择性肠道去污染治疗，革兰氏阳性菌感染已超过50%。
   b. 厌氧菌只占SBP病原的1%。
4. 腹水感染的危险因素
   - 曾经发生过SBP：是最重要的危险因素；2/3的患者将在1年内会复发。
   - 胃肠道出血（特别是静脉曲张出血）。
   - 腹水总蛋白<1.0 g/dl。

（三）临床特征和诊断

1. 腹水感染主要发生于肝硬化合并腹水的患者。
2. 约87%的SBP患者有感染的症状或体征，包括发热（69%）、腹痛（59%）和精神状态改变（54%）。

3. 腹水患者出现任何感染症状和(或)体征应尽快行诊断性腹腔穿刺检查。
4. 乳铁蛋白是激活的PMN的产物，可作为PMN的替代标志物，是诊断SBP的一种简单且快速的方法。
5. 测量白细胞酯酶的试纸条可以在床旁90～180秒检测到升高的PMN数，可据此立即开始使用抗生素；迄今为止所进行的大多数研究都使用过专为检测尿液设计的试纸条，但腹水专用的试纸条有其应用前景。

(四)分类(表13.6)

1. SBP：定义为没有外科性来源的腹腔感染情况下，腹水培养阳性(通常为单一菌)，并且PMN≥250/mm³。
2. 培养阴性中性粒细胞性腹水(culture-negative neutrocytic ascites，CNNA)：特点是腹水培养阴性，腹水PMN≥250/mm³，并且没有明确的腹内感染原。
   - 最常见的原因是培养技术不佳。
   - 如果培养技术过关，通常代表腹水本身的抗菌能力消灭了短暂的细菌移位。
   - 细菌生长可能继续，导致SBP出现和腹水培养阳性。
   - 近期使用抗生素(即使是一剂)可能会抑制培养物中细菌的生长。
   - CNNA和SBP的死亡率不相上下；因此，应保证同样的治疗。
   - 除SBP外，还应考虑以下原因引起的中性粒细胞性腹水：
     - 腹膜转移癌。
     - 胰腺炎。
     - 结核性腹膜炎。
     - 结缔组织病相关性腹膜炎。
     - 出血混入腹水。
3. 中性粒细胞不增高的单株细菌性腹水(MNB)是SBP的一种变异形式，是指腹水培养阳性(单一细菌)而腹水中性粒细胞计数正常(<250/mm³)。
   - MNB患者较SBP患者肝病的病情较轻。
   - 临床症状或体征的存在与否决定了细菌性腹水的结局；无症状的细菌性腹水通常不需要抗生素治疗而自行康复；有症状的细菌性腹水应当与SBP同样对待。
   - 当腹水培养结果不是腹水感染常见的细菌时，必须重复腹腔穿刺评价中性粒细胞的应答反应，并决定抗生素的治疗。
4. 多种细菌的细菌性腹水提示腹腔穿刺针所致的肠穿孔，定义为中性粒细胞计数正常(<250/mm³)，腹水培养证实有多种细菌。
   - 腹腔穿刺所致的肠穿孔很少发生(只在某些穿刺极度困难的情况下)，如果在穿刺过程中针头抽出空气和粪便可更加明确。
   - 大多数腹腔穿刺所致的肠穿孔可自行痊愈，不会发展为继发性腹膜炎；然而，应重复腹腔穿刺以评估中性粒细胞应答及是否需要抗生素治疗。

- 对有中性粒细胞反应的腹水患者，应使用经验广谱抗生素来抗革兰氏阴性肠杆菌、革兰氏阳性菌和厌氧菌。

5. 继发性细菌性腹膜炎：不同于SBP的是它存在已知或可疑可外科处理的腹腔内感染源（如内脏穿孔或腹腔内脓肿）。腹水PMN≥250/mm^3，并且腹水培养为多种肠道细菌。
    - 继发性细菌性腹膜炎的其他腹水表现（“Ruynon标准”，需要以下3个特征中的2个）：
        - 总蛋白＞1.0g/dl。
        - 葡萄糖＜50mg/dl。
        - 乳酸脱氢酶大于血清正常值上限。
    - 如果在适当的抗生素治疗48小时后重复腹腔穿刺，显示腹水PMN计数高于基础值，也应怀疑继发性腹膜炎。
    - 治疗包括经验性使用广谱抗生素，以抗革兰氏阴性肠杆菌、革兰氏阳性菌和厌氧菌，并寻找穿孔部位。
    - 必须及时手术干预，单独内科治疗是不够的。

（五）治疗

1. 腹水PMN计数≥250/mm^{3}时，在培养结果出来前给予经验性治疗。
    - 腹水感染的致病菌群不断发生变化，可能是抗生素使用的结果。
    - 除了继发性腹膜炎外，厌氧菌很少导致腹水感染。
    - 氨基糖苷类药物有严重的肾毒性，因此在肝硬化腹水患者中禁用。
    - 除了获得性免疫缺陷综合征患者外，真菌不会引起SBP；真菌通常仅在继发性腹膜炎的腹水中才能培养出来。
2. 推荐应用第三代头孢治疗。
    - 头孢噻肟是一种非肾毒性的广谱第三代头孢菌素，覆盖了SBP致病菌群的94%以上，是经验性治疗首选的抗生素。
    - 推荐剂量为2g，每8小时静脉注射1次，疗程大于5天。
    - 有时甚至给予头孢噻肟首剂治疗后，腹水培养即变为阴性。
    - 一旦获得培养结果，可改为窄谱抗生素，并可了解致病菌的敏感性。
    - 替代抗生素治疗方案包括阿莫西林克拉维酸（在欧洲）和氟喹诺酮类药物。
    - 48小时治疗无效表明感染了耐药菌，应加用不同抗菌谱的抗生素或升级为广谱抗生素。
3. 以下任一情况表示应再行腹腔穿刺：
    - 怀疑有继发（外科）性细菌性腹膜炎。
    - 对头孢噻肟治疗无明确临床应答（如血清白细胞计数下降、热退）。

4. 继发性细菌性腹膜炎或由耐头孢噻肟的病原体引起的SBP，可导致腹水培养持续阳性，并且腹水PMN计数比治疗前高。
5. 由于早期发现和及时治疗，SBP患者的生存率较前有所提高。
6. SBP患者的静脉扩容治疗已显示出益处。
   - SBP会引起细胞因子（包括TNF-α和IL-6）和一氧化氮（一种有效的血管扩张剂）的产生显著增加。
   - 这些变化与血压、肾功能、凝血和肝功能的临床恶化有关。
   - 扩容补液药物（特别是白蛋白）可增加血容量并维持肾脏灌注。
   - 有报道，在诊断SBP并使用抗生素治疗时给予静脉注射白蛋白1.5g/kg，第3天再给予白蛋白1.0g/kg，可降低肾功能不全和SBP相关的死亡率；据此，在等待进一步研究的同时，给予白蛋白是合理的。

六、腹水感染的预防

（一）适应证

1. SBP的高危因素包括①先前发生过SBP；②胃肠道出血；③腹水总蛋白浓度<1.0 g/dl。
2. 在这些情况下，建议选择性肠道去污染预防SBP（表13.7）。

表13.7　腹水感染预防的指征

指征	预防治疗的疗程
患SBP已痊愈的患者	不确定，或直至腹水消失
有消化道出血的肝硬化患者	7天
腹水总蛋白浓度<1.0g/dl	住院期间（有争议）
腹水蛋白浓度<1.5g/dl加上以下4项中的1项：	治疗直至失代偿肝硬化好转或肝移植
Child-Turcotte-Pugh评分>9及胆红素>3mg/dl	
血肌酐>1.2mg/dl	
血尿素氮>25mg/dl	
血清钠<130mEq/L	

（二）抗生素方案

1. 诺氟沙星（norfloxacin）是一种很少吸收的氟喹诺酮类药物，已被用于肝硬化患者的选择性肠道去污染治疗。诺氟沙星有适合预防腹腔感染的几个特点：

a. 口服时吸收少。

b.对肠内革兰氏阴性菌有效。

c.保留革兰氏阳性菌和厌氧菌以维持它们在正常肠道菌群中的保护作用。

- 诺氟沙星可降低SBP的发生率，延缓肝肾综合征的进展，增加总体生存率。
- 在生存的SBP患者中：
  - 如果没有给予抗生素预防，1年的复发率可高达68%。
  - 诺氟沙星，每日400mg口服，可使1年复发率降至20%。
  - 诺氟沙星在对SBP复发的预防方面有较好的效价比。
  - 但是，诺氟沙星治疗不能改变SBP患者的总体死亡率。
- 自2014年以来，诺氟沙星在美国退市。

2. 对肝硬化消化道出血患者：
   - 在没有抗生素预防的情况下，SBP的发生率可高达45%～66%。
   - 抗生素预防应立即开始并持续7天，可使SBP发生率降低10%～20%。
   - 抗生素预防可能会改善这些患者的生存率。
   - 对于晚期肝硬化合并消化道出血的患者，静脉注射头孢曲松比口服诺氟沙星对SBP的预防效果更好。

3. 对腹水总蛋白＜1.0g/dl的住院患者：
   - 1年内新发SBP的总概率为20%。
   - 每天口服诺氟沙星400mg使得SBP的住院发生率从22%降至0%，但是对住院死亡率没有影响。

4. 甲氧苄氨嘧啶磺胺甲噁唑，每日口服一片双倍强度片剂在美国可作为诺氟沙星的替代品，可有效预防SBP。

（三）将来考虑的问题

1. 常规长期预防使用氟喹诺酮导致患者粪便菌群中快速出现抗喹诺酮细菌。
2. 长期应用氟喹诺酮可导致：
   - 在SBP腹水培养中有50%为氟喹诺酮耐药的革兰氏阴性杆菌。
   - 高发的尿路氟喹诺酮耐药的革兰氏阴性杆菌感染。
3. 进一步将从以下方面着重研究有效的预防方法，以降低细菌耐药的风险：
   - 抗生素循环。
   - 使用非吸收性抗生素（如利福昔明）。
   - 使用非抗生素治疗方法，如益生菌和益生元、促胃肠动力药、非选择性β受体阻滞剂、胆汁酸等。

参考文献

Bajaj JS, Zadvornova Y, Heuman DM, et al. Association of proton pump inhibitor therapy with spontaneous bacterial peritonitis in cirrhotic patients with ascites. *Am J Gastroenterol*. 2009; 104: 1130-1134.

Bellot P, Welker MW, Soriano G, et al. Automated low flow pump system for the treatment of refractory ascites: a multi-center safety and efficacy study. *J Hepatol*. 2013; 58: 922-927.

Fernandez J, Arbol LR, Gomez C, et al. Norfloxacin vs ceftriaxone in the prophylaxis of infections in patients with advanced cirrhosis and hemorrhage. *Gastroenterology*. 2006; 131: 1049-1056.

Fernandez J, Navasa M, Planas R, et al. Primary prophylaxis of spontaneous bacterial peritonitis delays hepatorenal syndrome and improves survival in cirrhosis. *Gastroenterology*. 2007; 133: 818-824.

Gines P, Cardenas A, Arroyo V, et al. Management of cirrhosis and ascites. *N Engl J Med*. 2004; 350: 1646-1654.

Moore KP, Wong F, Gines P, et al. The management of ascites in cirrhosis: report on the consensus conference of the International Ascites Club. *Hepatology*. 2003; 38: 258-266.

Obstein KL, Campbell MS, Reddy KR, et al. Association between model for end-stage liver disease and spontaneous bacterial peritonitis. *Am J Gastroenterol*. 2007; 102: 2732-2736.

Rössle M, Ochs A, Gülberg V, et al. A comparison of paracentesis and transjugular intrahepatic portosystemic shunting in patients with ascites. *N Engl J Med*. 2000; 342: 1701-1707.

Runyon BA. Ascites and spontaneous bacterial peritonitis. In: Feldman M, Friedman LS, Sleisenger MH, eds. *Sleisenger and Fordtran's Gastrointestinal and Liver Disease: Pathophysiology, Diagnosis*, Management. 10th ed. Philadelphia: Saunders Elsevier; 2016: 1553-1576.

Runyon BA. Management of adult patients with ascites due to cirrhosis: an update. AASLD Practice Guideline. *Hepatology*. 2009; 49: 2087-2107.

Sanyal AJ, Genning C, Reddy KR, et al. The North American study for the treatment of refractory ascites. *Gastroenterology*. 2003; 124: 634-641.

Sort P, Navasa M, Arroyo V, et al. Effect of intravenous albumin on renal impairment and mortality in patients with cirrhosis and spontaneous bacterial peritonitis. *N Engl J Med*. 1999; 341: 403-409.

Wiest R, Krag A, Gerbes A. Spontaneous bacterial peritonitis: recent guidelines and beyond. *Gut*. 2012; 62: 297-310.

第14章 肝肾综合征

Andres Cardenas, MD, MMSc, PhD, AGAF, FAASLD　Pere Ginès, MD 著
黄　坤　牟劲松　译　吉程程　校

要　点

1. 肝肾综合征是指肝硬化失代偿期患者的肾衰竭。
2. 肝肾综合征以肾功能快速下降为主要特点，预后差，消耗资源多。
3. 1996年，国际腹水俱乐部（International Ascites Club）第一次提出了肝肾综合征的诊断标准，随着时间的推移，该标准已整合了更新的肝硬化中急性肾损伤（AKI）的定义。
4. 2015年修正了新的诊断标准。

一、定义

1. 过去，肝硬化肾衰竭定义为晚期肝病且门静脉高压患者血清肌酐水平>1.5mg/dl。该定义的弊端是，在肝硬化患者中，肌酐可能高估了肾小球滤过率（GFR），这是由于肌肉量减少导致肌酐产生减少。因此，血清肌酐水平≤1.5mg/dl并不能完全排除肝硬化患者的肾功能障碍。
2. 最近对肝硬化患者AKI的定义是以血清肌酐水平的变化为基础，而不是依赖于肌酐绝对值。血清肌酐较基线水平升高50%或在48小时内血清肌酐水平升高≥0.3mg/dl（≥27μmol/L）反映了明确的肾功能不全，能够早期提示肾功能障碍（表14.1）。
3. AKI标准中血清肌酐轻度升高与肝硬化患者的死亡率独立相关。
4. 肝肾综合征具有以下特点：
   - GFR的显著降低（通常<30ml/min），肾血流明显减少，无其他明确的致肾衰因素。
   - 显著的循环异常。
   - 内源性缩血管系统激活。
   - 无肾脏组织学改变。
5. 肝肾综合征的诊断需要排除肝硬化中可能导致肾衰竭的其他因素（表14.1）。

表14.1 专有名词定义

分期		定义
急性肾损伤（AKI）	1期	48小时内血清肌酐水平升高≥0.3mg/dl或较基线升高≥50%
	2期	血清肌酐水平较基线升高2～3倍
	3期	血清肌酐水平较基线升高>3倍或血清肌酐>4mg/dl
肝肾综合征	存在肝硬化和腹水 急性肾损伤（如上） 在连续2天停用利尿剂及白蛋白（每天1g/kg）扩容情况下，血清肌酐水平无改善 无休克，近期未使用肾毒性药物（如非甾体抗炎药、碘造影剂） 除外肾器质性疾病 无血尿（每高倍镜视野≤50个红细胞） 无蛋白尿（≤500mg/24h） 无梗阻性肾病	

二、发病机制

肝肾综合征的发病机制尚不完全明确（图14.1）。但是，确切的是肾血管的显著收缩是主要的病理生理改变。

1. 水钠潴留是肝硬化患者重要的肾功能紊乱表现，能够导致腹水和高容量性低钠血症进展。晚期肝硬化中，强烈的肾血管收缩导致了肝肾综合征的发生。
2. 牵涉以下机制：
   - 全身血流动力学的严重紊乱。
   - 内源性缩血管系统活性增加。
   - 血管舒张因子活性降低。
3. 全身循环紊乱
   - 严重的内脏动脉血管扩张导致了血流动力学改变。
   - 该舒张主要是由于门静脉高压患者的扩血管因子的产生或活性增加，如一氧化氮（NO）、炎性细胞因子、一氧化碳（CO）、内源性大麻素。
   - 血流动力学特点包括低动脉压、低全身血管阻力、高心排血量。
   - 由于缩血管系统活性增加，肾血管显著收缩。
   - 血管收缩不仅发生在肾血管中，也发生在其他器官（上下肢、大脑），以代偿内脏血管扩张。
   - 失代偿期肝硬化患者通常为高动力循环，患者心输出量最初升高，但在疾病晚期并发肝肾综合征时，心输出量下降。

（一）缩血管因子

1. 肾素-血管紧张素-醛固酮系统（RAAS）和交感神经系统（SNS）
   - 肝硬化腹水患者，特别是有肝肾综合征的患者，RAAS和SNS的活性通常增加。

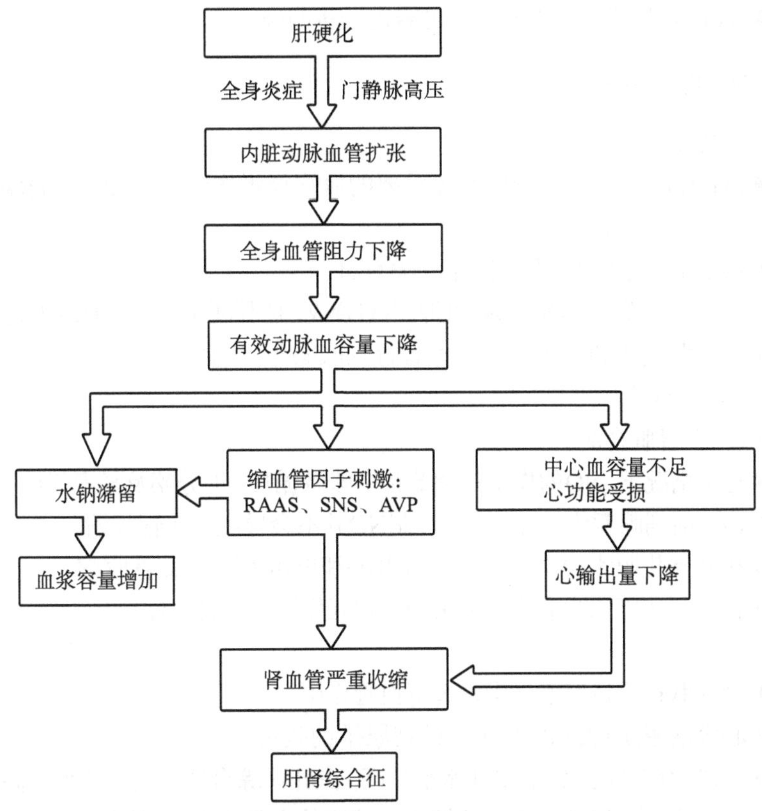

图14.1　肝肾综合征的发病机制

门静脉高压引起的内脏动脉血管扩张、血浆容量增加、心输出量下降这3个因素在肾灌注不足中发挥了同等重要的作用，引起肝肾综合征。全身血管阻力的下降引起血容量的异常分布，肝硬化心肌病继发的动脉床显著扩张进一步引起心输出量下降，这2个因素导致了有效动脉血容量下降、缩血管系统的激活，进而作用于肾脏循环。AVP，精氨酸血管加压素；RAAS，肾素-血管紧张素-醛固酮系统；SNS，交感神经系统

- 肝肾综合征患者血浆肾素活性和血浆去甲肾上腺素水平明显升高。
- RAAS和SNS系统的活性与肾血流量呈负相关。
- 用药物阻断这些系统的受体可引起全身血管阻力下降和低动脉压，提示这些系统活化增加对于维持全身血流动力学稳定非常重要。

2. 精氨酸血管加压素（AVP）

- AVP在肝肾综合征患者中同样被活化。它具有缩血管作用，晚期肝硬化时在维持动脉压中发挥作用。
- 该激素也可引起自由水潴留及高容量性低钠血症。

3. 内皮素（ET）

- 内皮素来源于内皮，是一种强力的缩血管因子，在肝硬化时水平升高。
- ET最重要的作用是引起肾血管收缩，降低肾血流及GFR。
- 肝硬化患者中，合并肝肾综合征的患者ET水平最高。

- ET在肝肾综合征中的作用仍需进一步明确。

（二）血管舒张因子

1. 肾脏前列腺素（PGs）
   - PGs在晚期肝病患者中发挥重要的血管舒张作用，可协助对抗RAAS、SNS和AVP的缩血管作用。
   - PGs可帮助维持肝硬化患者的肾灌注。
   - 非甾体抗炎药（NSAIDs）可抑制PG合成，是肝硬化患者肾衰竭的常见病因。
   - 晚期肝硬化和肝肾综合征患者肾脏PGs的产生减少。
2. 一氧化氮（NO）
   - NO在肾脏合成。
   - 通常情况下，NO的作用是调节肾小球微循环、钠分泌及肾素释放。
   - 由于前列腺素代偿性增加，抑制NO并不会导致肾血管收缩。
   - 在肝硬化腹水患者中，同时抑制NO和PG可引起肾血管收缩。
   - 在肝硬化腹水患者中，NO和PGs相互作用维持肾灌注。
3. 钠尿肽
   - 钠尿肽在维持肾灌注中发挥舒血管作用。
   - 心房钠尿肽（ANP）是主要的利尿排钠激素。
   - 失代偿期肝硬化中，ANP水平升高，在肝肾综合征患者中水平最高。
   - ANP水平增加可能是对抗缩血管效应的内环境稳定机制。
4. 全身炎症
   - 肝肾综合征的发病机制涉及全身炎症。
   - 在肝硬化患者发生肝肾综合征时，细菌移位（如细菌从肠腔到肠系膜淋巴结的转移）可引起循环功能受损。
   - 细菌移位引起炎症反应，增加促炎细胞因子（特别是IL-6和TNF-α）和血管舒张因子（如NO）的产生，促进内脏血管舒张。
   - 肝硬化患者的脂多糖结合蛋白水平和循环细菌DNA水平（一种细菌移位的生物学标记）升高时，循环细胞因子水平也升高，伴全身血管阻力下降，心输出量增加。

（三）小结

1. 图14.1总结了肝肾综合征目前最为公认的发病机制。
2. 门静脉高压引起动脉血管扩张的机制仍不完全清楚。
3. 动脉血管扩张主要发生在内脏血管中。
4. 血管扩张减少有效循环血量，增加缩血管系统的活性。
5. 缩血管系统的活化是循环障碍的代偿机制。

6. 肝肾综合征是循环障碍的极端表现，可能原因如下。
    - 缩血管系统显著活化。
    - 血管舒张因子活性降低。
    - 肾内血管收缩因子产生增加。

二、肝硬化患者急性肾损伤的其他病因

除了肝肾综合征，肝硬化患者出现肾功能障碍还有其他原因，包括细菌感染、血容量不足、肾毒性药物、肾脏本身疾病（包括乙型肝炎病毒感染、丙型肝炎病毒感染、酒精性肝硬化相关的肾小球肾炎）。

（一）急性肾小管坏死

1. 急性肾小管坏死（ATN）特征是肾功能突然受损。
2. 肝硬化患者通常具有诱发ATN的多种复杂因素，如消化道出血、低血容量性休克、细菌性脓毒症。
3. 虽然ATN没有特异性标记，以下非特异性的标准有助于诊断。
    - 高尿钠浓度。
    - 尿/血渗透压值<1。
    - 尿沉渣异常，含有上皮细胞和管型。
4. 很多人对诊断性尿生物标志物有兴趣，比如中性粒细胞明胶酶相关脂质运载蛋白（NGAL），它是一种主要表达在肾远曲小管的蛋白酶。NGAL水平升高与ATN相关，其水平>300～400μg/g，在诊断上具有高度敏感性和特异性。

（二）肾小球疾病

1. 肝硬化患者的肾脏本身疾病可能与肝脏疾病有关，特别是慢性乙型肝炎、丙型肝炎和酒精性肝脏疾病。在这些典型肝病中，肾脏疾病通常反映循环免疫复合物在肾小球的沉积。
2. 肝硬化患者肾组织学检查常见肾小球异常，但很少有肾小球功能不全的症状及体征。
3. 丙型肝炎患者中最常见的肾小球肾炎是膜增生性肾小球肾炎、膜性肾小球肾炎和局灶性节段性肾小球硬化。乙型肝炎患者中可见到膜性肾病，酒精性肝硬化患者可发生IgA肾病。
4. 以下表现需考虑肾脏本身疾病：尿蛋白>500mg/24h，每高倍镜视野红细胞>50个，异常肾脏超声表现（排除其他导致肾衰竭因素）。

（三）药物相关肾损伤

1. 氨基糖苷类和NSAIDs是引起肝硬化患者肾衰竭最常见的药物。

2. 药物诱导的肾衰竭临床表现与ATN类似。
3. 在有明确急性肾损伤的肝硬化患者中使用非选择性β受体阻滞剂是有争议的，但仍建议在肝肾综合征患者中暂时停用这些药物。

（四）肾前性氮质血症

1. 血容量不足可导致肾前性氮质血症。
2. 导致血容量不足的原因包括呕吐、腹泻、过度利尿。
3. 用白蛋白扩容（静脉输注白蛋白，每天1g/kg，连续2天）肾功能恢复，可区分肾前性氮质血症和肝肾综合征。
4. 对白蛋白扩容无反应是肝肾综合征的主要诊断标准（表14.1）。

四、肝肾综合征临床特征和分类

肝肾综合征根据肾衰竭的程度和进展速度可分为1型和2型，具有不同的预后和生存率。

（一）1型

1. 1型肝肾综合征的特点：肾衰竭严重且进展迅速，血清肌酐水平在2周内增加1倍，峰值>2.5mg/dl。
2. 患者常有严重肝病（表现为黄疸、肝性脑病、凝血功能障碍）。
3. 1型肝肾综合征常有诱因，如严重细菌感染、消化道出血、没有扩容治疗的大量放腹水后。
4. 1型肝肾综合征是预后最差的肝硬化并发症。
5. 平均存活时间为2周。

（二）2型

1. 2型肝肾综合征是缓慢进展的肾功能受损，血清肌酐水平通常在1.5～2.5mg/dl。
2. 2型肝肾综合征患者如果不行肝移植术，平均存活时间6个月。
3. 肝脏和肾脏疾病进展，或者额外的损伤，如细菌性脓毒症，可导致2型肝肾综合征发展为1型。
4. 主要临床症状为顽固性腹水。

五、治疗

1. 肝移植是肝肾综合征的确切治疗方法。肝肾综合征的主要治疗目标是在肝移植前减轻肾衰竭。
2. 适当的治疗取决于及时发现肾衰竭及其潜在病因。
   - 如果怀疑有细菌感染，在等待培养结果前应给予第三代头孢菌素。

■ 肾衰竭合并低血容量患者通常对于白蛋白扩容（1g/kg，最大100g/d，连续2天）有效。

■ 可疑药物相关肾损伤患者应停用NSAID和利尿剂。

3. 除了肝移植，肝肾综合征的主要治疗还包括收缩内脏血管药物（特利加压素、奥曲肽联合米多君、去甲肾上腺素）的应用和静脉输注白蛋白（表14.2）。

■ 这些药物能够选择性收缩极度舒张的内脏动脉床，改善动脉灌注，减少内源性缩血管系统的活性。

■ 静脉输注白蛋白起始剂量为20%～25%白蛋白1g/kg，维持剂量为每日20～50g。

■ 有治疗应答定义为血清肌酐水平<1.5mg/dl，通常伴有尿量增加和低钠血症的改善。

表14.2　肝肾综合征的药物治疗

血管收缩药物	
特利加压素	静脉注射1mg/（4～6）小时，3天后如无反应（定义为血清肌酐较前下降未超过25%），最大增加至2mg/（4～6）小时。当高的肌酐水平明显下降，至少<1.5mg/dl（133μmol/L）时，治疗有效通常需治疗5～15天
米多君和奥曲肽	米多君7.5mg口服3次/日，必要时可增加至12.5mg，3次/日。奥曲肽100μg皮下注射3次/日，必要时可增加至200μg，3次/日
去甲肾上腺素	0.5～3mg/h 持续静脉输注，目标是平均动脉压升高10mmHg。治疗持续至血清肌酐水平下降至<1.5mg/dl
白蛋白	白蛋白联合一种血管收缩药物使用，第1天1g/kg，之后20～50g/d

4. 其他可能有用的治疗还包括经颈静脉肝内门体分流术（TIPS）、肾脏替代治疗（RRT）、白蛋白透析。

5. 2型肝肾综合征患者通常有充足时间等待肝移植。

（一）1型肝肾综合征（图14.2）

1. 特利加压素（美国尚未许可）

■ 在特利加压素和静脉输注白蛋白治疗后，1型肝肾综合征是可逆的。

■ 大量研究，包括Meta分析和几个随机对照试验，均证明在肝肾综合征治疗中特利加压素是有效的。

■ 50%～70%肝肾综合征患者对于特利加压素和白蛋白治疗有应答。

■ 特利加压素可以静脉注射［1mg/（4～6）h，3天后最大可增加至2mg/（4～6h）］或持续静脉输注3mg/24h，如血清肌酐较起始值未下降25%，可逐渐增加至12mg/24h。

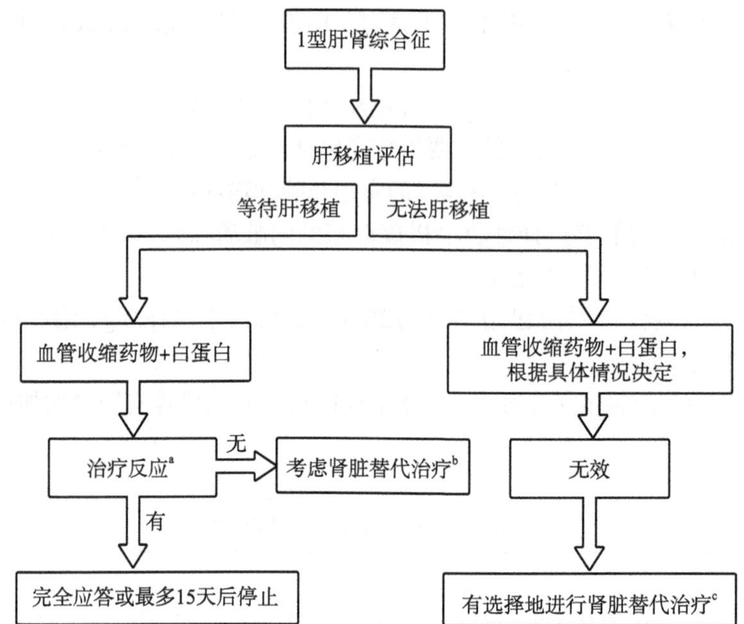

图14.2 1型肝肾综合征患者的治疗流程

a缩血管药物联合白蛋白治疗应答的定义为血清肌酐水平减少至<1.5mg/dl。b如果肝肾综合征复发，应重新开始治疗。c肾脏替代治疗应在严重容量过负荷、顽固性酸中毒、严重高钾血症时开始

- 10%的患者中，并发的全身血管收缩可能导致局部缺血的副作用。
- 有治疗反应者较无治疗反应者生存率增加。
- 停止治疗后肝肾综合征复发率<10%，再次给予特利加压素绝大部分仍然有效。
- 疗效不佳与如下因素相关：血清总胆红素水平≥10mg/dl，平均动脉压较基础增加<5mmHg，治疗3天时血清肌酐水平减少≤0.5mg/dl。

2.米多君和奥曲肽

- 口服米多君、皮下注射奥曲肽联合静脉输注白蛋白可能改善肝肾综合征患者的肾功能。
- 一项对照研究比较了1型肝肾综合征患者在应用白蛋白情况下，静脉注射特利加压素较米多君联合奥曲肽更可能显著改善肾功能（70.4% vs 28.6%）。
- 如果没有特利加压素，肝肾综合征的标准治疗应包括口服米多君，最大量12.5mg，3次/日，皮下注射奥曲肽100～200μg，3次/日。
- 在一项包含87个1型肝肾综合征患者的研究中，66个接受了米多君联合奥曲肽治疗的患者中，40%的患者血清肌酐下降并维持，这个比例在21个没有接受治疗的患者中只有5%。
- 单独使用奥曲肽无效。

3. 去甲肾上腺素

- 去甲肾上腺素联合白蛋白治疗肝肾综合征有效。
- 两项随机试验比较了特利加压素和去甲肾上腺素，两者在安全性和有效性上无明显差异。应用特利加压素患者40%有效，应用去甲肾上腺素患者43%有效。
- 两者的不良反应类似。
- 由于去甲肾上腺素必须在ICU应用，因此，花费（包括ICU治疗）与特利加压素相近甚至更高。

4. TIPS

- TIPS通过降低门静脉压力进而减少交感神经和RAAS活性。
- TIPS通过增加尿钠排泄改善肾功能（包括肝肾综合征），增加尿量和降低血清肌酐水平。
- TIPS能够治疗1型和2型肝肾综合征，降低肝肾综合征的复发率和腹水生成。
- 肝肾综合征患者能够进行TIPS的比例较低，主要是由于严重肝衰竭和高MELD评分是TIPS的禁忌证，但这些在1型肝肾综合征患者中很常见（见第33章）。

5. 肾脏替代治疗

- 在肝肾综合征患者等待肝移植时，如果治疗无效可考虑肾脏替代治疗。
- 在不接受肝移植患者中，开始或延续进行肾脏替代治疗是有争议的，因为缺乏长期收益。
- 数据有限，且许多患者表现出副作用，包括严重低血压、出血、感染，这些均可导致患者在肾脏替代治疗中死亡。另外，肾脏替代治疗的标准指征（严重液体过负荷、酸中毒或高钾血症）在1型肝肾综合征患者的疾病早期不常见。

6. 体外白蛋白透析，是通过活性炭和阴离子交换柱使含白蛋白透析液重复循环利用的系统，能够改善1型肝肾综合征患者的肾功能。但是，一项研究表明分子吸附再循环系统（MARS）并不能改善GFR。

（二）2型肝肾综合征

- 2型肝肾综合征的治疗主要针对这些患者中普遍存在的顽固性腹水（见第13章）。
- 非对照试验证明了治疗改善肾功能的有效性，但停止治疗后容易再发。
- 一项研究中，60%的2型肝肾综合征患者接受特利加压素和白蛋白治疗有效，但是一半的患者在治疗停止后复发。
- 接受肝移植的2型肝肾综合征患者中，在肝移植前有无复发在血清肌酐水平上无明显差异。

- 另外，这些患者在AKI的发生率、RRT的必要性、肝移植1年后慢性肾脏疾病的发生率、住院时间和生存率上无明显差异。
- 因此，应用特利加压素和白蛋白治疗2型肝肾综合征并不能改善肝移植前后的预后。

六、预防

在以下3种情况下应预防肝肾综合征。

1. 治疗性穿刺：在肝硬化腹水患者放腹水超过5L后，进行白蛋白补液扩容，能够降低肾衰竭和低钠血症的发生率。
2. 自发性细菌性腹膜炎（SBP）：在肝硬化和SBP患者中，给予白蛋白（1.5g/kg静脉注射，48小时后1g/kg静脉注射）联合静脉输注头孢噻肟 1g，2次/日，连续5～7天能显著降低循环功能受损和1型肝肾综合征的发生率（见第13章）。接受该治疗的患者10%发生肝肾综合征，而未被给予白蛋白的患者33%发生肝肾综合征。更重要的是，接受治疗的患者生存率（30%）较未接受治疗的患者（10%）高。
3. SPB的一级预防：Child-Pugh评分＞9（见第11章）伴有血清肌酐＞1.2mg/dl，总蛋白＜1.5mg/dl且血清白蛋白＞4mg/dl患者，长期口服诺氟沙星（或其他抗生素）能减少发生SBP的风险。1年内SBP的发生率（7% vs 61%）和1型肝肾综合征的发生率（28% vs 41%）下降，3个月和1年生存率（94% vs 62%，个别报道为60% vs 48%）明显增加。

参考文献

Angeli P, Gines P, Wong F, et al. Diagnosis and management of acute kidney injury in patients with cirrhosis: revised consensus recommendations of the International Club of Ascites. *J Hepatol*. 2015; 62: 968-974.

Boyer TD, Sanyal AJ, Wong F, et al. Terlipressin plus albumin is more effective than albumin alone in im-proving renal function in patients with cirrhosis and hepatorenal syndrome type 1. *Gastroenterology*. 2016; 150: 1579-1589.

Cavallin M, Kamath PS, Merli M, et al. Terlipressin plus albumin versus midodrine and octreotide plus albu-min in the treatment of hepatorenal syndrome: a randomized trial. *Hepatology*. 2015; 62: 567-574.

Cavallin M, Piano S, Romano A, et al. Terlipressin given by continuous intravenous infusion versus intra-venous boluses in the treatment of hepatorenal syndrome: a randomized controlled study. *Hepatology*. 2016; 63: 983-992.

EASL clinical practice guidelines on the management of ascites. spontaneous bacterial peritonitis, and hepa-torenal syndrome in cirrhosis. *J Hepatol*. 2010; 53: 397-417.

Francoz C, Nadim MK, Durand F. Kidney biomarkers in cirrhosis. *J Hepatol*. 2016; 65: 809-824.

Ginès P. Management of hepatorenal syndrome in the era of acute-on-chronic liver failure: terlipressin and beyond. *Gastroenterology*. 2016; 150: 1525-1527.

Ginès P, Schrier RW. Renal failure in cirrhosis. *N Engl J Med*. 2009; 361: 1279-1290.

Gluud LL, Christensen K, Christensen E, et al. Terlipressin for hepatorenal syndrome. *Cochrane Database Syst Rev*. 2012; 9. CD005162.

Gonwa TA, Wadei HM. The challenges of providing renal replacement therapy in decompensated liver cir-rhosis. *Blood Purif*. 2012; 33: 144-148.

Martin-Llahi M, Pepin MN, Guevara M, et al. Terlipressin and albumin vs albumin in patients with cirrhosis and hepatorenal syndrome: a randomized study. *Gastroenterology*. 2008; 134: 1352-1359.

Salerno F, Gerbes A, Gines P, et al. Diagnosis, prevention and treatment of hepatorenal syndrome in cirrhosis. *Gut*. 2007; 56: 1310-1318.

Solà E, Cárdenas A, Ginès P. Results of pretransplant treatment of hepatorenal syndrome with terlipressin. *Curr Opin Organ Transplant*. 2013; 18: 265-270.

Tapper EB, Bonder A, Cardenas A. Preventing and treating acute kidney injury among hospitalized patients with cirrhosis and ascites: a narrative review. *Am J Med*. 2016; 129: 461-467.

Wong F, O'Leary JG, Reddy KR, et al. New consensus definition of acute kidney injury accurately predicts 30-day mortality in patients with cirrhosis and infection. *Gastroenterology*. 2013; 145: 1280-1288.

第15章 肝性脑病

Sanath Allampati, MD　Kevin D. Mullen, MD, FRCPI, FAASLD 著
王永刚　译　常　丹　吉程程　校

要　点

1. 肝性脑病（HE）仅在严重肝脏疾病的情况下发生。严重肝功能障碍患者的任何神经精神症状或体征均应考虑HE可能，除非证实为其他疾病。
2. HE可能是隐性或显性的。
3. 与急性肝衰竭相关的HE并不常见；其临床病程和治疗方法有别于慢性肝病合并的脑病。
4. 虽然有几个假说可以解释HE的发病机制，但氨中毒学说是明确的。
5. HE主要有赖于临床诊断，并不依赖血氨水平。
6. 针对考虑显性HE的患者采取四管齐下的管理策略：无意识患者的一般护理，排除其他原因的脑病，纠正促发因素和尽早进行经验性治疗。

一、定义与分型

1. 显性HE：在晚期慢性肝功能障碍患者中不同水平的神经和神经精神异常。
2. 隐性HE：肝硬化患者在常规临床检查中具有正常的精神和神经状态，但表现出可逆和可量化的神经心理和（或）神经精神异常。

表15.1为HE工作组提出的HE分类。

表15.1　1998年肝性脑病工作组提出的肝性脑病分类

型别	描述	亚型	亚类
A	与急性肝衰竭相关的HE	—	—
B	无原发肝细胞疾病，而单纯与门体分流有关的HE	—	—
C	与肝硬化相关的HE，抑或是肝硬化合并门静脉高压/门体分流	发作型	有诱因的 自发性 复发性
		持续型	轻度 重度 治疗依赖
		隐匿型	—

二、发病机制

1. 肝脏对来源于肠道的过多神经活性化合物不能解毒；动物模型中的交叉循环实验支持了这一理论。
2. HE发病机制的具体假说
   a. 氨
   - 主要来源于饮食中的含氮物质、尿素的细菌代谢及谷氨酰胺酶对谷氨酰胺的脱氨基作用。氨从肠道进入门脉循环后，在肝脏中转化为尿素。
   - 在存在明显门体分流的情况下（伴或不伴有肝细胞功能障碍），血氨浓度升高并透过血脑屏障。
   - 暴露于增加的颅内氨水平，星形胶质细胞可发生结构改变，引起肿胀和轻度脑水肿。在长期暴露于高氨水平的情况下，脑细胞进一步发生结构改变，包括阿尔茨海默（Alzheimer）Ⅱ型星形胶质细胞。

   b. 炎症因子
   - 在HE的发病机制中炎症介质和细胞因子与高血氧一起发挥重要作用。
   - 可能的机制包括细胞因子介导的血脑屏障通透性改变、小胶质细胞活化和随后的神经类固醇生成，以及外周苯二氮䓬结合位点（现称为转运蛋白受体）的活性改变。

   c. 脑中苯二氮䓬样化合物增加。
   d. 锰在基底神经节中的蓄积：会引起多巴胺能神经传递的改变和锥体外系症状。
   e. 中枢神经系统（CNS）色氨酸代谢产物（如5-羟色胺）的改变：这些可能是导致脑病早期阶段发生睡眠-觉醒周期改变的基础。

三、临床特征

肝性脑病的临床表现分类如下：

1. A型，与急性肝衰竭有关（见第2章）。
2. B型，与门体分流有关。
3. C型，与慢性肝病及肝硬化有关。C型是最常见的一类，可以进一步细分为单发型与复发型（1年内发作2次）。
4. 持续型HE，指意识改变持续大于2周。
   - 低级别的HE（轻微+Ⅰ级HE）：意识状态变化并未丧失定向力，也被称为隐性HE。
   - 高级别的HE（Ⅱ～Ⅳ级HE）：有定向力障碍。
5. 获得性肝性脑退行性变。
6. 痉挛性下肢轻瘫。

最后的两类比较罕见，不适用于“肝性脑病通常可逆”的原则，一旦发生将是不可逆的，通常在反复发作的肝性脑病及长期存在严重门体分流的基础上发生。

四、诊断

1. 在已知或疑似有肝功能障碍的患者中出现神经功能障碍，需考虑HE诊断。肝细胞功能障碍和（或）门静脉高压的临床或实验室证据通常是明确的。然而，在少数患者中，上述肝病表现可能不明显，如以下情况。
   a. 代偿良好的肝硬化（如慢性丙型肝炎、曾经酗酒）。
   b. 非肝硬化性门静脉高压
      - 内脏静脉血栓形成。
      - 血吸虫病。
      - 非肝硬化性门静脉纤维化。
      - 特发性门静脉高压症。
   c. 先天性肝纤维化
   d. 先天性肝内和肝外门体分流
2. 提示潜在肝病和（或）门体分流的线索
   a. 注射吸毒史。
   b. 肝硬化家族史（如血色病）。
   c. 在血吸虫病流行地区居住。
   d. 脐源性脓毒症史（内脏静脉血栓形成）。
   e. 胰腺炎病史（脾静脉血栓形成）。
   f. 肝炎史（乙型肝炎或丙型肝炎、酒精性肝炎）。
   g. 使用肝毒性药物史（如甲氨蝶呤、呋喃妥因）。
3. 提示潜在肝病的体征（见第11章）
   a. 上肢
      - 杵状指、白甲征。
      - 掌腱膜挛缩（Dupuytren contracture）、肝掌。
      - 蜘蛛痣、文身、注射痕迹、扑翼样震颤。
      - 划痕、色素沉着、瘀斑。
      - 肌肉量减少。
   b. 眼睛和颜面
      - 眼黄、发绀、腮腺肿大。
      - K-F环。
   c. 胸部
      - 蜘蛛痣、腋毛脱落、男子乳房女性化。
   d. 腹部
      - 脾大（通常在左肋缘下5cm）。

- 肝大。
- 海蛇头样脐周静脉曲张。
- 腹水。

e. 睾丸萎缩

f. 外阴毛发分布特征消失

g. 小腿无毛

h. 足踝水肿

4. 实验室检查异常

a. 肝脏合成功能障碍：凝血酶原时间延长，血清白蛋白下降。

b. 氨水平升高（不经常推荐；见本章后面的内容）。

c. 高丙种球蛋白血症。

d. 全血细胞减少症、白细胞减少症、血小板减少症。

e. 脑脊液谷氨酰胺水平升高（很少需要）。

f. 血浆支链氨基酸/芳香族氨基酸值降低。

即使肝功能检测（如血清白蛋白和凝血酶原时间）结果正常，病史、体征和实验室检查也可单独或联合提示存在潜在的肝病。有良好的肝脏储备及合成功能的患者不经常发生显性HE；其发生需要有一个主要的诱因。

（一）隐匿性肝性脑病

1. 隐匿性HE被定义为仅有心理测试的异常，而标准神经系统检查完全正常。
2. 存在于30%～50%的肝硬化患者中。
3. 隐匿性HE对生活质量有明显的负面影响，可以导致驾驶技能下降、导航技能受损、交通违章和交通事故增加等。
4. 它可能增加发展为显性HE的风险。
5. 国际肝性脑病学会建议将肝性脑病心理测量评分（Psychometric Hepatic Encephalopathy Score，PHES）作为诊断隐匿性HE的金标准；在以下2项或2项以上测试中，>2SD的损害对于隐匿性HE的诊断是必要的。
   - 数字连接试验A（NCT A）：专注力测试、精神追踪和视觉运动速度。
   - 数字连接试验B（NCT B）：专注力测试、精神追踪和视觉运动速度。
   - 数字符号试验（DST）：评估精神运动和视觉运动速度。
   - 轨迹描绘试验（LTT）：速度和准确性测试，并具有视觉运动和视觉空间成分。
   - 系列打点试验（SDT）：评估精神运动速度。

由于测试材料不宜获取和缺乏规范性对照数据，PHES在美国未能普及。

6. 纸笔测试的缺点
   - 解释和评分困难。

■ 过度依赖精细运动技能。

■ 记忆测试不佳。

7. 以下是计算机化的测试，目前用于评估隐匿性HE的诊断。

■ 抑制控制试验（ICT）。

■ 认知药物研究因子评分（Cognitive Drug Research Factor Score）。

■ 临界闪烁频率（CFF）试验（见本章后续的内容）。

■ 智能手机应用Stroop 测试（EncephalApp）。

（二）显性肝性脑病

1. 当已知或可疑有明显肝功能障碍的患者发生意识改变时，应考虑显性HE的诊断。
2. West Haven肝性脑病分类标准是HE诊断工具。
3. 表15.2列出了推荐的测试，可以更好地区分不同等级的HE。

表15.2　肝性脑病分期West Haven标准

级别	表现	推荐测试
0	检测不到的异常	—
轻微（隐性）	意识状态和神经系统检查正常 心理测试异常	2次或是2次以上PHES测试>2SD ICT: >5次识别 CFF: 频率介值39Hz
Ⅰ	轻度意识障碍、欣快或焦虑、注意力不集中、加减法计算力减退	120 秒内命名≤7种动物 时间及空间定向力正常
Ⅱ	嗜睡或淡漠 时间定向力障碍 明显的人格改变 不恰当的行为	时间定向力障碍 （≥3项不正确） 星期 日期 月 年 空间定向力正常
Ⅲ	嗜睡或半昏迷 对刺激有反应 意识模糊 定向力全面障碍 异常行为	空间定向力障碍（≥2 条不正确）： 国家 地区 城市 位置 楼层/房间 时间定向力障碍（同上） Glasgow 昏迷评分下降（8～14）
Ⅳ	昏迷，无意识	对疼痛刺激无反应 （Glasgow评分 <8）

注: CFF, 临界闪烁频率; ICT, 抑制控制试验; PHES, 肝性脑病心理测量评分; SD, 标准差

4. 相关的运动障碍
- 慢而单调的言语表达。
- 精细运动技能的丧失。
- 锥体外系运动异常。
- 反射亢进、跖伸肌反应（巴宾斯基征）、阵挛。
- 扑翼样震颤。
- 过度换气。
- 癫痫。
- 意识模糊、昏迷。
- 去大脑/去皮质强直。

5. 显性HE的诊断仍然是排除的诊断，但应排除其他可能导致精神异常的病因。

（三）实验室检查

1. 血氨　不建议常规检测，因为它不会改变疑似HE患者的诊断或治疗方法。
   a. 静脉氨与动脉氨水平同样与HE严重程度相关。
   b. 采集血液进行氨测定时应按以下措施。
   - 血液必须从无淤血静脉采集；紧握拳或应用止血带可能会使骨骼肌中的氨释放以导致氨水平异常升高。
   - 必须小心避免剧烈振荡或溶血。
   - 必须将血液收集在含有肝素锂或肝素钠的绿盖玻璃真空采血管中；肝素可抑制红细胞释放氨。
   - 血液必须储存在冰浴中，并在采样后20分钟内立即送检。
   - 实验室最常用酶法测定氨，测定范围从12μmol/L到1mmol/L。

   c. 5个最常见的实验室错误来源如下。
   - 采集技术不当。
   - 延误运输。
   - 静脉穿刺时溶血或从肝素封管处采血。
   - 患者吸烟。
   - 用含铵的洗涤剂污染了实验室空气或实验室玻璃器皿。

2. 脑电图（EEG）
   a. EEG很少用于临床HE的诊断，但可能有助于排除精神错乱的病因，如发作后的状态。
   b. HE的主要EEG标准是平均频率的减慢。
   c. 报道的灵敏度从43%到100%不等。
   d. 自动脑电测量的新方法需要进一步验证。

- 人工神经网络专家系统软件（ANNESS）。
- 时空分解技术被称为短时期、主导活动、聚类分析（short epoch, dominant activity, cluster analysis, SEDACA）。

3. CFF测试

- CFF是基于这样的假设：视网膜胶质病（肝性视网膜病）可以作为HE中脑胶质病的标志。
- 它与用于诊断隐匿性HE的纸笔心理测量法有很好的关联性。
- 能够区分0期HE与隐匿性HE、显性HE，介值频率为39Hz，灵敏度为55%，特异度为100%。
- 它可以量化HE，并且受培训影响不明显。
- 有助于监测诱发因素、治疗对HE严重程度变化的影响。

4. 磁共振成像（MRI）

a. MRI可显示脑皮质萎缩，这在酒精性肝病患者中最为明显。

b. 在T_1加权像上可见基底节高信号。

- 信号异常可能反映锰沉积在基底节。
- 肝移植后这种异常情况则消失。

c. 质子磁共振波谱法检测到谷氨酰胺/谷氨酸盐信号的持续增加，伴随脑中肌醇的消减，肝脏移植后恢复正常。

d. 评估HE患者脑水肿的新技术

- 磁化转换率（magnetization transfer ratio, MTR）。
- 快速液体衰减反转恢复（fast fluid attenuated inversion recovery, FLAIR）T_2加权成像。
- 弥散加权成像（diffusion weighted imaging, DWI）
  - MTR和T_2/FLAIR技术提供了脑总水含量的间接测量法。
  - 这些技术有助于确定星形胶质细胞在慢性肝病中发生肿胀的程度，这种肿胀可能是导致HE的部分原因；并与神经精神障碍的严重程度相关。
  - 用乳果糖或肝移植可以降低过多脑水含量（见本章后面的内容）。
  - T_2/FLAIR成像显示在白质、皮质脊髓束内及周围有较高的信号强度，而在肝移植后发生逆转。
  - DWI可以区分细胞内和细胞外的水肿；有研究显示脑间质的水肿增加。

五、治疗

1. 对治疗的反应可证实对HE的诊断。

2. 四管齐下的急症治疗策略

- 无意识患者的一般支持性护理。

- 排除脑病的其他原因，一旦发现立即处理。
- 识别和处理可纠正的诱发因素。
- 开始HE的经验治疗。

3. 排除其他原因的脑病

a. 除肝性脑病外，严重肝功能障碍患者对其他原因导致的脑病也易感。

- 脓毒症。
- 缺氧。
- 高碳酸血症。
- 酸中毒。
- 尿毒症。
- 对中枢神经系统药物的敏感。
- 严重电解质异常。
- 癫痫发作后的意识模糊。
- 震颤谵妄。
- Wernicke-Korsakoff综合征。
- 脑出血。
- 中枢神经系统感染。
- 胰性脑病。
- 药物中毒。
- 脑水肿/颅内高压（通常见于急性肝衰竭）。
- 低血糖（通常见于急性肝衰竭）。

b. 许多HE患者还合并其他脑病，这是导致HE诊断困难的一个原因。

4. 诱发因素的鉴别

a. 大多数患有明显肝病的患者（A型HE除外）均具有一个引起HE发作的诱因。常见的诱因主要是肠源性化合物（如氨）的产生或吸收增强，纠正这些诱因是治疗HE的关键。

b. 其他促发因素不太明显，但可能通过降低肝功能起作用。脓毒症和CNS活性药物可以独立引起脑病或诱发HE。诱因包括以下几点。

- 脓毒症。
- 消化道出血。
- 便秘。
- 饮食蛋白质过量。
- 脱水。
- 中枢神经系统活性药物。
- 低钾血症/碱中毒。
- 乳果糖治疗依从性差。

■ 麻醉。
■ 门脉后减压。
■ 肠梗阻。
■ 尿毒症。
■ 叠加肝损伤。
■ 肝细胞肝癌的进展。

5. 经验性治疗

a. 通过灌肠、胃肠减压或洗胃清洁胃肠道。

b. 低蛋白或无蛋白饮食。

c. 口服或经胃管注入15ml乳果糖，每2小时1次，直到排出不成形大便，然后改为30ml乳果糖口服每天2～3次，调整剂量直至每天排便2～3次。如果患者没有昏迷，较低的剂量就足够了；大剂量不会增加疗效，过度治疗反而会导致脱水和电解质异常，而加重HE。

d. 通过纠正诱发因素的经验性治疗可能会有效；然而，由于不能预估纠正诱发因素的反应性，所有患者都应接受全面的经验性治疗。

6. 治疗的反应性

a. 在几乎所有慢性肝病的显性HE病例中，脑病应该是可逆的。经72小时治疗、通便后未能逆转HE，表明可能有以下情况：

■ 可能有未处理或处理不充分的其他原因的脑病。
■ 有诱因未发现或治疗不充分或尚未纠正。
■ 没有给予有效的经验性治疗措施。
■ 过量的乳果糖治疗导致脱水。

b. 治疗无效最常见的原因是乳果糖未能到达小肠或右侧结肠。只有肠梗阻会阻止乳果糖的充分传送。由于担心引起曲张静脉出血，而不愿在昏迷患者中置入鼻胃管来注入乳果糖是毫无根据的。

7. 如果需要，给予二线治疗

a.利福昔明：550mg 口服，每日2次。

b.甲硝唑：250mg 口服，每日4次（推荐短期服用）。

c.新霉素：500mg 口服，每日4次（谨慎使用更高剂量）。

d.万古霉素：250mg 口服，每日4次。

e.苯甲酸钠（未在美国获准使用）。

f.氟马西尼（可能有效，但作用持续时间很短）。

g.其他药品如支链氨基酸、门冬氨酸鸟氨酸和泻药（如聚乙二醇）已被证明有利于治疗显性HE，但尚未被美国FDA批准。

8. A 型HE（见第2章）

a. 每年A型HE病例仅占一小部分。

b. 治疗遵循与慢性肝病相同的原则，以下情况除外：
- 诱因常不明确，或即使存在这些诱因，纠正通常也是无效的。
- 对经验治疗的总体反应差。
- 如果发生深度昏迷，则不行肝移植治疗预后差。
- 脑水肿和颅内高压是常见的，且往往是致命的。
- 常见其他脑病的病因（如低血糖、酸中毒、脓毒症）。
- 约占20%的患者有躁动型谵妄及癫痫发作。
- 导泻剂常无效。

9. 长期治疗措施
a. 乳果糖。
b. 利福昔明。
c. 植物蛋白质饮食。
d. 富含支链氨基酸的膳食。
e. 溴隐亭。
f. 锌补充剂。
g. 苯甲酸钠。
h. 门冬氨酸鸟氨酸。

10. 如果一种方法失败，则应该确认依从性，并添加另一种药物。长期的低蛋白饮食并不理想，因为限制蛋白质以预防HE则不足以维持氮平衡。

11. 顽固性或复发性HE的治疗
a. 肝移植
- 治疗顽固性HE。
- 治疗反复发作的HE或只对低蛋白饮食有反应的HE。
- 一旦患者出现一次显性HE，应推荐他们进行肝移植评估。

b. 矫正门体分流
- 外科门体分流术或经颈静脉肝内门体分流术（TIPS）后患者，适合夹闭分流或减少分流直径，如果可能的话结合其他措施，以防止反复静脉曲张出血。
- 获得性自发性门体分流常可通过分流道阻塞（通过栓塞）或流量减少（如脾动脉栓塞）来干预。这些干预措施的结果可能非常显著，并可能延缓肝移植数年。
- 在某些情况下，先天性门体分流是可以关闭的。

c. 其他方法
- 结肠分离术：几乎废弃。
- 门静脉部分动脉化：废弃。
- 介入性门静脉溶栓加TIPS。
- Budd-Chiari综合征的TIPS。

参考文献

Allampati S, Duarte-Rojo A, Thacker LR, et al. Diagnosis of minimal hepatic encephalopathy using Stroop EncephalApp: a multicenter US-based norm-based study. *Am J Gastroenterol*. 2016; 111: 78-86.

Atluri DK, Asgeri M, Mullen KD. Reversibility of hepatic encephalopathy after liver transplantation. *Metab Brain Dis*. 2010; 25: 111-113.

Bajaj JS. The modern management of hepatic encephalopathy. *Aliment Pharmacol Ther*. 2010; 31: 537-547.

Bajaj JS, Hafeezullah M, Franco J, et al. Inhibitory control test for the diagnosis of minimal hepatic encephalopathy. *Gastroenterology*. 2008; 135: 1591-1600.

Bajaj JS, Saeian K, Schubert CM, et al. Minimal hepatic encephalopathy is associated with motor vehicle crashes: the reality beyond the driving test. *Hepatology*. 2009; 50: 1175-1183.

Bajaj JS, Schubert CM, Heuman DM, et al. Persistence of cognitive impairment after resolution of overt hepatic encephalopathy. *Gastroenterology*. 2010; 138: 2332-2340.

Bajaj JS, Wade JB, Sanyal AJ. Spectrum of neurocognitive impairment in cirrhosis: implications for the assessment of hepatic encephalopathy. *Hepatology*. 2009; 50: 2014-2021.

Bass NM, Mullen KD, Sanyal A, et al. Rifaximin treatment in hepatic encephalopathy. *N Engl J Med*. 2010; 362: 1071-1081.

Ferenci P, Lockwood A, Mullen KD, et al. Hepatic encephalopathy: definition, nomenclature, diagnosis and quantification: final report on the Working Party at the 11th World Congress of Gastroenterology, Vienna, 1998. *Hepatology*. 2002; 35: 716-721.

Haussinger D, Schliess F. Pathogenetic mechanisms of hepatic encephalopathy. *Gut*. 2008; 57: 1156-1165.

Mardini H, Saxby BK. Record CO. Computerized psychometric testing in minimal hepatic encephalopathy and modulation by nitrogen challenge and liver transplant. *Gastroenterology*. 2008; 135: 1582-1590.

Mullen KD, Amodio P, Morgan MY. Therapeutic studies in hepatic encephalopathy. *Metab Brain Dis*. 2007; 22: 407-423.

Prasad S, Dhiman RK, Duseja A, et al. Lactulose improves cognitive functions and health-related quality of life in patients with cirrhosis who have minimal hepatic encephalopathy. *Hepatology*. 2007; 45: 549-559.

Rahimi RS, Singal AG, Cuthbert JA, et al. Lactulose vs polyethylene glycol 3350—electrolyte solution for treatment of overt hepatic encephalopathy: the HELP randomized clinical trial. *JAMA Intern Med*. 2014; 174: 1727-1733.

Rovira A, Alonso J, Córdoba J. MR findings in hepatic encephalopathy. *Am J Neuroradiol*. 2008; 29: 1612-1621.

第16章 原发性胆汁性胆管炎

Gwilym J. Webb, BM BCh, MA, MRCP　Gideon M. Hirschfield, MB BChir, PhD, FRCP 著
李　雷　译　许　彪　校

要　点

1. 原发性胆汁性胆管炎［primary biliary cholangitis（PBC），之前被称为原发性胆汁性肝硬化（primary biliary cirrhosis）］是一种慢性胆汁淤积性肝病，常见于中年女性。其发病机制包含遗传因素和环境因素的联合作用。
2. 遗传学研究表明，人类白细胞抗原（HLA）和1型辅助性T细胞（Th1）/白细胞介素-12信号轴与这种自身免疫性的小胆管淋巴细胞性胆管炎的发生，在生物学上相关。
3. 大多数患者在诊断该病时无症状，症状的严重程度也并不总是与疾病的严重程度相关，但不适症状会显著影响生活质量。
4. 结合持续肝脏生化检测示胆汁淤积、胆道影像正常、抗线粒体抗体（AMA）或特异性抗核抗体（ANA）阳性这几个特点，通常便足以诊断PBC。共识指南不推荐肝组织活检，除非对诊断存在怀疑或相关抗体为阴性。
5. 治疗指南建议给予所有PBC患者熊去氧胆酸（UDCA）。对治疗无生化应答的患者预后较差。目前仍缺少更好的替代治疗，随机数据未能证实甲氨蝶呤或秋水仙碱的效用。非诺贝特和苯扎贝特的疗效尚无可靠证据，且存在安全方面的顾虑。
6. 法尼醇X受体激动剂奥贝胆酸（obeticholic acid，OCA）对UDCA无应答者有生化学疗效，并成功完成了二期和三期随机对照试验，目前正在评估其对晚期肝病患者的长期疗效。OCA在美国已经获得批准并推荐用于对UDCA无生化应答或不能耐受UDCA的患者。
7. 肝移植对符合移植标准的PBC患者来说，是一种有效的治疗方法；在未达到肝衰竭的情况下，难治性瘙痒症有时也可作为肝移植一个指征，但乏力不是指征。

一、命名

由患者反馈驱动形成的共识声明支持将此种疾病的命名由“原发性胆汁性肝硬化”改为“原发性胆汁性胆管炎”。很大比例的患者最终进展为肝硬化，并需要监测肝细胞肝癌（HCC）的发生。

二、流行病学

1. 在所有人种中，PBC均多发于女性（90%～95%）。其发生率在非洲裔美国人中较低，而在加拿大原住民等人群中则较高。
2. 据估计，每1000名40岁以上的女性中就有1人患有PBC。一项荟萃分析显示，其年发病率为0.33～5.8/100 000人，总患病率为1.91～40.2/100 000人，且仍在上升中。
3. 发病年龄在30～70岁，越来越多的患者因为在筛查或检查其他疾病时发现血清肝脏生化指标异常，而被诊断为PBC。虽然已经有在儿童中检测到抗线粒体抗体（AMA）的案例，但尚未见于月经初潮前诊断为PBC的案例。发病年龄较小（＜50岁）通常与对UDCA应答不佳、病情更易进展相关。
4. 因为UDCA的广泛使用，PBC患者肝移植率有所降低，但一些患者（尤其是发病年龄较小的患者）仍会进展至肝硬化失代偿期。

三、遗传学

1. 遗传因素在PBC中发挥一定作用，但PBC不是单个基因突变造成的。
2. 约每20名患者中，有1名患者的家庭成员也患有PBC。患者及其家属易感其他自身免疫性疾病，特别是乳糜泻和硬皮病。
3. 同卵双胞胎并不一定同时患有PBC，表明环境因素也很重要；可能的环境致病因素包括异源物质暴露和感染病原的分子模拟。吸烟是疾病严重和进展的重要危险因素。
4. PBC与Ⅱ类HLA基因座多态性有关，但其机制尚不明确。
5. 全基因组关联检测和再现研究显示，Th1/白细胞介素-12通路中重要基因（*IL-12A*、*IL-12RB2*、*IRF5*、*NFKB1*、*TYK2*、*STAT4*）突变与PBC发病机制尤其相关。也有报道，涉及T细胞激活、B细胞和T细胞发育、B细胞定位和抗原呈递其他基因的改变也与PBC的发病机制相关。
6. 许多与PBC相关的遗传改变（包括HLA抗原）也见于其他自身免疫性疾病（如多发性硬化症、溃疡性结肠炎、类风湿关节炎、1型糖尿病、乳糜泻等）。
7. X染色体功能和数量的改变影响疾病易感性这一假说并未得到全基因组研究的证实；但研究报道了不同性别在疾病严重程度上存在差异。

四、免疫学

对PBC的基因研究显示，免疫异常是这一典型自身免疫性疾病的基础。在PBC患者中发现有以下免疫学变化。

1. 抗线粒体抗体（AMA）
   a. 见于95%的PBC患者。
   b. 不影响PBC的病程和对治疗的反应。

c.也见于其他肝脏疾病，包括急性肝衰竭、药物性肝损伤和自身免疫性肝炎。

d.肝移植后仍不转阴。

e.是与线粒体内不同抗原反应的一系列抗体。

- AMA PDH-E2。
  - PBC中发现的主要自身抗体。
  - 主要针对线粒体内膜上的酮酸脱氢酶复合物的二氢硫辛酰胺酰基转移酶组分（E2）。
  - 丙酮酸脱氢酶便是这些酶复合物中最为人熟知的。
- 抗M4、M8、M9抗体。
  - 其他AMA也在PBC中有报道，但与临床不相关。
  - 使用高纯度克隆表达的人线粒体蛋白作为抗原的研究，未能证实它们确实存在。

f.意义

- AMA与免疫性胆管损伤的关系尚不明确。
- AMA通常在典型的临床症状出现前即可检测到阳性。
- 胆管上皮细胞凋亡过程中，丙酮酸脱氢酶复合物的生化改变可能是AMA与PBC之间关联的重要一环。
- 丙酮酸脱氢酶和其他线粒体抗原，在PBC患者的胆管上皮细胞的管腔面异常表达，但对照受试者或原发性硬化性胆管炎患者无此现象。
- 丙酮酸脱氢酶E2在胆管上皮细胞中的表达发生于T淋巴细胞毒性作用之前。
- 线粒体抗原无组织特异性。
- AMA定性或定量的检测结果与PBC病程的严重程度不存在相关性；抗体滴度可随治疗的进行而下降。
- 用纯化的人丙酮酸脱氢酶免疫实验动物可产生高滴度的AMA，但是这些动物未发生肝脏疾病；有报道称，在具有自身免疫倾向的小鼠中使用化学（2-辛炔酸）异生物免疫或大肠埃希菌感染后可诱导AMA阳性的自身免疫性胆管炎。
- 对小鼠的基因操作［如NODc3c4同基因或影响调节性T细胞途径的多种不同缺陷，包括FOXP3缺陷、IL-2受体α功能障碍、$CD4^+$T细胞表面显性负效应转化生长因子（TGF）β受体的表达、阴离子交换蛋白2敲除］可诱导AMA产生及类似PBC某些特征的自身免疫性胆道疾病。

2.其他的循环中自身抗体

a.抗核抗体（ANA）

- ANA免疫荧光分布对PBC具有高度特异性，因此，多核点型ANA（sp100）或膜周型ANA（gp210）可作为AMA阴性患者的诊断指标。

b. 抗着丝点抗体

- 研究表明，gp210阳性患者易出现肝衰竭的严重病程，而抗着丝点抗体阳性患者易出现门静脉高压的相关病症。

3. 血清免疫球蛋白

a. 血清免疫球蛋白M（IgM）浓度升高，其具有免疫反应性和较高冷沉淀性的特点。

b. 免疫复合物的检测有出现假阳性结果的可能。

4. 可伴有的其他自身免疫性疾病

a. 硬皮病。

b. 干燥综合征。

c. 乳糜泻。

d. 甲状腺炎或甲状腺功能减退症。

e. 类风湿关节炎或系统性红斑狼疮。

5. 细胞免疫功能异常

a. 有研究报道PBC患者的调节性T细胞功能降低和数量减少。

b. 循环的T淋巴细胞数量减少但滤泡T辅助细胞数量增加。

c. 肝脏中Th17细胞增加。

d. T淋巴细胞截存于肝脏的门管区。

五、发病机制

1. 与PBC相比，慢性非化脓性肉芽肿性胆管炎是这个疾病更准确的描述，它包含至少2个导致肝损伤的相关过程（图16.1）。
2. 第一个过程为小胆管的慢性破坏，通常为肉芽肿性损伤，一般认为是由活化的淋巴细胞介导的。PBC最初的胆管破坏性损伤是由细胞毒性T淋巴细胞所致。5%～10%的病例可见界面性肝炎，但这到底是PBC的表现还是与PBC共存的自身免疫性肝炎所致，尚存在争议。不过有一点是明确的，即年轻的、对UDCA治疗无反应的患者肝病表现更多，且常对糖皮质激素治疗无反应。
3. PBC患者的胆管细胞Ⅰ类HLA-A、HLA-B、HLA-C和Ⅱ类HLA-DR抗原表达增多。
4. 胆管损伤类似于细胞毒性T淋巴细胞介导的病理过程，如移植物抗宿主病或同种异体肝移植的排斥反应。
5. 第二个过程是肝细胞发生化学性损伤，发生于在小胆管破坏导致胆汁排泄受阻的区域。
   - 胆汁酸、胆红素、铜和其他正常情况下分泌或排泄到胆汁中的物质潴留；同时脂质和脂溶性物质的吸收功能也受到损伤。
   - 胆汁酸等物质浓度的增加可进一步引起肝细胞损伤。

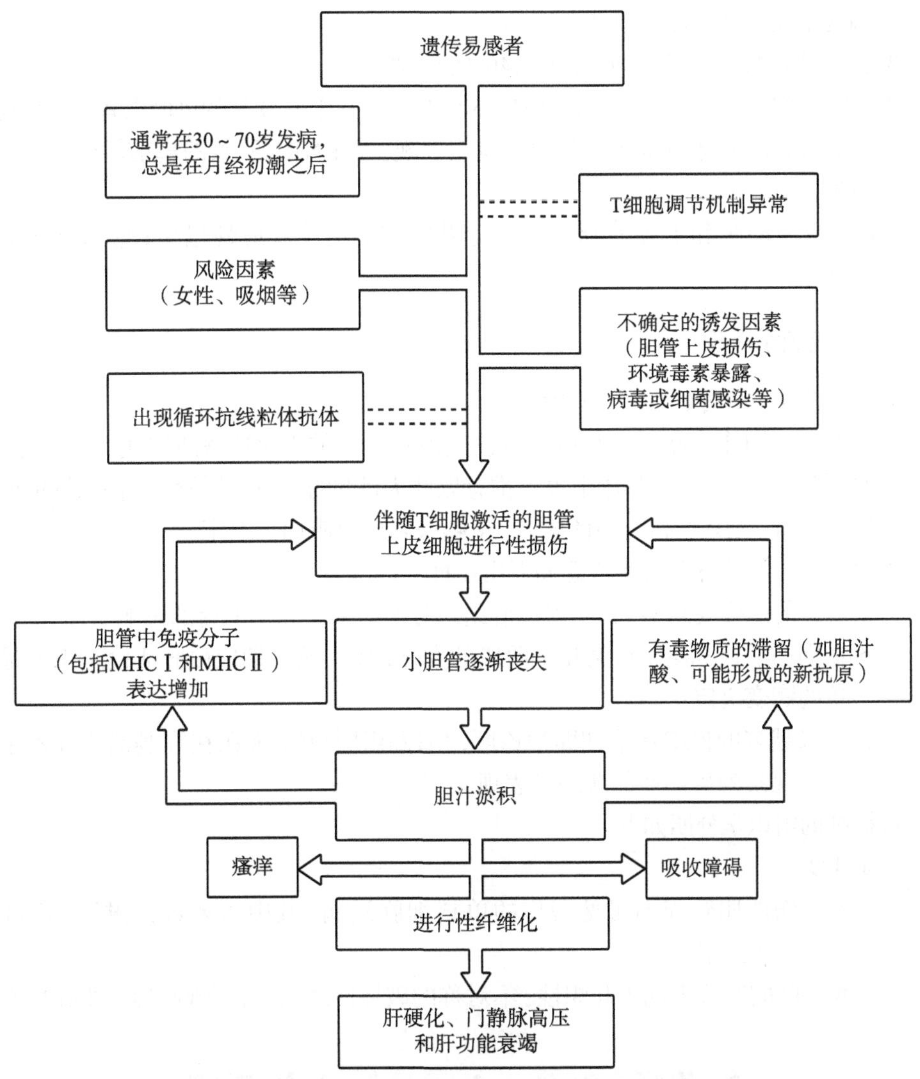

图16.1　原发性胆汁性胆管炎（PBC）可能的发病机制

遗传因素和免疫因素参与了疾病的发生，但PBC的原因仍未完全明确。MHC，主要组织相容性复合体

- 胆管破坏的后果包括门管区炎症和瘢痕化，可进展为肝硬化，并最终导致肝衰竭。

六、病理学

（一）大体发现

1.疾病早期肝脏增大，但表面光滑。

2.随着疾病进展，肝脏进一步增大，出现结节性变和重度硬化，并变成胆汁色。疾病终末期的肝脏体积可能会缩小。

3. 胆囊结石的发病率增加（见于约40%的患者）。

4. PBC早期多有结节性再生性增生（NRH）。未发生肝硬化的PBC患者也可出现静脉曲张和门静脉高压症等肝硬化典型表现，是由NRH所致的窦前性门静脉高压所致。

5. 肝门、主动脉和下腔静脉周围可见淋巴结的良性反应性增生；应与淋巴瘤相鉴别。

（二）组织学表现

1. PBC进程被分为4个组织学阶段。

2. 组织学分期作为预后评估的工具已经被对治疗的生化应答所取代，因此减少了对肝脏活检的需要，临床上也不推荐以此为目的的肝组织活检。非侵入性的肝纤维化检查，尤其是超声弹性成像，正越来越多地应用于临床。

3. 评估肝脏活检分期时应考虑如下几方面。

   a. 肝脏的病变受累不均一，所以肝组织分期结果受标本取材的影响。

   b. 在同一活检标本上可见几个阶段的变化；按惯例分期应由肝活检组织上最严重的病变决定。

   c. 越来越多的PBC在早期即被诊断，所以相比从前，现在在穿刺活检样本中很难能观察到特征性的病理学表现。

4. 标准的组织学分期如下。

   a. Ⅰ期

   - 损伤的胆管周围可见密集的单核细胞浸润，其中大多数是淋巴细胞（图16.2，见彩图）。
   - 小叶间胆管表现为旺炽性、不对称的破坏性病变，并不规则地分布在所有的

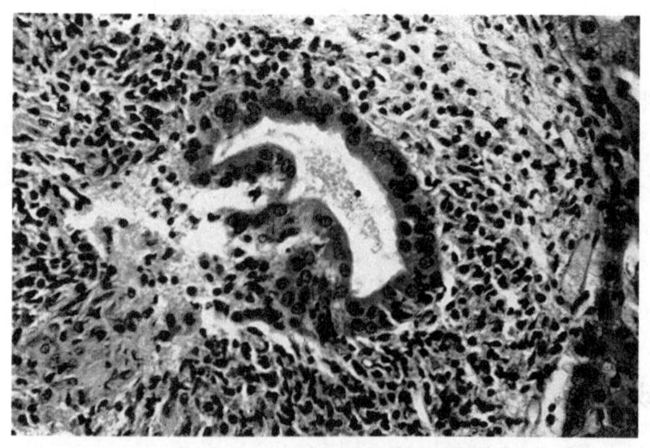

图16.2　PBC Ⅰ期旺炽性胆管损伤的组织病理

小胆管的上皮细胞被淋巴细胞浸润［苏木精-伊红（H&E）染色］

门管区，这种情况通常仅见于外科取材的肝组织标本，因为只有这种标本才能全面显现小胆管的全部病变。

- 炎症局限于门管区。

b. Ⅱ期

- 病变更广泛，但缺乏特异性。
- 门管区内正常胆管数量减少，而非典型、形态不良管腔不规则的胆管数量明显增加（图16.3，见彩图）。
- 门管区内可见弥漫的纤维化和单核细胞浸润。
- 炎症可浸润到门静脉周围区域。
- 肝穿刺组织活检出现胆管数量的减少而无其他的明显变化，应警惕PBC的可能。

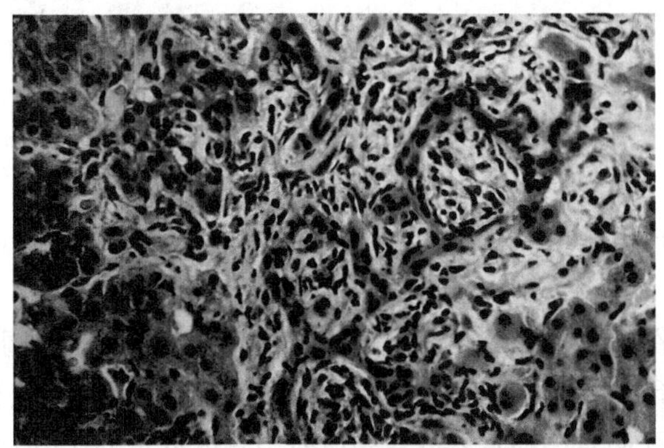

图16.3 Ⅱ期PBC的组织病理

可见非典型的胆管增生、胆管扭曲及以淋巴细胞为主和少量中性粒细胞的炎性细胞浸润（苏木精-伊红染色）

c. Ⅲ期

- 纤维条索伸展至门管区外，并且形成门管区至门管区的纤维桥，其他与Ⅱ期相似（图16.4，见彩图）。

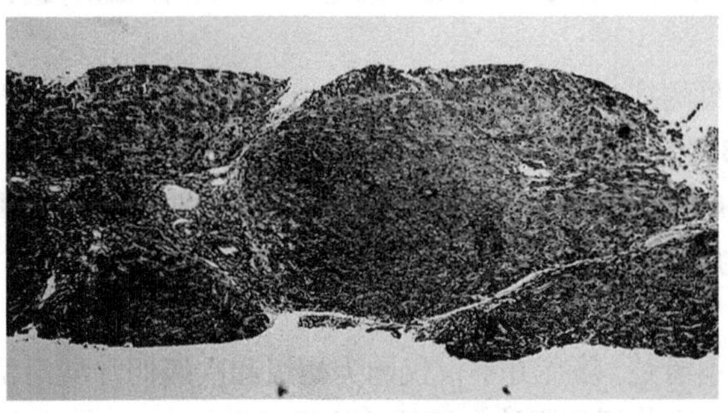

图16.4 Ⅲ期PBC的组织病理

低倍镜可见门管区至门管区的纤维间隔（Masson三色染色）

d. Ⅳ期

■ 病变的晚期阶段，出现明显的肝硬化和再生性结节（图16.5，见彩图）。

■ 表现与其他类型肝硬化难以区分，但瘢痕区域正常胆管数量的减少提示PBC的可能性。

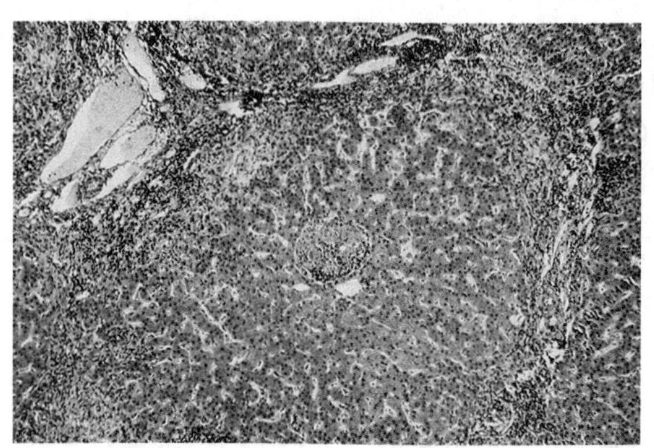

图16.5 Ⅳ期PBC的组织病理

结节中心可见一非干酪样肉芽肿。门管区通过结缔组织和炎性细胞构成的条带连接（Masson三色染色）

5. 新的病理评分系统评估纤维化的程度（门管区/门管区周围纤维化/少量纤维间隔/大量纤维间隔/肝硬化）；肝脏淋巴细胞浸润的界面炎和胆管缺失（胆管比例，即存在胆管的门管区数量与所有门管区数量的比值）分级；或PBC分期（纤维化、胆管缺失、铜结合蛋白沉积）；以及坏死性炎症活动分级（胆管炎和肝炎）。

七、临床表现

（一）症状

约2/3的患者在最初诊断时无症状。PBC患者症状和体征部分为胆汁淤积的表现。

1. 乏力

■ 是最常见的症状，因评估方法不同，报道的结果有所差异。

■ 并非PBC特异性的症状，也见于其他肝病和非肝脏疾病。

■ 还应考虑其他可能性，如抑郁症、贫血、睡眠呼吸暂停、甲状腺功能减退症、铁缺乏症和肾上腺功能低下。

2. 瘙痒

■ 病因尚不清楚，瘙痒并不仅仅因为初级和次级胆汁酸滞留所致，很可能是正常情况下应分泌到胆汁中的其他物质所致。

■ 阿片释放与慢性胆汁淤积有关，提示可能是瘙痒的一种潜在病因。

- 血清自分泌运动因子（autotaxin）活性和溶血磷脂水平与瘙痒强度相关，可能是潜在的治疗靶点。
- 有就寝时加重的特征。
- 可在妊娠晚期出现，分娩后仍持续存在。
- 随着疾病的进展瘙痒反而会有所缓解。
- UDCA治疗瘙痒无效，反而有可能加重瘙痒。法尼醇X受体激动剂，如奥贝胆酸，也可加重瘙痒；对服用奥贝胆酸患者，已证实进行剂量滴定并同时对瘙痒对症治疗可有效缓解症状。

3. 骨质疏松
   - 至少有25%的PBC患者出现骨质减少性骨病；发病机制尚不清楚，但似乎与骨转化降低及肝病严重程度有关。
   - 很少出现骨软化症。
   - 骨质疏松症的临床症状不常见，有时可表现为自发或低冲击骨折。
4. 吸收障碍
   - 见于长期胆汁淤积的患者，但现在临床上已不常见。
   - 胆汁分泌受损导致肠腔内胆汁酸浓度降低到乳化临界值以下，无法充分消化和吸收食物中的中性三酰甘油。
   - 患者可能会出现夜间腹泻、粪便量大恶臭，或在进食良好及热量摄入增加的情况下出现体重下降。
   - 可能存在脂溶性维生素A、维生素D、维生素E和维生素K及钙的吸收不良；夜盲是维生素A缺乏症一个非常重要的症状。
   - 胰腺功能不全也可导致吸收不良；这种情况最可能发生于干燥综合征的患者。
5. 多部位黏膜干燥
   - 这种眼干、口干、阴道黏膜干燥共同出现是PBC患者的常见症状。
   - 一些患者也罹患原发性干燥综合征，但多部位黏膜干燥的患者大多并非干燥综合征。
6. 右侧腹部疼痛
   - 多达1/3的患者可出现非特异性疼痛，但却无明显临床或放射影像检查的阳性依据。
7. 关节痛和骨痛
   - 常见症状；提示可能伴炎性关节炎。

（二）体格检查

1. 病程的不同阶段会有不同的阳性体征，无症状患者的体格检查通常无显著异常。

2. 病情进展时可出现肝脾大；少数患者可在疾病早期就因为NRH导致的门静脉高压而出现脾大。
3. 皮肤异常
   - 在PBC早期阶段即可出现皮肤的色素过度沉着，如同日晒后的深褐色，是由黑色素而不是由胆红素引起的。
   - 因难治性瘙痒抓挠可见弥漫的皮肤搔抓痕。
   - 疾病后期通常出现皮肤黄染。
   - 高胆固醇血症的患者可出现黄斑瘤（xanthelasma）和黄瘤（xanthomata）；前者比后者更常见（图16.6和图16.7，见彩图）。少于5%的患者最终会出现黄瘤，见于手掌、足底、肘和膝伸侧皮肤、踝和腕的肌腱部位及臀部。
4. 眼部异常：K-F环发生率不高，是由长期胆汁淤积引起铜蓄积所致。
5. 终末期PBC：蜘蛛痣、颞部和近端肢体肌肉萎缩、腹水及水肿，均为肝硬化和门

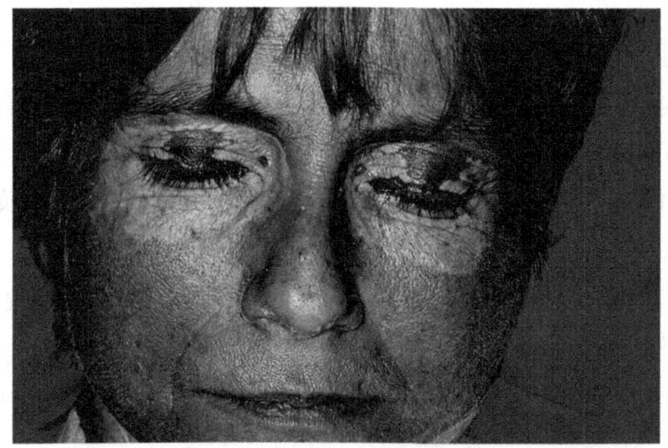

图16.6　中年妇女，面部双侧广泛的黄斑瘤

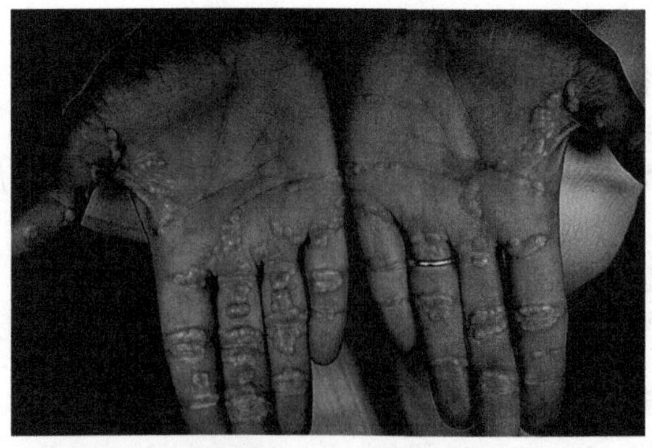

图16.7　PBC患者手掌对称性脂肪性纤维瘤

静脉高压的症状。

八、诊断

（一）实验室检查

1. 肝脏生化检查
   - 通常有胆汁淤积的表现：ALP/AST或ALP/ALT常大于3，且血清AST或ALT小于正常值上限的5倍。
   - 仅通过生化检测不能诊断PBC。
   - 生化指标中最早出现异常的是血清ALP和γ-谷氨酰转肽酶水平升高；升高的程度与胆管损伤的严重程度和对治疗是否有反应相关。
   - 在疾病过程中血清氨基转移酶常升高；治疗期间持续升高提示远期预后较差（见本章后面的内容）。
   - 血清胆红素在病程早期一般正常，随病情进展则会升高；是判断预后的最佳指标（即便其水平在正常范围内），血清胆红素结合ALP值，可有效判断预后及评估疗效。
2. 95%的PBC患者中AMA呈阳性。那些AMA阴性的患者大多特异性的ANA（包括gp100和sp210）阳性。
3. 其他相关的检测指标
   - 血清白蛋白浓度和凝血酶原时间在疾病早期正常，后期会出现异常。
   - 血清多克隆IgM水平升高。
   - 由于胆汁淤积，至少50%的患者血清胆固醇水平升高，但因以女性患者为主，未增加心血管事件发生率；如果合并存在心血管病的危险因素，对高脂血症的治疗也是安全的。高密度脂蛋白水平也会升高。
   - 肝铜和尿铜水平升高。
   - 常见甲状腺功能减退，并伴随促甲状腺素（TSH）水平升高。
   - 可见其他并发自身免疫疾病的证据（如乳糜泻患者中可见组织转谷氨酰胺酶抗体）。

（二）肝组织活检

1. 肝组织活检不再需常规进行，但活检有助于确诊PBC及评估疾病当时的严重程度。
2. 如果患者的AMA为阴性且不能进行特异性ANA检测，或肝生化检查结果可能存在其他病因时，应考虑肝组织活检。对称作“重叠”或“交叉”综合征的情况，对肝组织活检进行阅片时必须结合患者的临床特征（见第7章）。

（三）影像学检查

患者出现腹痛时，影像学检查有助于排除胆道梗阻和胆结石的可能。

1. 超声检查：无创，通常足以排除胆道梗阻。
2. 胆管造影术：仅适用于AMA阴性而又可能诊断原发性硬化性胆管炎的患者；首选磁共振胆道造影。

（四）诊断原则

1. PBC的诊断主要基于病史、查体、实验室检查和组织学结果（如果可行）。
2. 提示胆汁淤积的肝脏生化指标结合AMA阳性结果，对PBC的组织学诊断具有较高的阳性预测值。
3. PBC的诊断现在一般基于实验室检查结果。然而，随着人群肥胖率的增加，必须进行一些其他相关调查研究来帮助确诊：有0.5%的健康人群AMA为阳性，高达30%的健康人群存在脂肪肝，在生化指标上可表现为ALP升高。

（五）鉴别诊断

1. 胆结石。
2. 机械性肝外胆道阻塞（如肿瘤、囊肿和手术后狭窄）。
3. 原发性硬化性胆管炎。
4. 非酒精性或酒精性脂肪肝。
5. 胆汁淤积性病毒性肝炎。
6. 肉芽肿性肝炎。
7. 自身免疫性肝炎。
8. 胆管消失综合征。
9. 良性复发性肝内胆汁淤积。
10. 药物诱导的胆汁淤积。
11. IgG4相关疾病。

九、自然病史和预后

1. 有症状患者的中位生存期为7.5～10年，组织学Ⅲ期和Ⅳ期的PBC患者中位生存期为7年。
2. 既往未分层队列中无症状患者的中位生存期为10～16年。
3. 大多数无症状的患者会在诊断此病2～4年出现症状。
4. AMA阳性与否或抗体滴度不影响生存期。
5. 如果患者对UDCA的治疗有生化应答（见本章后面的风险分层），那么10年生存率较高（>90%）。

6. 低龄发病患者和男性患者对UDCA的应答率较低。

十、治疗

（一）慢性胆汁淤积的症状

1. 瘙痒（表16.1）

a. 抗组胺药

- 在PBC早期瘙痒不严重时可能有效；非选择性抗组胺药的镇静副作用可能起到了止痒效果。

b. 考来烯胺

- 这种非吸收性树脂可以结合胆汁酸，使许多患者的瘙痒症状缓解。
- 治疗的目的是缓解症状，常规剂量为4g，每日2次，一般在早餐前后，用水或果汁冲服。
- 根据胆汁淤积的严重程度，可能需要服药至14天才能缓解瘙痒症状。
- 需服用其他药物时，为避免肠道吸收不良，应在服用考来烯胺前1小时或之后2～4小时服用。

表16.1　瘙痒症的药物治疗

药物	作用机制	剂量	副作用
考来烯胺	胆汁酸树脂	每天口服4～16g	口感差、便秘、影响其他药物吸收
考来替泊	胆汁酸树脂	口服每次5g，每日3次	便秘、干扰其他药物吸收
利福平	与胆汁酸竞争肝脏摄取	每天口服300～600mg	特异性肝毒性
舍曲林	SSRI	50～100mg/d	口干
纳洛酮	阿片拮抗剂	0.2μg/（kg·min），静脉输注24小时	自限性阿片戒断样症状
纳美芬	阿片拮抗剂	每天口服60～120mg	自限性阿片戒断样症状
纳曲酮	阿片拮抗剂	每天口服50mg	自限性阿片戒断样症状

注：SSRI，选择性5-羟色胺再摄取抑制剂

c. 盐酸考来替泊（铵盐树脂）

- 这可能适用于一些难以耐受考来烯胺的患者，不过仍有一些患者对考来替泊无法耐受，对此可选用考来维仑。

d. 其他一些可能控制瘙痒的止痒剂（按建议使用顺序）

- 利福平（150～300mg，每天2次）。
- 舍曲林（50～300mg，每天1次）。

- 纳洛酮（阿片拮抗剂）：有证据显示瘙痒可能是由阿片神经传递介导的。
- 纳美芬（阿片拮抗剂）。
- 纳曲酮（阿片拮抗剂）。
- 紫外线B的光疗。
- 血浆置换术（几乎总是有效，但操作复杂且昂贵）。
- 分子吸附再循环系统（MARS；应用有效）。
- 肝移植。
- 目前正在进行对顶端钠依赖性胆汁酸转运体抑制剂的试验。

2. 脂溶性维生素吸收不良

a. 吸收不良发生率与胆汁淤积的严重程度和持续时间大致成正比，现在很少成为临床关注的问题。

b. 黄疸型PBC的患者应该测定维生素A、维生素D、维生素E和维生素K的水平，对低水平的患者给予相应补充。

c. 治疗：维生素应口服，并尽可能增加与考来烯胺的服药间隔。

- 口服维生素K：5mg/d。
- 维生素A：10 000～25 000IU/d。
- 25-羟基维生素D：每周3次，每次20μg；几周后检测血清25-羟基维生素D水平。
- 钙补充剂。
- 维生素E：400～1000IU/d。

3. 脂肪泻

a. 使用添加中链三酰甘油（MCT）的低脂饮食，以维持适当的热量摄入。

b. 大多数患者能够耐受每日60ml MCT油脂的摄入。

c. 一些合并PBC和干燥综合征的患者可能伴有胰腺功能不全，可应用胰酶替代方案进行治疗。

d. 患者可发生缺铁性贫血，提示存在未发现的胃肠道失血，通常来源于门静脉高压所致的胃部病变（胃病或胃窦血管扩张）。需要进行结肠镜检查以排除下消化道的病变，以及确认是否伴有乳糜泻。

4. 骨质疏松

a. 骨质疏松是PBC患者的症状之一，但也常见于同龄的健康女性。

b. 一旦诊断PBC，就应通过双X线吸收骨密度仪评估骨密度和相关的骨折风险。

c. 一项回顾性研究表明激素替代治疗对绝经后的女性PBC患者有益。

d. 肝移植可有效增加骨密度，但通常移植1年以后才会有骨密度的改善。由于使用糖皮质激素的免疫抑制和缺乏运动，最长可在肝移植后6个月的时间内，骨密度还是下降的。

（二）基础疾病（表16.2）

1. UDCA

- UDCA是治疗PBC的一线药物。其作用在于缓解肝功能异常，以及延缓病情进展。疾病早期应用的患者总体获益最大，但对生存期的改善只在晚期患者中获得了证实。
- UDCA安全且耐受性良好；副作用包括轻微的体重增加（平均3kg）、腹胀和轻度脱发。如果患者对治疗有生化学指标的反应，应持续用药；如果中断UDCA治疗，患者肝功能会再次恶化。
- 在四项对照试验中，UDCA（每日口服13～15mg/kg）可降低血清胆红素、ALP、氨基转移酶和IgM浓度。
- 个别研究也表明，UDCA可以延长生存期，减缓组织学和门静脉高压的进展。

表16.2　PBC的药物治疗

药物	作用机制	剂量	优点	副作用	注释
熊去氧胆酸	促进胆汁分泌	口服13～15mg/(kg·d)	改善肝脏的生化指标，减缓组织学进展，很可能改善长期生存率	腹泻、体重增加、脱发、加重瘙痒	应用最广泛的药物
奥贝胆酸	法尼醇X受体激动剂	每天5mg，如果耐受，在3个月里逐渐增加至每天10mg	改善肝脏生化指标	剂量依赖性的瘙痒症	经FDA和EMA批准，用于对UDCA反应不佳或无法耐受UDCA的患者

注：EMA，欧洲药品管理局；FDA，美国食品药品监督管理局；UDCA，熊去氧胆酸

- 三项主要研究的数据汇总后显示，与安慰剂相比UDCA延缓了患者肝移植的需求。
- 美国进行的一项多中心研究显示，疗效仅限于初始血清胆红素水平<2mg/dl的Ⅰ期和Ⅱ期患者。
- 荟萃分析获得的结果仍有争议，因为很难将短疗程、UDCA剂量不足的试验与长疗程、UDCA剂量恰当的试验汇总起来。
- 然而，多项研究清楚地表明，对UDCA有生化应答的患者可享有正常的预期寿命；治疗有应答的定义各不相同，但通常应包括血清ALP值的改善。
- 由于UDCA的广泛应用，需要肝移植的PBC患者数量下降。

2. 奥贝胆酸

- 奥贝胆酸（OCA）是一种口服给药的半合成法尼醇X受体激动剂。它可减少

肝细胞的胆汁酸合成并具有抗纤维化作用。

- 对照试验显示，OCA与UDCA联合或单药使用，与安慰剂相比，可降低血清ALP活性。血清ALP水平的降低与PBC患者存活率的改善相关，但尚无直接证据表明OCA可延长患者的生存期。
- OCA在美国获得批准用于对UDCA无生化学反应或对UDCA无法耐受的患者。初始剂量为每天口服5mg，如果耐受，则在第3个月增加至每天10mg。
- 使用OCA时可出现瘙痒；处理方法包括调整剂量及用考来烯胺或利福平进行标准的抗瘙痒治疗。

3. 其他药物
   - 秋水仙碱：虽然早期的数据令人鼓舞，但Cochrane评价未能证实疗效。
   - 甲氨蝶呤：虽然早期的数据令人鼓舞，但Cochrane评价未能证实疗效。
   - 其他
     - 候选药物包括布地奈德、非诺贝特和利妥昔单抗；然而，尚无数据支持这些药物常规超说明书应用于PBC的治疗。
     - OCA之外其他作用于法尼醇X受体轴的药物可能很快上市。
     - 对于UDCA治疗无生化学应答的患者，需要开发新的药物。
4. 吸烟似乎会加快PBC的进展，应该戒除。

（三）对肝硬化并发症的监测

1. 由于NRH引起的窦前性门静脉高压，PBC患者在无肝硬化的情况下可发生静脉曲张。如果怀疑有肝硬化或血小板计数减少，则应行内镜检查以筛查静脉曲张。有乏力症状的患者可能无法耐受β受体阻滞剂，所以需要对曲张静脉套扎进行预防性治疗。
2. 肝硬化的PBC患者有发生肝细胞肝癌的风险；指南建议每6个月对肝硬化患者进行超声监测。

十一、风险分层

1. 患者对UDCA的生化应答可预测无肝移植的生存期。对UDCA治疗应答的多种定义标准均为基于临床队列研究制定的，包括巴黎-1（Paris-1）标准、巴塞罗那标准和多伦多标准。
   - 根据Paris-1标准，如果治疗1年后血清胆红素水平＜ULN，AST或ALT＜2×ULN，ALP＜3×ULN，则10年无移植存活率＞90%。
   - 多伦多标准也在许多临床研究中采用（如治疗后ALP＜1.67×ULN、ALP降低15%、血清胆红素水平在正常范围内）。
   - 同样，UK-PBC和GLOBE风险评分是基于大型临床队列的基线指标和UDCA治疗后指标的综合风险评分。两者都能在多个时间点准确预测无移植生存期。2种评分均结合了不同的疾病风险标志物（如年龄、AST、ALP、胆红素）和疾病阶段（如白蛋白、血小板）。

2. 静脉曲张
   - 内镜筛查的最佳时机尚存在争议；一般指征包括血小板计数降低或脾大。
   - PBC风险评分中的Newcastle静脉曲张评估应用多种变量（白蛋白、ALP、血小板、超声提示脾大），预测PBC患者合并静脉曲张的风险。
3. 肝细胞肝癌（HCC）
   - 未达到UDCA生化应答的患者发生HCC的风险增加。
   - 男性、血清氨基转移酶升高、血小板减少和失代偿期肝病为HCC的风险因素。
4. 一般而言，男性、低龄发病和特定ANA阳性提示预后不良。40岁以下发病的女性患者对治疗有生化应答者不到50%。
5. 风险评分不适用于合并症，可能会低估肝硬化对晚发PBC的影响，需要1年的足量UDCA治疗来计算。

十二、肝移植

1. PBC失代偿期肝硬化的患者是肝移植的良好对象；终末期肝病模型（MELD）评分是判定患者是否可能由此获益的合适方法（见第33章）。
2. 终末期PBC通常被定义为肝硬化并至少伴随以下情况之一。
   a. 胃食管静脉曲张破裂出血。
   b. 顽固性腹水。
   c. 肝性脑病。
   d. 血清白蛋白＜ 3.5g/dl。
   e. 血清胆红素＞4mg/dl。
3. PBC患者肝移植后的一年生存率约为90%。
4. 移植的肝脏可复发PBC，但相对少见，而且很少影响移植物的生存期。
5. 与他克莫司相比，使用基于环孢素的免疫抑制治疗可减少PBC的复发。

参考文献

Boonstra K, Beuers U, Ponsioen CY. Epidemiology of primary sclerosing cholangitis and primary biliary cirrhosis: a systematic review. *J Hepatol*. 2012; 56: 1181-1188.

Carbone M, Mells GF, Pells G, et al. Sex and age are determinants of the clinical phenotype of primary biliary cirrhosis and response to ursodeoxycholic acid. *Gastroenterology*. 2013; 144: 560-569.

Carbone M, Sharp SJ, Flack S, et al. The UK-PBC risk scores: derivation and validation of a scoring system for long-term prediction of end-stage liver disease in primary biliary cholangitis.

Hepatology. 2016; 63: 930-950.

European Association for the Study of the Liver. EASL Clinical Practice Guidelines: the diagnosis and management of patients with primary biliary cholangitis. *J Hepatol*. 2017 Apr 18. Epub ahead of print.

Gong Y, Huang ZB, Christensen E, et al. Ursodeoxycholic acid for primary biliary cirrhosis. *Cochrane Database Syst Rev*. 2008. CD000551.

Hirschfield GM, Gershwin ME. The immunobiology and pathophysiology of primary biliary cirrhosis. *Annu Rev Pathol*. 2013; 8: 303-330.

Huet PM, Vincent C, Deslaurier J, et al. Portal hypertension and primary biliary cirrhosis: effect of long-term ursodeoxycholic acid treatment. *Gastroenterology*. 2008; 135: 1552-1560.

Lammers WJ, Hirschfield GM, Corpechot C, et al. Development and validation of a scoring system to predict outcomes of patients with primary biliary cirrhosis receiving ursodeoxycholic acid therapy. *Gastroenterology*. 2015; 149: 1804-1812.

Nevens F, Andreone P, Mazzella G, et al. A placebo-controlled trial of obeticholic acid in primary biliary cholangitis. *N Engl J Med*. 2016; 7: 631-643.

Patanwala I, McMeekin P, Walters R, et al. A validated clinical tool for the prediction of varices in PBC: the Newcastle Varices in PBC Score. *J Hepatol*. 2013; 59: 327-335.

Pollheimer MJ, Fickert P. Animal models in primary biliary cirrhosis and primary sclerosing cholangitis. *Clin Rev Allergy Immunol*. 2015; 48: 207-217.

Tang R, Chen H, Miao Q, et al. The cumulative effects of known susceptibility variants to predict primary biliary cirrhosis risk. *Genes Immun*. 2015; 16: 193-198.

Trivedi PJ, Corpechot C, Pares A, et al. Risk stratification in autoimmune cholestatic liver diseases: opportunities for clinicians and trialists. *Hepatology*. 2016; 63: 644-659.

Webb GJ, Siminovitch KA, Hirschfield GM. The immunogenetics of primary biliary cirrhosis: a comprehensive review. *J Autoimmun*. 2015; 64: 42-52.

Yang CY, Ma X, Tsuneyama K, et al. IL-12/Th1 and IL-23/Th17 biliary microenvironment in primary biliary cirrhosis: implications for therapy. *Hepatology*. 2014; 59: 1944-1953.

第17章 原发性硬化性胆管炎

Christopher L. Bowlus, MD 著
高银杰 译 王永刚 校

要 点

1. 原发性硬化性胆管炎（PSC）是一种慢性胆汁淤积性肝病，该病通常与炎性肠病（IBD）密切相关，最常见于溃疡性结肠炎。
2. PSC的诊断以临床及生化学检查为基础，最重要的是胆管造影发现，还需要排除继发性硬化性胆管炎。
3. PSC的原因尚不清楚，但是涉及遗传和环境因素共同参与，证据表明患者对肠道微生物抗原炎性反应存在缺陷。
4. PSC的疾病进程形式多样，通常表现为显性胆道狭窄、肝硬化和胆管癌（CCA）。PSC合并溃疡性结肠炎的患者患结肠癌的风险增加。
5. 内科、内镜及外科手术治疗对于PSC患者的生存期和并发症预防没有明显的作用。
6. 肝移植5年生存率为85%。肝移植后仍可有PSC复发，并且发生频率增加，但因此导致移植物失功并不常见。

一、概述

1. 原发性硬化性胆管炎（PSC）是慢性胆汁淤积性肝病，以肝内和（或）肝外胆管炎症和纤维化为特征。
2. PSC的进展引起胆道的损伤，最终导致胆汁淤积、胆汁性肝硬化和肝衰竭。
3. PSC的长期随访揭示胆管癌、胆囊癌和结肠癌发病率明显升高，与结肠和胆道慢性炎症和胆汁酸的暴露相关。
4. 尽管多种内科、内镜及外科手术方法用于PSC的治疗，但是除了肝移植外，这些方法均不能改善患者生存率。

二、术语和诊断标准

1. PSC是一种特发性的胆管硬化症，区别于有明确病因的继发性硬化性胆管炎（框17.1）。

框17.1 继发性硬化性胆管炎的原因

胆管癌
弥漫性肝内恶性肿瘤（淋巴瘤）
组织细胞增多症X
IgG4相关硬化性胆管炎
感染性疾病（获得性免疫缺陷综合征所致胆道疾病、复发性化脓性胆管炎）
动脉灌注化疗
外科并发症、外伤或脉管炎引起的缺血
结节病

- 诊断基于胆汁淤积的生化学特点，磁共振胆道造影（MRC）、内镜逆行胆管造影（ERC）或经皮经肝胆管造影提示胆管多灶性狭窄和节段性扩张，同时要排除继发性硬化性胆管炎。大多数情况下，MRC即可确诊，但是对于那些MRC不能明确且临床高度怀疑PSC的病例，可行ERC。
- 肝组织活检常不能反映具有典型胆管造影表现的PSC病例（图17.1）。

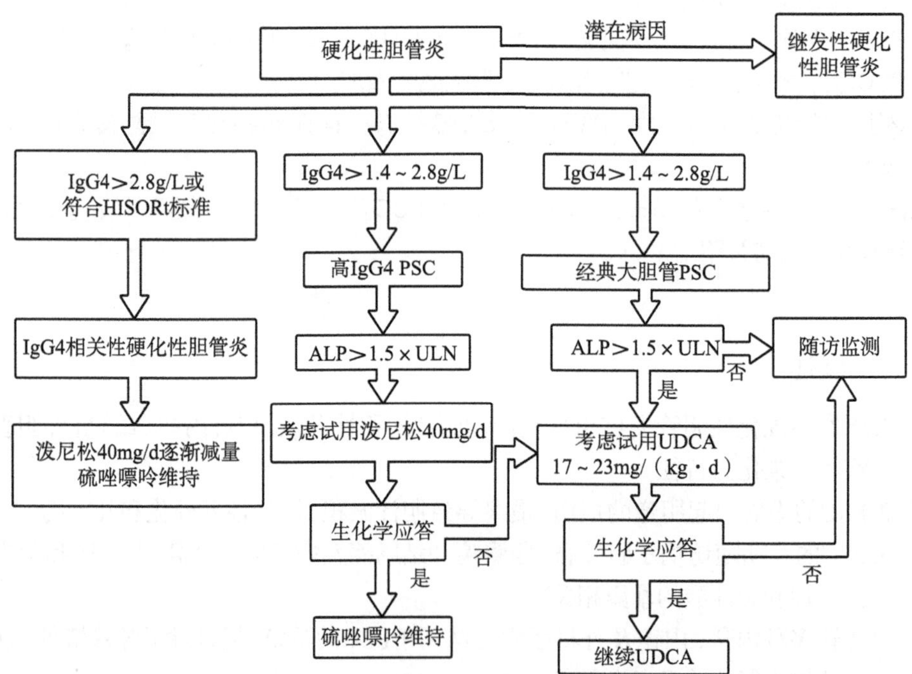

图17.1 生化结果提示胆汁淤积、超声无法诊断和抗线粒体抗体阴性的患者评估和管理流程

高质量MRC的特异性在95%以上。虽然MRC的敏感性也很高（85%），但是如果MRC的质量很差或有炎性肠病（IBD）高度怀疑PSC的患者，也应该行ERC。ALP，碱性磷酸酶；HISORt，病理、影像、血清学、其他器官累及情况及对治疗的反应；IgG4，免疫球蛋白G4；PSC，原发性硬化性胆管炎；UDCA，熊去氧胆酸；ULN，正常值上限

2. 小胆管PSC指的是肝组织学的改变符合PSC特征，但胆管造影没有异常表现。
3. PSC/自身免疫性肝炎（AIH）重叠综合征同时具有PSC和AIH的特点，多见于儿童和年轻人。某些情况下，AIH先于PSC发病。
4. 免疫球蛋白G4（IgG4）相关性硬化性胆管炎是和自身免疫性胰腺炎相关的疾病，独立于PSC。然而，约10%的PSC患者血清IgG4水平超过正常值上限的1.5倍（见第24章）。

三、流行病学

1. PSC的发病率和患病率因地理区域位置有所不同，似乎与IBD的患病率相关。
   - 来自挪威奥斯陆、威尔士和美国明尼苏达州奥姆斯特德郡的报道表明，PSC年发病率在0.9～1.3/100 000，而同时患病率为8.5～14.2/100 000。
   - 南欧、亚洲和阿拉斯加地区PSC发病率较低。
   - PSC的发病率似乎在逐年递增，但这可能是由于发现偏倚与近年来广泛开展的ERC和MRC有关，使得PSC确诊率增加而造成。
2. IBD患者中合并PSC者占2.4%～7.5%，并且因地理区域位置而有所不同。
   - 北欧和北美的PSC患者中，高达在75%～98%同时合并IBD，南欧和亚洲则仅为21%～44%。
   - PSC患者合并IBD的发病率在逐年减少。

四、病因与发病机制

目前PSC的确切发病机制还不清楚，可能涉及先天和后天因素。PSC常被认为是一种自身免疫性疾病，但是许多特点并不支持这一假说，如缺乏女性多发倾向，缺乏疾病特异性抗体，对皮质类固醇激素和免疫抑制剂治疗反应不好。相反，PSC更像是一种炎症性疾病，类似IBD，对细菌病原体的异常固有免疫应答相关。

1. 遗传因素
   a. PSC病例中，其一级亲属患病风险增加了100倍，表明遗传因素参与该病发病。
   b. 全基因组关联分析表明，人类白细胞抗原（HLA）区带对PSC的影响最大。
      - 约40%的PSC患者携带HLA-B8 DR3单倍体，而非PSC患者这一比例仅20%。
      - HLA-B8（而不是HLA-DR3）与列入肝移植等候的非洲裔美国人的PSC相关，提示致病突变体更接近HLA B基因。
      - 一些IBD的致病基因也增加了PSC的风险，但并非所有基因。
      - 参与胆汁酸信号转导的基因与PSC的患病风险及疾病进展相关（分别为*TGR5*和*SXR*）。

2. 免疫机制

a. 异常淋巴细胞定植

■ PSC患者肝组织中的淋巴细胞表达趋化因子受体CCR9 和$\alpha_4\beta_7$整合素，而这些却是肠道淋巴细胞的标志物。

■ CXCL21和MAdCAM-1是CCR9和$\alpha_4\beta_7$整合素的配体，异常表达在PSC患者肝组织中。

■ 这些细胞具有记忆表型，表明它们在肠道炎症时产生，由在肝脏里表达的趋化因子受体和黏附分子募集循环进入肝组织。这有助于解释结肠切除后PSC仍然进展的原因。

b. 来源于炎性肠道上皮细胞的细菌病原相关分子模式（PAMPs）可能激活了固有免疫应答

■ PAMPs通过模式识别受体，包括Toll样受体（TLR）和CD14，激活了巨噬细胞、树突细胞、自然杀伤细胞等分泌细胞因子，这些因子反过来激活NK细胞（IL-12）并促进淋巴细胞的募集和激活。

■ 一些PSC患者的血清中检测到针对胆管上皮细胞（BEC）的IgG，这些抗体会诱导BEC的TLR4和TLR9的表达，分泌IL-1β和IL-8、粒细胞-巨噬细胞集落刺激因子，从而导致粒细胞、巨噬细胞和T淋巴细胞的募集。

■ BEC也会通过激活TLR分泌炎性细胞因子。

3. 胆汁毒性

■ 胆汁中磷脂的缺乏不但无法对抗胆汁酸毒性，还可导致胆固醇过饱和胆汁形成，促进BEC的氧化。

■ 目前尚不清楚这些是导致疾病进展的原发因素还是继发因素。

五、临床特征

1. 人口学特征

a. PSC诊断时的中位年龄是35～40岁，也可发生在儿童和老年人中。

b. 其中，2/3是男性

■ 60%～80%的PSC合并IBD，溃疡性结肠炎多见，克罗恩肠炎较少，包括广泛结肠炎、直肠豁免结肠炎、倒灌性回肠炎或疾病静止期等。

■ 女性患者诊断PSC时通常年龄较大，且较少伴发IBD。

c. 相对于最具特征性的高加索白种人，非洲裔美国人有相似的发病率，但男性优势较不明显，合并IBD的概率相对较低。

2. PSC的临床症状和体征多种多样，见表17.1。

3. 表17.2和表17.3是诊断PSC时，生化和自身抗体异常结果出现的频率。

4. PSC的肝组织学检查是非特异性的，一般包括胆管周围纤维化、炎症、胆管增生、胆管消失和胆管减少。

5. PSC的影像学特点一般包括以下几方面。

表17.1　诊断原发性硬化性胆管炎时的症状和体征

		频率（%）
症状	乏力	75
	体重下降	40
	腹痛	37
	瘙痒	30～70
	黄疸	30～65
	发热	17～35
	静脉曲张出血	4～15
	腹水	4～5
	无	44
体征	肝大	34～62
	黄疸	30～65
	色素沉着	25
	脾大	20～30
	黄瘤	4

表17.2　原发性硬化性胆管炎诊断时的生化试验

试验	结果异常频率（%）
血清碱性磷酸酶	91～99
血清氨基转移酶	95
血清胆红素	41～65
高丙种球蛋白血症	30
血清白蛋白	20
凝血酶原时间	10

表17.3　原发性硬化性胆管炎的自身抗体

抗体	频率（%）
抗中性粒细胞胞质抗体	50～80
抗核抗体	35
平滑肌抗体	15
抗内皮细胞抗体	13～20
抗心磷脂抗体	7～77
甲状腺过氧化物酶	7～16
甲状腺球蛋白	4～66
类风湿因子	4

■ 弥漫性分布的多发环形狭窄，间隔以正常或轻度扩张的胆管。
■ 短的带状狭窄。
■ 憩室样囊袋。

六、PSC伴发的其他疾病

1. PSC可伴发多种自身免疫紊乱的疾病，见表17.4。

表17.4 原发性硬化性胆管炎相关疾病

疾病	频率（%）
炎性肠病	约80
1型糖尿病	10
甲状腺疾病	8
银屑病	4
类风湿关节炎	3
乳糜泻	2
系统性红斑狼疮	2
结节病	1
自身免疫性溶血性贫血	<1[a]
系统性硬化症/腹膜后纤维化	<1[a]
免疫性血小板减少性紫癜	<1[a]
其他自身免疫疾病	24

注：a仅见于个案报道

2. IBD是最常见和最重要的伴发疾病。
■ IBD的诊断通常先于PSC的诊断，然而，PSC可能发生在IBD诊断之前或直肠结肠切除术后数年。此外，IBD可在因PSC肝移植后首次出现。
■ 与克罗恩病相关的PSC似乎有较良性的病程。
■ 与仅有溃疡性结肠炎的患者相比，PSC合并溃疡性结肠炎患者接受直肠结肠切除术并且行回肠袋-肛门吻合术后回肠袋炎风险增加。
■ PSC合并溃疡性结肠炎的患者与只有溃疡性结肠炎的患者相比，结肠直肠癌的风险增加了5～10倍（图17.2）。仅有PSC不合并IBD的患者，发生结肠癌的风险并没有增加。一旦确诊PSC伴发IBD，建议应随访结肠镜。

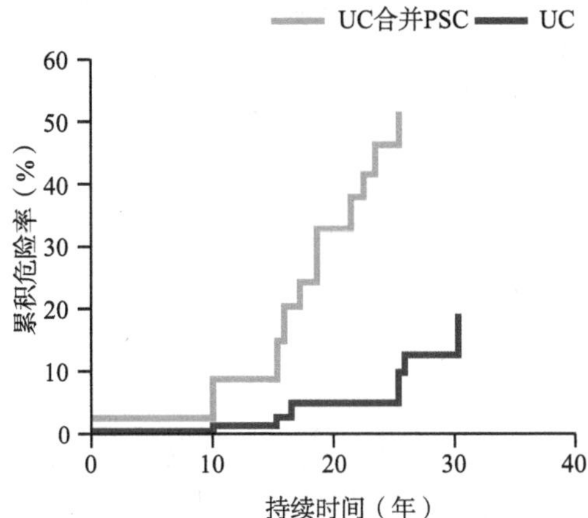

图17.2 溃疡性结肠炎（UC）合并原发性硬化性胆管炎（PSC）与单纯UC患者罹患结肠直肠癌的危险性比较

（摘自：Jayaram H, Satsangi J, Chapman RW. Increased colorectal neoplasm in chronic ulcerative colitis complicated by primary sclerosing cholangitis：fat or fiction? *Gut*.2001；48：430-434.）

七、自然史

1. PSC的自然病程不定，一些患者缓慢进展，而一些患者不会有任何进展。早期研究显示，诊断确立后的中位生存时间12～16年，近年来一些非移植中心的研究表明PSC患者中位生存时间超过20年。
   - 不做肝移植的情况下，70%的PSC死亡原因是肝衰竭，10%～20%的死亡原因是相关的恶性肿瘤。
   - 尽管一些预后模型已经被开发出来去定义与患者生存相关的独立变量，但尚未有任何一个具有足够准确率的模型应用于临床。
   - 超声弹性成像和磁共振弹性成像或许可以更准确地预测临床预后。
   - 小胆管PSC或血清碱性磷酸酶正常的患者预后较好（图17.3）。
2. 进展期的PSC经常伴有典型的门静脉高压的并发症，包括腹水、自发性细菌性腹膜炎和肝性脑病。与其他胆管类型的肝损伤一样，食管静脉曲张往往出现早，甚至在肝硬化之前。
3. 最初报道，30%的PSC患者可出现CCA。近期研究报道，10年的累积发生率在7%～9%，诊断后第一年内发生率较高。
4. PSC也增加了患胆囊癌的风险，PSC患者胆囊息肉有很高的不典型增生和癌变的发生率。
5. 显性狭窄定义为胆总管直径＜1.5mm或分叉2cm内肝胆管＜1.0mm的狭窄。累积发生率在40%～57%的PSC患者，可预测存活率降低，原因主要是CCA的增加。
6. 近半数等待肝移植的PSC患者会出现细菌性胆管炎。

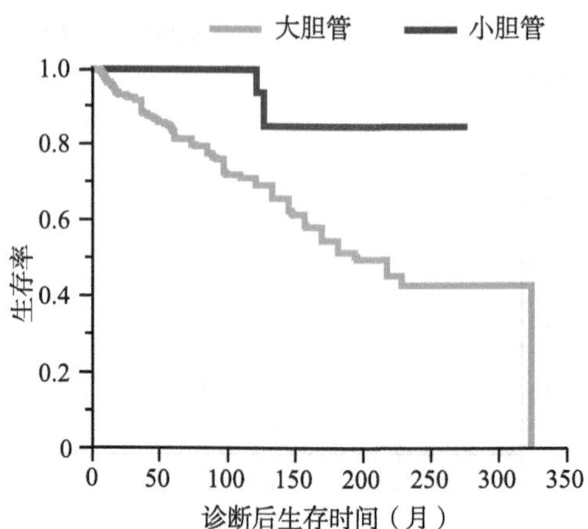

图17.3 小胆管和大胆管原发性硬化性胆管炎患者Kaplan-Meier生存率曲线

（摘自：Bjornsson E, Boberg KM, Cullen S, et al.Patients with small duct primary sclerosing cholangitis have a favourable long-term prognosis. *Gut*.2002; 51: 731-735.）

八、治疗

1. 内科治疗的效果令人失望，没有任何一个临床对照试验显示会提高长期生存率。
   - 一些大型、长期、随机、安慰剂对照的临床试验深入研究了不同剂量的熊去氧胆酸（UDCA）的疗效，如13～15mg/（kg·d）、17～23mg/（kg·d）、28～30mg/（kg·d）。虽然UDCA的治疗伴随着患者死亡率和接受肝移植的增加，但是亚组表明，一些血清碱性磷酸酶水平恢复正常的患者可能能够从中获益（图17.4）。
   - 已经在研究糖皮质激素和其他免疫抑制剂的疗效，但仅限于一些小的临床试验，并且没有确切获益的证据。在PSC重叠AIH的儿童中，ERC可以看到使用免疫抑制剂后胆道狭窄的逆转；PSC/AIH重叠的成人及IgG4相关性胆管炎患者中，使用糖皮质激素同样可以获益。
   - 在一项成人PSC的随机对照试验和一项儿童PSC开放标签临床试验中，使用万古霉素是有益的。
2. 虽然对于狭窄部位的扩张有助于减轻黄疸和细菌性胆管炎，但这些干预措施在阻止疾病进展方面的长期获益还没有得到证实。
3. 胆道重建手术也可以减轻症状，减少CCA的发生，但是并不能延缓疾病的进展。此外，胆道重建手术会增加此后肝移植的并发症，因此应尽量避免。
4. 肝移植是治疗终末期PSC的首选方法。PSC患者肝移植术后1年生存率在90%，5年生存率在85%（见第33章）。
   - PSC患者肝移植的适应证同其他慢性肝病的适应证相似，此外，还包括顽固

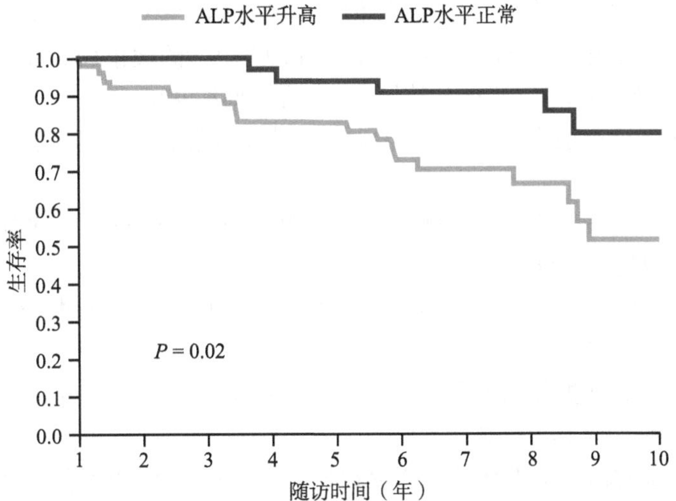

图17.4 血清碱性磷酸酶水平正常（n=35）和持续碱性磷酸酶升高（n=52）PSC患者无终点Kaplan-Meier生存率曲线（P=0.02）

终点是胆管癌、肝移植或死亡（摘自：Stanich PP, Bjornsson E, Gossard AA, et al.Alkaline phosphatase normalization is associated with better prognosis in primary sclerosing cholangitis. *Dig Liver Disease.* 2011; 43: 309-313.）

性瘙痒症、复发性胆囊炎及早期CCA。

- 肝移植术后5～10年，PSC的复发率在20%～25%。然而由于缺乏PSC相关诊断标准及潜在的类似PSC表现的混淆因素，如慢性排斥、巨细胞病毒感染和肝动脉血栓，PSC复发的诊断仍相当困难。

九、并发症及其治疗

1. 门静脉高压相关并发症的管理与其他形式慢性肝病类似。
2. 显性狭窄
   - 最常见的部位是在肝门，尽管大部分狭窄是良性病变，但应注意CCA。
   - 显性狭窄应该行内镜或放射线介入球囊扩张和支架置入术。所有病例都应行胆管组织学和毛刷细胞学检查以排除CCA。
3. 细菌性胆管炎常发生于既往行胆道手术且阻塞性狭窄的患者。
   - 细菌性胆管炎应静脉给予广谱抗生素，显性狭窄应给予引流。
   - 对显性狭窄扩张治疗反应差、频繁发作细菌性胆管炎的患者预防性或按需使用环丙沙星（其胆汁内药物浓度高），通常可有效降低发作频率。
4. CCA预后差，对化疗和放疗的反应也差，许多肝移植中心认为PSC合并CCA是肝移植的绝对或相对禁忌证。然而，对于肝移植后CCA的患者联合放疗和化疗，可以改善患者的生存。鉴别良性狭窄和CCA仍然十分困难。

- CA19-9的水平在CCA中升高，但在细菌性胆管炎中也会升高。此外，*FUT2*基因突变也会影响血清CA19-9的水平。CA19-9的截止（cutoff）值在130U/ml时，诊断CAA的敏感度和特异度分别是79%和98%。
- 影像学检查很少发现CCA，但对具有典型的静脉增强延迟特征的患者有诊断价值。
- 刷检胆管细胞学灵敏度低，仅18%～40%，但特异度很高。多体荧光原位杂交可以提高灵敏度。
- PSC患者中，应用动态正电子发射断层成像（PET）对于诊断CCA中的作用还没有被证实。
- 尚无充分证据作出常规筛查的推荐，但实际操作中常每年进行超声或磁共振检查及CA19-9检测。

5. 新出现的瘙痒应该立即评估是否存在显性狭窄或CCA。在个体患者中鉴别药物的有效性，常需要进行几种不同药物的尝试。
   - 考来烯胺每日4～16g分几次服用（应作为一线治疗），与UDCA至少间隔2小时。
   - 利福平150～300mg，每天2次。
   - 口服阿片拮抗剂（如纳曲酮，每日50mg）。
   - 舍曲林，每日75～100mg。
   - 不推荐抗组胺药和苯巴比妥。
6. 胆囊疾病
   - 25%PSC患者会出现胆囊结石，通常是黑色素结石，与疾病状态及是否使用UDCA无关。
   - PSC患者发生胆囊癌的风险增加，应每年行超声筛查。有胆囊息肉和肿块的患者应切除胆囊。
7. 脂肪泻是由于十二指肠内胆汁酸浓度下降所致乳化微粒形成减少，或同时伴发慢性胰腺炎或乳糜泻。
8. 脂溶性维生素（维生素A、维生素D、维生素E和维生素K）缺乏也与脂肪泻有关，但是即使没有脂肪泻，脂溶性维生素A、维生素D和维生素E的水平也应该在监测缺乏时给予替代治疗。
9. 吻合口周围静脉曲张常发生在行直肠结肠切除术加回肠造瘘术后的IBD患者。
   - 造口静脉曲张出血可通过经颈静脉肝内门体分流术控制。
10. PSC患者应通过骨密度检测来筛查和诊断肝性骨营养不良，之后每2～3年检测1次。治疗方法如下。
    - 骨量减少：钙，1.0～1.5g；维生素D，每日1000IU。
    - 骨质疏松：钙和维生素D，并考虑给予双膦酸盐。

十、致谢

Dr. Bowlus感谢Dr. Russell H. Wiesner对《肝病手册》（第2版）中本章撰写的贡献。

参考文献

Bjornsson E, Olsson R, Bergquist A, et al. The natural history of small-duct primary sclerosing cholangitis. *Gastroenterology*. 2008; 134: 975-980.

Boonstra K, Weersma RK, van Erpecum KJ, et al. Population-based epidemiology, malignancy risk, and outcome of primary sclerosing cholangitis. *Hepatology*. 2013; 58: 2045-2055.

Chapman R, Fevery J, Kalloo A, et al. Diagnosis and management of primary sclerosing cholangitis. *Hepatology*. 2010; 51: 660-678.

Claessen MM, Vleggaar FP, Tytgat KM, et al. High lifetime risk of cancer in primary sclerosing cholangitis. *J Hepatol*. 2009; 50: 158-164.

Corpechot C, Gaouar F, El Naggar A, et al. Baseline values and changes in liver stiffness measured by transient elastography are associated with severity of fibrosis and outcomes in patients with primary sclerosing cholangitis. *Gastroenterology*. 2014; 146: 970-979.

European Association for the Study of the Liver. EASL Clinical Practice Guidelines: management of cholestatic liver diseases. *J Hepatol*. 2009; 51: 237-267.

Gotthardt DN, Rudolph G, Kloters-Plachky P, et al. Endoscopic dilation of dominant stenosis in primary sclerosing cholangitis: outcome after long-term treatment. *Gastrointest Endosc*. 2010; 71: 527-534.

Graziadei IW. Recurrence of primary sclerosing cholangitis after liver transplantation. *Liver Transpl*. 2002; 8: 575-581.

Lindor KD, Kowdley KV, Harrison ME. ACG Clinical Guideline: primary sclerosing cholangitis. *Am J Gastroenterol*. 2015; 110: 646-659.

Liu JZ, Hov JR, Folseraas T, et al. Dense genotyping of immune-related disease regions identifies nine new risk loci for primary sclerosing cholangitis. *Nat Genet*. 2013; 45: 670-675.

Loftus Jr EV, Harewood GC, Loftus CG, et al. PSC-IBD: a unique form of inflammatory bowel disease associated with primary sclerosing cholangitis. *Gut*. 2005; 54: 91-96.

Sarkar S, Bowlus CL. Primary sclerosing cholangitis: multiple phenotypes, multiple approaches. *Clin Liver Dis*. 2016; 20: 67-77.

第18章 血 色 病

Nicholas J. Procaccini, MD, JD, MS Kris V. Kowdley, MD, FACP 著
闫 涛 译 常 丹 吉程程 校

要 点

1. 遗传性血色病（hereditary hemochromatosis，HH）是一种遗传性疾病，其是小肠吸收铁的调节功能受损导致的铁介导性组织损伤。
2. 经典的HH绝大多数是*HFE*基因常染色体隐性遗传突变所致的小肠铁吸收失调。
3. 其他基因突变导致的HH少见，包括编码血幼素、铁调素、转铁蛋白受体2和膜铁转运蛋白等基因的突变。
4. 尽管*HFE*基因突变在高加索人群流行率最高（欧洲北部为0.4%），但其临床外显率却较低。*HFE*基因C282Y纯合子突变的患者很少表现出完全的临床表型。
5. 铁过载通常会被忽视，直到疾病发展到严重阶段，如肝硬化、糖尿病、心肌病等。
6. 血色病患者如能早期诊断并接受去铁治疗（放血治疗），通常预后良好，预期寿命正常。
7. 如疑诊血色病，应该进行铁过载生化检测（转铁蛋白饱和度、铁蛋白）、*HFE*基因突变检测，以及对部分患者进行肝穿刺活检（用于确定诊断和分期）。
8. 一旦确诊血色病，患者应接受去铁治疗以维持血清铁蛋白水平在50～100μg/L。

一、流行病学和遗传学

1. HH最常见的基因缺陷是*HFE*基因C282Y突变。在高加索人群中，纯合子发生率为1∶250～1∶200，杂合子为1∶12～1∶8。
2. C282Y突变的临床外显率较低（表18.1）。
3. 与其他基因突变相关的HH罕见，如青少年血色病和膜铁转运蛋白基因突变等（表18.2）。

表18.1 C282Y突变外显率

外显类型	定义	在C282Y纯合子突变中所占的比例（%）	
		女性	男性
生化学	血清转铁蛋白饱和度和铁蛋白水平升高	50	75
临床	肝细胞癌、肝纤维化或肝硬化、掌指关节炎，或血清氨基转移酶升高	罕见	28

表18.2 各型遗传性血色病的基因突变

分型	通用名称	基因（及基因产物）
1	经典血色病	HFE（HFE）
2A	青少年血色病	HFE2（血幼素）
2B	青少年血色病	HAMP（铁调素）
3	Tfr2相关血色病	Tfr2（转铁蛋白受体2）
4	膜铁转运蛋白相关的铁过载	SLC40A1（膜铁转运蛋白）

二、分类

（一）HFE血色病（1型）

1. *HFE*基因是与主要组织相容复合物（MHC）Ⅰ类相似的基因，位于第6号染色体短臂，MHC-Ⅰ 类组织相容性A3位点的端粒侧。
   - 85%～90%的HH患者是C282Y纯合子突变。
   - H63D（*HFE*基因的另外一个突变）的纯合子突变与轻型铁过载相关，并很少表现出HH的临床表型。
   - 5%～7%有临床表现的HH患者是C282Y/H63D混合性杂合子突变。
2. *HFE*基因主要在十二指肠隐窝细胞上表达，与转铁蛋白受体和β_2微球蛋白相互作用。
3. 铁调素是一种参与铁代谢的蛋白质，其通过与膜铁转运蛋白结合及减少铁从肠细胞和巨噬细胞内排出等途径发挥作用。HH患者铁调素表达下降，导致肠细胞吸收铁和巨噬细胞释放铁增多。
4. C282Y纯合子突变个体之间的临床外显率和临床表现差异较大，不足10%的患者会发展至器官功能衰竭。
5. 疾病表型的多样性推测可能与不同修饰基因的作用有关。

（二）非HFE血色病

1. 与其他基因突变相关的HH非常少（表18.2）。
2. 与HFE HH不同的是，每种非HFE HH都有大量不同的突变类型。有很多不同的突变都与相应类型的非HFE HH相关。
3. 2型HH（青少年血色病）比HFE HH铁过载更严重，因此出现组织损害也更早。
4. 3型HH者临床表现与HFE HH相似。
5. 4型HH临床和组织学表现有所不同。
   - 血清铁蛋白增高但转铁蛋白饱和度可能正常。
   - 铁主要沉积在肝脏网状内皮系统的细胞内。
   - 患者对放血治疗耐受性较差。
6. 除4型HH表现为常染色体显性遗传特征外，其他各型HH都属于常染色体隐性遗传疾病。

三、病理生理学

（一）铁的吸收

1. 日常膳食中的铁主要在十二指肠隐窝上皮细胞被吸收。正常生理状态的人只吸收膳食铁总量的10%左右，吸收量受体内铁存储量的影响。
2. 当血清转铁蛋白饱和度升高和进食高铁饮食后，正常人铁吸收功能会下调。
3. HH患者铁吸收增加且不会像普通人那样功能下调，因此导致体内正铁平衡。
4. HH者小肠黏膜铁蛋白和铁蛋白mRNA水平均不正常地下降；通常这种下降模式是与铁缺乏相关的，并且能通过补铁来纠正。
5. 铁吸收过程包括铁从肠腔吸收至肠上皮细胞，然后由肠上皮细胞行至血浆。HH者上述过程均亢进。体内铁代谢动力学试验表明，铁在肠浆膜层吸收入血浆这一过程的亢进是铁吸收量增加的驱动力。
6. *HFE*基因突变的效应机制可能是在肝细胞水平铁存储量发生变化时，肝脏内缺乏足够的铁调素表达，这会导致十二指肠内铁的无限制吸收，从而出现铁过载。

（二）1型至3型遗传性血色病的实质脏器铁沉积

1. 铁可在多器官沉积，包括肝脏、心脏、胰腺、关节、皮肤、生殖腺或其他内分泌器官。
2. HH铁的主要沉积部位是肝脏，这与肝脏作为体内铁存储的主要器官相一致。
3. 铁主要以铁蛋白、其次以含铁血黄素的形式储存在肝细胞内，铁的吸收从门管区（1带）到小叶中央区（3带）的肝细胞呈递减梯度。
4. 在疾病晚期，铁也可能沉积在库普弗细胞和胆管细胞内。

5. 转铁蛋白饱和度改变先于肝脏铁的沉积，是铁向组织转移开始增加的主要原因。
6. 随后，非转铁蛋白结合铁在铁的运输和组织毒性中也发挥一定的作用。
7. 可能存在网状内皮系统细胞铁存储功能的缺陷。

（三）乙醇摄入的影响

1. 过量乙醇摄入与更高水平的血清铁相关，可加重疾病的严重程度，在C282Y纯合子患者中可增加肝硬化和肝细胞癌（HCC）的风险。
2. 过量乙醇摄入者肝纤维化和肝硬化发生更早，其肝脏铁含量也更低。
3. HH同样可加速酒精性肝病（ALD）的进展，可能与铁过载生成过多的自由基相关。

（四）非酒精性脂肪肝的影响

1. 与ALD相似，合并非酒精性脂肪性肝病（NAFLD）与血清铁水平和转移蛋白饱和度升高相关。
2. NAFLD可加速HH肝纤维化进程。
3. 非酒精性脂肪性肝炎（NASH）铁代谢指标高的患者往往NASH活动性评分更高，且肝纤维化进展更快（见第9章）。

（五）肝脏损伤

1. 过多的铁可能通过以下机制介导肝损伤及加速肝纤维化进程。
   - 铁可催化生成自由基，导致细胞器损害。
   - 铁可直接损伤DNA，导致基因突变和致癌作用。
   - 铁可增加胶原蛋白的生成进而加速肝纤维化进程。
2. 过量乙醇摄入可通过氧化和非氧化机制加速组织损伤而导致肝损伤。
3. HH的肝病特征是尽管组织学无显著炎症反应，但肝纤维化进程仍在进展。
4. 存在肝炎（炎症改变）时可能提示同时合并病毒感染、NASH或ALD。
5. 肝硬化和HCC是在长期铁过载基础上发展而来的，非肝硬化基础的HCC罕见。
6. 肝脏铁含量高者，肝纤维化甚至肝硬化的发生风险也高。
7. 男性40岁以上、女性50岁以上者发生肝纤维化和肝硬化的风险加大；如果有其他共存因素（如病毒性肝炎、NASH、过量乙醇摄入）时，会发生得更早。

四、临床表现

1. 1960年以前，HH常在疾病后期被发现，伴随终末期的器官功能损害，包括血色病、关节炎、肝病和心力衰竭等。

2. 随着对疾病认识程度的提高，目前更多的是通过实验室检查在无症状期确立诊断。
3. 无症状HH的诊断通常是在以下临床诊治过程中发现铁代谢指标异常后得到的。
   - 血清氨基转移酶升高。
   - 铁存储增加。
   - 家族或人群筛查。
4. 对出现临床症状后诊断为HH的患者，确诊时最常见的症状包括
   - 乏力、易疲劳、嗜睡。
   - 关节痛或关节炎（女性更常见）。
   - 右上腹非特异性疼痛。
   - 性欲丧失或阳痿（男性）。
5. 其他表现包括
   - 皮肤色素沉着加重。
   - 糖尿病。
   - 闭经（女性）。
   - 肝病。
   - 心力衰竭。

（一）肝脏疾病

1. HFE HH患者肝脏铁含量增加，同时血清铁蛋白水平升高。
2. 肝病是HH患者晚期器官损害中最常见的类型。
3. 通常情况下肝脏铁过载程度与肝病严重程度成正比，尽管合并其他肝脏疾病可能会加重肝损伤。
4. 血清氨基转移酶一般仅轻度升高，且一旦铁过载解除，氨基转移酶往往恢复正常。
5. 如果在进展至肝纤维化或肝硬化之前去铁治疗成功并持续有效的话，就可以避免进一步的肝病相关并发症。
6. 一旦进展至肝硬化，去铁治疗也无法消除HCC的高发病风险。
7. 文献报道，有表型的HH患者存在更高的慢性乙型肝炎、丙型肝炎、NASH和过量乙醇摄入流行率。
8. HH患者过量乙醇摄入与高病死率相关。

（二）心脏疾病

1. HH（特别是2型）可并发心功能障碍和心律失常。
   - 心功能障碍可表现为限制性或扩张型心肌病。

- 可出现房性或室性节律异常。

2. 心脏受累出现在HFE HH的相对晚期，在出现扩张型心肌病之前去铁治疗可改善心功能。随着HH诊断和治疗越来越早，心功能障碍已少见。
3. 心肌病是HH肝移植术后并发症和死亡的主要原因。

（三）糖尿病

1. 糖尿病可能是铁在胰腺沉积的结果。
2. 可能伴有血浆胰岛素水平升高，提示有外周胰岛素抵抗（2型），特别是伴有肝脏疾病时。

（四）关节疾病

1. 关节病是发病的一个主要原因。
2. 其特征性地累及第二和第三掌指关节；其他掌指关节和腕关节也经常受累。较少受累及的关节有肩关节、髋关节、膝关节和踝关节。
3. 关节损伤的病理学特征有关节腔变窄、软骨钙化、软骨下囊肿形成和骨质减少。
4. 去铁治疗不能缓解关节病。

（五）感染

1. HH患者细菌、病毒和真菌感染概率增加。
2. 感染概率增加的机制不明，但推测与铁介导的固有和获得性免疫功能受损有关。
3. 下列非常见细菌也有可能是感染的病原。
   - 创伤弧菌。
   - 小肠结肠炎耶尔森菌。
   - 假结核耶尔森菌。
   - 单核细胞增多性李斯特菌。

五、自然史和预后

1. 肝病进展缓慢，肝组织铁浓度小于200μmol/g肝干重时肝病通常轻微（除非合并病毒性肝炎或嗜酒）。
2. 肝功能失代偿和HCC是HH 最常见的晚期器官功能障碍，占铁过载死因的60%。
3. HH存在肝硬化者发生HCC风险明显增加（20～200倍），这类患者应常规接受HCC筛查。
4. 有报道称HCC-胆管细胞癌混合癌的风险同样增加。
5. HH患者非肝胆恶性肿瘤发生风险增高的问题被关注，但现有数据仍不一致。

6. 去铁治疗后一些临床表现会得到改善（不适、乏力、皮肤色素沉着、糖尿病、腹痛、心功能障碍、精力下降、血清氨基转移酶升高、非肝硬化性肝纤维化等），但也有无法改善的问题（关节病、性腺功能减退、肝硬化）。
7. 对于没有肝硬化或糖尿病的患者，如果持续接受去铁治疗，则预期寿命是正常的。
8. 对有肝硬化或糖尿病的患者，预期寿命显著下降，但经过去铁治疗后预后可获改善。
9. 晚期肝病或HCC的HH患者可能需要肝移植术。
10. HH患者肝移植术的下列风险增加：感染（尤其是真菌感染）、心脏事件、存活率下降。
11. 有报道提示，与其他原因导致的铁过载相比，HH和肝移植术更差的预后相关；但目前肝移植预后似乎有所改善。

六、诊断

（一）临床疑诊和试验室检测

1. 下列情况需考虑到HH可能（图18.1）。
    - 退化性关节病。
    - 无法解释的肝大或肝脏疾病。
    - 无法解释的性腺功能减退。
    - 血清转铁蛋白饱和度或铁蛋白水平增高。
    - 血清氨基转移酶升高。
2. 如果怀疑HH，血清转铁蛋白饱和度和铁蛋白应是最先检查的项目。
3. 血清转铁蛋白饱和度诊断HH的敏感性和特异性优于血清铁蛋白。
    - 转铁蛋白饱和度升高是HH最早的表现。
    - 血清铁蛋白是一种急性期反应物，在炎症条件下和其他慢性肝病（如NASH、慢性丙型肝炎、ALD等）时也可升高。
4. 转铁蛋白饱和度实验室误差可能来自昼夜节律和餐后波动，因此，检测前应禁食。
5. 如转铁蛋白饱和度大于45%则应进一步检查以明确是否有HH。
6. 单纯血清铁蛋白增高而转铁蛋白饱和度正常可能提示4型HH，尤其是对于非高加索患者。

（二）基因分型

1. 对所有持续性转铁蛋白饱和度升高者，特别是合并血清铁蛋白升高者，应进行*HFE*基因突变分析。

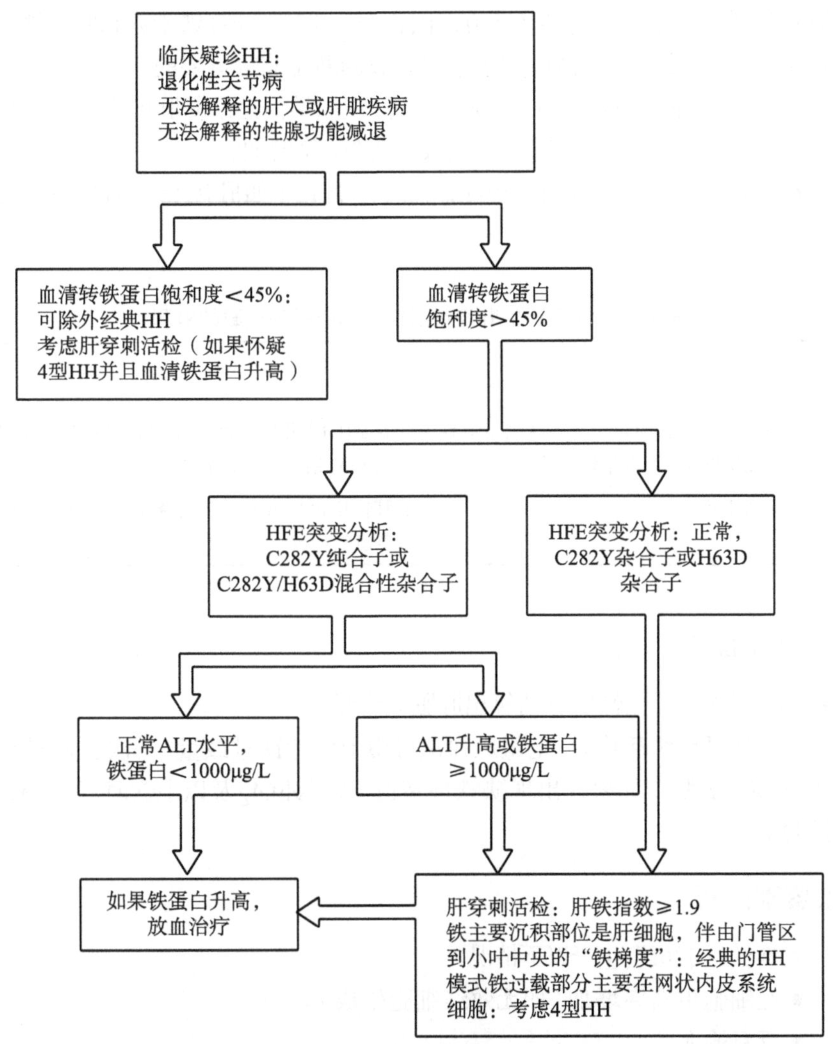

图18.1 遗传性血色病（HH）诊断和治疗的推荐流程

2. 在合适的临床条件下，存在C282Y纯合子或C282Y/H63D混合性杂合子则可明确诊断HFE HH。

3. 目前临床尚未开展针对非HFE HH的基因检测诊断。

（三）肝穿刺活检

1. 目前肝穿刺活检的适应证是有限的。

- 用于*HFE*基因分型检测阴性、怀疑为非HFE HH患者的诊断。
- 确诊的HFE HH患者当血清铁蛋白水平大于1000μg/L或血清ALT或AST升高时，用于组织分级诊断（是否存在肝硬化）。

2. 肝穿刺活检用于诊断时涉及两方面内容（表18.3）：肝脏铁指数和肝脏铁染色。
3. 基于以下原因，肝穿刺活检用于组织分级诊断是非常重要的。
   - 在没有明确的证据如门静脉高压时，组织学仍是诊断肝硬化的金标准。
   - 存在肝硬化意味着病死率和患HCC的风险增加。
   - 知晓是否存在肝硬化影响对患者的管理（如肝硬化患者需接受HCC的监测）。

表18.3 用于评估肝组织活检标本中肝铁过载的检测

检 测	说 明
在新鲜或保存的组织中测量的肝脏铁指数（肝脏铁浓度，以μmol/g干重除以患者年龄）	在表型HH患者经常观察到肝脏铁指数≥1.9，但在许多C282Y纯合子中，指数<1.9
肝脏铁染色（普鲁士蓝染色）	肝脏铁染色很重要，因为选择的标本不同可以产生低肝脏铁指数

（四）其他检查

1. 磁共振成像可无创性定量估算出肝脏铁含量。
2. 当不需要肝组织活检时，定量放血法可用于估计铁过载量。每次放血量约500ml（约250mg铁）；如果在出现缺铁性贫血前需移除4g及以上铁时，提示有明显的铁过载。

七、鉴别诊断

1. 继发性铁过载可发生于以下情况。
   - 红细胞更新率增加（如无效红细胞生成）。
   - 反复输血。
   - 上述因素互相叠加。
2. 将引起继发性铁过载的主要病因分类如下。

   a. 铁负荷性贫血（有/无输血）
   - 重型地中海贫血（珠蛋白生成障碍性贫血）。
   - 铁粒幼细胞贫血。
   - 慢性溶血性贫血。

   b. 饮食性铁过载（少见）

   c. 与慢性肝病相关的铁过载，包括
   - ALD。
   - 慢性乙型肝炎或丙型肝炎。
   - NAFLD。

d.其他原因

- 迟发性皮肤卟啉症。
- 非洲铁过载。
- 新生儿血色病。
- 血浆铜蓝蛋白缺乏症。
- 转铁蛋白缺乏症。

3.下列特征有助于慢性贫血相关的继发性铁过载和HH的鉴别诊断：

- 继发性铁过载肝组织活检提示铁过载主要在Kupffer和其他网状内皮细胞内，只有少量铁在肝细胞。自汇管至小叶中央的"铁浓度梯度"也不会出现；但4型HH可能有类似改变。
- 继发性铁过载通常更轻微（1+至2+）。
- 定量放血在去除4g及以上铁之前即出现缺铁性贫血。

八、治疗

1.通过连续放血的去铁治疗仍是HH治疗的基础。连续放血治疗的方案建议如下。

- 每周或每2周放血500ml（约250mg铁）直到血清铁蛋白降至50～100μg/L。
- 每次放血前应检查血细胞比容或血红蛋白，每3个月（每10～12次放血治疗后）检测血清铁蛋白水平。
- 如血细胞比容<32%，放血治疗应推迟，并且放血频率应降至每2周1次。
- 一旦血清铁蛋白水平<50μg/L，则应每3～4个月复查，必要时重复放血治疗以维持血清铁蛋白在50～100μg/L。
- 维持性放血治疗所需的频率依赖于铁蓄积的速度，一般每2～4个月需要一次治疗。

2.放血治疗注意事项

- 预防贫血：每次放血治疗前检查血细胞比容，保证膳食中足够的蛋白、维生素B_{12}和叶酸。
- 应该避免大剂量维生素C和柠檬酸及富含铁的食物。可以允许进食适量的红肉。
- 在去铁治疗过程中应禁酒。
- 在维持性放血治疗期间，应用质子泵抑制剂抑制胃酸可能会降低放血治疗的频率，可能是因为上述治疗减少了铁在十二指肠的吸收。

3.因为对创伤弧菌的易感性增加，患者应避免进食未经加工的海鲜，避免开放的伤口接触温暖的沿海海水。而且，去铁治疗也不能改变患者对创伤弧菌的易感性。

4.铁螯合剂（去铁胺、去铁铜、去铁斯若）效果不如放血治疗有效，治疗费用更高，且存在药物不良反应。因此，上述药物只用于贫血或无法耐受放血治疗的患者。

九、筛查

（一）家族筛查

1. HH患者所有的一级亲属都应该做HH筛查。
2. 建议的筛查方法：*HFE*突变分析或禁食后转铁蛋白饱和度和铁蛋白检测。
3. *HFE* HH患者的亲属如*HFE*突变阴性，则不需要进一步做其他化验。
4. *HFE*突变阳性患者的亲属应每年监测铁蛋白，必要时接受放血治疗。

（二）人群筛查

1. 一般不推荐针对大众的HH筛查。
2. 一些经济学模型认为人群筛查不具经济成本效益。
3. 表型筛查（转铁蛋白饱和度）可以考虑在高发病率人群中应用，但对于青年人的阴性结果应谨慎对待，因为转铁蛋白饱和度可随年龄增长而升高。

参考文献

Adams PC, Barton JC. Haemochromatosis. *Lancet*. 2007; 370: 1855-1860.

Allen KJ, Gurrin LC, Constantine CC, et al. Iron-overload-related disease in HFE hereditary hemochromatosis. *N Engl J Med*. 2008; 358: 221-230.

Bacon BR, Adams PC, Kowdley KV, et al. Diagnosis and management of hemochromatosis: 2011 practice guidelines by the American Association for the Study of Liver Diseases. *Hepatology*. 2011; 54: 328-343.

Fix OK, Kowdley KV. Hereditary hemochromatosis. *Minerva Med*. 2008; 99: 605-617.

Franchini M. Hereditary iron overload: update on pathophysiology, diagnosis, and treatment. *Am J Hematol*. 2006; 81: 202-209.

Kowdley KV, Brandhagen DJ, Gish RG, et al. Survival after liver transplantation in patients with hepatic iron overload: the national hemochromatosis transplant registry. *Gastroenterology*. 2005; 129: 494-503.

Olynyk JK, Trinder D, Ramm GA, et al. Hereditary hemochromatosis in the post-HFE era. *Hepatology*. 2008; 48: 991-1001.

Online Mendelian Inheritance in Man（OMIM）. Johns Hopkins University, Baltimore. MIM No. 235200. 2010 Jan 7. Available at http: //www. ncbi. nlm. nih. gov/omim/235200.

Pietrangelo A. Hemochromatosis: an endocrine liver disease. *Hepatology*. 2007; 46: 1291-1301.

Weiss G. Genetic mechanisms and modifying factors in hereditary hemochromatosis. *Nat Rev Gastroenterol Hepatol*. 2010; 7: 50-58.

第19章 Wilson病及相关疾病

Michael L. Schilsky, MD 著
程勇前 译 王永刚 校

要 点

1. Wilson病（WD）又称肝豆状核变性，是一种常染色体隐性遗传的铜代谢障碍性疾病，由编码铜转运P-型腺苷三磷酸酶（ATP酶）的*ATP7B*基因缺陷所致，该酶主要表达于肝细胞的高尔基体反面膜囊网络结构。
2. ATP7B功能丧失导致肝细胞经胆汁排泄铜的功能缺陷，导致肝铜病理性堆积、继发性器官损伤及铜与铜蓝蛋白结合缺陷，这是大多数WD患者的表型标志。
3. 大多数WD患者在20~30岁出现肝脏疾病相关的临床症状，30~40岁出现神经精神方面的症状，然而有患者直到80多岁才被诊断。
4. 由WD导致的肝脏疾病可以从无症状到慢性肝炎、肝硬化，甚至急性肝衰竭（ALF）。
5. WD的诊断需要结合临床症状、生化检测或通过分子检测*ATP7B*相关的2个疾病特异性突变。
6. 一级亲属成员的筛查是强制性的，如果可能的话，应该使用确诊患者的DNA作为参考进行*ATP7B*突变的遗传筛查。
7. 有症状WD患者的初始治疗应采用铜螯合疗法：D-青霉胺或曲恩汀；维持治疗或无症状患者的治疗可采用螯合剂或锌盐，从而阻断铜吸收。
8. 肝移植适用于WD所致急性肝衰竭或对药物治疗无反应的失代偿期肝硬化。

一、铜的代谢（图19.1和图19.2）

1. 每天1～2mg的膳食铜被近端小肠上皮细胞吸收。铜转运体CTR1负责肠上皮细胞摄取铜，Menkes病蛋白ATP7A参与铜从上皮细胞转移到循环的过程。
2. 转移到门静脉循环的铜与血清白蛋白和氨基酸结合。剩余的上皮细胞内铜主要与内源性螯合肽金属硫蛋白结合，随着小肠上皮细胞脱落而排出体外。铜无明显的肠肝循环。
3. 通常只有一小部分循环铜（<50μg/24h）由肾脏排出，大部分被肝细胞吸收，剩余

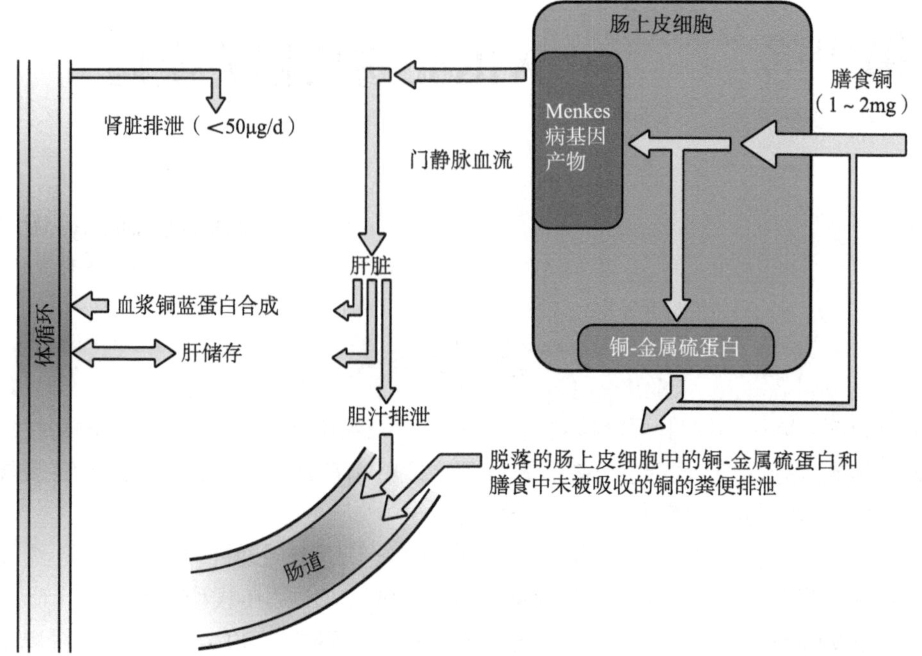

图19.1　铜吸收和排泄

膳食铜（1～2mg/d）被运送到肠上皮细胞，由Menkes（门克斯）基因产物运输进入门静脉循环（25%～60%）。剩下的内皮层铜与金属硫蛋白结合，之后随着肠上皮细胞的脱落而被排泄到粪便中。少量的被吸收的铜被排泄在尿液中，大多数被肝细胞吸收，合成血浆铜蓝蛋白，储存在肝脏或在胆汁中排泄

部分被排泄到胆汁中。

4. 在肝细胞中，铜与金属硫蛋白或谷胱甘肽络合并解毒，并作为特定细胞酶的辅因子，与铜蓝蛋白结合并被排泄到循环中，或排泄到胆汁中。
5. 肝细胞铜与铜蓝蛋白结合的部位在高尔基体反面膜囊网络结构。推测ATP7B在这里负责铜的转运，随后使其与铜蓝蛋白结合。
6. 胞内铜向特定细胞内位置的转运由小分子蛋白介导，称为铜伴侣。
7. 当肝细胞内铜含量增加时，ATP7B从高尔基体反面膜囊网络结构迁移到邻近微管膜的囊泡室，以便于微管和胆道铜排泄。肝铜经胆道排泄铜的另一个途径是通过运输铜-谷胱甘肽。此外，一些细胞内的铜穿过肝细胞基底侧膜进入循环。

二、遗传学

1. WD是一种常染色体隐性遗传疾病，人群发病率为1/（20 000～30 000）。WD的基因频率为0.3%～0.7%，杂合子携带率大于1∶（150～200）。
2. 1985年，WD基因被联结在红细胞酶及酯酶D上，并定位于第13号染色体。1993年，3个不同的研究小组鉴定WD基因可以编码的铜转运蛋白ATP酶，称作

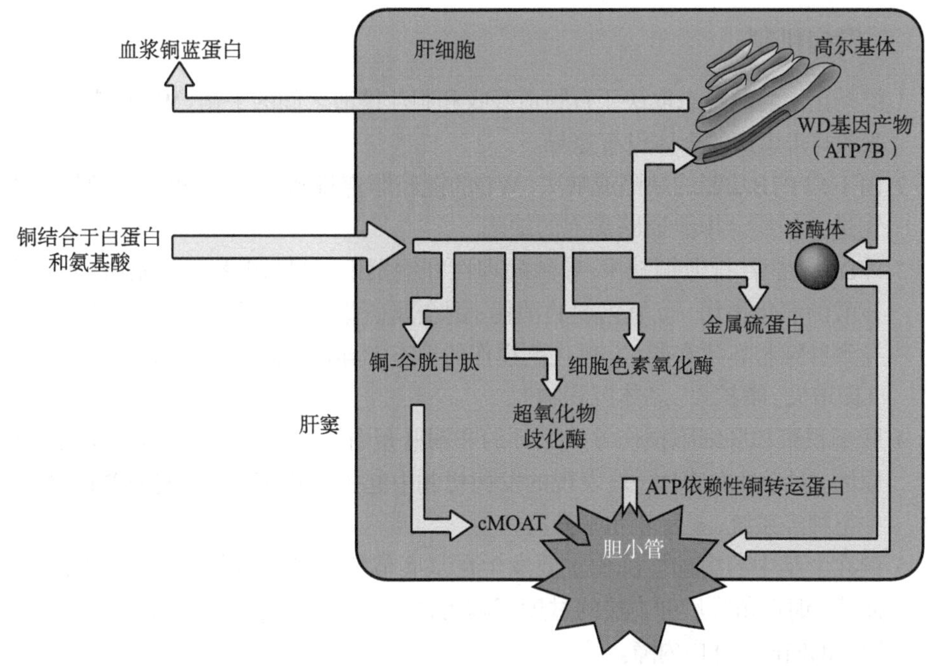

图19.2　肝细胞铜代谢

铜被肝细胞摄取之后与谷胱甘肽和金属硫蛋白结合。细胞内的一部分铜与金属-酶（超氧化物歧化酶、细胞色素氧化酶）结合，有些则通过WD基因蛋白（*ATP7B*）转运到反式高尔基网，并与铜蓝蛋白结合。推测铜也从高尔基体反面膜囊网络结构被转运到溶酶体的泡囊腔，由胆汁排泄。与谷胱甘肽结合的铜也通过有机阴离子转运体（cMOAT或MRP2）分泌到胆小管中。目前还不确定ATP7B是否在顶端的管状膜上或者附近，但这是影响WD的关键途径。cMOAT为小管多特异性有机阴离子转运体1；MRP2为多药耐药相关蛋白2

ATP7B。基因长度80kb，编码7.5kb的转录产物，主要在肝脏中表达，在肾脏、胎盘中有少量表达。

3. ATP7B是一种由1466个氨基酸组成的蛋白质，是阳离子转运的p型ATP酶亚家族的成员，在进化过程中高度保守。ATP7B与Menkes基因（*ATP7A*）产物高度同源。铜转运ATP酶copA见于海氏肠球菌的耐铜株。
4. 迄今为止已经鉴定出超过600个WD致病基因的突变。大多数突变是错义突变。少数是纯合子变异，大多数是复合杂合子（即每个等位基因上携带有不同突变）。
5. 尽管WD的临床表现多样，但并没有观察到*ATPB7*位点的等位基因异质性与患者显著表型和临床表现的不同相关。
6. 尽管一个正常的*ATP7B*等位基因足以预防临床疾病，但具有一个突变的WD基因的杂合子可能表现出铜代谢异常的亚临床改变，如肝铜在正常水平以上的轻度升高，其中20%有循环铜蓝蛋白水平降低。

三、发病机制

1. 维持正常的铜稳态取决于胃肠道吸收和胆汁排泄之间的平衡。WD患者的肠道铜吸收与未患病的个体没有差异。
2. 由于ATP7B功能的缺陷或缺失，WD的铜经胆道排泄减少，这可能导致细胞质内铜进入经胆汁排泄通路囊泡的缺陷。
3. WD患者胆汁排泄铜减少，导致病理性肝铜累积通过自由基引起脂质、蛋白质和核酸的氧化损伤、抗氧化剂的消耗、铜金属硫蛋白的聚合。因此，铜诱导的损伤导致肝细胞坏死和凋亡。氧化剂损伤的形态学异常已被明确，特别是在线粒体中（即增大、嵴扩大、晶体沉积物）。
4. 肝铜积聚和肝细胞损伤导致循环的非铜蓝蛋白结合铜增加，这是肝外铜积累的原因。铜毒性在WD肝外表现的发病机制中起主要作用。受影响的器官，特别是中枢神经系统，显示铜水平升高。
5. 铜在大脑中的病理性沉积主要发生在基底节的尾状核和壳核，导致神经和精神症状。铜在角膜后弹力层的过度沉积可产生凯-弗（Kayser-Fleischer, K-F）环及罕见的向日葵样白内障。
6. 血浆中铜蓝蛋白缺乏不是WD的致病机制。WD患者血清铜蓝蛋白水平降低，是铜与不含铜的铜蓝蛋白肽（无铜铜蓝蛋白）结合减少的结果，其半衰期比铜结合铜蓝蛋白（血清全铜铜蓝蛋白）的半衰期短。

四、临床特点

1. 虽然大部分患者有肝脏或神经系统的表现，但也可以无症状。少数患者表现为肾、骨骼、心脏、眼科、内分泌或皮肤病等方面的疾病。
2. 3～5岁之前很少观察到临床症状，大多数未治疗的患者在40岁才出现临床症状。肝病表现通常出现在20～30岁，神经系统表现通常出现在30～40岁。
3. 在一系列表现中，最初的临床表现为肝脏占42%，神经系统占34%，精神病占10%，血液学占12%。WD患者50岁以后才出现症状的较少，报道年龄最大的WD患者为72岁和其70岁的同胞姐妹。

（一）肝病

1. 肝病表现比神经系统疾病更易发生在较年轻的患者中（10～12岁）。WD患者的肝病进展是不同的。无症状患者通常具有与肝细胞脂肪变性和炎症相关的生化检测异常。年轻患者可表现为与慢性病毒性或自身免疫性肝炎无明显区别的特征。
2. 持续的肝脏炎症导致纤维化进展，最终肝硬化伴有进行性肝功能不全和肝功能衰竭。随着肝硬化的进展，门静脉高压的并发症逐渐明显。

3. 少数患者发展为ALF（见后面的章节讨论）。
4. 肝细胞癌，以往认为是罕见的，在WD患者中也有报道。
5. 即使有肝硬化，通过治疗也可以改善预后。在某些情况下，治疗甚至可以使纤维化逆转。停止治疗将导致疾病进展、进展为ALF或肝功能逐渐衰竭。

急性肝功能衰竭

1. 患者通常年轻，十几岁左右，临床过程与病毒引起的大面积肝坏死难以区分。相同的临床表现也可出现在中断WD治疗的患者中。
2. 虽然血清氨基转移酶水平仅轻度至中度升高，但血清胆红素明显升高，血清碱性磷酸酶低水平，合并库姆斯（Coombs）阴性溶血性贫血。急性发作时血清铜蓝蛋白水平可无明显变化，但24小时尿铜和循环铜水平可显著升高。
3. 特征性的临床特征包括凝血障碍、非免疫性溶血、脾大、K-F环和暴发性病程；除非进行肝移植，患者很少存活超过数天至数周。只有极少数患者可以通过单用药物治疗挽救。
4. 如果进行肝组织活检（由于凝血障碍，一般通过颈静脉途径），显示肝铜含量升高，通常表现为进展性肝纤维化或合并严重肝细胞损伤的肝硬化。细胞凋亡和坏死可以很明显。

（二）神经系统疾病

1. 神经系统症状多发生在30～40岁。以神经系统疾病为主要表现的患者，WD的诊断通常延迟1～2年。
2. 常见的早期神经系统症状是构音障碍、笨拙、震颤、流涎、步态紊乱、面具脸和书写障碍。
3. 具有明显帕金森病特征的强直、屈曲挛缩和痉挛僵硬在疾病的后期较少见。可能存在手足徐动症（非自主扭动）或更严重的运动障碍。少数情况下有可能发生全身性癫痫发作。
4. 可能出现自主神经功能障碍，通常伴随其他进一步的神经系统表现。
5. 认知能力通常一直正常，但严重神经功能障碍患者可能受损。
6. 虽然通常会遗留神经系统症状，尤其是在治疗前长期存在的症状，但经治疗或肝移植后神经系统症状可明显改善。
7. 磁共振成像（MRI）显示壳核和苍白球局灶性病变，有些病变在脑桥和脑干。

（三）精神疾病

1. 1/3的WD患者可能有精神症状。患者可能被误诊为进行性精神疾病，延误WD的诊断，并增加并发神经系统疾病或进行性肝病的概率。
2. 青少年的早期症状可能仅限于细微的行为改变及学业和工作能力的退步。

3. 患者随后可能会出现人格改变、情绪不稳定、情绪化、冲动和反社会行为、抑郁和性关注增加。可能发生弗兰克精神病。
4. 精神症状经药物治疗或肝移植后可缓解。

（四）眼科

K–F环

1. 富含铜和硫的电子致密颗粒沉积在角膜的后弹力层中，形成K-F环。K-F环是金黄色的，或在角膜缘上有绿色的色变。早期裂隙灯检查在上下角膜极明显，最终变成圆圈，在未治疗的患者中环的宽度增加。随着治疗，K-F环可减小和消失，通常需要几个月到几年的时间。
2. K-F环的存在与否应由有经验的眼科医师使用裂隙灯检查来证实。
3. 大多数有症状的WD患者存在K-F环，而且几乎总是存在于有神经症状的患者中；在无症状患者和40%～50%的肝病患者中，K-F环通常是不存在的。
4. K-F环消失后再出现或新出现K-F环提示药物治疗依从性差。
5. K-F环不是WD特有的病理表现，在其他原因导致的长期胆汁淤积患者中偶尔也可见。

向日葵样白内障

1. 通常与K-F环同时发现，但总体上不常见。
2. 视力未受损伤。
3. 治疗后可消失。

（五）肾脏

1. WD慢性病程中发生的肾损伤包括近端肾小管酸中毒或范科尼（Fanconi）综合征等。WD发生ALF时的急性肾小管损伤可能是由受损肝细胞中大量释放铜和铜复合物所致。
2. 也可发生远端肾小管酸中毒，并且可能是WD肾结石发病率升高的原因之一。
3. 血尿多数是镜下血尿，可能是由肾结石或肾小球疾病引起的。
4. 尽管肾病综合征和肺出血肾炎（Goodpasture）综合征更可能是D-青霉胺或不太常见的曲恩汀治疗的副作用（见本章后面的讨论），但蛋白尿也被认为是WD的表现。
5. 螯合剂治疗通常会使肾功能明显改善。

（六）骨骼

1. 超过50%的WD患者表现为骨质软化症、骨质疏松症或两者引起的骨质减少。
2. 25%～50%的患者发生关节病症状；这种退行性关节病类似于骨关节炎，累及脊柱和大关节。

3. 也可见剥脱性骨软骨炎、髌骨软化症和软骨钙质沉着症。

（七）其他

1. 15%的患者可发生急性血管内溶血；通常是短暂的和自限性的，但可能与WD导致的ALF有关。
2. 既往低估了心脏受累的发生率，1/3的病例可出现心电图异常。自主神经功能异常可以引起心律失常。
3. 天青甲（指甲根部变蓝）不常见但却是特征性的表现。
4. 青春期延迟、男性乳房发育、闭经常见于晚期肝病患者，可能是由肝脏疾病导致的激素分泌失调，而不是WD本身所致。

五、诊断

出现以下情况应注意考虑WD。

- 原因不明的血清氨基转移酶升高、慢性肝炎合并脂肪变性、应答不良的自身免疫性肝炎、肝硬化和ALF。
- 不明原因的神经系统症状（异常行为、不协调、震颤、运动障碍）。
- 伴有肝病表现的神经或精神障碍。
- 常规眼科检查发现K-F环。
- 不能解释的获得性Coombs试验阴性的溶血性贫血。
- 同胞或双亲中有确诊的WD患者。

（一）检测

1. 铜蓝蛋白

- 正常血清浓度为20～40 mg/dl（参照当地实验室参考范围，常有微小差别）。
- 95%的慢性WD患者铜蓝蛋白水平低于正常范围。
- 至少5%的WD患者铜蓝蛋白水平正常。
- 在肝损伤急性期和因妊娠或外源性给药导致血清雌激素水平升高的患者中，铜蓝蛋白可能升高至正常或接近正常。
- 血浆铜蓝蛋白水平减少不是WD的特异性表现，也应该考虑下列非WD的原因：
  - 高达20%的无症状杂合子。
  - 年龄小于6个月的儿童（生理水平较低）。
  - 由于严重肝病导致的合成功能减弱。
  - 肾病综合征、蛋白丢失性肠病和肠吸收不良。
  - 先天性铜蓝蛋白缺乏症，与WD无关，可能与铁超载有关。

2. 非铜蓝蛋白血清铜

- 在未受影响的患者中铜蓝蛋白铜占总血清铜的约90%。在未治疗的WD患者中，由于循环中铜蓝蛋白水平的降低，总的血清铜通常降低（除WD患者发生ALF时，循环中存在大量铜）。
- 从总血清铜浓度中减去铜蓝蛋白铜（每毫克铜蓝蛋白含铜0.047μmol），可计算出游离血清铜（非铜蓝蛋白）浓度。这个公式近似为{总血清铜（μg/dl）－［3.15×铜蓝蛋白（mg/dl）］}。
- 与正常人相比（约10%的总循环铜为非铜蓝蛋白铜），WD患者与血清白蛋白、氨基酸或其他肽结合的铜（非铜蓝蛋白铜）比例升高。在未治疗的WD患者中，非铜蓝蛋白结合的铜超过25μg/dl；WD引起的肝衰竭患者的非铜蓝蛋白血清铜水平明显升高，可能超过200μg/dl。
- 非铜蓝蛋白血清铜浓度有助于监测维持治疗中的螯合治疗足量与否。非铜蓝蛋白铜的比例在治疗的患者中会下降，并且水平通常为5～15μg/dl。
- 新的“交换铜”测定法直接从血浆样品中测量非铜蓝蛋白铜，并且将来可能用于治疗监测。

3. 尿铜排泄

- 正常尿铜排泄量＜40μg/24h。
- 大多数有症状WD患者尿铜排泄量大于100μg/24h，而ALF患者的尿铜含量通常超过1000μg/24h。
- 无症状的WD患者尿铜排泄量可以正常，16%～23%的WD合并肝脏表现的患者其排泄率＜100μg/24h，因此，单独应用此项检测的预测价值是有限的。
- 在其他的肝功能紊乱患者中可见尿铜水平升高，如原发性胆道胆管炎和慢性肝炎，以及由于铜蓝蛋白在尿中丢失而造成的严重蛋白尿。
- 该试验有助于确定WD的诊断、监测依从性和对螯合治疗的反应性。
- 对D-青霉胺刺激试验，在24小时尿液采集前和采集12小时后给药0.5g，显示尿铜排泄量增加，但不能可靠地区分WD患者与杂合子和其他肝病患者，因此在成人群体其作用有限。基础尿铜排泄率（未用青霉胺者）由100μg降低至40μg可提高诊断WD的灵敏度。

4. 肝组织活检

- 光镜下WD的组织学改变常是非特异性的。早期特征可能包括门管区肝细胞的细胞核中的糖原沉积（糖基化核）和中度脂肪浸润，可能同时为微泡脂肪变性和大泡脂肪变性。这一阶段可观察到线粒体超微结构的改变。
- 晚期病例可见肝纤维化或肝硬化。
- 在严重急性肝炎和慢性肝炎中，可见亚大块坏死伴马洛里（Mallory）、进展期纤维化或肝硬化。凋亡和坏死明显可见。
- 用罗丹宁或红氨酸对肝组织活检标本进行铜的组织化学染色的价值是有限

的，除非结果阳性，因为在肝细胞铜积累的初始阶段，金属在细胞质中分布弥散，这些方法不能使其组织化学染色。Timm硫化物染色可检测胞内铜结合蛋白，但此试验不常规进行。

- 干燥肝组织肝铜浓度>250μg/g（正常为15～55μg/g）伴低血清铜蓝蛋白可诊断WD，但有2个注意事项：
  - 活检针和标本容器应不含铜，可以用由钢制成的一次性针头。以往可重复使用的针由黄铜制成，如Klatskin或Menghini针，建议在0.1mol/L乙二胺四乙酸（EDTA）中洗涤针，并在使用前用软化水漂洗。建议使用无菌塑料容器，因为玻璃容器EDTA清洗时可能被金属污染。
  - 正常肝铜浓度可排除诊断，但在其他肝脏疾病中也可能发现仅肝铜浓度升高。
- 胆汁淤积性疾病（如原发性胆管炎、原发性硬化性胆管炎、儿童肝内胆汁淤积症、胆道闭锁）。
- 非Wilson肝铜中毒（如印度儿童肝硬化、地方性Tyrolean婴儿肝硬化、特发性铜中毒）。

5.放射性铜掺入实验

- 在口服放射性标记的铜（^{64}Cu或^{67}Cu）1小时、2小时、4小时、48小时后，测定血清放射性（主要为放射性铜蓝蛋白）。通常，看到放射性标记铜在血清中迅速出现，随后随着时间的推移消失。WD患者不存在早期高峰。
- 该试验主要用于血清铜蓝蛋白水平正常的疑似WD患者，但由于获得放射性核素的困难和可用的分子遗传学检测方法的增加，该试验现在很少使用。

6.基因诊断

- 在家系研究中，单倍型分析可用于确诊的兄弟姐妹的诊断，错误率<1%～2%（主要发生在具有双倍体重组情况）。
- 随着DNA测序技术和分析的发展，*ATP7B*直接突变分析在WD诊断中的应用有了显著的提高。该测试现已在商业实验室广泛使用，但仍然存在以下局限性：
  - 分析的成本相对昂贵。
  - WD是由许多不同的病态特异性突变引起的，现在有超过600种突变。还有许多其他的多态性对蛋白质功能的影响是未知的。
  - 当一个家庭成员已经建立WD诊断时，通过使用确诊患者的已知突变作为参考，兄弟姐妹可以进行较低成本的家庭筛查。
- 当通过单体型分析或通过突变分析确定了WD的诊断，分析患者表型时，仍然可能需要生化学评价。

（二）评分系统

1.Ferenci等建立了一个评分系统（Leipzig标准），以便于临床医生确定什么时候应该考虑WD，并帮助明确诊断。

2. 该系统使用疾病症状和体征、实验室检测值和最终突变分析的组合加权得分（表19.1）。评分<3分提示建议考虑其他诊断；评分为3分时，建议继续进行进一步的诊断性检查；如果评分≥4分，可确定WD的诊断。

表19.1 WD诊断的Leipzig标准

典型临床症状和体征		其他检查	
K-F环		肝铜（无胆汁淤积）	
出现	2	>5×正常值上限（>4 μmol/g）	2
未见	0	0.8～4 μmol/g	1
		正常（<0.8μmol/g）	−1
		罗丹碱阳性颗粒[a]	1
神经系统症状[b]		尿铜（无急性肝炎）	
严重	2	正常	0
中等	1	（1～2）× 正常值上限	1
未见	0	>2×正常值上限	2
		正常，但D-青霉胺治疗后>5×正常值上限	2
血清铜蓝蛋白		突变分析	
正常（>0.2g/L）	0	2个染色体上检测到突变	4
0.1～0.2 g/L	1	1个染色体上检测到突变	1
<0.1 g/L	2	未检测到突变	0
非免疫介导的溶血性贫血			
出现	1		
未见	0		
总分		**说明**	
≥4		诊断成立	
3		诊断可能，需要更多的实验室检测	
≤2		诊断不可能	

注：a如果没有定量的肝铜；b如果脑磁共振成像的典型异常

摘自：Ferenci P, Caca L, Loudianos G, et al. Diagnosis and phenotypic classification of wilson disease. *Liver Int*. 2003；23：139-142.

3. 该评分系统已被纳入欧洲肝脏研究协会（EASL）于2012年公布的指南。

4. 预测WD疾病死亡率指数（Nazer）评分已经在应用（表19.2）。

表19.2　预测WD死亡率的修订Nazer评分[a]

分数	胆红素（μmol/L）	国际标准化比值	谷草转氨酶（U/L）	白细胞计数（10^9/L）	白蛋白（g/L）
0	0～100	0～1.29	0～100	0～6.7	>45
1	101～150	1.3～1.6	101～150	6.8～8.3	34～44
2	151～200	1.7～1.9	151～300	8.4～10.3	25～33
3	201～300	2.0～2.4	301～400	10.4～15.3	21～24
4	>300	>2.5	>400	>15.4	<20

注：a总分≥10分的患者应考虑肝移植

摘自：Dhawan A, Taylor RM, Cheeseman P, et al.Wilson's disease in children：37-year experience and revised King's score for liver transplantation.*Liver Transpl.*2005；11：441-448.

（三）诊断方法

见图19.3。

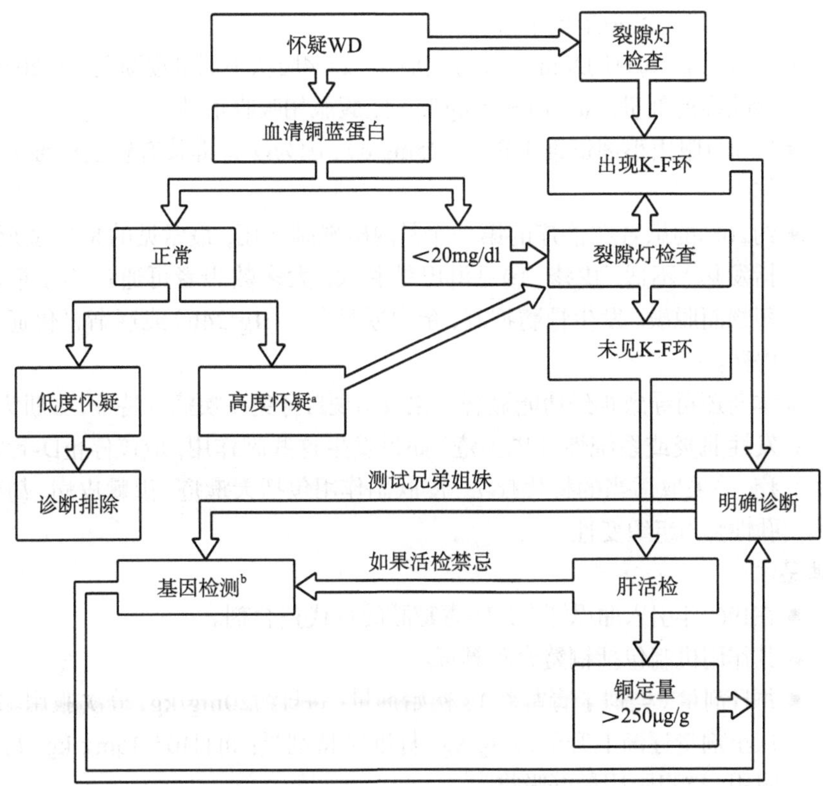

图19.3　WD诊断步骤

在过去使用放射性铜检测，若血浆铜蓝蛋白中未见口服的放射性铜则支持WD的诊断；这个测试现在很少使用了。a例如，存在K-F环、高尿铜异常，以及伴有肝受累的神经精神症状。b使用确诊患者的DNA作为参考，对已确诊的家庭成员的同胞兄弟姐妹进行基因检测。其他家庭成员可以通过临床和生化研究进行筛查

六、治疗

（一）饮食

1. 建议低铜饮食。应避免铜含量高的食物（如肝、巧克力、坚果、蘑菇、豆类和贝类）。
2. 在美国农业部的网站上有一份食物及其铜和其他营养成分含量的清单。农业部网址：https: //ndb.nal.usda.gov/ndb/search.
3. 如果家庭饮用水铜含量＞0.2 ppm，则使用去离子水或蒸馏水。

（二）药物

1. D-青霉胺
   - D-青霉胺是一种在服用青霉素的患者尿液中分离出的氨基酸衍生物。
   - 其作用机制包括铜螯合、解毒和可能诱导细胞金属硫蛋白合成，从而提高无毒的铜-金属硫蛋白比例。
   - 初始剂量：每日约20mg/kg，分次服用。2～4周从小剂量逐渐上升至20mg/kg。标准维持剂量：每日10～15mg/kg；空腹服用吸收最佳。
   - 应每日服用小剂量维生素B_6（25mg/d），因为D-青霉胺有轻度抗维生素B_6的作用。
   - 约20%的患者在治疗的第一个月内出现副作用，最常见的是过敏反应，包括发热、不适、皮疹、偶见淋巴结肿大。大多数患者可通过逐步重新引入药物而脱敏。发生骨髓抑制、蛋白尿显著（＞1g/24h）或逐渐恶化通常需要停药。
   - 本药还可导致神经功能显著恶化或出现自身免疫疾病的特征，如肌无力、多发性肌炎或系统性红斑狼疮。如果发生这些副作用，应该停止D-青霉胺治疗，并采取适当的替代疗法。皮肤副作用包括天疱疮、黑棘皮病、匐行性穿孔性弹力组织变性。
2. 曲恩汀
   - 在1969年引入曲恩汀作为D-青霉胺的替代螯合剂。
   - 其作用机制包括铜螯合和解毒。
   - 每日剂量（类似于青霉胺）：初始剂量：每日约20mg/kg，分次服用。2～4周从小剂量逐渐上升至20mg/kg。标准维持剂量：每日10～15mg/kg；每日分次服用。空腹服用最好吸收。
   - 新的数据表明，这种药物每日一次给药，从而提高依从性，并减少避免服药时进餐的相关不便。
   - 铁粒幼细胞贫血是本药唯一的主要副作用，伴随过度治疗而发生；其他罕见的副作用包括皮疹、胃肠道不适和结肠炎，很少有横纹肌溶解症。除匐行性穿孔性弹力组织变性外，D-青霉胺的副作用大部分在患者转化为曲恩汀治疗时消失。

- 由于与D-青霉胺相比，安全性得到改善，本药已被推荐为WD患者起始螯合治疗的一线药物，但价格昂贵。

3. 锌

- 分次口服锌盐可用于治疗WD。锌通过诱导肠上皮金属硫蛋白合成减少肠道铜吸收。肠细胞铜在肠上皮细胞脱落时排出，每24～48小时发生1次，从而随着时间的推移产生负铜平衡。
- 锌是相对安全的，副作用包括胃肠道不适及淀粉酶和脂肪酶升高，但没有胰腺炎的临床或影像学证据。
- 剂量：成人每日150mg醋酸锌，儿童剂量：75mg；分3次，三餐之间服用。
- 锌主要是用于症状前WD和维持治疗的患者。
- 在妊娠期间可以使用，不需要减少剂量。
- 不推荐锌单药作为有症状患者的初始治疗，但在以神经系统疾病为主的患者中，即使用锌作为初始治疗也显示良好的疗效。但当用锌作为单一药物给予肝病表现为主的患者时，结果并不满意。

4. 四硫代钼酸铵（TM）

- 在美国，TM的使用仍然是实验性的。使用稳定形式药物的治疗试验正在进行中（参见https：//clinicaltrials.gov/ct2/show/NCT02273596?term=wilson%27s+disease）。
- 在吸收后，TM与血清铜和白蛋白形成无毒复合物，阻止组织吸收铜。
- 因为TM对铜的亲和力高于金属硫蛋白，TM能去除与金属硫蛋白结合的铜，从而可使其成为比D-青霉胺和曲恩汀更有效的螯合剂。
- 前期使用较不稳定形式TM的临床试验表明，在神经系统疾病患者的初始治疗期间，它可能比青霉胺或曲恩汀能更有效地预防神经系统恶化。
- TM的潜在副作用与剂量相关并且可逆，包括骨髓抑制和肝生化学检测异常。

（三）首选方案

1. 初始治疗

- 24小时尿铜基线测定，血清铜，铜蓝蛋白，血小板计数，国际标准化比值（INR），肝生化学检测，尿分析。
- D-青霉胺或曲恩汀的初始剂量为目标剂量的25%～50%，在2～4周逐渐增加至目标剂量20 mg/kg，监测各项指标。
- 不能耐受D-青霉胺的患者可使用曲恩汀或锌治疗。

- 通常在连续治疗6～12个月后，可观察到肝脏合成功能或神经精神症状改善。
- 对药物治疗无反应的严重肝功能不全患者，如果可能的话，应考虑LT。这类患者通常指治疗3个月，用改良的Nazer评分［基于血清胆红素、血清谷草转氨酶、国际标准化率、白细胞计数和血清白蛋白（范围0～20）］大于10分或更大（见表19.2和后面的章节讨论）。

2. 维持疗法

- 临床症状和体征稳定后，尿铜排泄量从基线值下降，非铜蓝蛋白铜降至<15μg/dl，螯合剂剂量应降至维持范围。
- 非铜蓝蛋白铜下降至<5μg/dl可能提示严重的铜消耗，可能导致骨髓抑制，伴随贫血和血小板减少，甚至导致铁氧化酶活性降低，毒性肝铁蓄积；在这种情况下，螯合剂或锌应暂时停用或减少剂量。
- 通过家庭成员筛查诊断的无症状WD患者，可以早在2～3岁开始治疗。
- 所有WD患者必须终身不间断的治疗，停止治疗可能导致快速和不可逆的肝脏和神经系统功能恶化。

3. 妊娠

- 妊娠期应继续治疗。
- 动物实验报告了治疗剂量D-青霉胺或曲恩汀的致畸性；然而使用这些药物也有成功妊娠的报道。妊娠期间使用锌是安全的。
- 为了降低致畸的风险，在螯合疗法维持良好的患者中，D-青霉胺或曲恩汀的剂量在准备妊娠和整个妊娠期间应减少50%。应更频繁地监测患者，每3个月一次或妊娠后每3个月监测1次，直到分娩后。
- 锌的维持治疗剂量在妊娠期间不需要调整。

4. 神经系统疾病

- 约20%的神经系统疾病患者在使用D-青霉胺或曲恩汀的初始治疗期间神经症状恶化，这很可能是由铜初始治疗期间在大脑中的动员和再分配引起的。缓慢增加药物可能会减少这种并发症的发生率。
  - 如果神经系统持续恶化，可能需要减少或停止螯合治疗。在此期间患者可使用锌治疗。
  - 锌和较低剂量螯合剂在时间上隔开的联合疗法可能被证明是这些患者的替代疗法，但尚未在临床试验中得到证实。
- 临床试验评估TM治疗以神经系统疾病为初始表现的患者，表明TM在预防治疗神经系统疾病的初始恶化方面优于曲恩汀。
- 使用螯合剂（D-青霉胺或曲恩汀）和在给药时间上分开给予锌的联合治疗的病例报告显示，在有症状的和严重肝病的患者中结果令人鼓舞。对于一些Child-Turcotte-Pugh评分高的患者（见第32章），临床和生化改善，减少了对肝移植的需要。

(四)肝移植(见第33章)

1. 由于疾病的缺陷存在于肝细胞内,肝移植是WD的有效治疗方法。肝移植后铜代谢中代谢缺陷完全逆转,大多数患者的肝脏和神经系统表现改善。
2. 成人WD患者行肝移植大部分为慢性肝衰竭。而ALF在儿童中更为常见。美国器官分配联合网络(UNOS)1997～2008年数据分析显示,400名成人和170名儿童因WD接受肝移植。患者与移植物存活均很好。儿童的1年生存率和5年生存率分别为90%和89%,成人分别为88%和86%。
3. 在使用血液、尿液和肝组织中的铜作测试结果之前,可以使用简单的生化测试和血液计数来鉴定ALF患者的WD。WD的ALF患者碱性磷酸酶相对较低,并随着肝衰竭的进展而下降。由于这些患者溶血和胆红素升高发展迅速,碱性磷酸酶与血清胆红素的比值通常<4, AST与ALT比值>2。如果患者有这2个生化参数和由溶血导致的血红蛋白水平低,诊断WD作为ALF病因的敏感性和特异性接近100%。
4. WD导致ALF患者应立即进行肝移植。稳定患者病情的措施旨在降低循环中显著升高的铜水平,可通过几种手段来完成,包括交换输血、血浆置换联合血液滤过、白蛋白血液透析和分子吸附再循环系统(MARS)(见第2章)。罕见有WD发生ALF患者没有进行肝移植而存活,肝移植前等待期的治疗措施通常不足以支持肝再生。
5. 在肝移植之前的时代,对WD患者自然史的研究促成了Nazer评分的发展(见表19.2和前面章节的讨论)。该评分后来修改为包括肝功能不全和全身炎症的其他参数。得分超过10分的患者在没有肝移植的情况下不能存活,而得分较低的患者则通过药物治疗而改善。虽然预后评分在预测所有患者的疗效方面并不完美,但它是一个有益的指南。
6. 在没有严重肝病的情况下,肝移植治疗对于难治性神经系统表现的改善仍是实验性的;然而,一些报告提示这些患者在肝移植后情况有所改善。严重神经侵犯的患者肝移植后不一定得到改善,有报道称肝移植后效果较差与应用钙调神经磷酸酶抑制剂预防排斥反应的存活率及并发症相关。

(五)未来治疗

1. 基于*ATP7B*基因鉴定和疾病的机制的研究使应用分子治疗成为可能,包括基因修复和基因治疗。
2. 一份关于腺病毒介导的*ATP7B*基因转移在WD动物模型中长期表达的报道令人鼓舞,并且应该会进入未来的临床试验。
3. 另一种潜在的治疗方法是肝细胞移植,已应用于WD动物模型,在Long Evans

Cinnamon（LEC）大鼠和缺乏*ATP7B*的小鼠模型中，获得了完全的代谢校正。这种方法用于人体试验的局限性是需要用移植的正常细胞实现充分的细胞再增殖，以及需要免疫抑制以防止移植细胞的排斥。

七、其他铜相关的肝脏疾病

（一）印度儿童肝硬化

1. 尽管一部分这类患者中存在遗传易感性，但铜和黄铜容器的使用导致铜的过度摄入是导致这种疾病铜超载的可能原因。
2. 6个月至5岁时发病，表现为快速进展的肝硬化；这种疾病通常局限于印度次大陆。
3. 肝脏、尿和血清铜的浓度明显增加。
4. 在印度，这种病曾经是引起慢性肝炎的最常见原因之一，但是现在由于健康教育和避免使用黄铜容器，该病已很少见。

（二）特发性铜中毒

1. 这是一种罕见的疾病，世界各地有散发的病例。
2. 严重的进展性肝硬化，不伴发神经系统疾病，临床发病通常为2岁。
3. 血清铜蓝蛋白水平正常，肝组织活检显示肝硬化伴有Mallory小体和肝内铜浓度＞400μg/g干重。
4. 这种疾病可能是由不明原因的基因缺陷或过度的环境铜暴露引起的（如污染的泉水引起的地方性Tyrolean婴儿肝硬化）。

（三）Menkes病

1. Menkes病是一种X连锁染色体隐性遗传病，主要表现为神经退行性病变，通常在小于3月龄发病，多数情况下3～6岁时死亡。
2. 本病是由*ATP7A*基因突变引起的，*ATP7A*基因编码一种与*ATP7B*同源的P型ATP酶，导致铜在胎盘、肠和血脑屏障上的转运受损，从而导致严重的铜缺乏状态（必需的铜酶活性缺乏）。
3. 患儿可发展为低肌张力、癫痫发作和发育不全。
4. 铜依赖性赖氨酰氧化酶功能降低导致胶原交联减少和具有特征的“卷毛发”。其他特征包括色素减退、骨质疏松和动脉血管纡曲。
5. 新生儿筛查不是常规可用的。实验证明，多巴胺与去甲肾上腺素、二羟苯乙酸和二羟基苯基二醇比值增高有助于在严重症状出现前识别患者。血清中低铜和铜蓝蛋白提示铜缺乏。可以进行*ATP7A*突变的分子遗传学检测，但由于存在遗传多样性，并不是所有突变都具有很好的特征性。

6. 在病程早期每日注射组氨酸铜治疗可以部分改善预后。在动物模型中进行的基因治疗试验正在进行中。

参考文献

Ala A, Aliu E, Schilsky ML. Prospective pilot study of a single daily dosage of trientine for the treatment of Wilson disease. Dig Dis Sci. 2015; 60: 1433-1439.

Beinhardt S, Leiss W, Stättermayer AF, et al. Long-term outcomes of patients with Wilson disease in a large Austrian cohort. Clin Gastroenterol Hepatol. 2014; 12: 683-689.

Brewer GJ, Askari F, Lorincz MT, et al. Treatment of Wilson disease with ammonium tetrathiomolybdate: IV. Comparison of tetrathiomolybdate and trientine in a double-blind study of treatment of the neurologic presentation of Wilson disease. Arch Neurol. 2006; 63: 521-527.

Ferenci P, Czlonkowska A, Stremmel W, et al. EASL clinical practice guidelines: Wilson's disease. European Association for Study of Liver. J Hepatol. 2012; 56: 671-685.

Kaler SG. Translational research investigations on ATP7A: an important human copper ATPase. Ann N Y Acad Sci. 2014; 1314: 64-68.

Koppikar S, Dhawan A. Evaluation of the scoring system for the diagnosis of Wilson's disease in children. Liver Int. 2005; 25: 680-681.

Korman JD, Volenberg I, Balko J, et al. Screening for Wilson disease in acute liver failure by serum testing: a comparison of currently used tests. Hepatology. 2008; 48: 1167-1174.

Murillo O, Luqui DM, Gazquez C, et al. Long-term metabolic correction of Wilson's disease in a murine model by gene therapy. J Hepatol. 2016; 64: 419-426.

Roberts E, Schilsky ML. A practice guideline on Wilson disease. Hepatology. 2008; 47: 2089-2111.

Schilsky ML. Liver transplantation for Wilson disease. Ann NY Acad Sci. 2014; 1315: 45-49.

Zimbrean PC, Schilsky ML. The spectrum of psychiatric symptoms in Wilson's disease: treatment and prognostic considerations. Am J Psychiatry. 2015; 172: 1068-1072.

第20章 α_1抗胰蛋白酶缺乏症和其他代谢性肝脏疾病

Christine E. Waasdorp Hurtado, MD, MSCS　Ronald J. Sokol, MD　Hugo R. Rosen, MD, FACP 著
董　漪　译　吉程程　校

要　点

1. α_1抗胰蛋白酶缺乏症（α_1ATD）是儿童最常见的代谢性肝病。所有成人和儿童原因不明的慢性肝炎或肝硬化都应考虑该诊断。10%的成人和10%～15%的儿童慢性肝病与α_1ATD相关。
2. 遗传性高酪氨酸血症的特点是进行性肝功能衰竭、肾小管功能障碍和低磷性佝偻病。如果不治疗，患者发生肝细胞癌（HCC）的风险很高。如果在生命早期确诊是可以得到治疗的。
3. 戈谢病是最常见的溶酶体贮积症。肝脏受累的临床表现和严重程度各异。
4. 囊性纤维化是白种人中最常见的潜在致死性常染色体隐性遗传病。肝硬化门静脉高压症的发生率是5%～10%。
5. 卟啉病是由遗传性或获得性血红素生物合成途径缺陷引起的一组异质性疾病。如有原因不明的腹痛、其他胃肠道症状、肾脏和神经系统症状时应考虑该诊断。

一、概述

1. 越来越多的急性和慢性肝病被确认是遗传性的，至少部分是如此。
2. 大多数病例可以通过完整的病史、体格检查和适当的实验室检测做出诊断；有些诊断需要基因检测或肝活检。
3. 遗传和代谢性肝病在儿童肝移植中约占10%。
4. 与代谢性肝病相关的发育停滞、有毒代谢产物导致的肝外器官功能障碍（如中枢神经系统、肾脏）、或进行性肝功能衰竭的儿童都应考虑肝移植（LT）。
5. 一种特定肝病的基因突变可以影响其他疾病的严重程度。α_1ATD杂合状态可能会增加乙型肝炎病毒（HBV）和丙型肝炎病毒（HCV）感染、非酒精性脂肪性肝病（NAFLD）、囊性纤维化（CF）和隐源性肝硬化的进展风险。遗传多态性是肝硬化的潜在修饰因子。

二、α_1抗胰蛋白酶缺乏症（α_1ATD）

（一）遗传学

1. α_1抗胰蛋白酶（α_1AT）是SERPIN超家族中的一种丝氨酸蛋白酶，抑制组织蛋白酶如中性粒细胞弹性蛋白酶和蛋白酶3。
2. α_1AT是由位于14号染色体长臂（14q31—q32.2）的*SERPINA1*基因编码的，α_1ATD是常染色体共显性遗传病，新生儿发生率为1/1800。
3. PiMM（Pi=蛋白酶抑制剂）是正常功能的表型，存在于95%的人群中，其血清α_1AT水平正常。
4. 已经确定了>100种α_1AT的基因突变类型。但并不是所有的变异都与临床疾病有关。
5. Z型α_1AT是由一个核苷酸替换导致的（谷氨酸被替换为赖氨酸）。这种变异在北欧人中最常见。
6. PiZZ和PiSZ表型与α_1AT严重缺乏及肝脏疾病相关，PiMZ基因型则导致α_1AT中度缺乏，并且很少引起肝病。低循环水平的α_1AT导致肺气肿，而内质网中残留的错误折叠蛋白质造成了肝病。

（二）临床特征

1. α_1ATD容易诱发儿童和成人肝脏疾病。
2. 在新生儿期由于持续的胆汁淤积性黄疸，肝脏受累常被首先发现。受影响的婴儿往往是小于胎龄儿。10%～15%PiZZ基因型患者在生命的最初几年出现肝病（表20.1）。

表20.1　α_1抗胰蛋白酶缺乏症表现（PiZZ或PiSZ表型）

	婴儿期（1～4个月）（%）	18岁（%）
血清谷丙转氨酶升高	48	10
血清γ-谷氨酰胺转肽酶升高	60	8
肝病临床体征	17	0

摘自：Sveger T, Eriksson S.The liver in adolescents with alpha 1-antitrypsin deficiency.*Hepatology*. 1995; 22: 514-517.

- 出现新生儿肝病的患者中，有10%～30%会在儿童期发展成中重度肝病，伴有凝血功能障碍、生长不良和腹水。
- 一项通过新生儿筛查确诊α_1ATD的瑞典儿童的前瞻性研究中，发现85%的PiZZ表型儿童在18年时间里与肝脏相关的临床和实验室结果得到了改善。只有5%～10%的PiZZ表型儿童发展成严重的肝病（图20.1）。

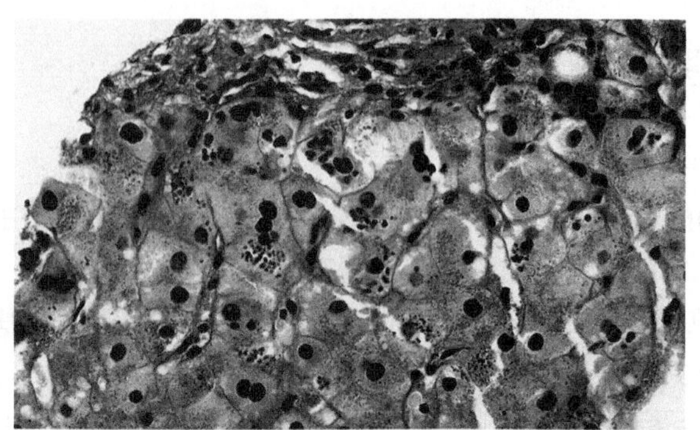

图20.1　α_1抗胰蛋白酶缺乏症肝脏病理

汇管区周围肝细胞内含有大量PAS染色阳性的嗜酸性耐淀粉酶小体

3. 血清转氨酶、碱性磷酸酶、γ-谷氨酰转肽酶（GGTP）水平均可能升高。
4. 在25岁以上的α_1ATD成年人中，60%～70%发展为肺气肿，特别是吸烟者，在30～50岁达到顶峰。
5. 血管异常，包括自发性颈动脉夹层和中性粒细胞性脂膜炎，也与α_1ATD有关。

（三）发病机制

1. 肝脏疾病与肝细胞内质网中错误折叠的Z蛋白的滞留有关。肝病发生在PiZZ和PiSZ表型，很少发生在PiMZ表型。肝病不会发生在其他基因突变型中（如PiSS表型）。
2. 根据人类遗传学估计的数据进行比较，发现有更少的患者表现出与α_1ATD相关的肝脏和肺部疾病，这一发现表明不确定的遗传和环境因素及修饰基因参与了组织损伤的发生。
3. α_1ATD相关肝病的发病机制并未完全明了。目前已经提出了以下理论：
   - 内质网中突变蛋白的聚积可能导致肝毒性。这一理论得到转基因小鼠模型的支持，另一项研究证明肝病患者与没有肝病的相比，其突变的α_1AT Z蛋白降解延迟。
   - 自噬是一种处理聚积蛋白的细胞机制，目前认为肝病患者的自噬机制有缺陷。
   - 其他遗传特性蛋白质降解和环境因素（如病毒性肝炎）可能会增加缺陷蛋白的聚积，并导致肝损伤加重。
   - 肝病不太可能是“蛋白水解攻击”机制的结果，这可能是肺损伤的机制。
4. 在各种肝脏疾病（HBV和HCV感染、酒精性肝病、CF相关的肝病、NAFLD）中，PiMZ表型可能会诱发更严重的肝损伤。

（四）诊断

1. α_1ATD的诊断要根据血清α_1AT的水平、表型（Pi型）或基因型。

2. α_1ATD患者血清α_1AT的水平通常是减少的。但是α_1AT也是一种急性时相反应蛋白，可以假性升高。PiZZ表型患者血清水平很少超过50～60mg/dl。PiMZ或PiSZ表型患者的α_1AT血清水平是正常值的50%。
3. 肝脏组织学的典型特点是在门管区周围肝细胞内质网中见到PAS（periodic acid-schif）染色阳性的耐淀粉酶小体，但这一特点不能被用于确诊，因为一些PiMZ表型患者也有此表现（图20.1）。
4. 原因不明的慢性肝炎或肝硬化的成人和儿童、原因不明的门静脉高压患儿和新生儿、胆汁淤积症患儿均应考虑该诊断。

（五）治疗和筛查

1. α_1ATD相关肝病目前没有特异性治疗方法。
2. 胆汁淤积的婴儿可能获益于脂溶性维生素补充剂（维生素A、维生素D、维生素E和维生素K）和含有中链三酰甘油的婴儿配方奶粉。另外应用熊去氧胆酸治疗可能会增加胆汁流量并减轻胆汁淤积性肝损伤，尽管没有证据表明其有直接的长期受益。
3. 必须避免吸烟，包括二手烟及在污染环境暴露，以延迟发病或减缓肺部疾病的进展。在一项非随机试验中，采用纯化或重组α_1AT的替代疗法成功地减缓了用力呼气量的下降，这种疗法也是常用的。
4. 推荐 LT治疗α_1ATD相关终末期肝病和肝功能衰竭。
5. 肝移植后受体表现出供体的Pi表型，不再有肺气肿的危险，长期生存率很好。应该在肺功能失代偿之前进行LT。
6. 体细胞基因治疗对治疗肺部疾病可能有用，这种疗法中，一个正常α_1ATD基因被转移到一个能够合成成熟蛋白并将其分泌到循环中的器官内。肝病的基因疗法需要将肽递送到内质网以防止突变蛋白的聚合或者对有肝病风险的人进行降解系统的调控。该疗法目前受到基因转移技术不佳和未知安全风险的限制。
7. 作为未来可能的治疗策略，小分子伴侣疗法、RNA干扰PiZZ基因翻译和调控细胞自噬正在被评价。
8. 推荐对α_1ATD患者的所有亲属进行筛查，以明确PiZZ或PiSZ家族成员，并对患者的兄弟姐妹进行强制性检查。尚未建立普遍的新生儿筛查。

三、遗传性高酪氨酸血症

（一）遗传学

1. 是由于缺乏延胡索酰乙酰乙酸水解酶（FAH）引起的，此酶是苯丙氨酸和酪氨酸降解的终末酶。
2. 常染色体隐性遗传，发病率是1/100 000。在加拿大魁北克省法裔人中最常见，发病率为1/1800。

3. 已经确定FAH基因的许多突变类型，基因型与疾病严重程度之间无相关性。在魁北克省发现了一个始祖突变。

（二）临床特征

1. 临床特点是进行性胆汁淤积、肝功能衰竭、肾小管功能障碍和低磷性佝偻病。
2. 可以表现为婴儿期的急性肝功能衰竭、新生儿胆汁淤积、佝偻病、发育停滞或在童年后期出现代偿性或失代偿性肝硬化。急性发作通常表现为生长迟缓、易激惹和呕吐。没有接受治疗的患者中，1～2岁就死于肝功能衰竭的并不少见。
3. 患者有特征性的凝血酶原时间延长伴氨基转移酶和胆红素轻度升高，空腹可能出现低血糖。由于肾小管受累引起的佝偻病，血清碱性磷酸酶水平可能会不成比例地升高。
4. 可以发展成类似于急性间歇性卟啉病的神经危象，推测是因为琥珀酰丙酮竞争性抑制了δ-氨基-γ-酮戊酸（ALA）脱水酶活性。
5. 初次诊断的患者中有30%发现心肌病，尤其是室间隔肥厚。这种并发症在大多数患者的治疗过程中都能缓解。
6. 未治疗的患者中HCC的发生率很高，即使在2～3岁以前。

（三）发病机制

1. FAH阻断近端的酪氨酸代谢产物堆积，包括酪氨酸和琥珀酰丙酮。
2. 琥珀酰丙酮和琥珀酰乙酰乙酸对酶的抑制作用包括抑制胆色素原（PBG）合成酶，这一过程造成ALA水平升高，也是导致急性神经危象的原因。
3. 由于毒素累积，引起肝损伤的发病机制尚不清楚。
4. 肝组织学的特点是大泡性脂肪变性，肝细胞的假腺泡形成，含铁血黄素沉着，不同程度的肝细胞坏死和凋亡。门管区纤维化进展成再生性小结节性肝硬化。

（四）诊断

1. 遗传性高酪氨酸血症的诊断要根据尿中琥珀酰丙酮的升高或者基因检测。
2. 其他特点包括血浆酪氨酸、甲硫氨酸和甲胎蛋白升高，但这些都是非特异性的。
3. 如肝硬化患者肝脏合成功能降低且伴有轻度的氨基转移酶水平升高，应考虑该诊断。
4. 肾小管功能障碍导致糖尿、蛋白尿、氨基酸尿和高磷酸盐尿。

（五）治疗和筛查

1. 营养限制很重要，尽管不能阻止或减缓肝病的进展。对苯丙氨酸、酪氨酸和甲硫氨酸进行限制，密切监测血清氨基酸水平，以确保其在正常范围内。营养限制可能有益于肾脏。补充维生素D和磷酸盐预防佝偻病。

2. 药物治疗：尼替西农（NTBC，2-［2-硝基-4-三氟甲基苯甲酰］-1，3-环已烯酮）。NTBC可抑制4-羟基苯丙酮酸二加氧酶，这是酪氨酸分解代谢途径中的第二种酶，在FAH阻断的近端，从而减少了有毒物质的产生，如琥珀酰丙酮。在婴儿早期开始应用NTBC治疗，神经危象和肝功能衰竭可被阻止，肾功能得到保护。预防肝癌的效果尚不清楚。
3. LT能逆转肝脏代谢疾病，预防神经系统病变，并稳定肾功能。LT的指征是NTBC治疗失败、疾病明确诊断时已处于晚期，或者已诊断HCC或有可能发展至HCC。

四、戈谢病

（一）遗传学

1. 这种最常见的溶酶体贮积症是由葡糖脑苷脂酶的缺乏引起的，从而导致酶底物（葡糖脑苷脂）在整个机体巨噬细胞的溶酶体中堆积（主要是脾脏、肝脏、骨髓和骨骼，少部分在肺、皮肤、结膜、肾脏和心脏）。
2. 常染色体隐性遗传，其在美国的发病率是1/40 000。
3. 编码基因位于1号染色体长臂上（1q2.1）；已经确定了＞300种基因突变类型。

（二）临床特点

1. 即使是相同的基因型患者，临床表现差异也很大。
2. 已发现的戈谢病分3种类型。
   - Ⅰ型（非神经病变型）：最常见，占所有病例的95%。一般人群的发病率为1/200 000～1/20 000。德裔犹太人的发病率为1/600。患者出现肝大、脾大（可能非常显著）、贫血、血小板减少、骨质减少、血清氨基转移酶水平升高。进展性肝纤维化和肝功能衰竭罕见。
   - Ⅱ型和Ⅲ型（神经病变型）：发病率＜1/100 000。Ⅱ型会导致进行性神经功能损害，2岁前死亡。Ⅲ型引起的神经功能损害，临床表现从癫痫发作到轻度共济失调和伴肝功能异常的痴呆，但不如Ⅱ型严重。
3. 肝脏受累程度通常与肝外系统受累相关。贮积细胞通常位于中央区，患者可能出现门静脉高压的并发症。

（三）诊断

1. 确诊需要测定白细胞或成纤维细胞中酸性β-葡糖苷酶活性或基因检测。
2. 病理组织学的特征是脾、肝窦、骨髓和淋巴结中富含脂质的组织细胞（戈谢细胞）（图20.2）。
3. 所有成人和儿童如有不明原因的肝功能异常、脾大、脾功能亢进、出血和骨骼异常都应考虑该诊断。

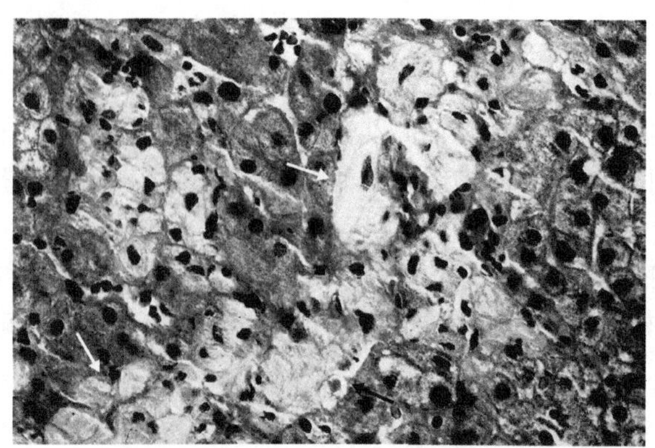

图20.2 戈谢病的肝脏病理(PAS)
肝窦中可见富含脂质的组织细胞(长箭头所示)

4. 产前诊断可通过羊水或绒毛取样进行基因检测。

(四)治疗和筛查

1. 所有Ⅲ型患者(和同胞兄弟姐妹)都应该接受治疗。Ⅰ型治疗的适应证是通过酶学或基因学确诊和至少累及两个器官系统。对Ⅱ型患者治疗无效。
2. 酶替代疗法:伊米苷酶(imiglucerase)是一种重组酸性β-葡糖苷酶。
3. 对于不能使用酶替代疗法的患者,可以采用底物减少疗法。
4. 应用X线或磁共振成像对骨骼疾病进行监测(股骨、脊柱和症状区域)。
5. 除了极少数肝功能衰竭患者外,一般不需要肝移植。
6. 基因治疗正在研究中。

五、糖原贮积病

(一)遗传学

糖原分解成葡萄糖的过程中所涉及的酶的缺陷会导致肝糖原过多累积。Ⅰ型、Ⅲ型、Ⅳ型、Ⅵ型和Ⅸ型糖原贮积病(GSD)可有肝病。

1. Ⅰ型
    - Ⅰa型是由葡萄糖-6-磷酸酶缺陷引起的(常染色体隐性遗传)。
    - Ⅰb型是由内质网转移酶的异常引起的,从而导致可利用的葡萄糖-6-磷酸酶较底物降低。
    - Ⅰc型是由磷酸盐-焦磷酸转移酶缺陷引起的。
    - 所有Ⅰ型缺陷都会导致游离葡萄糖生成减少。过量的葡萄糖-6-磷酸酶被分流到乳酸、三酰甘油、胆固醇和尿酸的合成途径中,所有这些物质都会在Ⅰ型GSD中升高。

2. Ⅲ型是由脱支酶（淀粉-1,6-葡糖苷酶）缺陷引起的常染色体隐性遗传病，编码基因位于染色体1p21。
3. Ⅳ型是由糖原分支酶（淀粉-1,4转葡糖苷酶1,6-转葡糖苷酶）缺陷引起的常染色体隐性遗传病，编码基因位于染色体3p12。
4. Ⅵ型和Ⅸ型是由磷酸化酶或磷酸化酶激酶的缺陷引起的。

（二）临床特点

儿童出现非特异性胃肠道症状、肝大、身材矮小、低血糖、发育停滞。如没有干预，肝大（Ⅰ型、Ⅵ型和Ⅸ型）、门静脉高压（Ⅲ型和Ⅳ型）、肝功能衰竭和死亡（Ⅳ型）发生在2～4岁。

1. Ⅰa型：葡萄糖-6-磷酸酶缺乏会导致显著的空腹低血糖。此外，患者还出现高乳酸血症、高尿酸血症、高三酰甘油血症、高胆固醇血症伴有明显肝大、身材矮小和发育落后。特征性的“娃娃脸”是面部脂肪堆积过多的结果。还可以看到肾脏增大。在治疗不佳的患者中，肝腺瘤可能在十几岁出现。
2. Ⅰb型：类似于Ⅰa型，伴有中性粒细胞功能障碍或中性粒细胞减少症，偶尔伴有炎性肠病。在治疗不佳的患者中，肝腺瘤可能在第一个十年后出现。
3. Ⅲ型：肝脏或肌肉受累。表现类似Ⅰa型，但较Ⅰa型轻。有肝大、低血糖、高脂血症、高尿酸血症、生长发育迟缓及类似的实验室检查结果。肝纤维化更严重而且可能是进展性的。也可能出现骨骼肌无力或心肌病。
4. Ⅳ型（安德森病Andersen disease）：该病是异质性的，有三种表现：①进行性肝功能衰竭和肝硬化，导致在儿童早期死亡。②无进展性纤维化的慢性肝病。③神经肌肉发育异常。大多数患者有肝硬化和可能的脑及心脏受累，在5岁前死亡。

（三）发病机制和诊断

1. GSD的特点是组织中糖原的异常累积，包括肝脏、心脏、骨骼、肌肉、肾脏和大脑。
2. 通过对肝脏或肌肉特定酶活性分析或者基因检测确定诊断。
3. 电镜观察到肝脏或肌肉组织中糖原的结构异常，提示可能诊断。

（四）治疗和筛查

1. 对于有低血糖的Ⅰ型和Ⅲ型GSD患者，常常使用高淀粉、低单糖饮食或葡萄糖聚合物来维持血糖水平。在白天和晚上均提供高淀粉餐并补充生玉米淀粉。
2. 夜间经鼻胃管或胃造口导管滴注饮食也可用于维持夜间正常血糖水平。
3. LT是治疗进行性肝功能衰竭和肝硬化患者（Ⅲ型和Ⅳ型）的唯一有效方法。
4. Ⅵ型和Ⅸ型 GSD患者有肝大和轻度的血清氨基转移酶水平升高，通常不需要特殊的治疗。
5. 载体介导的基因治疗前景很好。

六、囊性纤维化（CF）

（一）遗传学

1. 常染色体隐性遗传，新生儿发病率为1/3500～1/2000，是白种人中最常见的潜在致死性遗传性疾病。
2. 位于第7号染色体长臂上编码囊性纤维化跨膜传导调节因子（CFTR）的基因发生突变；已经确定了>1500种基因突变类型，而ΔF508是最常见的突变。
3. CFTR是一种氯离子通道，并可能调节其他细胞转运通路。

（二）临床特点

1. CF的临床表现差异很大，不同器官的上皮细胞均受CFTR缺陷的影响。气道、汗腺、胰腺、肠道和肝脏是最常受影响的组织。
2. CF相关肝病的特征性病变是局灶性胆汁性肝硬化（出现在70%成人患者中）。肝硬化改变呈多区域散在分布，从而保留了肝脏结构而不会引起明显的症状。局灶性病变可以解释CF相关肝病典型的轻度病程和隐匿性病程的特点。
3. 在CF患者中，20%～50%会出现肝病的临床表现。
   - 新生儿胆汁淤积占3%～5%。
   - 单纯肝大占6%～30%。
   - 脂肪肝占23%～67%。
   - 胆结石占12%～27%。
   - 门静脉高压和多小叶性肝硬化占10%～15%。
4. 所有CF患者的平均预期寿命增加到40岁。随着医疗的进步和生存时间的延长，肝胆系统被累及的概率增加。

（三）发病机制和诊断

1. 肝脏疾病的病理生理机制尚未完全阐明。目前提出的机制包括肝内胆管阻塞、胆汁酸代谢改变、细胞因子升高、维生素缺乏、细菌毒素、肠道微生物引发的肝脏炎症和药物肝毒性。
2. 汗液氯化物试验或CFTR基因检测是诊断的金标准。
3. 因为病变的不均匀性，肝活检对于CF的诊断作用有限。大多数CF患者中血清氨基转移酶和碱性磷酸酶可能在一段时间内会升高，但这些值与进展性肝病关系不大。

（四）治疗和筛查

1. 熊去氧胆酸，每天剂量20mg/kg（分2次），已被证明可以改善血清AST、ALT和GGTP的水平，但长期获益还存在争议。

2. 重度脂肪变性和营养不良的患者可能受益于胰腺功能不全的酶替代治疗和对患者肉碱状态的评估。
3. 长期接受熊去氧胆酸治疗和有严重胰腺功能不全及营养不良的CF患者补充牛磺酸是有益的。
4. 终末期肝病及有门静脉高压并发症患者的手术选择包括经颈静脉门体分流术、外科门体分流术、部分脾栓塞术、脾切除术、肝移植和肝肺联合移植。
5. 目前许多新的疗法正在开展，包括在mRNA翻译过程中诱导核糖体产生功能性CFTR的小分子和重组生长因子。一项动物实验表明通过体细胞基因转移成功纠正了CFTR缺陷。旨在增加CFTR转运和功能的新疗法也已显示出临床益处。

七、卟啉病

（一）遗传学

1. 卟啉病是由遗传性或获得性血红素生物合成途径缺陷引起的一组疾病（表20.2）。
2. 卟啉病中有3种是常染色体隐性遗传，5种是常染色体显性遗传。

表 20.2　卟啉病类型

缺陷的酶	血红素代谢步骤	导致的疾病[a]
	甘氨酸＋琥珀酸CoA	
ALA合成酶	↓	—
	ALA	
ALA脱水酶	↓	ALA脱水酶缺陷
	胆色素原	
胆色素原脱氨酶	↓	急性间歇性卟啉病
	羟甲基后胆色素原	
尿卟啉原同合酶	↓	先天性红细胞生成性卟啉病
	尿卟啉原Ⅲ	
尿卟啉原脱羧酶	↓	迟发性皮肤卟啉病（PCT）
	粪卟啉原	肝性红细胞生成性卟啉病
粪卟啉原氧化酶	↓	遗传性粪卟啉病
	原卟啉原Ⅸ	
原卟啉原氧化酶	↓	混合型卟啉病
	原卟啉原Ⅸ	
亚铁螯合酶	↓	红细胞生成性原卟啉病
	血红素	

注：a急性（神经症状型）卟啉病是红色的；ALA，δ-氨基-γ-酮戊酸；CoA，辅酶A

摘自：Bloomer JR.The porphyrias.In：Schiff ER，Sorrell MF，Maddrey WC，eds.*Schiff's Diseases of the Liver*，9th ed.Philadelphia：Lippincott Williams & Wilkins；2003：1231-1260.

（二）临床特点

1. 卟啉病有8种，根据缺陷的酶和累及组织的不同而分类［急性（神经内脏）、光敏皮肤和混合性］。症状通常出现在青春期或之后；也有报道在儿童早期出现症状。
2. 急性卟啉病：急性间歇性卟啉病、混合型卟啉病、遗传性粪卟啉病和ALA脱水酶缺乏卟啉病。
   - 它们通常在青春期开始，40岁后发生的可能性会减少。
   - 环境因素和药物常常诱发疾病。
   - 症状包括严重的腹痛，常伴有恶心、便秘、血压紊乱、低钠血症、肾功能不全及神经系统症状，包括周围神经病变。
   - 精神症状可包括抑郁、精神病和歇斯底里的行为。
   - 肝功能异常包括从AST和ALT水平轻度升高到肝功能衰竭。
3. 光敏性皮肤卟啉病：红细胞生成性原卟啉病、迟发性皮肤卟啉病（PCT）、混合型卟啉病、遗传性粪卟啉病。
   - 卟啉的累积会导致光敏作用和阳光照射后的皮肤损伤。特征性的损害包括皮肤脆性增加、表皮下大疱、色素沉着和多毛症。皮肤卟啉病与神经或精神症状无关；但是可以见到肝脏受累。
   - 自发性PCT与酒精性肝病、丙型肝炎病毒感染、铁过载状态包括遗传性血色病和Alagille综合征有关。PCT与肝癌的高发病率相关。
4. 混合性卟啉病（急性卟啉病合并光敏性皮肤卟啉病）：皮肤损害出现在50%的混合型卟啉病患者中，遗传性粪卟啉病中有30%患者出现皮肤损害。

（三）发病机制和诊断

1. 代谢产物的累积导致了不同的临床表现。急性卟啉病是由一种或两种卟啉前体、ALA和PBG累积形成的。皮肤卟啉病则是卟啉的累积。
2. 诊断可能具有挑战性，但通过对血红素生物合成途径（包括代谢产物）的进一步了解，可以简化诊断。
3. 急性卟啉病可通过收集24小时尿液测量尿中的ALA或PBG来诊断，水平达正常值上限（7mg）的3～10倍。
4. 急性间歇性卟啉病中，红细胞胆色素原脱氨酶水平降低。
5. 尿液中的尿卟啉在先天性红细胞生成性卟啉病、PCT和肝性红细胞生成性卟啉病中增多。
6. 不溶于水的粪卟啉水平升高用来诊断混合型卟啉病和红细胞生成性原卟啉病。

(四)治疗和筛查

1. 治疗的目的是降低肝内原卟啉水平。
2. 急性发作
   - 识别、避免和祛除诱发因素(表20.3)。
   - 管理液体和电解质,管理疼痛;避免羟考酮。
   - 充足的热量摄入可以缓解病情,因为葡萄糖能抑制ALA合成酶活性。
   - 急性发作时静脉注射高铁血红素。高铁血红素是一种稳定形式的血红素,可以抑制ALA合成酶和随后ALA和PBG的累积。
   - 鹅去氧胆酸能增加原卟啉排泄到胆汁中。
   - LT已被用于严重的病例,但骨髓持续产生原卟啉,会对异体移植物造成损害。因此,对于严重疾病患者,建议骨髓移植(伴或不伴肝移植)。

表20.3　急性卟啉病的诱发因素

环境	药物
乙醇	抗惊厥药:巴比妥类、卡马西平、苯妥英、丙戊酸
吸烟	抗生素:氨苯砜、多西环素、甲硝唑、利福平、磺胺
感染	心血管药物:胺碘酮、硝苯地平、维拉帕米
应激	利尿剂:呋塞米、螺内酯、噻嗪类
月经	滥用的毒品:可卡因、迷幻药、大麻、苯丙胺
低热量饮食	

3. 光敏性皮肤卟啉病
   - 避免紫外线照射(使用防晒霜和防护服)。
   - PCT患者放血可以减少铁负荷;可用氯喹和尿卟啉形成复合物。
   - 红细胞生成性原卟啉病可以应用类胡萝卜素治疗皮肤损害。

八、其他先天性代谢疾病

(一)高氨血综合征

1. 多种原因:尿素循环酶的缺陷(如鸟氨酸氨甲酰转移酶缺乏症)、尿素循环中间物的转运缺陷、有机酸血症、脂肪酸氧化障碍、呼吸链疾病和丙酮酸代谢紊乱。
2. 临床表现随着患者的年龄而不同。新生儿高氨血症有吸吮力差、嗜睡、甚至惊厥或昏迷。年龄较大的儿童表现更隐匿,发育停滞,持续性呕吐或易激惹。

引起内源性蛋白质分解代谢的状况（如摄入过量蛋白质、感染）均可能诱发发作。

3. 任何儿童如有婴儿猝死家族史、Reye综合征、周期性呕吐、共济失调或无法解释的发育停滞时，都应考虑该诊断。

4. 根据血氨、酸碱度、血糖、乳酸、丙酮酸、酮和血浆氨基酸水平来诊断。尿中有机酸和乳清酸分泌的检测在诊断中至关重要，同时要除外其他先天性代谢疾病。

5. 治疗

- 促进血氨的排泄：透析，用苯甲酸钠将尿素氮转化为其他废物。
- 减少血氨的产生：适当的静脉注射葡萄糖和抗生素。
- LT可能挽救生命，纠正尿素循环障碍中的代谢异常。
- 基因治疗尿素循环障碍可能是未来的治疗方向。

（二）对其他器官造成损害的疾病（见第25章）

1. Ⅰ型克里格勒-纳贾尔（Crigler-Najjar）综合征

- 常染色体隐性遗传，肝脏中尿苷二磷酸葡萄糖醛酸转移酶的缺乏导致肝脏中的胆红素不能与葡糖醛酸结合，其特点是非结合性高胆红素血症。
- 通过苯巴比妥未能诱导酶活性来降低胆红素水平、血清胆红素值超过15～20mg/dl、胆汁中缺乏结合胆红素及基因分型提示可能诊断。
- 在新生儿期存活的儿童出现不可逆脑损伤的风险增加（胆红素脑病）。
- 血清胆红素水平随病情加重而升高。
- 紧急治疗包括血浆置换和光疗（每天10～12小时）以降低血清胆红素水平。
- 锡-原卟啉降低了血清胆红素水平，并可以缩短每天的光疗时间，但它增加了光敏性。
- LT仍然是唯一的根治方法。

2. 原发性高草酸尿症（Ⅰ型草酸盐沉积症）

- 常染色体隐性遗传，乙醛酸先天性代谢缺陷，是由肝脏特异性过氧化物丙氨酸/乙醛酸氨基转移酶的不足或缺乏引起的。
- 患者出现反复尿路结石或肾钙盐沉着症，最终导致终末期肾病，如果不治疗就会死亡。这种疾病不会引起肝病。
- 治疗包括摄入大量的液体、低钙和低草酸盐饮食。补充维生素B_6、碱性柠檬酸盐或磷酸盐。
- 在单独的肾移植术后，肾病的早期复发很常见，因为肝脏潜在的代谢缺陷没有改变。
- 目前提倡肝肾联合移植。必须在肝移植术后立即保持高尿量，直到肾脏草酸盐负荷显著降低。

3. 原发性高胆固醇血症

- 低密度脂蛋白受体基因的纯合突变导致血清胆固醇水平升高。发病率为1/1 000 000。
- 这种疾病是30岁前出现心肌缺血和死亡的一个危险因素。
- LT是唯一有效的治疗方法，药物无效。在动脉粥样硬化形成之前，使代谢缺陷正常化是治疗目标。肝细胞移植和基因治疗被认为是根治方法。

参考文献

Alwaili K, Alrasadi K, Awan Z, et al. Approach to the diagnosis and management of lipoprotein disorders. *Curr Opin Endocrinol Diabetes Obes*. 2009; 16: 132-140.

Chu AS, Perlmutter DH, Wang Y. Capitalizing on the autophagic response for treatment of liver disease caused by alpha-1-antitrypsin deficiency and other genetic diseases. *Biomed Res Int*. 2014: 459823.

Colombo C. Liver disease in cystic fibrosis. *Curr Opin Pulm Med*. 2007; 13: 529-536.

Dhawan A, Mitry RR, Hughes RD. Hepatocyte transplantation for liver-based metabolic disorders. *J Inherit Metab Dis*. 2006; 29: 431-435.

Fairbanks KD, Tavill AS. Liver disease in alpha 1-antitrypsin deficiency: a review. *Am J Gastroenterol*. 2008; 103: 2136-2141.

Farrell PM, Rosenstein BJ, White TB, et al. Guidelines for diagnosis of cystic fibrosis in newborns through older adults: Cystic Fibrosis Foundation consensus report. *J Pediatr*. 2008; 153: S4-S14.

Harmanci O, Bayraktar Y. Gaucher disease: new developments in treatment and etiology. *World J Gastroenterol*. 2008; 14: 3968-3973.

Hoppe B, Beck BB, Milliner DS. The primary hyperoxalurias. *Kidney Int*. 2009; 75: 1264-1271.

Junge N, Mingozzi F, Ott M, et al. Adeno-associated virus vector-based gene therapy for monogenetic metabolic diseases of the liver. *J Pediatr Gastroenterol Nutr*. 2015; 60: 433-440.

Koeberl DD, Kishnani PS, Chen YT. Glycogen storage disease types Ⅰ and Ⅱ: treatment updates. *J Inherit Metab Dis*. 2007; 30: 159-164.

Lim-Melia ER, Kronn DF. Current enzyme replacement therapy for the treatment of lysosomal storage diseases. *Pediatr Ann*. 2009; 38: 448-455.

Martins AM, Valadares ER, Porta G, et al. Recommendations on diagnosis, treatment, and monitoring for Gaucher disease. *J Pediatr*. 2009; 155: S10-S18.

Moyer K, Balistreri W. Hepatobiliary disease in patients with cystic fibrosis. *Curr Opin Gastroenterol*. 2009; 25: 272-278.

Scott CR. The genetic tyrosinemias. *Am J Med Genet C Semin Med Genet*. 2006; 142C: 121-126.

Taddei T, Mistry P, Schilsky ML. Inherited metabolic disease of the liver. *Curr Opin Gastroenterol*. 2008; 24: 278-286.

第21章 Budd-Chiari综合征及其他血管性疾病

Marlyn J. Mayo, MD　Mack C. Mitchell, MD 著
周　霖　译　林　芳　校

要　点

1. 肝静脉阻塞，或称为Budd-Chiari综合征（Budd-Chiari syndrome，BCS），是一种不常见的疾病，以肝大、腹水和腹痛为特征。这种疾病常见于有潜在血栓性体质的患者，包括真性红细胞增多症、凝血因子Ⅴ莱顿突变、蛋白C缺乏、抗凝血酶缺乏、阵发性睡眠性血红蛋白尿、肿瘤及慢性炎症性疾病。
2. 在多普勒超声、计算机断层扫描（CT）或磁共振成像（MRI）下见到血栓或者肝静脉血流缺如即可予以诊断。
3. 如果不治疗，Budd-Chiari综合征可以是致命的。治疗是逐步进行的，开始可以是抗凝治疗，随后是血管成形术或者行经颈静脉肝内门体分流术（TIPS）达到门静脉减压的目的。其他治疗失败的晚期疾病患者可以行肝移植术（LT）。5年存活率是85%～90%。
4. 门静脉血栓发生于有潜在血栓性疾病、腹腔内炎症、门静脉损伤或者肝硬化的患者。肝细胞癌侵犯到门静脉也可能产生血栓。急性期推荐抗凝治疗。慢性门静脉血栓患者常应用静脉曲张结扎术和β受体阻滞剂来预防静脉曲张破裂出血。TIPS可以增加门静脉血栓患者在等待肝移植过程中的再通率。
5. 肝窦阻塞综合征（SOS）既往被认为是静脉闭塞性疾病，是肝脏小静脉闭塞所引起的在临床上类似于Budd-Chiari综合征的疾病。其主要发生于异体或自体造血干细胞移植患者，可能是移植前化疗导致的内皮细胞毒性损伤所致。

一、Budd-Chiari综合征

Budd-Chiari综合征是由肝静脉流出道阻塞，所致血栓性或非血栓性阻塞所致。

（一）分类及病因学

1. BCS分类如下：

a. 根据肝病症状持续时间和特征分类

- 急性：在1个月内出现顽固性腹水、腹痛及肝大。

- 亚急性：在1～3个月起病，病情隐匿，微量至中度腹水，有肝静脉周围的侧支血管形成的证据。
- 慢性：通常是在评估既往无症状的门静脉高压患者中发现，进展至淤血性肝硬化。

b. 根据阻塞位置分类

- 小的肝静脉，不包括终末小静脉。
- 大的肝静脉。
- 肝下腔静脉（IVC）。

c. 根据阻塞原因分类

- 膜性网状结构。
- 肿瘤直接浸润或沿静脉转移。
- 血栓。

2. 大多数Budd-Chiari综合征患者在症状出现后3个月内发病。大部分呈亚急性或慢性过程，这提示肝内静脉血栓形成后导致大静脉闭塞。
3. 在亚洲，肝静脉膜性闭塞（MOHV）是Budd-Chiari综合征的主要原因，但是在美国罕见。其发病机制有争议。许多研究者认为膜网是先天的，但是40岁以后发病及病理学特征有血栓形成提示膜网可能是慢性Budd-Chiari综合征的并发症。
4. 大部分Budd-Chiari综合征患者具有潜在的血栓形成体质。特发性病例低于20%。与Budd-Chiari综合征有关的疾病包括：

a. 血液系统疾病

- 真性红细胞增多症。
- Janus激酶2（JAK2）、V617F基因突变相关的骨髓增生性疾病。
- 阵发性睡眠性血红蛋白尿。
- 抗磷脂抗体综合征。

b. 遗传性血栓体质

- 凝血因子V莱顿突变。
- 蛋白C缺乏。
- 凝血酶原基因突变（G20210A）。
- 蛋白S缺乏（罕见）。
- 抗凝血酶缺乏（罕见）。
- 亚甲基四氢叶酸还原酶（MTHFR）C677T突变。

c. 妊娠或大剂量雌激素使用（口服避孕药）

d. 肝脏慢性感染

- 阿米巴肝脓肿。
- 曲霉菌病。

- 包虫囊肿。
- 肝结核病。

e. 肿瘤

- 肝细胞癌。
- 肾细胞癌。
- 平滑肌肉瘤。

f. 慢性炎症性疾病

- 白塞病。
- 炎性肠病。
- 结节病。

（二）临床表现和实验室特征

1. 典型的三联征肝大、腹水和腹痛可见于绝大多数患者，但没有特异性。
   - 几乎一半的患者可发展为脾大。
   - 外周性水肿提示下腔静脉血栓形成或受到压迫。
   - 黄疸很少见。
2. 急性起病的患者可能进展很快，需要紧急治疗。而那些起病较隐匿的患者发展为门静脉高压症的过程较缓慢。
3. 常规生化和血液学参数
   - 鉴别诊断价值不大。
   - 非特异性异常。
   - 没有明显的异常模式。
4. 腹水特征是诊断的有用线索。
   - 蛋白浓度高（>2.0 g/dl），特别是急性起病的患者。
   - 血清-腹水白蛋白梯度通常大于1.1。
   - 白细胞计数通常<500/mm^3。
5. 鉴别诊断包括
   - 右心衰竭
   - 缩窄性心包炎
   - 累及肝脏的转移性疾病
   - 肝细胞癌
   - 酒精性肝病
   - 肉芽肿性肝病

（三）诊断

1. 由于临床表现和实验室检查结果是非特异性的，所以临床疑诊是很有必要的。

2. 显示肝静脉的影像学技术

a. 超声

- 彩色多普勒超声优于二维超声检查，而后者又优于实时超声检查。
- 能够提供肝静脉血流减少或缺如的证据，且性价比高。
- 有时在肝静脉内能看到血栓。
- 彩色多普勒超声的灵敏性和特异性均为85%～90%。

b. 钆对比剂和（或）脉冲序列MRI

- 能观察到血栓和肝静脉血流的减少。
- MRI较多普勒超声费用高。
- 灵敏性和特异性均接近90%。

c. 3期CT

- 灵敏性和特异性可达85%～90%（图21.1）。
- 在一些患者中可以检测到多发再生性结节（其中一些>2cm）。
- 灌注异常可导致充血的肝脏出现“肉豆蔻”外观。
- 由于尾状叶单独的静脉引流，75%患者的肝脏尾状叶肥大。

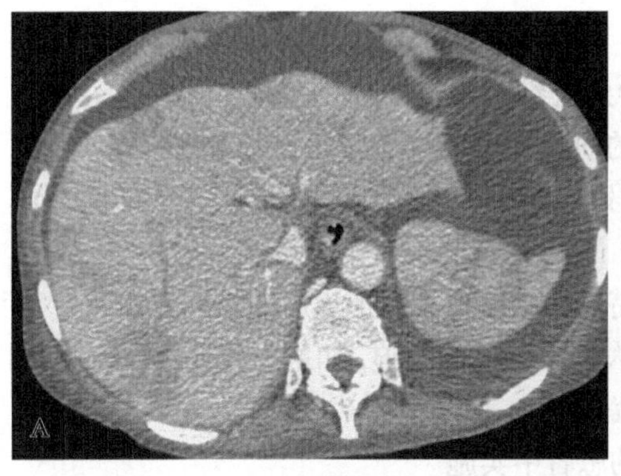

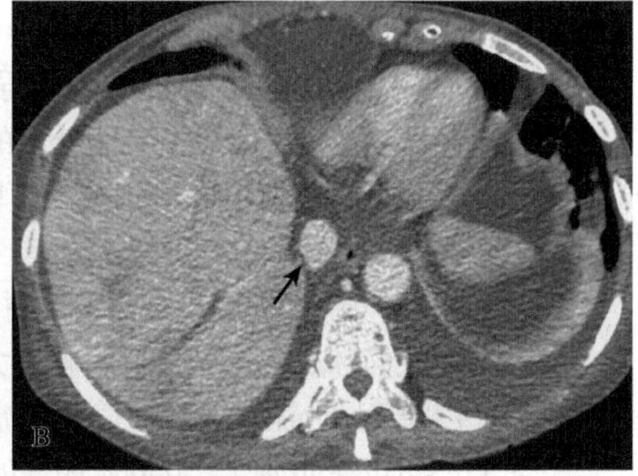

图21.1 一例Budd-Chiari综合征患者的CT图像

血管增强静脉期。肝脏形态改变（图A显示更好），强化不均匀，有腹水。肝静脉纤细，未强化，汇聚于强化的下腔静脉（图B明显）（长箭头处）。摘自：Valla DC.Vascular diseases of the liver.In：Feldman M, Friedman LS, Brandt LJ, *eds.Sleisenger and Fordtran's Gastrointestinal and Liver Disease*：*Pathophysiology/Diagnosis/Management* 10th ed, Philadelphia：Saunders Elsevier；2016：1393-1408.

3. 肝静脉造影

- 可以确定肝静脉内血栓。
- 可以见到慢性BCS患者侧支血管的蛛网状结构。
- 无法插管入肝静脉口。
- 如果在非侵入性成像中有特征性的发现，则无须肝静脉造影。
- 通常与治疗性介入技术相结合，如TIPS。

4. 肝组织活检标本的病理学表现
 - 高度静脉淤血的证据。
 - 小叶中央肝细胞萎缩。
 - 终末肝静脉内偶见血栓。
 - 肝脏病变的异质性有时会影响病理诊断结果（即抽样误差）。

5. 疑似肝静脉阻塞患者的诊断应从彩色多普勒超声开始，然后进行三期CT或MRI检查。如果影像学检查不能诊断BCS，可以行肝静脉与下腔静脉造影来确诊。肝组织活检对确定肝纤维化程度有价值，但通常是不必要的。

（四）治疗

1. 推荐药物短期治疗作为第一步治疗方法，能够短暂缓解症状。
 - 利尿剂有助于减少腹水，但不改变远期预后。
 - 所有患者都建议先肝素后华法林抗凝，它可以防止有明确血栓性疾病的患者再次形成血栓，但不能长期缓解症状。
 - 少数病例报告溶栓治疗很成功，但是远期效果不明确。

2. 微创治疗

 a. 理论基础
 - 由于淤血引起的微血管缺血可导致肝细胞损伤。
 - 门体分流术可以提供一个低压的通路使肝脏淤血减压。

 b. 膜网或者肝短静脉狭窄引起的短段阻塞可以行血管成形术；但只能暂时缓解阻塞，长期管理还需要重复治疗。
 - 在肝静脉放置金属支架可以保持短段狭窄血管成形术后的长期通畅能力。
 - 在腔静脉放置支架可以缓解增大的尾状叶的压迫，如果需要还可以行侧-侧门腔静脉分流术或肠腔静脉分流术。

 c. TIPS可以在90%以上肝静脉闭塞的患者中实施。
 - 死亡率＜2%，并发症发生率为15%～20%。
 - 未行肝移植的患者5年存活率约为85%。
 - 覆膜支架有更好的长期通畅率。
 - 难治性脑病的发病率＜10%，可能需要肝移植。

3. 肝移植
 - 可以纠正一些潜在的凝血障碍并恢复肝细胞功能。
 - 精确估算的3年生存率为80%，5年生存率约为70%；自2005年以来，存活率大幅提高。
 - 建议对因肝功能失代偿不适合行微创治疗的患者行肝移植。
 - BCS在移植后的肝脏中可以再发。

4. 经心脏破膜扩张术可以减轻下腔静脉膜性梗阻，但肝静脉膜性梗阻少见。其他外科术式被用于其他原因导致的少数BCS患者。由于人们偏向于多报道成功少报道失败，所以结果差别很大。

5. 在微创治疗方法（如TIPS）广泛应用前，外科门体分流术是BCS的主要治疗方法。分流术仍然是一个选择，但是由于并发症发生率高，其不再是首选的治疗方法。
   a. 可选择的术式包括：
      - 侧-侧门腔分流术。
      - 肠腔分流术。
      - 肠系膜上静脉-心房分流术。
      - 侧-侧门腔分流及腔静脉-心房分流术。
   b. 成功的门体静脉分流术取决于：
      - 外科医生对特殊的分流术的经验。
      - 基础疾病。
      - 患者因素包括肝纤维化的程度及是否有肝硬化。
      - 手术时整体的肝脏功能。
   c. 分流道通畅率为65%～95%，取决于：
      - 患病时间的长短，病程越长，通畅率越低。
      - 存在肝纤维化或者肝硬化者通畅率极低。
      - 分流术的类型，肠系膜上静脉-右心房分流术的通畅率略低于肠系膜腔静脉分流术。
      - 源于基础疾病的血栓形成状态是否缓解。
   d. 5年存活率为38%～87%，取决于：
      - 置入支架持续通畅。
      - 肝纤维化程度。
      - 分流术类型。

（五）Budd-Chiari综合征评估和管理小结

1. 对任何有腹水和肝大的患者要怀疑诊断为Budd-Chiari综合征，特别是有证据表明患者是血栓体质时。腹水中蛋白含量高或血清-腹水白蛋白梯度是诊断的线索。有明确的血栓性疾病和急性或者亚急性起病的患者应该考虑抗凝治疗。
2. 彩色多普勒或者二维超声可用来探查肝静脉及下腔静脉的通畅性。如果有怀疑，建议应用3期CT或MRI。
3. 如果有肝静脉流出道阻塞的证据，可选择血管成形术或者TIPS减轻门静脉压力。放置下腔静脉支架可以暂时缓解肿大的尾状叶对下腔静脉的压迫。所有有顽固性腹水的患者都应该早期行门体静脉分流术来减压。
4. 如果TIPS失败且患者没有肝硬化，应该考虑外科门腔静脉分流术。需要行肝静脉造影和下腔静脉造影来决定是否行肠系膜静脉右心房分流术或者肠系膜静脉腔静脉分流术。如果外科医生对这种手术有经验，肝静脉与腔静脉之间压力梯度高的患者最好做肠系膜静脉右心房分流术。如果下腔静脉通畅，可行放置或者不放置支架的肠系膜静脉腔静脉分流术。

5. 如果存在肝功能失代偿或者别的干预手段失败，则建议肝移植。可以早期行TIPS术门腔静脉分流减压直到有肝移植供体。

二、门静脉血栓

（一）分类

1. 急性门静脉血栓
   - 症状出现<60天。
   - 内镜或影像学提示无潜在肝硬化或门静脉高压的证据。
2. 慢性门静脉血栓
   - 可单独出现，也可以作为肝硬化的并发症出现。
   - 门静脉侧支循环和门静脉高压的存在有助于慢性与急性门静脉血栓的鉴别诊断。
3. 脾静脉血栓
   - 可能独立于门静脉主干血栓而单独存在。
   - 导致脾大和孤立的胃静脉曲张，无食管静脉曲张。

（二）病因学

1. 多达70%的门静脉血栓患者有潜在的血栓性疾病。
   - 门静脉血栓与大多数和BCS相关的疾病有关（详见本章前面的讨论部分）。
   - Virchow三联征（血流停滞、高凝状态和内皮细胞功能紊乱）是高危因素。
2. 下列腹部感染可能是门静脉炎（化脓性门静脉炎）所致。
   - 急性阑尾炎。
   - 急性胆囊炎或胆管炎。
   - 胰腺炎。
   - 新生儿脐炎（全世界最常见的原因）。
3. 孤立的脾静脉血栓可能是由于下列原因形成的。
   - 慢性胰腺炎。
   - 腹部直接创伤。
4. 肝硬化的门静脉血栓可能是由以下因素综合作用的结果。
   - 门静脉血流量减少。
   - 蛋白C、蛋白S、抗凝血酶、肝素辅助因子和纤溶酶原水平降低，所有这些都是由肝脏合成的，同时von Willebrand因子和因子Ⅷ水平增加，两者均由肝脏清除。

- 肝细胞癌可以通过促凝血途径或者直接侵入门静脉导致门静脉血栓。

（三）临床特点

1. 急性门静脉血栓
    - 腹痛和恶心。
    - 当血栓延伸到肠系膜上静脉时肠缺血尤其严重。
    - 肠梗阻罕见，但可能致命。
2. 慢性门静脉血栓
    - 食管静脉曲张。
    - 脾大。
    - 血小板减少症。
    - 在没有肝硬化的情况下静脉曲张出血往往耐受性良好。
    - 在没有肝硬化的情况下很少出现腹水。
3. 肝硬化患者的门静脉血栓
    - 发生率高达38%。
    - 失代偿期肝硬化患者较代偿期肝硬化患者更常见。
    - 可能与门脉循环低流量和蛋白C和蛋白S水平降低有关。

（四）诊断

1. 多普勒超声对诊断门静脉血栓具有较高的敏感性（>70%）和特异性（>80%）。在多普勒超声可疑诊断时，CT和MRI能确诊门静脉血栓。敏感性和特异性接近98%（图21.2）。
2. 磁共振胆道造影能够评估门静脉胆道疾病，但增加了胆道并发症的风险。

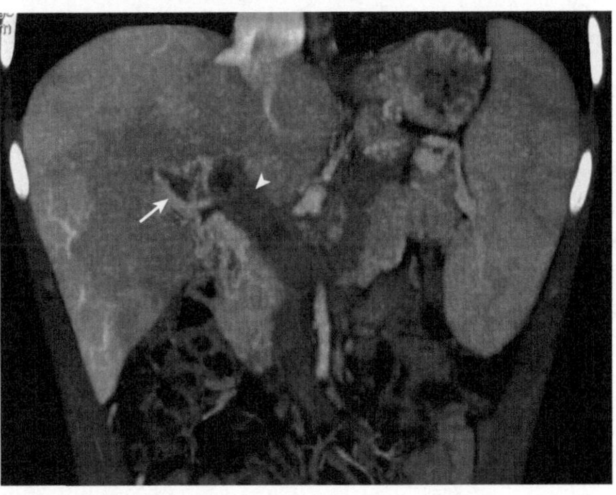

图21.2 一例急性门静脉栓塞患者的CT图像

血管增强门静脉期。门静脉和肠系膜静脉增宽，未强化（箭头处）。在肝门可见扩张的静脉，尤其是胆囊壁（长箭头处）。摘自：Valla DC.Vascular diseases of the liver.In：Feldman M，Friedman LS，Brandt LJ，eds.*Sleisenger and Fordtran's Gastrointestinal and Liver Disease：Pathophysiology/Diagnosis/Management* 10th ed，Philadelphia：Saunders Elsevier；2016：1393-1408.

3. 门静脉近端扩张提示急性门静脉血栓，而门静脉侧支（包括门静脉海绵样变性）提示慢性血栓形成。
4. 肝生化检查正常，但潜在慢性肝病患者除外。
5. 彻底评估潜在的血栓性疾病和肝癌是必要的。

（五）治疗

1. 急性门静脉血栓
   a. 急性期建议用肝素或者低分子量肝素抗凝治疗
      - 如果在起病30天内进行抗凝治疗会促进血管再通。
      - 可以减少诸如肠梗阻等并发症的风险。
      - 有潜在血栓性疾病存在时需要长期抗凝。

   b. 溶栓治疗与高出血率相关。
   c. 由于并发症发生率高，通常不建议手术取栓，需要切除梗死肠管者除外。
2. 慢性门静脉血栓
   a. 据报道，长期使用β受体阻滞剂可降低食管静脉曲张破裂出血的风险。
   b. 曲张静脉套扎术是安全的，对其他原因导致的静脉曲张同样有效。
   c. 微创治疗静脉曲张失败的患者可应用TIPS或者外科门体分流术。
   d. 脾切除是治疗孤立性脾静脉血栓所致胃静脉曲张的有效方法。
   e. 如果患者是经过严格入选的，长期抗凝治疗可能是安全的，尤其是患者存在促凝血状态或肠系膜上静脉受累时。
3. 肝硬化患者的门静脉血栓
   a. 早期抗凝可在50%～100%的患者中达到完全再通，当抗凝停止时，有40%的患者可再次形成血栓。
   b. 低分子量肝素抗凝可阻止肝硬化患者的门静脉血栓发展。
   c. TIPS可提高血管再通的概率。
   d. 在血管无再通的情况下更容易发生肝功能失代偿，术前血管无再通的患者较血管能再通的患者肝移植后的结局更糟。

三、肝窦阻塞综合征（SOS）

（一）定义和病因

1. SOS是由Chiari于1899年第一次提出的，1954年被Bras进一步描述为肝静脉内膜炎。随后，它被确认为药物性肝损伤的一种形式。组织学特征包括：
   - 终末肝小静脉内皮下硬化。
   - 继发于硬化的血栓形成。
   - 肝静脉和肝窦周围的纤维化，特别是在后期和有慢性肝损伤的情况下。

- 小叶中心肝细胞坏死（可能是最初的表现）。

2. SOS（既往称为静脉闭塞性疾病）最常见于：
   - 继发于造血干细胞移植后，表现为急性型，原因可能是术前伴或不伴肝脏放疗的移植前大剂量清髓性化疗的毒性损伤。
   - 慢性型，多为无痛型，多来源于猪屎豆属、千里光属、天芥菜属植物的吡咯生物碱中毒，常通过饮用草药茶摄入，因此也被称为牙买加草药茶病。
3. 肝静脉阻塞疾病是根据临床表现（见本章下面的讨论）定义的，并没有某种单一的组织学特征是能够确诊的特有的病理表现。组织学异常程度与临床严重程度之间有相关性。

（二）造血干细胞移植后急性SOS的危险因素分析

- 在移植前血清氨基转移酶水平升高。
- 过去有慢性丙型肝炎或药物性肝炎病史。
- 有腹部外照射的既往史。
- 接受移植时的年龄较大或者特别小（$<$6.5岁）。
- 移植前体能状态不佳或者肺弥散量低。

更高强度的清髓化疗方案与增加的SOS发病率有关。

- 辐射剂量$>$12Gy。
- 环磷酰胺联合白消安。
- 环磷酰胺、卡氮芥（BCNU）和依托泊苷。

（三）发病机制

1. 清髓化疗主要对内皮细胞产生毒性，包括肝窦和血管内皮细胞。在缺少谷胱甘肽时这些细胞对许多药物更加敏感，包括达卡巴嗪、硫唑嘌呤和野百合碱。受损的内皮细胞进入肝窦造成阻塞，从而破坏了肝窦内皮的完整性，诱导局部炎症反应。
2. 化疗产生的各种细胞因子包括肿瘤坏死因子α（TNF-α）被释放入血。肝功能衰竭和多器官衰竭综合征的患者也显示出高水平的肿瘤坏死因子α和其他细胞因子。肿瘤坏死因子α尤其对蛋白C有促凝作用，可能参与了SOS血栓形成的发病机制；但是对于这些病理生理学的解释仍然是假设。

（四）临床特点与诊断

1. 继发于造血干细胞移植后的SOS被定义为在移植后20天内出现2个或2个以上的临床特点（西雅图标准）。
   - 疼痛性肝大。
   - 突然体重增加，超过基础体重的2%以上。

■ 血清总胆红素超过2.0mg/dl（34.2 μmol/L）。

巴尔的摩标准包括血清总胆红素>2.0mg/d和以下两项：体重增加超过基础体重的5%以上、腹水和肝大。这些标准更为严格，所以符合巴尔的摩标准的患者预后会更糟。

2. 如果出现多器官衰竭综合征（包括肾功能不全、心脏衰竭、肺浸润/急性呼吸窘迫综合征和出血）意味着严重SOS。
3. CT有助于鉴别SOS与移植物抗宿主病（GVHD）。SOS患者常出现门静脉周围水肿、腹水和肝右静脉狭窄，而移植物抗宿主病患者通常有小肠增厚。
4. 使用西雅图标准，有10%的接受造血干细胞移植的患者可发生SOS。有临床证据的SOS患者的总生存率为30%，但那些有严重SOS和多器官衰竭综合征的患者生存率只有15%。
5. 摄入吡咯生物碱的患者容易发展为慢性SOS，通常是在无意中摄入被含有吡咯生物碱植物污染的食物。本病的临床特征与肝静脉闭塞相似，包括轻微肝大、腹痛、腹水和疲劳。缺乏特征性表现和非侵入性检测方法的情况使得诊断困难。肝组织活检标本通常表现为肝窦和静脉周围纤维化及内皮下硬化。

（五）治疗

1. 继发于造血干细胞移植后轻度至中度SOS的治疗大多采用支持疗法。
   ■ 应注意患者的体液状况：避免输入过多液体导致心肺功能恶化。
   ■ 在特定病原体鉴定出来以前应用广谱抗生素治疗可能的感染。
2. 去纤维蛋白多核苷酸是一种单链寡核苷酸的分散混合物，可能对治疗重症SOS有效。一个去纤维蛋白多核苷酸治疗合并多器官衰竭综合征的SOS临床试验结果表明可使该病生存率增加到38%，而历史对照组只有25%。
   ■ 血小板和红细胞输注往往是必需的，因为造血干细胞移植常常合并严重血细胞减少。
   ■ 使用多巴胺等升压药可以维持肾灌注，特别是在毛细血管渗漏综合征的情况下。
   ■ 如果在病程早期给予抗凝血酶将有助于防止SOS进展。
   ■ 前列腺素E、熊去氧胆酸、己酮可可碱和肝素在预防SOS上均作用有限。
   ■ TIPS在技术上是可行的，并在少数SOS患者中受益。
3. 与吡咯生物碱摄入相关的慢性SOS的治疗通常需要肝移植，因为诊断时通常就可见广泛的纤维化。早期病例可给予门体分流术。

参考文献

Berzigotti A, Garcia-Criado A, Darnell A, et al. Imaging in clinical decision-making for portal vein thrombosis. *Nat Rev Gastroenterol Hepatol.* 2014; 11: 308-316.

Chawla Y, Bodh V. Portal vein thrombosis. *J Clin Exp Hepatol.* 2015; 5: 22-40.

Chen H, Turon F, Hernandez-Gea V, et al. Nontumoral portal vein thrombosis in patients awaiting liver transplantation. *Liver Transpl.* 2016; 22: 352-365.

Coppell JA, Richardson PG, Soiffer R, et al. Hepatic veno-occlusive disease following stem cell transplantation: incidence, clinical course, and outcome. *Biol Blood Marrow Transplant.* 2010; 16: 157-168.

Garcia-Pagan JC, Heydtmann M, Raffa S, et al. TIPS for Budd-Chiari syndrome: long-term results and prognostics factors in 124 patients. *Gastroenterology.* 2008; 135: 808-815.

Mentha G, Giostra E, Majno PE, et al. Liver transplantation for Budd-Chiari syndrome: a European study on 248 patients from 51 centres. *J Hepatol.* 2006; 44: 520-528.

Mitchell MC, Boitnott JK, Kaufman S, et al. Budd-Chiari syndrome: etiology, diagnosis and management. *Medicine.* 1982; 61: 199-218.

Narayanan Menon KV, Shah V, Kamath PS. The Budd-Chiari syndrome. *N Engl J Med.* 2004; 350: 578-585.

Orloff MJ, Daily PO, Orloff SL, et al. A 27-year experience with surgical treatment of Budd-Chiari syndrome. *Ann Surg.* 2000; 232: 340-352.

Parikh S, Shah R, Kapoor P. Portal vein thrombosis. *Am J Med.* 2010; 123: 111-119.

Qi X, De Stefano V, Li H, et al. Anticoagulation for the treatment of portal vein thrombosis in liver cirrhosis: a systematic review and meta-analysis of observational studies. *Eur J Intern Med.* 2015; 26: 23-29.

Richardson PG, Riches ML, Kernan NA, et al. Phase 3 trial of defibrotide for the treatment of severe veno-occlusive disease and multi-organ failure. *Blood.* 2016; 127: 1656-1665.

Segev DL, Nguyen GC, Locke JE, et al. Twenty years of liver transplantation for Budd-Chiari syndrome: a National Registry analysis. *Liver Transpl.* 2007; 13: 1285-1294.

Valla DC. Primary Budd-Chiari syndrome. *J Hepatol.* 2009; 50: 195-203.

Villa E, Camma C, Marietta M, et al. Enoxaparin prevents portal vein thrombosis and liver decompensation in patients with advanced cirrhosis. *Gastroenterology.* 2012; 143: 1253-1260.

第22章 心力衰竭肝脏病

Florence S. Wong, MD, FRACP, FRCP（C）著
钟志强 译 许 彪 校

要 点

1. 前向性和后向性心衰依病情轻重可表现为程度不同的肝脏受累（心源性肝病）。
2. 后向性心衰表现为肝淤血合并肝大可伴有或不伴有腹水。无特异的肝脏生化学表现。
3. 前向性心衰则在持续严重急性循环衰竭时表现为肝缺血缺氧，其特征性表现是氨基转移酶的快速升降。
4. 无急性症状的肝酶谱显著升高，尤其当ALP 2倍于正常上限升高或ALT显著高于AST时，需要与其他疾病相鉴别。
5. 其他合并症，如糖尿病，若本身为肝脂肪变性或非酒精性脂肪肝炎的独立危险因素，可降低肝脏对心衰的耐受性。
6. 目前尚无针对肝脏受累的特殊治疗。心功能改善时，肝酶谱常能恢复正常。除非已经出现心源性肝硬化。
7. 肝硬化患者实施心脏手术（包括心脏移植）的病死率高。

一、概述

1. 心源性肝病是严重急性或慢性心衰的并发症，该认识由来已久。
2. 后向性心衰引起右心室压力增高，继而引起肝窦周围水肿，影响肝细胞供氧，中央静脉周围受累最重。前向性心衰通常与严重低血压相关，导致肝细胞缺氧。两种类型心衰常出现于同一患者。
3. 对肝脏血流及肝脏结构的掌握有助于理解心衰血流动力学变化对肝脏的影响，以及一系列相关的临床、生化和组织学改变。

二、肝脏血流

（一）肝脏血供

1. 肝脏有双重供血系统

- 门静脉收集胃肠道、脾脏富含营养但相对低氧的血流入肝，占肝血供的66%～83%。
- 肝动脉由腹腔干动脉分出，提供剩余17%～34%的富氧血流，是肝50%的氧供来源。

2. 门静脉血流减少或肝窦压力下降反射性地增加肝动脉血流从而确保恒定的肝窦压力。
3. 肝动脉血流的主要变化与门静脉血流不相关。
4. 心排血量下降常可引起肝血流下降，但肝血流占心排血量的比例相对恒定，约为25%。
5. 肝脏对灌注下降的代偿机制是增加氧摄取，最高可达95%。
6. 高碳酸血症会引起广泛的血管扩张，增加肝脏血流。

（二）肝静脉回流

1. 肝静脉分3支（肝右静脉、肝中静脉和肝左静脉）收集出肝血流。
2. 肝静脉出肝后，顺次汇入下腔静脉、右心房。

（三）肝脏微循环

1. 门静脉及肝动脉分支首先进入肝左叶、右叶，之后再分支5～6次，终末支到达门管区。
2. 门静脉属支直接向肝窦开放；肝动脉分支进入部分肝窦；于肝窦中门静脉属支与肝小静脉在各级水平均存在交通支。
3. 肝窦有如下特点：
   - 形成复杂的静脉网汇入终末肝静脉。
   - 管壁由内皮细胞及特异的肝巨噬细胞（Kupffer细胞）共同组成；无基底膜。
   - 肝窦具有多孔的特征，静水压低，物质可以在肝窦和间质（Disse间隙）之间自由流动。
4. 肝窦的直径低于红细胞的直径，后者需变形通过肝窦。因此肝窦直径狭窄会严重影响肝细胞的氧供。

三、肝组织学

1. 肝小叶是肝组织的基本单位（图22.1A）
   - 肝小叶边界由结缔组织基质及门管区连接而成。
   - 小叶中心是终末肝静脉。
2. 肝腺泡是肝的功能单位（图22.1B）
   - 肝实质细胞向中心区（Rappaport分区）成簇排列，门管区也向中心区围绕，1区距离入肝血管最近，其次是2区和3区。
   - 血液中的氧分压、营养水平从1区到3区逐级递减。

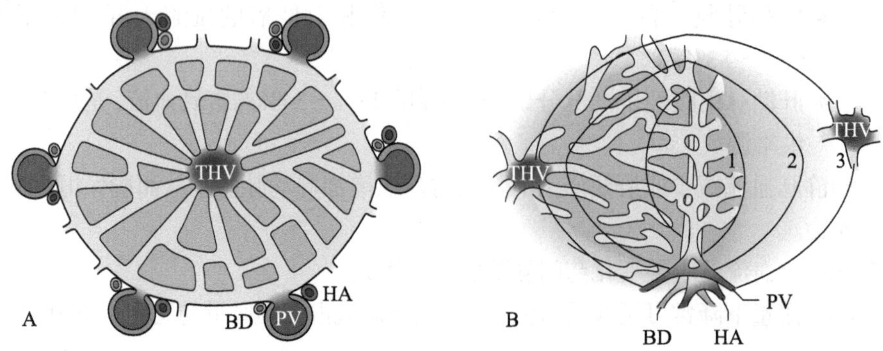

图22.1 肝组织学单位：小叶（A）和肝功能学单位：肝窦（B）

BD，胆管；HA，肝动脉；PV，门静脉；THV，终末肝静脉；1、2、3，Rappaport分区1，2，3（见正文）

- 1区的肝细胞最先接受含氧血液，最后发生坏死病变。
- 2区和3区接受的血供含氧量和营养显著降低，因此更容易出现肝毒性及缺氧性的损伤。

四、病理生理

1. 肝脏氧供需失衡是肝缺血的本质。

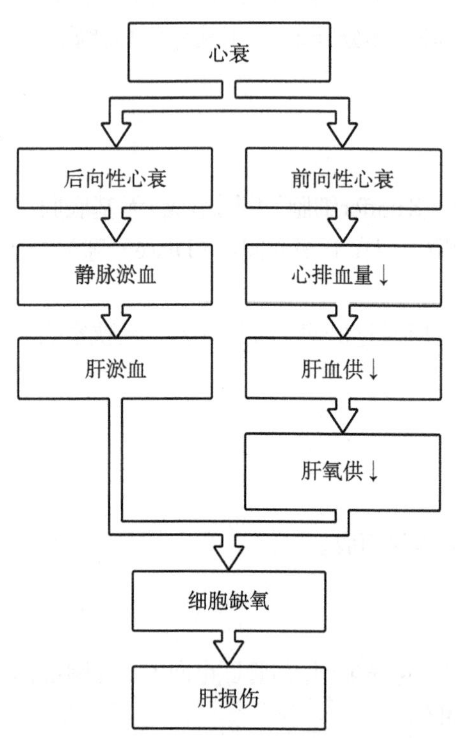

图22.2 心衰时肝损伤的病理生理示意图

2. 前向性心衰时，心排血量及肝血流量下降。
3. 后向性心衰时，静脉充盈导致肝淤血。
4. 前向性心衰和向后性心衰都可引起肝细胞缺氧及肝损伤。
5. 动脉血氧饱和度下降也能引起肝损伤（图22.2）

（一）慢性被动淤血

1. 体循环静脉压力增高表现为肝静脉高压，引起肝窦充血扩张导致肝细胞萎缩。
2. 窦周水肿会进一步减少肝细胞的氧、营养及其他代谢底物的供给。
3. 即使给予全身的循环支持，代谢底物供给不足、中间代谢产物蓄积、炎症反应引起的细胞因子释放仍然会进一步造成肝损伤。
4. 慢性淤血时，Disse间隙胶原形成也部分参与肝细胞缺氧的过程。

（二）肝血流量减少

1. 低心排血量的心衰时，肝血流可下降1/3。
2. 肝血流量减少时，肝脏通过增加氧摄取保持大致恒定的氧供，因此在通常情况下不发生缺血性损伤。
3. 当肝血流减少超过70%会出现氧摄取能力下降、乳糖清除能力下降、ATP浓度下降，乳酸/丙酮酸比值（组织缺氧指标）升高。
4. 休克及严重低灌注时，内脏血管选择性地强烈收缩，其中肝动脉收缩即导致肝脏缺氧性损伤。
5. 肝腺泡第3区（终末肝静脉）处的肝细胞离携氧血供最远，最先表现出缺血缺氧损伤。
6. 缺氧会中断线粒体氧化磷酸化，损伤细胞膜功能，造成细胞内离子水平紊乱，减少蛋白合成。
7. 心排血量减少会造成肠壁循环异常，导致肠道内毒素向门静脉血扩散增加，从而进一步加重肝损伤。
8. 纠正循环衰竭后，缺血再灌注损伤会再次加重肝损伤，可能机制是缺血的肝细胞重新暴露于富氧血流后产生活性氧物质。
9. 急性心衰时，肝血流减少及中心静脉压升高共同导致缺血缺氧性肝炎。

五、病理

（一）大体病理

1. 肝脏增大，浅紫色，边缘圆钝（图22.3，见彩图）。
2. 结节不常见，可见于再生结节增生（见下文）或心源性肝硬化时。
3. 切面常可见明显肝静脉，可增厚。
4. “槟榔征”：红色的小叶中央出血和苍白的门静脉窦及其周围区域夹杂（图22.4，见彩图）。

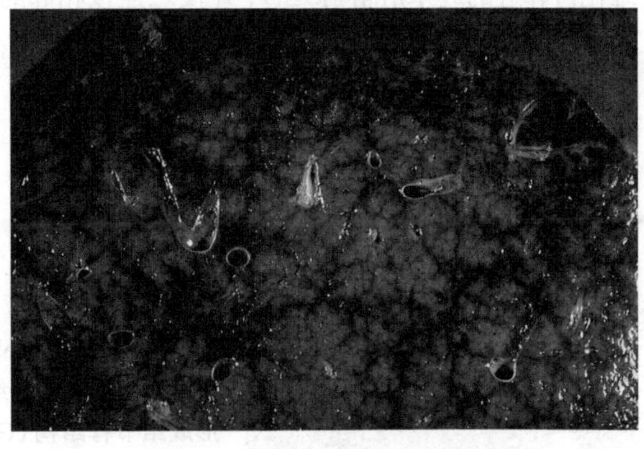

图22.3　心衰时肝脏的大体病理

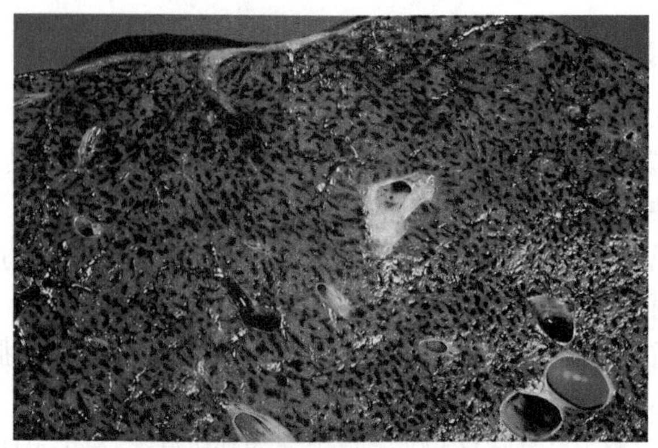

图22.4 心衰时肝切面可见"槟榔征"

5. 门静脉窦区域会因脂肪含量增加而显得更黄，同时使中央出血部位更明显。

（二）显微病理

1. 肝组织病理改变的严重程度和心腔大小、心脏重量及心衰的临床或实验室检查严重程度相关。
2. 心衰早期，终末肝静脉及其邻近的肝窦淤血扩张，内含数量不等的红细胞，不同程度地延伸至门管区，严重时出现肝紫癜征（血湖）。
3. 肝细胞板受压、萎缩，肝细胞胞质脂褐素沉积。
4. 比较严重的心衰可引起3区肝细胞坏死，无明显的细胞浸润。
5. 急性的严重低血压及休克时，也可出现2区肝细胞的坏死。
6. 坏死肝细胞常呈棕褐色，可能与胆红素降解产物相关。
7. 心衰加重时，肝细胞坏死范围也自3区进展至门管区。心衰所致的最严重的肝淤血，仅门管区周围残存正常形态的肝细胞。
8. 肝细胞坏死消失后，网状纤维支架随即皱缩，包裹终末肝静脉（图22.5，见彩图）。
   - 桥接纤维化自邻近的终末肝静脉延伸，并使之连接相邻的肝静脉。

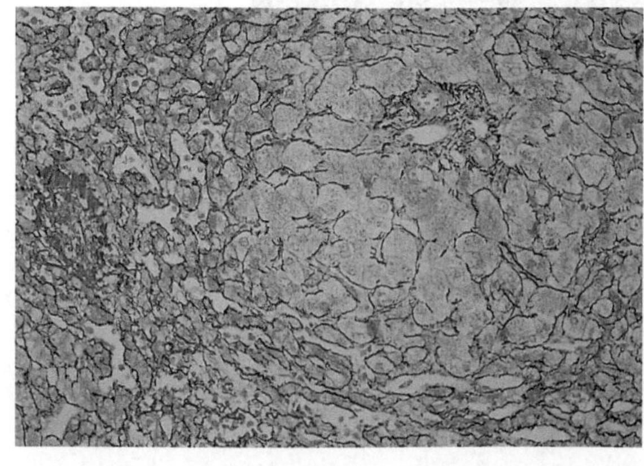

图22.5 某心衰患者，肝脏组织病理提示周围网状纤维终末肝静脉塌陷，形成结节样结构（Gordon 和Sweet 网硬蛋白）

- 最终未受影响的门静脉区会被纤维结缔组织呈环形逐层包裹，形成反向的小叶结构。

9. 单纯心源性肝硬化罕见，常合并内膜纤维化、中小肝静脉的血栓形成。肝细胞缺血、坏死，同时淤血诱发成纤维细胞激活、胶原蛋白沉积。
10. 门静脉周围区肝细胞再生常形成数层细胞厚的肝细胞板。再生的肝细胞会重新分布，形成门脉周围的圆形团块，与受压的中央肝细胞及淤血扩张的肝窦相邻。这些改变称为再生结节增生（图22.6，见彩图）。
11. 终末肝静脉管壁的纤维层会出现不同程度的增厚，称静脉血管硬化（图22.7，见彩图）。
12. 肝损伤在心衰纠正时常可逆转。肝细胞再生，纤维条索变窄、细胞成分消失，肝组织结构重建复原。

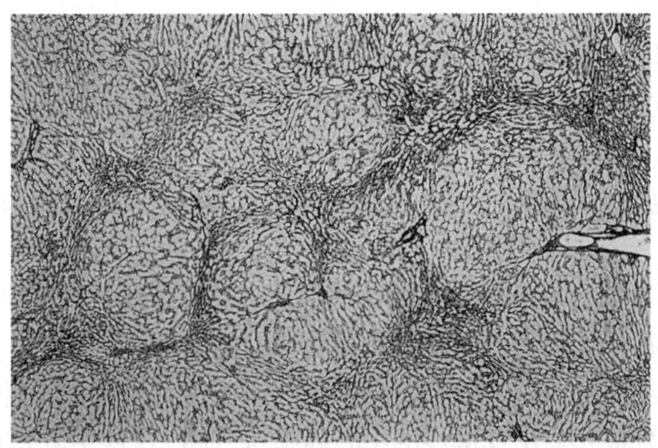

图22.6　心衰相关肝脏病理所示再生结节形成（Gordon 和Sweet 网硬蛋白）

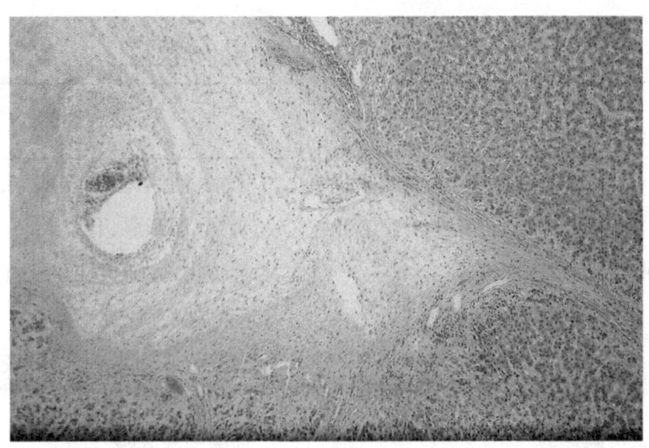

图22.7　某心衰患者肝脏病理可见肝终末静脉血管硬化（Masson 三色染色）

六、流行病学

1. 严重心衰时肝脏受累比较常见。

2. 心衰时淤血性肝病的发病率难以精确评估，主要原因是临床漏诊和症状不明显。
3. 淤血性心衰中的肝淤血总体发病率取决于患者选取及如何定义肝脏受累（临床、生化及组织学指标）。
4. 目前风湿性心瓣膜病发病率下降，冠心病及其相关充血性心肌病已成为肝淤血的重要病因。
5. 心指数＞2L/（min·m^2），仅20%～30%的患者会有肝酶的轻度升高。心指数＜1.5L/（min·m^2）时，肝酶升高的患者比例将达到80%。

七、病因（表22.1）

（一）慢性淤血

1. 左心衰竭和右心衰竭可并存，引起肝淤血。
2. 过去风湿性心脏瓣膜病的二尖瓣狭窄及三尖瓣反流分别是左心衰竭和右心衰竭的常见病因，也可导致最严重的肝淤血。
3. 其他病因包括缩窄性心包炎、重度肺动脉高压、三尖瓣反流、肺源性心脏病及心肌病。
4. 左心发育不良综合征和主动脉狭窄的患儿极易出现肝坏死，可能是体循环血流量不足、左向右分流和右心室压增高共同作用的结果。
5. 在婴幼年接受Fontan手术的成年患者，通常会由于体循环静脉跨过房室直接汇入肺动脉，到成年后出现慢性的中心静脉压升高。这些患者发现肝脏受累时就已经发展为肝硬化了。

表22.1　心衰患者肝病的病因

慢性淤血	缺氧性肝炎	心肝同时受累疾病
心肌病	急性心肌梗死伴心律失常及休克	先天性疾病：Alagille综合征
先天性心脏病	心房颤动	药物：胺碘酮、他汀类
心脏发育不良综合征	细菌性心内膜炎	遗传疾病：遗传性血色病，Wilson病
主动脉狭窄	慢性睡眠呼吸暂停	浸润性疾病：淀粉样变
肺源性心脏病	心衰急性加重	肝病心脏受累：丙型肝炎、过量饮酒、脂肪肝、动脉粥样硬化
缩窄性心包炎	肺栓塞	血管源性肿瘤
Fontan术后	呼吸衰竭	
风湿性心脏病	感染性休克	
严重肺动脉高压		
三尖瓣反流		

（二）急性缺氧性肝炎

1. 冠心病患者急性心肌梗死并发心律失常和心源性休克，常造成原有慢性肝淤血基础上的急性缺血损伤。
2. 急性发作的心房颤动或细菌性心内膜炎患者出现左心排血量下降，会加重缺氧性肝损伤。
3. 其他缺氧性肝炎的病因包括心衰加重、肺栓塞、呼吸衰竭、慢性阻塞性睡眠呼吸暂停及感染性休克。

（三）同时累及心脏和肝脏的情况

- 先天性疾病：Alagille综合征。
- 药物：胺碘酮可引起肝脂肪变性和纤维化；他汀类药物可引起氨基转移酶升高。
- 遗传性疾病：遗传性血色病、Wilson病。
- 浸润性疾病：淀粉样变。
- 肝病心脏受累：丙型肝炎、非酒精性脂肪性肝病、动脉粥样硬化症、过量饮酒。
- 血管肿瘤：血管内皮瘤。

八、临床特征

（一）淤血性肝病

1. 绝大多数患者临床表现以右心衰竭而非肝病的症状体征为主（表22.2）。
2. 肝病的特征性体征如肝掌、蜘蛛痣罕见，除非肝病和心衰共享一个病因，如血色病。

表22.2 心源性肝病表现

表现	急性心衰（%）	慢性心衰（%）
肝大	83	76
黄疸	50	11
腹水	42	68
脑病	25	2
脾大	8	15
食管静脉曲张	0	8

摘自：Myers RP, Cerini R, Sayegh R, et al.Cardiac hepatopathy: clinical, hemodynamic, and histologic characteristics and correlations.*Hepatology*.2003; 37: 393-400.

3. 右上腹疼痛不适是由肝包膜受牵张所致，其是由膈神经传导的。
4. 严重肝淤血时发生肝纤维化可使得肝脏大小回缩至正常范围，但不会小于正常大小。
5. 黄疸
    - 通常为轻度黄疸，重度黄疸罕见。
    - 反复、长期心衰会加重黄疸。
    - 部分高胆红素血症患者是间接胆红素升高，与组织梗死尤其是肺梗死相关。随着黄疸持续，缺氧的肝脏无法代谢高胆红素，胆红素升高以直接胆红素为主。
6. 三尖瓣反流患者肝区可扪及收缩期搏动感，与右房压传导至肝静脉相关。
7. 脾大常见，但其他门静脉高压表现罕见，而缩窄性心包炎相关的重度心源性肝硬化除外。
8. 腹水最可能继发于肝窦压力、通透性及淋巴漏的增加，而非肝硬化；因此腹水白蛋白水平较高（≥2.5g/dl），血清-腹水白蛋白梯度增高（≥1.1g/dl）。
9. 外周水肿及胸腔积液可能并发于心脏疾病，而非肝淤血。

（二）缺氧性肝炎

1. 缺氧性肝炎是指在慢性淤血基础上发生急性低灌注所致的弥漫性肝损伤。
    - 缺血性肝炎这个术语常用但不准确，现已认识到单纯低血压不足以引起肝损伤。
    - 患者通常在颈静脉压力升高的同时出现急性低血压，提示存在慢性淤血的患者易发生急性低血压所致的肝损伤。
    - 肝损伤的特征性表现为非炎症性的小叶中央坏死。
2. 常无肝损伤的特异症状，偶有急性肝炎表现。
    - 一些患者意识障碍通常是脑灌注不足所致，而非肝性脑病。
3. 多达50%的患者出现可逆的肝肺综合征。
4. 偶见急性功能性肾衰竭（血清肌酐、血钾升高，尿钠降低，尿比重正常），为低血压所致。
5. 心衰导致的急性肝功能衰竭很少出现扑翼样震颤及昏迷，如果出现，通常发生于循环衰竭2～3天后。

（三）心源性肝硬化

1. 心源性肝硬化罕见，主要表现为右心衰竭。
2. 明确存在三尖瓣反流、肝搏动消失时应考虑心源性肝硬化可能。
3. 以下情况也应考虑心源性肝硬化。
    - 严重二尖瓣狭窄。

- 缩窄性心包炎。
- 反复、长期的重度充血性心衰。
- 肝脏严重的被动性淤血，不伴肝脏增大，伴脾大和腹水。

九、实验室检查

（一）淤血性肝病

- 心衰患者肝功能异常的比例，在各种报道中的差异较大。
- 通常当心排血量<1.5L/（min·m^2）才出现肝功能的异常。
- 检验异常程度和心衰临床表现的严重程度、右房压力升高的程度相平行。
- 淤胆型肝功能异常（胆红素及GGT水平升高）可能与右心衰竭表现独立相关。

1.胆红素

- 15%～50%的心衰患者会出现血清胆红素水平升高。
- 心衰患者黄疸多较轻，血清胆红素水平一般不超过4.5mg/dl（80μmol/L）。
- 间接胆红素占50%～60%，原因包括轻度溶血、肝细胞摄取及胆红素代谢功能下降。
- 血清胆红素水平显著升高可见于急性右心衰竭，可能与肝细胞自身功能受损有关。
- 肝淤血改善后血清胆红素水平迅速回落，通常3～7天可恢复正常。
- 长期心衰者例外，高胆红素血症可持续数月，原因是直接胆红素与白蛋白共价结合形成δ-胆红素，后者半衰期长达21天。
- 总胆红素升高是心衰患者不良心脏结局及死亡的独立预后因素。
- 心脏移植患者，直接和间接胆红素升高至正常上限3倍以上是出院后生存率不利的预测因素。

2.氨基转移酶

- 代偿期稳定的心衰仅3%～10%出现轻度氨基转移酶升高，通常为正常上限的2～4倍。
- AST常高于ALT水平，且比ALT更早升高，原因是心肌细胞富含AST。
- 心肌梗死也可引起AST中度升高，继发心肌功能异常和心衰后，会影响AST来源的判定，此时诊断心肌损伤应同步测量血清肌钙蛋白及肌酸激酶MB同工酶的水平。
- 氨基转移酶水平与右房压及心指数存在微弱但具有显著意义的相关性。心功能改善后氨基转移酶水平在3～7天可恢复正常。

3.碱性磷酸酶

- 心衰时一般正常或仅轻度升高，常不超过2倍正常上限，除非肝病和心衰为相同的病因所致。

- 升高的机制尚不清楚，可能是压力诱导的肝内胆管阻塞及肝细胞功能受损共同的作用。
- 当心衰合并肝再生结节增生可出现单纯碱性磷酸酶升高。

4. 国际标准化比值（INR）

- 超过80%的心衰患者会出现INR升高。
- 这些患者对华法林的作用很敏感。
- 慢性心衰治疗有效后，凝血酶原时间在2～3周恢复正常。
- 急性淤血时，凝血酶原时间迅速升高到2倍正常值，补充维生素K无法纠正，淤血纠正后可迅速回落至正常水平。

5. 血清白蛋白

- 30%～50%心衰者可出现中度白蛋白减低，重度减低见于腹水及水肿患者。
- 血清白蛋白减低与肝脏合成功能下降及液体潴留的稀释作用有关。
- 白蛋白水平通常与心衰的病程及肝损伤程度无关。
- 心衰纠正后血清白蛋白水平恢复正常可能需要1个月以上。

（二）缺氧性肝炎

肝脏生化检验具有特征性的异常表现，当出现如下的检验异常时可确定诊断。

- 急性循环衰竭24～48小时氨基转移酶水平显著升高（高达100倍正常上限），AST>ALT。
- 急性心衰纠正后氨基转移酶在3～11天迅速恢复正常。
- 乳酸脱氢酶水平的迅速升降比ALT更显著，ALT/LDH比值<1.5相较病毒性肝炎在缺血性肝损伤中更为典型。
- 碱性磷酸酶一般正常。
- 血清胆红素水平即使升高也不超过4倍正常上限。
- INR轻度升高。

（三）心源性肝硬化

生化检验无法区分非硬化的淤血性肝病和心源性肝硬化。因此，心源性肝硬化的诊断是一种临床和组织学诊断。

（四）左心辅助设备时的肝功能异常

- 对有基础肝功能异常的患者，置入左心辅助设备（LVAD）有助于肝脏生化指标的改善，可能机制是胸腔淤血由此泵入体循环，因而改善肝脏血流。
- 置入LVAD还可引起肝功能异常，原因是多方面的，包括心肺转流时间延长、低血压、应用血管活性药、出现右心衰竭及全身炎症反应综合征。

- LVAD置入术后的肝功能转归可采用不纳入INR的MELD评分（MELD-XI评分）来评估，原因是置入术后需要抗凝治疗（见第32章）。

十、影像学表现

（一）多普勒超声

- 首先是下腔静脉和肝静脉（直径>6mm）增宽，肝大，可合并腹水。
- 下腔静脉及肝静脉的正常三相血流消失。
- 门静脉血流信号搏动增强。
- 肝硬化时呈双相血流。

（二）增强CT

- 肝大，分叶，片状不均质。
- 血管周围不均匀强化，肝实质延迟强化。
- 下腔静脉增宽，造影剂过早回流至下腔静脉和肝静脉。

（三）磁共振

- 肝脏呈网状马赛克样强化，1～2分钟后变得更均质。
- 肝静脉及下腔静脉肝上段因右心房反流会出现早期强化。
- 门静脉强化减低、延迟，甚至不强化。

（四）超声弹力图

- 超声弹力图是快速无创的肝硬度评价工具，在酒精性肝病、病毒性肝炎中是替代肝纤维化病理诊断的良好指标。
- 在心衰患者中可靠性减低，原因是肥胖和腹水。尽管有几项研究观察到中心静脉压于超声弹力图所测得肝硬度之间存在显著相关性。
- 弹性瞬时成像的声触组织量化技术是一项新技术，是用超声束对深部组织形成轻压，之后显示组织的弹性图谱。
- 超声弹力图测量的肝硬度改变与中心静脉压改变存在相关性，因此可用于心衰疗效的评估。

十一、治疗

（一）一般原则

1. 肝淤血的治疗应针对原发疾病，即心衰。
2. 除非已发展为心源性肝硬化，一般情况下临床症状缓解后肝功能也会随之改善。

3. 心源性肝硬化的治疗包括控制心衰及腹水穿刺治疗顽固性腹水。

- 由于肝合成功能相对正常，放腹水后不需常规补充白蛋白。
- 心源性肝硬化的患者可见局灶再生结节增生，应与巨块型再生结节、异型增生结节和ACC相鉴别，明确诊断需进行结节的组织活检。
- 明确诊断心源性肝硬化后，应同其他病因的肝硬化一样筛查HCC，尽管其发病率不高。

（二）合并肝功能不全心衰的药物治疗

肝脏在药物代谢中发挥着核心作用；因此肝淤血所致的肝功能异常可能会使心衰治疗用药的药动学发生改变。

1. 血管紧张素转化酶抑制剂

- 除赖诺普利，其他药均为前体药，需经肝脏转化为活性代谢产物。
- 肝功能异常时，药物的前体转化与灭活均会下降，因此常规剂量服用时应进行密切监测。

2. 血管紧张素受体拮抗剂

- 此类药物中唯一进行广泛生物转化的是氯沙坦，肝损害患者该药的生物利用度加倍，清除率减半。因此起始剂量需要减量。
- 缬沙坦和厄贝沙坦不适用于上述情况。

3. β受体阻滞剂

- 普萘洛尔的首过代谢作用明显，肝损伤时药物清除显著减少，药物半衰期也随之延长，故需要减量应用。
- 其他β受体阻滞剂无须调整剂量。

4. 地高辛

- 不由肝脏代谢，但肝损伤时该药的分布容积减少，故也应减量。

5. 华法林

- 心衰患者应用华法林，目的是预防血栓栓塞事件。
- 华法林由肝脏的细胞色素P450酶系统代谢，由胆汁排泄。
- 肝功能异常患者该药代谢下降，容易发生抗凝过度，应谨慎使用。
- 抗凝治疗的同时，肝脏合成凝血因子的减少增加出血的风险。
- 应密切监测INR。
- 直接作用的抗凝剂，如达比加群酯、利伐沙班和阿哌沙班，应用上尚存在困难，因为这些药物的抗凝水平目前难以监测。

6. 他汀类

- 3-羟-3-甲戊二酸单酰辅酶A还原酶抑制剂（他汀类）能减少心衰患者的全因死亡率。

- 尽管他汀类药物很少引起肝炎，但会引起肝酶升高。
- 他汀类药物用于肝淤血患者时应减量，以降低发生肝炎的风险。

（三）心脏手术

1. 对心衰确切有效的治疗能显著改善心功能，包括瓣膜置换、缩窄性心包炎心包切开、先天性畸形矫正。
2. 心源性肝硬化，无论是否合并肝功能衰竭，都显著增加围手术期死亡率，因此可能是手术的禁忌证。
3. 肝硬化Child A级通常能较好耐受手术，Child B级和Child C级患者围手术期并发症和死亡的风险均大大增加（见第32章）。
4. Child-Turcotte-Pugh评分＞7分用于预测体外循环心脏手术的死亡具有很高的敏感性（86%）和特异性（92%），有一项研究报道在上述情况下优于MELD评分。
5. 体外循环会加重凝血障碍，引起血小板功能紊乱、纤维蛋白溶解及低钙血症。尽管相应证据不足，但侵入性低的操作相比需要体外循环的操作可能对肝硬化患者更安全，如血管成形术、瓣膜成形术及血管重建术。

（四）心脏移植

1. 无肝硬化患者，心脏移植可在3～12个月改善肝酶谱及肝功能。
2. 胆汁淤积的指标通常最先缓解，血清胆红素水平在3个月内恢复正常。
3. 乳酸脱氢酶及氨基转移酶恢复正常可能需要12个月。
4. 肝硬化是心脏移植的禁忌证。少量对肝硬化患者实施心脏移植手术的病例报道，住院死亡率高达50%。MELD评分＞20分的患者死亡率最高。
5. 心衰、肝硬化及肝损伤患者应连续监测MELD评分。
6. 心脏移植成功者有术后10年肝硬化逆转的案例报道。
7. 死亡率最高的人群包括存在心肌病以外的心脏疾病者、曾行胸骨切开者、合并大量腹水者。
8. 心肝联合移植在某些专业中可以在部分仔细选取的患者中开展。

十二、预后

1. 心脏疾病继发的肝损伤预后其实取决于心脏疾病本身的转归。
2. 慢性心衰时，当心脏疾病得到有效治疗，肝淤血改善时，结局会较好。
3. 缺氧性肝炎通常预后很差。黄疸高而持久提示预后不良。
4. 全因死亡率的最强预测指标是血清总胆红素水平升高。
5. 缺氧性肝炎的死因通常是心衰，肝脏疾病本身鲜有直接致死的情况。
6. 心源性肝硬化本身不影响预后，除非实施心脏手术。

参考文献

Allen LA, Felker GM, Pocock S, et al. Liver function abnormalities and outcome in patients with chronic heart failure: data from the Candesartan in heart failure. Assessment of reduction in mortality and morbidity (CHARM) program. *Eur J Heart Fail.* 2009; 11: 170-177.

Alvarez AM, Mukherjee D. Liver abnormalities in cardiac diseases and heart failure. *Int J Angiol.* 2011; 20: 135-142.

Bigeus J, Hillege HL, Postmus D, et al. Abnormal liver function tests in acute heart failure: relationship with clinical characteristics and outcome in the PROTECT study. *Eur J Heart Fail.* 2016; 18: 830-839.

Dichtl W, Vogel W, Dunst KM, et al. Cardiac hepatopathy before and after heart transplantation. *Transpl Int.* 2005; 18: 697-702.

Fouad YM, Yehia R. Hepato-cardiac disorders. *World J Hepatol.* 2014; 6: 41-54.

Hsu RB, Chang CI, Lin FY, et al. Heart transplantation in patients with liver cirrhosis. *Eur J Cardiothorac Surg.* 2008; 34: 307-312.

Millonig G, Friedrich S, Adolf S, et al. Liver stiffness is directly influenced by central venous pressure. *J Hepatol.* 2010; 52: 206-210.

Møller S, Bernardi M. Interactions of the heart and the liver. *Eur Heart J.* 2013; 34: 2804-2811.

Myers RP, Cerini R, Sayegh R, et al. Cardiac hepatopathy: clinical, hemodynamic, and histologic characteristics and correlations. *Hepatology.* 2003; 37: 393-400.

Raichlin E, Daly RC, Rosen CB, et al. Combined heart and liver transplantation: a single-center experience. *Transplantation.* 2009; 88: 219-225.

Samsky MD, Patel CB, deWald TA, et al. Cardiohepatic interactions in heart failure. *J Am Coll Cardiol.* 2013; 61: 2397-2405.

Shaheen AM, Kaplan GG, Hubbard JN, et al. Morbidity and mortality following coronary artery bypass graft surgery in patients with cirrhosis: a population-based study. *Liver Int.* 2009; 29: 1141-1151.

Shiffman ML. The liver in circulatory failure. In: Schiff ER, Sorrell MF, Maddrey WC, eds. *Schiff's Diseases of the Liver.* 10th ed. Philadelphia: Lippincott Williams & Wilkins; 2006: 1185-1198.

Suman A, Barnes DS, Zein NN, et al. Predicting outcome after cardiac surgery in patients with cirrhosis: a comparison of Child-Pugh and MELD scores. *Clin Gastroenterol Hepatol.* 2004; 2: 719-723.

Vandeursen VM, Damman K, Hillege HL, et al. Abnormal liver function in relation to hemodynamic profile in heart failure patients. *J Card Failure.* 2010; 16: 84-90.

第23章 妊娠期肝病

Michelle Lai, MD, MPH　Jacqueline L. Wolf, MD 著
尹迎辉 译　牟劲松 校

要　点

1. 妊娠期肝病包括妊娠期特有性肝病、妊娠非特有性肝病或肝病合并妊娠。
2. 妊娠期间的正常生理变化可能会改变肝脏生化指标的正常值范围（表23.1）。
3. 病史和体格检查为诊断提供了重要的线索。
4. 对诊断妊娠期肝病具有重要意义的实验室检查包括蛋白尿、高尿酸血症、血清胆汁酸水平升高、血小板减少症和贫血。
5. 腹部超声对诊断可能有帮助，肝组织活检很少需要，但可用于妊娠急性脂肪肝的诊断。
6. 及时诊断和适当治疗对临床结局至关重要。对于严重先兆子痫、子痫、妊娠急性脂肪肝和HELLP综合征（溶血、肝酶升高、血小板减少）的患者，一旦确诊应立即终止妊娠；患有乙型肝炎的母亲，其分娩的婴儿应进行免疫接种。
7. 虽然患有慢性肝病的女性妊娠期可能会有很多麻烦，但妊娠本身对于肝病的进展没有不良影响。

表23.1　正常妊娠人群肝脏生化指标的变化

肝功能检查	变化	发生最大变化的时期
ALT	无	—
AST	无	—
碱性磷酸酶	↑2～4倍	妊娠晚期
胆红素	无	—
白蛋白	↓10%～60%	妊娠中期
胆固醇	↑2倍	妊娠晚期
纤维蛋白原	↑50%	妊娠中期
γ-球蛋白	无或轻度↓	妊娠晚期
转铁蛋白	↑	妊娠晚期

注：ALT，谷丙转氨酶；AST，谷草转氨酶

摘自：Olans LB, Wolf JL.Liver disease in pregnancy.In：Carlson KJ, Eisenstat SA, eds.*The Primary Care of Women* 2nd ed.St.Louis：Mosby-Year Book；2003：531-539.

一、概述

1. 妊娠肝病包括
   - 妊娠期特有性肝病。
   - 妊娠期非特有性肝病或肝病合并妊娠。
2. 对肝脏生化指标异常的孕妇应采取的措施包括全面的病史采集和体格检查。
3. 妊娠期特有性肝病包括
   - 妊娠剧吐。
   - 妊娠肝内胆汁淤积症（ICP）。
   - 妊娠急性脂肪肝（AFLP）。
   - 先兆子痫/子痫。
   - HELLP综合征。
   - 肝破裂。
4. 妊娠期非特有性肝病包括病毒性肝炎、非酒精性脂肪性肝病、Budd-Chiari综合征、胆石症、胆囊炎、Wilson病和自身免疫性肝炎（AIH）。

二、妊娠期肝病患者的处理

（一）病史

1. 与妊娠时间的关系见表23.2。

表23.2　妊娠不同时间段血清氨基转移酶水平升高和（或）黄疸的鉴别诊断

妊娠期	鉴别诊断
早期（1～3个月）	妊娠剧吐
	胆结石
	病毒性肝炎
	药物性肝炎
	妊娠肝内胆汁淤积症[a]
中期（4～6个月）	妊娠肝内胆汁淤积症
	胆结石
	病毒性肝炎
	药物性肝炎
	先兆子痫/子痫[a]
	HELLP 综合征[a]
晚期（7～9个月）	妊娠肝内胆汁淤积症

续表

妊娠期	鉴别诊断
	先兆子痫/子痫
	HELLP综合征
	妊娠急性脂肪肝
	肝破裂
	胆结石
	病毒性肝炎
	药物性肝炎

注：a本期不常见；HELLP，溶血、肝酶升高、血小板减少

摘自：Olans LB，Wolf J.Liver disease in pregnancy.In：Carlson KJ，Eisenstat SA，eds.*The Primary Care of Women* 2nd ed.St.Louis：Mosby-Year Book；2003：531-539.

2. 瘙痒
   - 是ICP的特征性表现。
   - 最初开始于掌心及足底，然后遍及身体的其他部位。
3. 恶心和呕吐
   - 见于50%～90%的孕妇。
   - 是妊娠剧吐的重要特征。
   - 伴有头痛及四肢水肿可能提示先兆子痫。
   - 妊娠晚期发生腹痛，伴或不伴低血压，应考虑肝破裂的可能性。
4. 腹痛
   - 应注意疼痛的部位、特征、持续时间及诱发或减轻疼痛的因素。
   - 妊娠晚期若出现右上腹部或中腹部疼痛应考虑胆石症、AFLP、肝破裂或先兆子痫。
5. 黄疸
   - 注意黄疸与其他症状发作的关系。
   - ICP患者黄疸伴有瘙痒。
6. 全身症状
   - 先兆子痫可表现为头痛、外周水肿、泡沫尿、少尿及神经系统症状。
   - 发热、乏力、粪便性状改变可提示感染，如肝炎。
   - HELLP综合征易出现瘀斑。
   - 妊娠期肝病可能出现体重减轻、体重增加或头晕。
7. 既往妊娠史和避孕药物使用史
   - 注意既往妊娠时症状发作的时间。

- 注意既往妊娠的结局。
- 既往使用避孕药出现黄疸的病史是ICP的危险因素。

8. 妊娠相关因素
   - 多胎/单胎妊娠（表23.3）。

表23.3 妊娠相关性肝病在再次妊娠时的复发率

疾病	复发率（%）
妊娠剧吐	15.2
妊娠肝内胆汁淤积症	0～70
妊娠急性脂肪肝	20～70（在LCHAD突变的携带者中）
先兆子痫	2～43
HELLP综合征	4～27

注：HELLP，溶血、肝酶升高、血小板降低；LCHAD，长链3-羟基酰基辅酶A脱氢酶

   - 初产/经产。
   - 药物。
9. 有居住或前往病毒性肝炎流行地区的历史。

（二）体格检查

- 正常孕妇可见蜘蛛痣和肝掌。
- 妊娠期肝病的异常表现包括黄疸、肝大、肝触痛、肝区摩擦音、脾大、墨菲征、弥漫性表皮脱落。
- 妊娠期肝病的全身表现包括高血压、直立性低血压、外周水肿、扑翼样震颤、反射亢进或其他神经系统症状、瘀点和瘀斑。

（三）辅助检查

- 同非妊娠状态相比唯一的限制是避免射线和造影剂钆的暴露。
- 常规血化验及血细胞计数有助于诊断。AFLP患者的尿酸水平通常升高，先兆子痫患者的尿酸水平也可升高。
- HELLP综合征可出现溶血和血小板计数降低。弥散性血管内凝血（DIC）可发生在HELLP综合征患者，表现为低纤维蛋白水平、纤维蛋白降解产物增加及部分凝血活酶时间延长。
- 血清胆汁酸水平升高可发生在ICP发生之前或与其同时发生。
- 腹痛患者应监测血清淀粉酶及脂肪酶水平。
- 若怀疑病毒性肝炎，应进行血清学检查，包括甲型肝炎（抗HAV抗体IgM和

IgG)、乙型肝炎(表面抗原及抗体、核心抗体,若表面抗原阳性,则进一步查e抗原及抗体)及丙型肝炎(抗HCV抗体和HCV RNA)。如果患者曾到过流行区,则考虑做戊型肝炎检测(见第3章)。

- 在妊娠期进行内镜检查[包括内镜逆行胰胆管造影(ERCP)]应权衡利弊。其风险包括镇静药物或定位可能导致的胎儿缺氧。应尽量减少镇静药物和放射线暴露的剂量。
- 腹部超声是安全和有用的。
- 虽然腹部计算机断层扫描(CT)比腹部超声检查对肝破裂更敏感,并且可能提供更多的信息,但在决定选择成像检查时应考虑放射线暴露和患者病情的稳定性。
- 肝破裂患者很少需要血管造影术。
- 磁共振成像(MRI)可能是安全的,尽管尚未得到最终证实。妊娠期不应使用钆造影剂。

三、妊娠期特有性肝病

表23.4显示了这类肝病相关的典型实验室检查结果。

表23.4　妊娠相关肝病的实验室检查结果

	氨基转移酶[a]	胆汁酸[a]	胆红素	碱性磷酸酶[a]	尿酸	血小板	PT/PTT	尿蛋白
妊娠剧吐	1～20×	正常	<5mg/dl	1×	正常	正常	正常	正常
妊娠肝内胆汁淤积症	1～20×	30～100×	<5mg/dl	1～3×	正常	正常	正常	正常
妊娠急性脂肪肝	5～10×	正常	≤10mg/dl	1～3×	↑	±↓	±↑	±↑
子痫/子痫前期	5～100×	正常	≤5mg/dl	1～3×	↑	±↓	±↑	↑
HELLP综合征	1～100×	正常	<5mg/dl	1～3×	↑	↓	±↑	±↑
肝破裂	2～100×	正常	±↓	↓	正常	±↓	±↑	正常

注: a结果以正常值上限的倍数表示; PT, 凝血酶原时间; PTT, 部分凝血活酶时间

妊娠剧吐

1. 定义　妊娠期间的难治性呕吐可导致脱水、电解质紊乱、体重减轻5%或以上及营养不良。
2. 流行病学
   - 多见于早期妊娠。
   - 发生率: 北欧、加拿大和美国女性的发生率为0.3%～1%,而亚洲女性的发生

率为3.9%。

- 风险因素：年龄小于25岁、糖尿病病史、甲状腺功能亢进、超重、初产、多胎妊娠、妊娠剧吐史、母亲或姐妹有妊娠剧吐史及葡萄胎。

3. 病因学　涉及免疫、激素及心理等多种因素。

4. 临床和实验室检查
   - 50%患者可出现肝脏生化检查异常。
   - 血清ALT水平升高通常为正常的1～3倍，但也可达到正常上限的20倍。
   - 偶尔可有碱性磷酸酶和胆红素水平的升高。
   - 约50%患者伴发甲状腺功能亢进。

5. 诊断　依据临床症状诊断。

6. 治疗　支持治疗包括补液、补充维生素、少量多次低脂肪饮食。止吐药包括甲氧氯普胺（10mg口服，每日4次，或10mg肌内注射或静脉注射，每4～6小时一次），或昂丹司琼（4～8mg口服，每8小时一次，或8mg静脉注射，每4～8小时一次）。鼻空肠管饮食，严重患者可能需要全胃肠外营养。

7. 结局　自然流产发生率较低，但出生低体重发生率和先天性髋关节发育不良的发生率增加。第二次妊娠时复发率为15.2%（若第一次妊娠期间无妊娠剧吐病史者，其发生率为0.7%）。

四、妊娠肝内胆汁淤积症

1. 定义　可逆性胆汁淤积，特征性表现为妊娠期剧烈瘙痒，伴有血清ALT水平和空腹血清胆汁酸水平升高，其症状和体征在分娩后4～6周可自行缓解。

2. 流行病学
   - 常发生于妊娠中晚期，但妊娠期任何时间均可出现。
   - 发病率为0.1%～2%，南亚、南美和斯堪的纳维亚人群发病率较高；智利阿劳卡尼亚印第安人的发病率最高（高达27%）。
   - 危险因素：妊娠期使用黄体酮，有ICP既往史或家族史，口服避孕药或雌激素导致的肝内胆汁淤积症病史，胆结石病、慢性丙型肝炎或其他类型慢性肝炎的个人史。

3. 病因学　发病机制与遗传、激素及环境等多种因素相关。
   - 在某些患者中发现了肝内微管转运蛋白[ATP结合盒（ABC）转运蛋白B4=磷脂酰胆碱软化酶，ABC转运蛋白B11=胆盐输出泵，ABC转运蛋白C2=共轭有机阴离子转运蛋白，ATP8B1=FIC1，多重耐药（MDR）3（肝细胞磷脂转运蛋白ABCB4）]及其调节因子[如胆汁酸传感器法尼X受体（FXR）]的基因变异；患有进行性家族性肝内胆汁淤积症（PFIC）3型的儿童，其母亲的ICP发病率增加。
   - 女性ICP患者中有16%发现了ABCB4/MDR3基因的突变。

- 对雌激素的遗传敏感性。
- 与低血清硒水平相关；智利人群发病率降低与其血清硒水平增加相关。

4. 临床表现和实验室检查
   - 25%的患者瘙痒后出现黄疸。
   - 血清氨基转移酶水平升高（高达4倍），血清胆汁酸水平升高（30～100倍），单硫酸化或二硫酸化黄体酮代谢物（尤其是3-α和5-α异构体）水平升高，血清胆固醇及三酰甘油水平偶尔也升高。
   - 肝组织活检（不是常用诊断方法）标本显示胆汁淤积伴轻微肝细胞坏死。
5. 诊断　依据临床。
6. 治疗
   - 对症处理：睡在温度较低的房间，外用乙醇和樟脑薄荷脑乳液，口服考来烯胺和熊去氧胆酸（UDCA）10～15mg/kg。
   - 密切监测，早期分娩。
7. 结局
   - 母亲未来发生胆结石、慢性丙型肝炎、肝硬化及其他肝胆疾病的风险增加（<8%）。
   - 早产（19%～60%）、羊水胎粪污染（9%～24%）、胎儿心动过缓（14%）、胎儿窘迫（22%～33%）、胎儿死亡（平均0.4%，严重病例4.1%）的风险增加，尤其是空腹血清胆汁酸水平>40μmol/L时。

（一）妊娠急性脂肪肝（AFLP）

1. 定义　一种罕见的危及生命的妊娠并发症，表现为肝脏的微泡脂肪浸润和进行性肝功能衰竭。
2. 流行病学
   - 妊娠晚期发病，多见于妊娠35周之后，但也可早在26周，也有产后立即发病者。
   - 发病率为1/（10 000～15 000）。
   - 危险因素：多见于初产妇、多胎妊娠和怀男胎的孕妇。
3. 病因学　母亲线粒体脂肪酸β氧化的缺陷：最常见的原因是胎儿缺乏长链3-羟基酰基辅酶A脱氢酶（LCHAD）。LCHAD是线粒体三功能蛋白（MTP）的一部分，催化长链脂肪酸β氧化的第三步。高达70%的病例是由于胎儿是LCHAD缺乏纯合子，而其母亲是LCHAD缺乏杂合子。
   - 胎儿异常浓度的长链脂肪酸进入母体循环会对母体产生毒性作用。
   - MTP中的G1528C（E474Q突变）导致LCHAD缺乏。
   - 引起AFLP的其他缺陷：胎儿肝脏肉毒碱棕榈酰转移酶Ⅰ缺乏，胎儿短链酰基辅酶A脱氢酶缺乏，仅产妇或胎儿参与脂肪酸氧化的中链酰基辅酶A脱氢酶缺陷。

- 营养因素、脂蛋白合成的改变及线粒体尿素循环中酶的缺陷是其他可能的致病因素。
- AFLP母亲胎盘线粒体和过氧化物酶的氧化应激。

4. 临床特点和实验室检查

- 症状包括头痛、乏力、周身不适、恶心、呕吐和腹痛。
- 前驱症状后可出现黄疸。
- 进行性肝功能衰竭，伴随凝血障碍、脑病或肾衰竭。
- 20%～40%的患者可有先兆子痫的迹象。
- 血清氨基转移酶升高，通常低于500U/L。
- 血清碱性磷酸酶和胆红素水平可轻度至中度升高。
- 80%患者有高尿酸血症。

5. 诊断

- 腹部超声和CT在检测脂肪浸润时信号强度相反。
- Swansea标准（框23.1）：阳性预测值为85%，阴性预测值为100%。
- 如果临床疑似诊断或者有早产风险，应紧急进行肝组织活检。肝组织活检冷冻切片可通过Oil-Red-O染色检测到肝脏微泡脂肪浸润。

框23.1　妊娠急性脂肪肝Swansea诊断标准

在无其他解释的情况下，至少满足以下6项：

呕吐
腹痛
多饮/多尿
脑病
血清胆红素水平升高
低血糖
血清尿酸水平升高
白细胞增多症
血清氨基转移酶水平升高
血氨水平升高
肾损伤
凝血功能障碍
腹水或者超声检查提示“亮肝”
肝组织活检提示微泡脂肪变性

6. 治疗

- 治疗的关键是立即终止妊娠。多数患者可得到改善，但仍可发生暴发性肝功能衰竭。目前已有针对此病行肝移植的报道。

- 疑似患者应筛查脂肪酸氧化缺陷。

7. 结局

- 母亲死亡率为8%～18%。
- 胎儿死亡率为9%～23%。
- LCHAD突变基因携带者母亲的复发风险为20%～70%。

（二）先兆子痫和子痫

1. 定义　先兆子痫是高血压、蛋白尿和水肿的三联征。先兆子痫是一种累及肾脏、血液系统、肝脏、中枢神经系统及胎儿胎盘等多系统的疾病。子痫是在先兆子痫的症状和体征基础上出现惊厥或昏迷。

2. 流行病学

- 通常见于妊娠中晚期，也可发生于产后。
- 发病率：先兆子痫为2%～8%，子痫为0.1%～0.2%。
- 危险因素：胰岛素抵抗、肥胖、孕妇年龄极端（年龄＜20岁或＞45岁）、初孕妇、感染、先兆子痫/子痫家族史、多胎妊娠、葡萄胎、胎儿水肿、羊水过多及产前护理不周。

3. 病因学　尚不明确，被认为是一个两阶段模型，胎盘形成异常，然后在妊娠晚期内皮细胞激活。可能的机制包括血管痉挛、胎盘发育异常、内皮反应异常、凝血系统活化及一氧化氮合成减少。fms样酪氨酸激酶1（sFlt1，也称为可溶性血管内皮生长因子）的水平升高，并且可发生胎盘内皮糖蛋白上调。在先兆子痫发生前2～3个月，循环可溶性内皮糖蛋白开始升高。有报道编码STOX1转录因子的基因突变可引起易感性，但是数据仍然不清楚。

4. 临床特点及实验室检查

a. 高血压

- 轻度先兆子痫：血压≥140/90mmHg，但<160/110mmHg。
- 重度先兆子痫：血压≥160/110mmHg。

b. 子痫：抽搐或昏迷。

c. 严重患者可能出现头痛、视力改变、腹痛、心力衰竭、呼气窘迫和少尿。

5. 诊断

- 临床特征提示诊断。
- 90%子痫患者、50%重度先兆子痫患者、24%轻度先兆子痫患者会出现血清氨基转移酶水升高。
- 血清氨基转移酶水平升高5～100倍，伴有血清胆红素水平中度升高（高达5mg/dl）。
- 可发生血小板减少症和微血管病性溶血性贫血。

- 肝组织活检标本（如有的话）可见门脉周围有纤维及纤维蛋白原沉积，伴有出血伴或不伴坏死。曾在一患者中见微泡性脂肪浸润，提示重叠AFLP。

6. 治疗
- 终止妊娠是子痫和近足月先兆子痫的优选治疗方法。对于不足月患者的治疗存在争议，但包括卧床休息、降压治疗和静脉注射硫酸镁。
- 钙剂等营养补充剂或低剂量阿司匹林不会降低先兆子痫的发病率。

7. 结局
- 发病率和死亡率与病情的严重程度相关。
- 最常见的死亡原因是大脑受累。
- 肝破裂和HELLP综合征的风险增加。
- 胎儿风险包括早产、胎儿发育迟缓、胎盘早剥和低体重儿。
- 围产期母亲和胎儿发病率和死亡率增加的相关因素包括先兆子痫的严重程度、早产、多胎妊娠、母亲既往疾病史。
- 异常肝功能通常在产后恢复正常。
- 之后产妇发生高血压、2型糖尿病和脑卒中的风险增加。
- 胎儿将来发生高血压的风险增加，发生脑卒中的风险加倍。

（三）HELLP综合征

1. 定义　溶血、肝酶升高和血小板降低。

2. 流行病学
- 妊娠晚期常见（通常在妊娠32周或之后，但最早为妊娠25周），15%～25%发生于产后（多发生于分娩后2天内），也可能较晚。
- 发病率：所有孕妇的发病率为0.2%～0.6%，先兆子痫/子痫孕妇的发病率为4%～15%。
- 可能发生于患有AFLP的孕妇或既往健康的孕妇。
- 危险因素：高加索人、多胎妊娠、年龄＞25岁。

3. 病因学　尚不明确。致病因素可能包括婴儿的血管张力异常、血管痉挛、凝血系统活化、可溶性内皮素水平升高及LCHAD缺陷等。

4. 临床特点和实验室检查

a. 上腹痛（65%）、恶心或呕吐（30%）、头痛（31%）、高血压（85%）、视力改变、体重增加、水肿。

b. 微血管病性溶血性贫血伴血清乳酸脱氢酶和间接胆红素水平升高及结合珠蛋白水平降低。

c. 血清氨基转移酶水平升高（从轻微到10～100倍）。

d. 血小板数量减少（可能＜10 000/mm^3）。

e. 蛋白尿。

f. 阳性D-二聚体试验可能预测先兆子痫患者发生HELLP综合征的风险。

g. 产后症状可有缓解。

- 血小板减少症通常在最初5天内缓解。
- 高血压或蛋白尿可持续至3个月。

5. 诊断　存在溶血性贫血，血清氨基转移酶水平升高和血小板减少。

6. 治疗

- 若有母亲或胎儿窘迫或血小板迅速下降应终止妊娠。若同时存在先兆子痫或AFLP应尽早分娩。
- 住院治疗适用于治疗高血压、稳定DIC、癫痫发作预防和胎儿监测。
- 不足34孕周者建议用糖皮质激素促进胎肺成熟。但使用糖皮质激素改善产妇预后仍处于实验阶段。

7. 结局

- 产妇死亡率：1%。
- 围产期婴儿死亡率：7%～22%。
- 并发症：母体DIC，胎盘早剥，子痫，腹水，包膜下血肿，肝破裂，伤口血肿，肾、心、肺或肝功能衰竭。
- 婴儿早产、胎儿宫内发育迟缓、DIC和血小板减少症的风险增加。
- 母亲复发率：高达27%。

（四）肝破裂

1. 定义　肝包膜破裂。

2. 流行病学

- 每45 000～2 500 000次分娩可有1人发病。
- 发病率：在HELLP综合征病例中发病率为0.9%～2%。
- 多数病例与先兆子痫、子痫、AFLP或HELLP有关。
- 也可伴有肝细胞癌、腺瘤、血管瘤及肝脓肿。
- 复发较罕见。

3. 病因学　在HELLP和先兆子痫/子痫患者中，有严重血小板减少症的患者由于严重肝实质出血进展为包膜下血肿，从而发生肝破裂。

4. 临床特点和实验室检查

- 通常发生于妊娠晚期，或偶发生于分娩后24小时内。
- 典型症状为突发腹痛、恶心、呕吐，随之出现腹胀和低血容量性休克。
- 多发生于肝右叶，但也可见于另一叶或累及两叶。
- 血清氨基转移酶水平升高2～100倍，伴有贫血、消耗性血小板减少、伴或不伴DIC。

5. 诊断　腹部超声、CT、MRI、血管造影均有诊断意义。

6. 治疗

- 早期诊断，迅速终止妊娠并行外科或介入治疗。
- 外科治疗包括直接加压、止血、填塞或止血包扎、局部应用止血药、缝合破裂处、肝动脉结扎、部分肝切除及肝移植。
- 血管造影栓塞治疗也可供选择。

7. 结局

- 母亲死亡率为10%～30%，与失血性休克、肝功能衰竭及脑出血有关。
- 胎儿死亡率为10%～80%，与胎盘破裂、早产及胎儿窘迫有关。

五、患有慢性肝病的孕妇

（一）概述

- 肝病患者妊娠会遇到更多的困难。
- 妊娠对于肝病的进展无不良影响。

（二）肝硬化（见第11章和第12章）

1. 食管静脉曲张出血的风险增加（更常见于妊娠中晚期）

a. 病因学：母体血容量增加和胎儿对母体下腔静脉及侧支循环的压迫。

b. 出血风险

- 肝硬化：18%～32%。
- 已知门静脉高压：50%。
- 已知静脉曲张：78%。

c. 治疗

- 静脉曲张出血的治疗与非妊娠患者相同，包括套扎术或硬化剂治疗。若有必要可行经颈静脉肝内门体分流置入术或门体分流手术。
- 推荐肝硬化患者在妊娠前或妊娠早中期行内镜筛查。
- 目前存在争议的领域包括分娩的方法（选择性剖宫产以避免阴道分娩时的瓦氏动作）及是否应该使用套扎术或β受体阻滞剂对曲张出血进行一级预防。

d. 结局：母亲死亡率为18%～50%。

2. 其他并发症　肝功能失代偿（24%）、脾动脉瘤破裂（2.6%）、产后子宫出血（7%～10%）、自然流产（30%～40%）、早产（25%）、死胎（13%）和新生儿死亡（4.8%）。

3. 注意妊娠期用药的安全性　例如，呋塞米、螺内酯、β受体阻滞剂、氟喹诺酮类和利福昔明是FDA孕妇C类药物，而奥曲肽和乳果糖是FDA B类药物（旧分类标准）。

（三）Wilson病（见第19章）

1. 对妊娠的影响　该病可能会降低生育能力，增加复发性自然流产率。

2. 治疗　妊娠期间应继续驱铜治疗（青霉胺、曲恩汀、锌）。如果停止驱铜治疗，患者预后极差，甚至会死亡。

- 妊娠期间三种驱铜药物的使用数据有限。
- 青霉胺对动物和人类有潜在致畸作用，曲恩汀对动物有致畸作用。
- 相对低剂量的青霉胺（0.25～0.5g/d）在妊娠期间应用是安全的。基于有限的数据，曲恩汀似乎安全有效；然而，由于伤口愈合受损的问题，妊娠期用药应该尽可能早地减少剂量。由于青霉胺和曲恩汀潜在的致畸作用，一些当局建议在妊娠期间服用锌。

3. 特殊考虑　应提供遗传咨询。

（四）自身免疫性肝炎（见第7章）

1. 对妊娠的影响

- 妊娠期间AIH的自然史可变。
- 成功妊娠可能发生在控制良好的AIH的女性身上。
- 胎儿丢失率为19%～24%（与其他慢性疾病无差异）。

2. 治疗

- 妊娠期间停止治疗与疾病复发有关。
- 妊娠期间硫唑嘌呤的使用是有争议的，但器官移植术后或炎性肠病的患者使用硫唑嘌呤的经验报告显示了其对母亲和婴儿有良好结果。
- 妊娠期间及产后早期应密切监测，以防AIH暴发。

3. 特殊考虑　建议患有AIH的育龄妇女应在疾病得到良好控制的情况下考虑妊娠。

（五）原发性胆汁性胆管炎（见第16章）

1. 对妊娠的影响

- 一些数据表明，原发性胆汁性胆管炎妇女可能可以正常妊娠。
- 抗线粒体抗体滴度、血清碱性磷酸酶、ALT、胆汁酸、胆红素、IgG和IgM水平在妊娠期间有所改善。
- 存在产后发作的风险。

2. 治疗　妊娠期间继续应用UDCA是安全的。

（六）原发性硬化性胆管炎（见第17章）

1. 对妊娠的影响　妊娠期间该病的自然史尚不明确。

2. 治疗　继续UDCA是安全的，可能会改善孕产妇症状，并可降低胎儿并发症的风险。

（七）非酒精性脂肪性肝病（见第9章）

1. 对妊娠的影响　与发生妊娠期糖尿病、先兆子痫、剖宫产、早产和出生低体重高风险相关。
2. 治疗　严密监测妊娠期体重和代谢综合征的并发症。

六、妊娠期病毒性肝炎和单纯疱疹病毒感染（见第3～6章）

（一）概述

- 对所有肝炎来讲，仅戊型肝炎病程受妊娠影响（见第3章）。
- 病毒性肝炎在整个妊娠过程中均可发病。

（二）甲型肝炎（见第3章）

1. 流行病学
   - 仅急性感染，无慢性疾病。
   - 在美国，妊娠期急性感染很罕见。
   - 围产期传播罕见。
2. 治疗
   - 发病过程及治疗不受妊娠影响。
   - 对暴露的孕妇应用免疫球蛋白预防对母亲和胎儿均安全。
   - 据报道，妊娠中晚期感染与早产有关。
   - 若母亲在分娩时或分娩后不久感染，其婴儿肌内注射免疫球蛋白的剂量为0.02ml/kg（两岁时可考虑接种HAV疫苗）。

（三）乙型肝炎（见第4章）

1. 流行病学
   - 美国妊娠女性中发病率为0.7%～0.9%。
2. 未进行预防免疫者可发生母婴传播
   - 母亲HBsAg和HBeAg阳性时，婴儿的慢性感染率为90%。
   - 母亲HBsAg阳性和HBeAg阴性时，婴儿的慢性感染率为40%。
   - 母婴传播的风险与母亲的血清HBV DNA水平相关。
   - 妊娠早期母婴传播感染，新生儿10%HBsAg阳性。
   - 妊娠晚期母婴传播感染，新生儿80%～90%HBsAg阳性。
   - 通常在围产期发生母婴传播。
3. 治疗　主动（HBV疫苗）和被动（乙肝免疫球蛋白）联合免疫将母婴传播发生

率降至<10%的有效率为85%～95%（表23.5）。若母亲HBV DNA水平>6～8 log10copies/ml，应在妊娠中晚期进行抗病毒治疗。

表23.5 患有乙型肝炎的母亲所生新生儿的治疗

治疗	基于母亲表面抗原的状态，其婴儿的治疗年龄		
	+	未知	−
乙肝免疫球蛋白100IU（0.5ml，IM）	≤12h	≤12h	不使用
乙肝疫苗，第一剂5.0～10μg（0.5～1ml，IM）	≤12h	≤12h	≤1周龄
随后的乙肝疫苗剂量：			
第二剂 5μg（0.5ml）	1月龄	1～2月龄	1～2月龄
第三剂 10μg（0.5ml）	6月龄	6月龄	6～18月龄

注：IM，肌内注射

摘自：American College of Obstetricians and Gynecologists.ACOG practice bulletin no.86：viral hepatitis in pregnancy.*Obstet Gynecol*.2007；110：941-956.

（四）丙型肝炎（见第5章）

1. 流行病学

- 母婴传播的总体发病率普遍较低（2.4%）。垂直传播的风险因素是母体血清病毒水平、分娩时侵入性操作及合并感染人类免疫缺陷病毒。
- HCV感染不会对妊娠产生不利影响。
- HCV感染过程不受妊娠影响。

2. 治疗

- 对婴儿没有有效的预防措施。
- 含有利巴韦林的方案治疗慢性丙型肝炎在妊娠期是禁忌的，因为利巴韦林有致畸作用。妊娠期间新的直接作用的抗病毒疗法没有安全性数据。应推迟治疗直到分娩和母乳喂养结束。

（五）丁型肝炎（见第4章）

- 垂直传播的报道很罕见。
- 应控制HBV感染，以防止丁型肝炎病毒的传播。

（六）戊型肝炎（见第3章）

- 孕妇戊型肝炎发生黄疸的概率是非孕妇戊型肝炎患者的9倍。

■ 戊型肝炎是妊娠期暴发性肝功能衰竭的首要原因。
■ 该疾病在妊娠晚期比其他时间更严重，产妇死亡率高达27%，而非妊娠患者死亡率为0.5%～4%。在急性肝功能衰竭患者中（见第2章），孕妇的死亡率为65%，而非妊娠妇女的死亡率为23%。
■ 流产和宫内死亡的风险是12%。
■ 妊娠期间任何时候垂直传播率高达33%。
■ 妊娠期间没有特定的治疗方法。
■ 目前尚无FDA批准的疫苗可用。其他国家有两种疫苗，但还没有关于其在妊娠期间的研究报道。

（七）单纯疱疹病毒感染（见第6章）

■ 妊娠期间播散性单纯疱疹病毒（HSV）感染罕见，但据报道，其通常发生在妊娠中晚期。
■ 临床可表现为急性肝炎（见第2章）。
■ 可见发热、恶心、呕吐、腹痛、白细胞减少、血小板减少、凝血功能障碍及血清氨基转移酶水平显著升高。
■ 肝组织活检标本显示广泛坏死，常为出血性典型的核内病毒包涵体颗粒。
■ 如果没有及时抗病毒治疗，可能会迅速发生肝坏死、DIC、低血压和死亡。

七、Budd-Chiari综合征（见第21章）

1. 定义　三条肝静脉中有一条或多条血栓形成。

2. 流行病学

■ 20%的病例与妊娠及口服避孕药有关。
■ 产后发作少见且预后差。

3. 病因学

■ 高凝状态（如凝血因子V 莱顿突变）可能起一定作用。
■ 与抗磷脂抗体、先兆子痫及摄入草药茶有关。

4. 临床特征

■ 在妊娠患者中，通常急性发作。
■ 表现为腹痛、肝大和腹水。

5. 诊断

■ 依据MRI、超声、肝组织活检进行诊断。
■ 若有可能，分娩前应避免静脉或血管造影。

6. 治疗　同非妊娠患者。

7. 结局　妊娠期间急性发病者孕产妇死亡率高达70%。

八、妊娠合并胆石症及胆囊炎（见第34章）

1.流行病学

- 症状通常出现在妊娠中晚期。
- 胆石症的发病率在经产妇为18%～19%，初产妇为7%～8%，但出现症状者仅占妊娠女性的0.1%～0.3%。
- 危险因素包括高龄、妊娠频率高或数量多、肥胖、高血清瘦素水平、胰岛素抵抗和低高密度脂蛋白水平。
- 在妊娠中晚期新的胆泥和胆石的发生率分别为3.2%和1.9%，胆泥进展为胆石的概率为2%。在产后2～3周，新的胆泥和胆石的发生率及胆泥进展为胆石的概率分别为5.1%、2.8%和2.3%。
- 分娩后12个月胆泥消失率为96%，1年内胆石消失率20%。妊娠1年内进行胆囊切除的概率为0.8%。

2.病因学

- 在妊娠中晚期，雌激素水平的升高导致胆汁的致石性增加（胆固醇分泌增加和胆汁过度饱和）。
- 黄体酮水平升高导致胆囊体积增大，排空时间缩短。

3.临床特点

- 呕吐（32%）、消化不良（28%）、瘙痒10%。
- 妊娠前有胆石症的患者胆道疼痛发生率为29%，有胆泥患者的疼痛发生率为4.7%，但疼痛一般不会发生于妊娠期新发胆石或胆泥的患者。

4.治疗

a.非手术治疗措施包括静脉补液、纠正电解质紊乱、肠道休息，广谱抗生素在妊娠期应用是安全的。

b.非手术治疗失败或复发患者应在妊娠中期行腹腔镜胆囊切除术。如果可能，在妊娠早期应避免手术治疗。

- 在妊娠早期进行手术可能增加自然流产率。
- 妊娠晚期进行手术与40%的早产发生率相关。

c.妊娠期胆总管结石病患者应行ERCP治疗，该治疗较安全，因其可以避免胎儿暴露于放射线，并可减少透视的时间。

参考文献

Aggarwal R, Naik S. Epidemiology of hepatitis E: current status. *J Gastroenterol Hepatol*. 2009; 24: 1484-1493.

Badizadegan K, Wolf JL. Liver pathology in pregnancy. In: Odze RD, Goldblum JR, eds. *Surgical Pathology of the GI Tract, Liver, Biliary Tract, and Pancreas*. Philadelphia: Saunders Elsevier;

2015: 1462-1474.

Date RS, Kaushal M, Ramesh A. A review of the management of gallstone disease and its complications in pregnancy. *Am J Surg*. 2008; 196: 599-608.

Floreani A, Gervasi MT. New insights on intrahepatic cholestasis of pregnancy. *Clin Liver Dis*. 2016; 20: 177-189.

Garcia-Tejedor A, Maiques-Montesinos V, Diago-Almela VJ, et al. Risk factors for vertical transmission of hepatitis C virus: a single center experience with 710 HCV-infected mothers. *Eur J Obstet Gynecol Reprod Biol*. 2015; 194: 173-177.

Hagström H, Höijer J, Ludvigsson JF, et al. Adverse outcomes of pregnancy in women with non-alcoholic fatty liver disease. *Liver Int*. 2016; 36: 268-274.

Knight M, Nelson-Piercy C, Kurinczuk JJ, et al. A prospective national study of acute fatty liver of pregnancy in the UK. *Gut*. 2008; 57: 951-956.

Ko CW, Beresford SA, Schulte SJ, et al. Incidence, natural history, and risk factors for biliary sludge and stones during pregnancy. *Hepatology*. 2005; 41: 359-365.

Marschall HU, Wikström Shemer E, Ludvigsson JF, et al. Intrahepatic cholestasis of pregnancy and associated hepatobiliary disease: a population-based cohort study. *Hepatology*. 2013; 58: 1385-1391.

Rac MW, Sheffield JS. Prevention and management of viral hepatitis in pregnancy. *Obstet Gynecol Clin North Am*. 2014; 41: 573-592.

Society for Maternal-Fetal Medicine (SMFM). Hepatitis B in pregnancy screening, treatment, and preven-tion of vertical transmission. *Am J Obstet Gynecol*. 2016; 214: 6-14.

Tan J, Surti B, Saab S. Pregnancy and cirrhosis. *Liver Transpl*. 2008; 14: 1081-1091.

United States Preventive Services Task Force. Screening for hepatitis B virus infection in pregnancy: U. S. Pre-ventive Services Task Force reaffirmation recommendation statement. *Ann Intern Med*. 2009; 150: 869-873.

Westbrook RH, Yeoman AD, Kriese S, et al. Outcome of pregnancy in women with autoimmune hepatitis. *JAutoimmun*. 2012; 38: J239-J244.

Wilson SG, White AD, Young AL, et al. The management of the surgical complications of HELLP syn-drome. *Ann R Coll Surg Engl*. 2014; 96: 512-516.

第24章 全身性疾病中肝脏的表现

Jeremy FL. Cobbold, PhD, MRCP　John A. Summerfield, MD, FRCP, FAASLD 著
林　芳　译　牟劲松　校

要　点

1. 肝脏生化检查水平异常与许多不同的全身性疾病有关。这些异常通常是偶然的，但在某些全身性疾病中，肝脏可能受到严重危害（表24.1）。
2. 在评估全身性疾病和肝功能障碍的患者中，临床医师面临的挑战是区分全身性疾病中的肝脏表现，以便区别治疗该疾病的药物的肝毒性和共存的原发性肝脏疾病。
3. 肝脏受累可以发生于心力衰竭、结缔组织疾病、内分泌失调、肉芽肿疾病、淋巴瘤、血液系统疾病、全身性感染、胃肠道疾病［包括乳糜泻和炎性肠病（IBD）］及淀粉样变性的患者。

表24.1　全身疾病中的肝脏

疾病	肝脏表现	肝脏生化检测水平（最常见的异常）
心血管		
心力衰竭	血管充血；肝大	↑Bili；↑ALT；↑PT
缺血性（缺氧）肝炎	肝细胞坏死	↑↑↑ALT；↑Bili
自身免疫性		
免疫球蛋白G4相关疾病	硬化性胆管炎，胰腺炎；免疫染色IgG4阳性浆细胞	↑↑Bili；↑↑ALP
风湿性多肌痛和巨细胞动脉炎	肝细胞坏死；门管区炎症	↑ALP；↑ALT
类风湿关节炎；费尔蒂（Felty）综合征；成人斯蒂尔（Still）病	非特异性：门管区炎症浸润和纤维化；药物肝毒性	↑ALP；↑ALT
系统性红斑狼疮	自身免疫性肝炎；自身免疫性胆管疾病；结节再生性增生；药物肝毒性	↑↑ALP；↑Bili；↑↑ALT
全身性硬化症；干燥综合征	Budd-Chiari综合征；抗线粒体抗体；原发性胆汁性胆管炎	↑↑ALP；↑Bili；（±↑）ALT
内分泌和代谢		

续表

疾病	肝脏表现	肝脏生化检测水平（最常见的异常）
甲状腺功能亢进症	非特异性炎症和胆汁淤积	↑ALP; ↑ALT; ↑GGTP
2型糖尿病	脂肪变性; 脂肪性肝炎	↑ALT; ↑GGTP
肉芽肿		
结节病	上皮样肉芽肿	↑↑ALP; ↑ALT
血液病		
淋巴瘤, 急性和慢性白血病	肝大; 浸润; 肝外胆道梗阻	↑ALP; ↑Bili
骨髓增殖性疾病(包括骨髓纤维化)		
镰状细胞病	溶血; 贫血; 色素胆石症	↑↑Bili; ↑ALP; ↑ALT
感染		
肺炎	非特异性炎症改变	↑↑Bili; ↑ALP
脓毒症	肝内胆汁淤积; 缺血性肝炎; 药物肝毒	↑Bili; ↑ ALP; ↑ALT
HIV感染	肝大; 合并感染乙型肝炎或丙型肝炎	↑ALT
结核病	干酪样肉芽肿; 药物肝毒性	↑ALT; ↑↑Bili; ↑ALP
胃肠道和营养		
乳糜泻	氨基转移酶水平升高; 与原发性胆管炎、自身免疫性肝炎和PSC相关; 黄疸	↑ALT
炎性肠病	与原发性硬化性胆管炎、胆管癌相关; 肝脂肪变性; 免疫抑制药物引起的肝毒性; 黄疸	↑ALT
肥胖	脂肪变性; 脂肪性肝炎	↑ALT; ↑GGTP
厌食	脂肪变性; 肝功能衰竭	↑ALT
淀粉样变性	浸润; 血管充血	↑↑ALP; ↑ALT

注: ALT, 谷丙转氨酶; ALP, 碱性磷酸酶; Bili, 胆红素; GGTP, γ-谷氨酰转肽酶; PT, 凝血酶原时间

一、心脏疾病（见第22章）

（一）心力衰竭

肝脏疾病可能继发于右心衰竭。可以见到如下的与肝脏有关的临床、实验室和病理学特征。

1. 右上腹钝痛。

2. 50%患者可见肿大, 10%～20%伴有脾大或腹水。其他右心衰竭的征象包括颈静

脉压升高和外周性水肿（表24.2）。

表24.2　175例急性或慢性右心衰竭患者肝脏充血的症状和体征

	急性心衰（%）	慢性心衰（%）
任何肝大（>11cm）	99	95
明显肝大（超过右肋缘下5cm）	57	49
外周水肿	77	71
胸腔积液	25	17
脾大	20	22
腹水	7	20

摘自：Richman SM, Delman AJ, Grob D.Alterations in indices of liver function in congestive heart failure withparticular reference to serum enzymes.*Am J Med*.1961；30：211-225.

3. 肝脏生化检查异常结果包括25%～75%的患者胆红素水平升高，血清氨基转移酶水平正常或轻度升高。血清碱性磷酸酶（ALP）水平通常（但不总是）正常。高达75%的患者凝血酶原时间（PT）延长。
4. 组织病理学检查显示肝脏呈紫色样扩大，切面可见充血的肝小叶中央区与苍白、较少受累的区域相交替，即所谓的"槟榔征"。
5. 显微镜下，中央静脉和小叶中央肝窦扩张充血，没有看到炎症。长期的肝脏充血可导致广泛的肝纤维化，即所谓的心源性肝硬化。治疗潜在的心力衰竭通常可以改善肝功能的临床和实验室参数。

（二）缺血性肝炎和左心衰竭

急性左心室功能衰竭相关的肝损伤通常被称为缺血性（或缺氧性）肝炎。它通常发生在急性心肌梗死或心源性休克的情况下，但也可能是由任何原因、血管活性药物（如可卡因、麦角胺过量）或严重低氧血症导致的心排血量突然严重下降所致。

1. 主要表现在生化异常：血清AST和ALT水平升高，乳酸脱氢酶（LDH）（主要是肝脏部分）升至正常值上限的25倍或以上。在发病的1～3天达到峰值，并且通常在7～10天迅速恢复至接近正常。血清胆红素和ALP水平一般正常或仅轻度升高。可能发生肝功能衰竭和肝性脑病。
2. 缺血性肝炎患者的病死率较高（有报道为40%～50%），但与肝脏生化检查异常程度并不一致。死亡的原因与引起肝脏缺血性损伤的原因有关，而与肝功能衰竭无关。治疗应直接纠正潜在的原发病。

二、全身性自身免疫性疾病

（一）免疫球蛋白G4相关疾病

1. 免疫球蛋白G4相关性疾病（IgG4-RD）是与1型自身免疫性胰腺炎相关的多系统纤维炎症表现，其与60%的IgG4-RD患者有关，并且与涎腺炎、肾小管间质性肾炎、泪腺炎和主动脉周围炎相关。
2. 13%的IgG4-RD患者出现硬化性胆管炎，通常伴有自身免疫性胰腺炎，典型表现是伴有梗阻性黄疸。
3. 影像学表现类似于其他胰胆管疾病，如原发性硬化性胆管炎（PSC）、胆管癌或胰腺癌。血清IgG4值升高（或IgG4/IgG1比值＞0.24）可将IgG4-RD与其他胰胆管疾病区分开。
4. 该疾病通常对口服高剂量糖皮质激素有反应。可用免疫调节剂治疗复发，并可考虑使用单克隆CD20抗体利妥昔单抗。

（二）风湿性多发性肌痛和巨细胞动脉炎

1. 风湿性多发性肌痛和巨细胞动脉炎均可见肝脏生化检查异常。约30%的患者出现血清ALP水平升高；也可见血清氨基转移酶水平升高。
2. 肝组织活检标本可见局灶性肝细胞坏死、门管区炎症和散在的小上皮样肉芽肿。
3. 肝脏异常通常不会导致明显的临床问题，并可在糖皮质激素治疗开始的几周内好转。

（三）类风湿关节炎

1. 类风湿关节炎（RA）中的肝脏疾病最常见于Felty综合征患者（RA患者的脾大和中性粒细胞减少症）。这些患者经常有肝大，约25%的患者血清氨基转移酶和ALP水平升高。肝组织活检结果通常为非特异性：淋巴细胞和浆细胞浸润门管区，轻度门管区纤维化。
2. 一些RA患者发展为结节再生性增生，伴萎缩和再生结节形成，可能导致门静脉高压，腹水和静脉曲张出血（见第22章）。已经提出结节再生性增生的发病机制是药物诱导的或免疫复合物诱导的门静脉闭塞。
3. 肝毒性可能与水杨酸盐、金和甲氨蝶呤有关。

（四）成人Still病

1. 这种不明原因的多系统炎症的特征是高峰热、逐渐消失的皮疹、关节炎和多器官受累。

2. 在50%～75%的患者中可见肝脏异常，包括肝大和肝酶升高；非甾体抗炎药物的使用可能是辅助发病因子。
3. 考虑到药物对肝功能障碍的可能影响，可以用抗炎药物、免疫抑制剂或生物制剂治疗潜在的疾病。

（五）系统性红斑狼疮

1. 肝脏生化检查异常在系统性红斑狼疮（SLE）中很常见，但有临床意义的肝脏疾病并不常见。
2. 常见的异常包括ALT和ALP水平升高，通常低于正常上限的4倍。少数患者（约5%）可以发生黄疸。
3. SLE肝脏生化异常的原因如下：
   - 脂肪变性（肝组织活检标本中最常见）。
   - 自身免疫性肝炎，由SLE本身或共存的典型自身免疫性肝炎导致（见第7章）。
   - 自身免疫性胆管病，ALP水平比ALT水平升高得多。
   - 结节再生性增生（可见于所有结缔组织疾病）。
   - 共存的病毒性肝炎（一项研究中，11%的SLE患者丙型肝炎病毒RNA阳性）。
   - Budd-Chiari综合征，特别是抗磷脂综合征患者（见第21章）。
   - 药物，特别是甲氨蝶呤和水杨酸盐类。
4. 有怀疑引起肝功能异常的药物，特别是水杨酸盐，需要停药。此外，治疗SLE患者的肝功能异常取决于致病原因。大多数肝功能异常并不代表临床上明显的肝脏疾病。

（六）系统性硬化症（硬皮病）

1. 8%～15%的系统性硬化症患者有抗线粒体抗体；肝脏活检显示，这些患者常可见到原发性胆汁性胆管炎（PBC，以前称为原发性胆汁性肝硬化）（见第16章）。这些改变在大多数系统性硬化症的患者中是局限性病变而不是弥漫性的系统性硬化症。
2. 近5%的PBC患者有系统性硬化症状，可能较PBC诊断提前许多年。

（七）干燥综合征

1. 5%～10%患干燥综合征的患者及40%同时患干燥综合征和类风湿关节炎的患者有抗线粒体抗体；大多数患者也有血清ALP水平升高。
2. 这些患者的肝组织活检标本经常表现出1期PBC的改变，即使没有肝脏生化检查的异常。

3.这些患者临床发展为PBC的风险不确定。任何早期治疗干预是否有价值也不清楚。

(八)血管炎的其他原因

1.结节性多动脉炎患者常有慢性乙型肝炎病毒感染(见第4章)。
2.冷球蛋白血症患者通常有慢性丙型肝炎病毒感染(见第5章)。

三、内分泌和代谢紊乱

(一)甲状腺功能亢进症

1.未经治疗的甲状腺功能亢进症与肝脏生化检查值异常相关,通常伴有胆汁淤积。在严重的情况下,可能会观察到高排血量心力衰竭的缺血改变(见本章前面的讨论)。
2.用丙硫氧嘧啶治疗也可能导致肝毒性(见第10章)。

(二)2型糖尿病和代谢综合征

1.非酒精性脂肪性肝病(NAFLD)可被认为是肥胖、胰岛素抵抗、高血压和血脂异常等代谢综合征的肝脏表现(见第9章)。约60%的2型糖尿病患者有NAFLD的证据,肥胖2型糖尿病患者发生NAFLD的频率增加到90%。
2.一部分患者会发展为进展性疾病,发生为肝硬化并发症的风险增加,包括肝细胞癌。
3.此类患者最常见的死亡原因仍然是心血管疾病。

四、肉芽肿疾病和结节病(见第28章)

1.肝脏肉芽肿病有多种原因。
   - 全身感染[如结核病(TB)]。
   - 恶性疾病(如霍奇金淋巴瘤)。
   - 药物。
   - 自身免疫性疾病(如自身免疫性肝炎)。
   - 特发性疾病(如结节病)。
2.在结节病患者中常见肝功能异常,但很少需要治疗。通常可以见到氨基转移酶和ALP水平的轻微升高。
3.罕见的临床表现包括慢性肝内胆汁淤积症、门静脉高压症和Budd-Chiari综合征。
4.肝组织活检标本显示门管区和门管周围有肉芽肿。也可见淤胆性和坏死炎症性改变。

5. 无症状的患者无须治疗；有症状的患者可考虑应用熊去氧胆酸、糖皮质激素或甲氨蝶呤。

五、淋巴瘤和血液疾病

（一）淋巴瘤

1. 霍奇金淋巴瘤患者中5%有累及肝脏的临床表现，但尸检时高达50%的患者累及肝脏。此外，在没有肝脏受累的淋巴瘤患者中可以看到非特异性炎症浸润或非干酪样肉芽肿。
   - 即使在没有肝脏直接受累的患者中，常常可见血清ALP水平升高至正常上限的两倍。
   - 黄疸在霍奇金淋巴瘤中并不常见，通常反映淋巴瘤已侵犯肝脏，而不是肝外胆道梗阻。
2. 非霍奇金淋巴瘤25%～50%的患者有肝脏受累；更少见者，肝脏可能是原发部位。典型患者可见淋巴瘤造成的肝门结节性浸润。临床和实验室检查与霍奇金淋巴瘤相似，不同之处在于肝外胆管梗阻在肝门水平更常见。

（二）恶性血液病

1. 系统性肥大细胞增多症可表现为肝脾大、淋巴结病和皮肤损害。肝活组织检查标本可见含嗜酸性颗粒的多边形细胞，主要在门管区。姬姆萨和甲苯胺蓝染色可见特征性异染的细胞质颗粒。门静脉周围可见纤维化。大约5%的患者可发展为肝硬化。
2. 肝大在急性淋巴细胞白血病和急性髓性白血病的诊断中很常见，死后病例中分别有95%和75%患者存在肝大。因为出血的风险很高，很少行肝组织活检。
3. 大多数慢性白血病患者（如慢性淋巴细胞白血病、毛细胞白血病）在尸检时也显示出肝脏浸润的证据。
4. 多发性骨髓瘤很少与临床上明显的肝脏疾病相关。肝脏损害可能包括弥漫性的肝窦或门静脉浸润，结节再生性增生，黄疸和门静脉高压的并发症。多发性骨髓瘤也与淀粉样变性有关（见本章后面的讨论）。
5. 原发性骨髓纤维化及其他骨髓增殖性疾病可见肝脏巨大肿胀，可能与髓外造血和肝血流量增加有关。最常见的生化异常是血清ALP水平升高，它可能与窦性扩张的严重程度有关。

（三）镰状细胞疾病

1. 虽然在镰状细胞病患者中肝脏生化检查指标异常很常见，但往往是由其他因素如慢性病毒性肝炎或心力衰竭引起的。

2. 肝病危象通常发生在镰状细胞危象发生时，以右上腹疼痛、黄疸和有触痛的肿大肝脏为特征。
   - 血清胆红素水平通常高达10～15mg/dl，也可高达40～50mg/dl。
   - 血清AST和ALT水平也升高，通常高达正常值的10倍。
   - LDH水平可显著升高，反映肝功能不全和溶血。
   - 溶血可能导致胆红素和氨基转移酶水平升高，而ALP水平升高往往来源于骨病。
   - 肝病危象的肝组织活检标本呈现肝窦状隙扩张、镰状红细胞、Kupffer细胞吞噬红细胞。
   - 鉴别诊断包括急性胆囊炎和胆管炎。
   - 尽管致命性的肝功能衰竭曾有报道，但通过支持治疗通常可在几天内使临床症状缓解。
3. 据报道，在镰状细胞病患者中有40%～80%可见胆色素结石，20%～65%的胆囊切除患者可见胆总管结石。
   - 腹部超声或计算机断层扫描（CT）可能有助于胆囊炎的诊断。
   - 内镜逆行胰胆管造影（ERCP）术对于胆管结石的鉴别和治疗很有必要。

六、感染（见第31章）

许多全身性感染可能直接或间接引起肝脏生化检查结果异常。这些异常通常在基础感染得到纠正时恢复正常。肺炎常伴有肝酶升高。尤其是嗜肺军团菌（引起军团病）、肺炎支原体和肺炎球菌属。感染可能与显著升高的血清氨基转移酶水平和胆汁淤积有关。

（一）全身感染、脓毒症和危重症患者

全身性脓毒症患者常常出现肝酶水平升高，其原因和可能的机制是多重的；在大多数情况下，这种影响是多方面的。

1. 肝内胆汁淤积在脓毒症中很常见，与致病微生物无关。高水平的前炎性细胞因子如肿瘤坏死因子α和白细胞介素-6等抑制结合胆红素的胆汁排泄。通常在肝组织活检标本上不会发现胆管炎的迹象。
2. 生化指标包括轻度升高的血清ALP水平（正常上限的1～3倍）和血清胆红素水平升高，尽管升高水平可能不一致。
3. 阿莫西林克拉维酸钾，氟氯西林等抗生素与胆汁淤积的药物反应相关（见第10章）。
4. 缺血性肝炎（见本章前面的讨论）可能由于血流动力学不稳定而在脓毒症患者身上发生。
5. 肠外营养与肝毒性和非酒精性脂肪性肝炎有关（见第9章和第10章），可以通过

在处方中加入胆碱来改善。

（二）人类免疫缺陷病毒感染（见第27章）

1.约70%的获得性免疫缺陷综合征（AIDS）患者有肝大伴肝脏生化检查指标异常。
2.临床表现通常是肝炎，以血清氨基转移酶升高为主，常合并感染乙型肝炎病毒（HBV）或丙型肝炎病毒（HCV）。

（三）结核病（见第28章和第31章）

1.粟粒性结核可能会影响肝脏导致肝炎，很少出现黄疸。肝组织活检标本显示多发性干酪样肉芽肿。
2.药物治疗可能导致肝炎，特别是异烟肼和利福平，表现为血清氨基转移酶水平升高和黄疸。
3.合并感染人类免疫缺陷病毒（HIV）或HCV被认为是抗结核药物诱发肝炎发生的独立危险因素。

七、胃肠和营养功能障碍

（一）乳糜泻

1.40%的乳糜泻成人患者在诊断时有血清氨基转移酶水平升高（小于正常上限的5倍）。在这些患者中，有66%的患者可见肝脏组织学改变，但通常为轻度和非特异性的。
2.通常，坚持无麸质饮食可以使75%～95%的乳糜泻患者在1年内血清氨基转移酶水平恢复正常。
3.与一般人群相比，乳糜泻患者中发生自身免疫性肝病更为普遍，包括PBC、自身免疫性肝炎和PSC。这种相关性的发病机制尚不清楚，但有假设可能与某些人类白细胞抗原（HLA）有关。尚未广泛证明坚持无麸质饮食对患者有好处。
4.其他与乳糜泻有关的肝脏疾病列于框24.1。
5.乳糜泻可能与肝硬化死亡风险增加有关。

（二）炎性肠病

1.*肝脏异常*

- 肝脏生化指标异常（血清氨基转移酶和ALP轻度升高）在IBD患者中很常见，发生率约为30%。
- 大量研究显示肝脏生化指标异常与死亡率增加有关，但与IBD活性无关，尽管死亡率增加的原因还不清楚。

■ 脂肪变性是肝组织活检标本中最常见的异常病变。此外也可见到门管区或肝小叶单核细胞浸润为特征的慢性肝炎表现。但这种肝炎样改变的原因是IBD的直接后果还是PSC的表现，或者是肝病的其他原因（如丙型肝炎或药物），目前尚不明确。在IBD患者中，自身免疫性肝炎的发生率增加。

■ 克罗恩病患者很少发生肝肉芽肿或淀粉样变性。

框24.1 与乳糜泻相关的肝脏疾病

单纯氨基转移酶水平升高（乳糜泻性肝炎），无麸质饮食可逆转

隐匿性肝硬化

自身免疫性肝病

  原发性胆汁性胆管炎

  自身免疫性肝炎

  自身免疫性胆管炎

  原发性硬化性胆管炎

慢性丙型肝炎

血色病

非酒精性脂肪性肝病

急性肝功能衰竭

再生性结节性增生

肝细胞癌

摘自：Rubio-Tapia A，Murray JA.The liver in celiac disease.*Hepatology*.2007；46：1650-1165.

2.胆道异常

■ PSC是IBD最重要的肝胆并发症；发生于5%～10%的溃疡性结肠炎患者，但克罗恩病发生率小于1%（见第17章和第35章）。

■ 早期PSC的唯一症状可能是血清ALP水平升高。随着病情进展可出现瘙痒或黄疸。

■ 受影响人群的疾病进展情况因人而异，可能与个体HLA状态相关。

■ 大多数患者最终发展为胆汁性肝硬化，伴随血清胆红素及ALP水平升高，以及门静脉高压伴腹水和静脉曲张破裂出血。也可见细菌性胆管炎，尤其是经历过胆管外科手术或内镜介入治疗的患者。

■ 多达20%的PSC患者发展为胆管癌。

■ PSC可通过磁共振胰胆管成像（MRCP）或ERCP对胆道分支进行可视化成像来诊断。典型的表现是多发性胆管狭窄，并有区域性串珠状扩张。通过放射影像学标准区分良性狭窄和胆管癌往往很困难。在ERCP中利用毛刷细胞

学和活检可能对诊断有帮助（见第35章和第36章）。

- IBD的内科或外科手术治疗都不会改变PSC的病程。熊去氧胆酸治疗可能会改善症状和肝生化检查指标。继发于PSC的进展期肝病患者如果尚未发生胆管癌，可考虑肝移植，尽管PSC可能在移植物中复发。

（三）肥胖

1. 肥胖在全世界的发病率持续上升，其与胰岛素抵抗和NAFLD密切相关（见第9章）。
2. 治疗的关键是通过限制饮食减轻体重。减肥手术（胃旁路术或环扎术）可降低肥胖患者非酒精性脂肪性肝炎的严重程度。

（四）神经性厌食症

1. 神经性厌食症患者的肝脏生化检测值可能升高，主要是氨基转移酶。
2. 高达30%的中重度（体重指数12～16）和75%的重度（体重指数<12）神经性厌食症患者中氨基转移酶水平升高；氨基转移酶水平显著增高常常是即将发生多脏器功能衰竭的标志。
3. 神经性厌食症或其他原因导致饥饿的患者再进食时，可能出现肝酶水平的一过性升高；一般随着再喂食的完成，这种异常就会得到完全解决。

八、淀粉样变性

系统性淀粉样变性的特征是在许多组织的细胞外沉积纤维蛋白，主要可分为AL（原发性淀粉样变）和AA（继发性淀粉样变）两种，约占90%的患者。当用刚果红染料染色并在偏振光下观察时，可见淀粉样蛋白为细胞外的绿色双折射物质。

- 在原发性淀粉样变性（约占所有病例的80%）中，淀粉样蛋白由浆细胞单克隆群体产生的κ或λ免疫球蛋白轻链组成。也可能出现本周蛋白尿，约1/3的患者患有多发性骨髓瘤。
- 在继发性淀粉样变性中，淀粉样物质来源于血清淀粉样物质A，由肝脏分泌，是慢性感染或炎症过程（如结核、瘤型麻风、骨髓炎、类风湿关节炎、克罗恩病或淋巴瘤）的急性应答反应物。
- 临床表现通常是非特异性的，患者可能表现出其他器官淀粉样蛋白沉积有关的症状：心力衰竭、肾病综合征、肠吸收不良、周围或自主神经病变及腕管综合征。
- 在慢性感染或炎症过程中，特别是与蛋白尿或单克隆丙种球蛋白病相关的肝大患者，应怀疑肝淀粉样变性。
- 高达60%的患者发现肝大（由于被动充血或浸润）；脾大少见（约5%）。
- 肝生化检查值异常包括血清ALP水平显著升高，氨基转移酶小于正常值的两倍。血清白蛋白水平可能较低，常继发于蛋白尿（可见于30%的肾病患者）。

- 应避免肝组织活检，因为活检后出血风险增加。
- 系统性淀粉样变性患者的预后通常较差，中位生存期<2年。死亡通常是由心脏或肾脏疾病引起，只有少数是由于肝脏受累。针对慢性炎症的病因治疗可能会改善预后。

参考文献

Berry PA, Cross TJ, Thein SL, et al. Hepatic dysfunction in sickle cell disease: a new system of classification based on global assessment. *Clin Gastroenterol Hepatol*. 2007; 5: 1469-1476.

Chowdhary VR, Crowson CS, Poterucha JJ, et al. Liver involvement in systemic lupus erythematosus: case review of 40 patients. *J Rheumatol*. 2008; 35: 2159-2164.

Csepregi A, Szodoray P, Zeher M. Do autoantibodies predict autoimmune liver disease in primary Sjögren's syndrome? Data of 180 patients upon a 5-year follow-up. *Scand J Immunol*. 2002; 56: 623-629.

Ebert EC, Hagspiel KD. Gastrointestinal and hepatic manifestations of systemic lupus erythematosus. *J Clin Gastroenterol*. 2011; 45: 436-441.

Ebert EC, Kierson M, Hagspiel KD. Gastrointestinal and hepatic manifestations of sarcoidosis. *Am J Gastro-enterol*. 2008; 103: 3184-3192.

Ebert EC, Nagar M. Gastrointestinal manifestations of amyloidosis. *Am J Gastroenterol*. 2008; 103: 776-787.

Gertz MA, Kyle RA. Hepatic amyloidosis: clinical appraisal in 77 patients. *Hepatology*. 1997; 25: 118-121.

Giallourakis CC, Rosenberg PM, Friedman LS. The liver in heart failure. *Clin Liver Dis*. 2002; 6: 947-967.

Kyle V. Laboratory investigations including liver in polymyalgia rheumatica and giant cell arteritis. *Baillieres Clin Rheum*. 1991; 5: 475-484.

Mendes FD, Levy C, Enders FB, et al. Abnormal hepatic biochemistries in patients with inflammatory bowel disease. *Am J Gastroenterol*. 2007; 102: 344-350.

Pope JE, Thompson A. Antimitochondrial antibodies and their significance in diffuse and limited sclero-derma. *J Clin Rheumatol*. 1999; 5: 206-209.

Rubio-Tapia A, Murray JA. The liver in celiac disease. *Hepatology*. 2007; 46: 1650-1658.

Smit WL, Culver EL, Chapman RW. New thoughts on immunoglobulin G4-related sclerosing cholangitis. *Clin Liver Dis*. 2016; 20: 47-65.

Walker NJ, Zurier RB. Liver abnormalities in rheumatic diseases. *Clin Liver Dis*. 2002; 6: 933-946.

Youssef WI, Tavill AS. Connective tissue diseases and the liver. *J Clin Gastroenterol*. 2002; 35: 345-349.

第25章 儿童肝脏疾病

Chatmanee Lertudomphonwanit, MD　William F. Balistreri, MD 著
张　敏 译 林　芳 校

要　点

1. 围产期婴儿肝脏处于生理不成熟期，儿童期肝脏逐渐成熟，肝代谢过程将发生显著变化。这些代谢过程的变化影响儿童暴露于病毒和毒素后的表现和反应。
2. 遗传和代谢性肝病通常见于婴幼儿；儿童肝脏疾病的病因更类似于成人（表25.1）。
3. 儿童肝脏疾病可表现为黄疸、肝大、肝功能衰竭、急性或慢性肝炎、肝硬化门静脉高压症，或肝病诱导继发的系统性疾病。
4. 肝脏疾病可能继发危及生命的病症，包括以下几个方面：
   - 代谢紊乱，如低血糖。
   - 继发于维生素K依赖性凝血因子水平低下的凝血功能障碍，可能导致婴儿颅内出血。
   - 持续的内源性毒素暴露，可见于半乳糖或果糖血症。
   - 门静脉高压伴脾功能亢进和消化道出血。

表25.1　新生儿、婴儿和儿童代谢性肝病的诊断线索

病史	体格检查	实验室检查
生病或禁食可诱发症状	肝大	低血糖症（无严重肝功能障碍）
家族史	白内障	严重的凝血功能障碍（无严重肝功能障碍）
母亲妊娠期肝病	异常气味	高氨血症（无严重肝功能损害）
母亲有流产史	发育迟缓、精神运动迟缓、肌张力低下、癫痫发作	可缓解的有机酸血症、高乳酸血症

一、肝脏生理尚未成熟的后果

1. *出生后低血糖*　足月新生儿常规喂养方式很少见明显的低血糖；然而，出生后因为糖原异生和糖原分解过程快速成熟，可能导致潜在的低血糖。早产儿因为糖原储备不足和低血糖时肝脏糖异生不足，出现低血糖的可能风险最大，这可能会持续至出生后8周。

2. 对内毒素和外毒素清除或代谢的改变

- 婴儿肝细胞色素P450浓度低。同样，氨基比林*N*-脱甲基酶和苯胺*p*-羟化酶的活性低。肝脏对于依赖这些系统清除某些药物或胆红素的功能是不足的。因此，这些化合物可能达到潜在的毒性水平。
- 婴儿因谷胱甘肽过氧化物酶和谷胱甘肽*S*-转移酶（GST）水平较低，肝脏易被氧化损伤。

3. 胆汁酸池大小和其成分的不同　这可能导致胶束增溶低效或有害的非典型胆汁酸蓄积，可能加重胆汁淤积和肝损伤。

4. 生理性黄疸

- 高达1/3的新生儿在出生后1周出现高非结合胆红素血症；可自行缓解且无并发症。
- 母乳喂养比配方奶粉喂养有更高的风险。
- 早产儿比非早产儿更早出现黄疸，黄疸持续时间更长，更严重。
- 生理性黄疸反映的是非结合胆红素从母体到婴儿的代谢和清除的转变。其发病机制可能是多方面的：
  - 胆红素生成的增加：新生儿有大的红细胞，其半衰期比成年红细胞的半衰期短。
  - 由于肝尿苷二磷酸（UDP）-葡糖醛酸转移酶低表达，细胞内胆红素结合降低。
  - 因肠道菌群改变和更多内源性或外源性β-葡糖醛酸酶，肝肠循环中非结合胆红素重吸收增加。
- 生理性黄疸通常不需要治疗。中断母乳喂养是不必要的。
- 虽然病理性黄疸是不常见的，但能够认识它并进行进一步的检查很重要。病理性黄疸的预警信号见框25.1。

框 25.1　新生儿病理性黄疸的预警指标

出生后36小时以内或持续14天以上血清高胆红素
任何时候总胆红素水平>12mg/dl
任何时候血清结合胆红素水平>1～2mg/dl或占总胆红素的20%

二、高胆红素血症

（一）病理生理

胆红素代谢中任何步骤的改变都可能引起黄疸［图25.1，图中的数字对应于下面提纲中的数字（1～8）］。

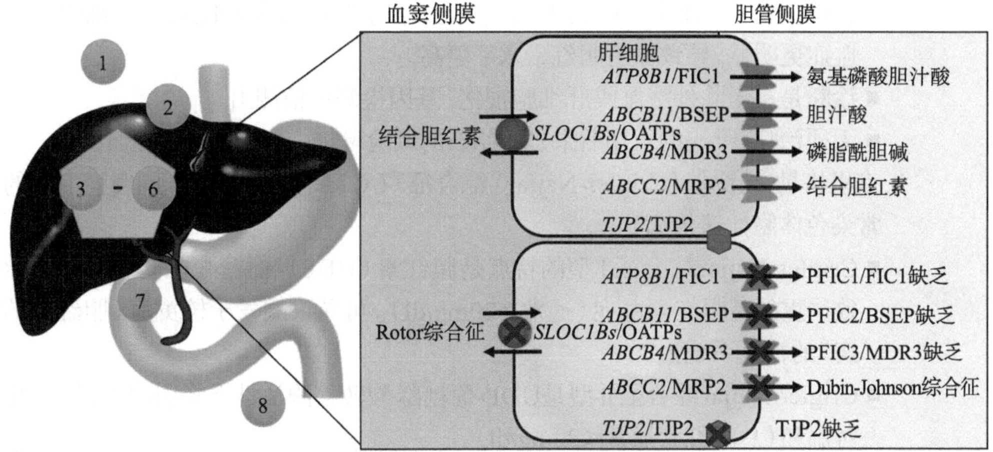

图25.1 胆红素代谢的步骤

1.胆红素生成；2.肝细胞摄取胆红素；3.细胞内的胆红素结合；4.胆红素结合；5.结合胆红素的排泄；6.胆汁成分通过细胞膜转运体排泄到肝内胆管；7.肝外胆管；8.肠肝循环。这些数字与文本中描述的步骤相对应。插图显示基因和相应的蛋白质（它们的运输产物在肝细胞外的上面显示）在疾病（在肝细胞外的下面显示）中影响到3～6步。文中给出了基因和蛋白质的完整名称

1. 胆红素生成增加：这可能是由红细胞破坏增加所致的血红素释放，原因如下。
   - 由于血型不合的溶血性疾病（ABO、Rh和其他少见血型）、红细胞酶缺陷［葡萄糖-6-磷酸脱氢酶（G6PD）缺陷、丙酮酸激酶（PK）、己糖激酶（HK）］、红细胞结构缺陷或膜缺陷（先天性球形红细胞增多症、遗传性椭圆形红细胞增多症）。
   - 从血肿中重新吸收溶血的血液。
2. 肝细胞摄取胆红素下降
   - 由甲状腺功能减退或妊娠期激素引起，抑制胆红素跨肝细胞膜而致肝细胞摄取胆红素受抑。
   - 胆红素结合血清蛋白的减少也导致肝细胞摄取胆红素减少。其原因可能是低蛋白血症、全身性低蛋白血症或某些药物致胆红素结合蛋白减少。
3. 肝细胞内胆红素的结合或储存异常：这是一种罕见的疾病，包括细胞内主要的胆红素结合蛋白GST的缺陷或改变。无治疗指征，因为没有相关的发病率或死亡率报道。
4. 胆红素结合功能减低：肝细胞内，胆红素在UDP-葡糖醛酸转移酶作用下与葡糖醛酸结合形成单（双）葡糖醛酸胆红素。

   a. 吉尔伯特（Gilbert）综合征
   - 最常见的遗传性高胆红素血症是由*UGT1*基因启动子区的突变引起的，可导致UDP-葡糖醛酸转移酶的活性减低。
   - 主要临床特征是间断出现的轻度血清非结合胆红素水平良性升高，无其他

症状；在病毒性疾病中表现尤其突出。吉尔伯特综合征使新生儿高胆红素血症更明显，导致血清胆红素水平更高。

- 诊断是基于除外溶血或肝细胞损伤，基因检测可检测出。
- 无须治疗；唯一的长期后果是胆结石的风险增加。

b. 克里格勒-纳贾尔（Crigler-Najjar）综合征（*UGT1*基因的各种不同突变引起的常染色体隐性遗传病）

- Crigler Najjar综合征Ⅰ型的特点是胆红素（UDP）-葡糖醛酸转移酶缺乏导致严重的高胆红素血症（通常＞20mg/dl）。可导致继发于核黄疸（胆红素脑病）的神经系统损害。
- Crigler Najjar综合征Ⅱ型是UDP-葡糖醛酸转移酶活性下降引起的，表型相对温和（总胆红素通常＜20mg/dl）。
- 治疗包括换血和积极光疗，以保持胆红素水平低于核黄疸的阈值。苯巴比妥治疗可用于Crigler-Najjar综合征Ⅱ型，其预后较Ⅰ型好。肝移植是Crigler Najjar Ⅰ型的确切治疗方法。

5. 结合胆红素从肝细胞排泌的改变：在正常情况下，双葡糖醛酸胆红素主要通过定位于小管膜的载体蛋白多药耐药相关蛋白（MRP2）分泌到胆小管。其一部分被分泌到肝血窦的葡糖醛酸胆红素，肝细胞再通过转运蛋白重吸收，这些转运蛋白包括（基因/蛋白）*ABCC3*/MRP3或*SLCO1B1*/OATP1B1和 *SLCO1B3*/OATP1B3（OATP代表有机阴离子转运多肽）。引起的这些步骤改变的疾病可导致高胆红素血症（未结合胆红素和结合胆红素都高），包括以下情况。

a. Dubin-Johnson综合征

- 常染色体隐性遗传疾病，染色体10q24上*ABCC2*基因的突变导致通过MRP2胆红素排泄的改变。
- 特点：血清结合和非结合胆红素升高，而其他肝脏生化检验正常，常见于青年。
- 高胆红素血症会在妊娠期或口服避孕药时加重。
- 诊断依据：尿中粪卟啉水平正常但粪卟啉Ⅰ比例增加；如能获得肝组织活检标本，显示特征性的肝细胞内黑色素样色素沉积，而其他组织学正常。
- 因为本综合征的良性特点，无须治疗。

b. Rotor综合征

- 常染色体隐性遗传病，由12号染色体上*SLCO1B1*和*SLCO1B3*基因突变导致在肝细胞基底膜表面的OATP1B1和OATP1B3缺失引起。
- 临床上与Dubin Johnson综合征难以区分。
- 尿检明确：总粪卟啉水平增加。
- 如Dubin Johnson综合征一样，Rotor综合征是良性的，无须治疗。

6. 肝细胞排泄功能异常或肝内胆管排泄功能异常（肝内胆汁淤积症），或两者都有；胆小管细胞膜上的转运蛋白损害或在肝内胆管水平的胆汁流动障碍。可能是由于下列遗传性的异常：肝细胞转运蛋白（如下文a～d），肝细胞排泄功能（如下文e）或肝内胆管（如下文f）。

a. 进行性家族性肝内胆汁淤积症，Ⅰ型（PFIC-1；FIC1缺陷），以前称Byler病，是由染色体18q21～22编码FIC1蛋白的*ATP8B1*基因缺陷引起的常染色体隐性遗传病。
   - FIC1是P型腺苷三磷酸酶（ATP酶），在肝细胞胆小管膜有转运氨基磷脂的功能。
   - 患者会特征性地表现出胆汁淤积时血清γ-谷氨酰转移酶（GGTP）值低。
   - 严重瘙痒：平均发病年龄为3月龄。
   - 由于*ATP8B1*基因分布于各组织中，肝外表现可有发育不良、慢性腹泻、胰腺炎和感音神经性听力损失。
   - FIC1缺陷的临床表现多样，可进展为肝硬化和终末期肝病。
   - 治疗的目的是改善皮肤瘙痒。肝移植可治愈肝脏疾病，通常在10岁内需要肝移植；然而，在肝移植后肝脏脂肪变性和慢性腹泻可能加重。
   - 温和型*ATP8B1*突变形式称为良性复发性肝内胆汁淤积症（BRIC），其临床特点是黄疸和皮肤瘙痒反复发作，但不进展至终末期肝病。

b. 进行性家族性肝内胆汁淤积症，Ⅱ型（PFIC-2；BSEP缺陷），临床上类似PFIC-1但无肝外表现，两者都有低的血清GGTP水平。是在染色体2q24上的*ABCB11*基因突变引起肝细胞胆盐输出泵（BSEP）缺陷的疾病，导致肝细胞内胆盐的堆积并最终影响肝细胞功能。
   - BSEP缺陷临床表现多样，从温和的表型（BRIC）到更严重的需要肝移植的表型。
   - 肝组织活检示新生儿肝炎表现为肝细胞巨细胞变。
   - BSEP缺陷的患者，尤其是发生双等位基因截断突变者，有进展为肝细胞肝癌（HCC）的高风险。因此，这类患者应定期监测。

c. 进行性家族性肝内胆汁淤积症Ⅲ型（PFIC-3；MDR3 缺陷），该型迅速进展为肝硬化或肝衰竭。
   - 与其他类型PFIC不同，该综合征的特征是血清GGTP水平升高。
   - PFIC-3是由染色体7q21～36 上的*ABCB4*基因突变引起的，编码在肝细胞胆小管膜上运输磷脂酰胆碱的输出泵。

d. TJP2不足是由*TJP2*突变引起蛋白质截断，导致蛋白质的定位失效和紧密连接结构破坏。已发现这些突变与婴幼儿的低GGTP表型的胆汁淤积相关。

e. 各种病因引起的肝细胞损害，如代谢紊乱、脓毒症、尿路感染、药物或毒素毒性，也可出现高胆红素血症，尤其是胆汁淤积，可能是肝细胞损害或胆汁流动改变（或两者兼有）所致。

f. 肝内胆管缺乏，定义为胆管数量在小叶间与门管区比例减少（正常是0.9～1.8；

缺乏时<0.5)，可以表现为非综合征型或综合征型，如Alagille综合征，表现为周围肺动脉狭窄、蝴蝶椎骨、角膜后胚胎环和特殊面容。

7. 肝外胆道结构异常：阻止胆汁从胆管进入肠道，致胆汁淤积和胆红素逆流进入全身循环。

a. 胆道闭锁：是一种以肝外胆管炎症和纤维化为特征的进展性疾病，导致肝外胆管部分或完全闭塞。

- 胆道闭锁的典型表现为胆汁淤积（高结合胆红素血症），2～6周龄出现陶土样大便。
- 至少有两种表型：①大多数患者（85%）表现为单纯的胆道闭锁（也被称为后天形成）；②另一类患者表现为一组重大器官异常，这组异常包括脾（无脾、多脾）、心血管、胃肠道异常（肠旋转不良、闭锁）和泌尿生殖系统异常等；<10%的病例除了纤维化阻塞外还有肝外胆管囊性扩张。
- 诊断基于临床、生化和组织学数据。肝组织活检标本显示门脉纤维化和胆管增生；如果不能排除肝外胆管梗阻，则应行术中胆道造影。
- 此病最初的治疗是肝门肠吻合术（kasai），可以直接从肝引流胆汁进入肠道。手术虽然不能治愈，但可能延缓疾病的发展。
- 继发于胆道闭锁的终末期肝病是小儿肝移植最常见的原因。

b. 胆总管囊肿：胆管囊状扩张，可以仅为肝外胆管扩张，也可包括部分肝内胆管扩张。

- 临床表现为腹痛和黄疸，伴或不伴腹部可触及包块，可发生于任何年龄。
- 可通过超声、计算机断层扫描（CT）、内镜逆行胰胆管造影或磁共振或ERCP、MRCP做出诊断。
- 治疗是手术切除扩张的胆管，不做旁路或引流，否则囊壁的上皮细胞发生恶性变的比例会增加。

8. 肝肠循环的改变：可能增加肠胆红素的重吸收。可能的原因是肠梗阻，如肠闭锁、先天性巨结肠症或由于抗生素的使用改变了肠道菌群。

（二）并发症

1. 高非结合胆红素血症

- 非结合胆红素水平升高可导致核黄疸。高危人群包括新生儿和Ⅰ型Crigler-Najjar综合征。
- 非结合胆红素水平大于30mg/dl与进展为脑病相关。
- 增加核黄疸发生的危险因素包括低蛋白血症、药物或有机阴离子造成的胆红素与白蛋白解离。

2. 胆汁淤积

- 继发于肠脂肪吸收障碍的营养不良可导致生长发育不良和脂溶性维生素

缺乏。

- 顽固性皮肤瘙痒。
- 胆固醇代谢的改变可致黄色瘤。
- 肝内胆汁淤积相关的许多疾病可发生肝癌，如FIC1，BSEP和MDR3缺乏，需要监测HCC。

（三）治疗

1. 高非结合胆红素血症

- 双容积换血可迅速降低新生儿血清胆红素浓度，减少核黄疸的风险。
- 光疗：光异构化胆红素为极性较大的化合物后可以从尿中排泄。
- 给予苯巴比妥帮助胆红素代谢，苯巴比妥可以通过诱导微粒体酶来促进胆红素代谢。

2. 胆汁淤积

- 治疗所有的肝内胆汁淤积都是对症的，治疗特别要考虑到营养不良和瘙痒。
- 熊去氧胆酸，一种利胆的胆汁酸，15mg/kg，每天分次服用，可以使胆汁淤积患者增加胆汁流动。
- 不正常的胆汁流动导致肠道的吸收功能差，补充脂溶性维生素也是必要的。
- 在某些情况下可能需要肝移植。

三、肝衰竭（见第2章）

- 脑病在儿童难以评估，临床上可能到晚期肝病才会有明显的表现；脑病不是诊断小儿急性肝功能衰竭必需的诊断标准。
- 儿童急性肝功能衰竭诊断标准：无慢性肝病证据、急性肝损伤的生化证据、维生素K不能纠正的凝血功能障碍［有肝性脑病时，凝血酶原时间（PT）＞15s或国际标准化比值（INR）＞1.5；无肝性脑病时PT≥20s或INR≥2］。
- 病因在各年龄组差异很大，50%的病因不确定。对乙酰氨基酚中毒是年龄较大的儿童和青少年患者中最常见的原因，而感染性原因（如甲型肝炎病毒）在发展中国家更为常见。代谢性疾病，包括Ⅰ型酪氨酸血症（见第20章）和病毒性肝炎［如疱疹病毒（见第6章）］是新生儿和婴幼儿急性肝功能衰竭常见的原因（表25.2）。
- 急性肝功能衰竭时推荐：早期识别急性肝功能衰竭、及时调查病因（表25.3）及收入ICU行支持治疗和监测。
- 小儿肝功能衰竭的预后取决于病因。由于肝移植通常可以挽救生命，因此应及早与移植中心取得联系。

表25.2 新生儿和婴儿急性肝功能衰竭的病因

分类	原因
感染	疱疹病毒，肠病毒，乙型肝炎病毒
代谢性疾病	半乳糖血症、酪氨酸血症、遗传性果糖不耐受（果糖或蔗糖喂养后），Citrin缺乏症，糖基化的缺陷，C型尼曼-皮克病，线粒体肝病
缺血	先天性心脏病，重度窒息
免疫失调	噬血细胞综合征，妊娠期免疫性肝病
药物和毒物	丙戊酸，对乙酰氨基酚
其他	Reye综合征，恶性肿瘤

表25.3 新生儿和婴儿急性肝功能衰竭的诊断性检查及特异性治疗

疾病	诊断性检查	特异性治疗
半乳糖血症	红细胞半乳糖-1-磷酸尿苷酰转移酶（GALT）	无乳糖配方奶
遗传性果糖不耐受	果糖-1-磷酸醛缩酶定量酶法测定（醛缩酶B）	免果糖饮食
酪氨酸血症Ⅰ型（见第20章）	尿琥珀酰丙酮	NTBC［0.5～1mg/（kg·d）］，除酪氨酸饮食
妊娠期同种免疫性肝病	口腔黏膜活检或腹部磁共振成像（肝外铁沉积）	双容量换血术后静脉注射免疫球蛋白（1g/kg）
Citrin缺乏症	血浆氨基酸，基因检测	低碳水化合物（无乳糖），高蛋白、高脂饮食，补充MCT
疱疹病毒感染	病毒血清学与PCR	阿昔洛韦［60mg/（kg·d），Ⅳ］
噬血细胞综合征（HLH）	诊断标准（见下文文本）	HLH-2004治疗方案：依托泊苷，地塞米松，环孢素A，鞘内注射甲氨蝶呤（如神经受累）

注：Ⅳ，静脉滴注；MCT，中链三酰甘油；NTBC，尼替西农，2（2-硝基-4三氟甲基苯甲酰-1），3-环己二酮；PCR，聚合酶链反应

（一）半乳糖血症

半乳糖血症由半乳糖-1-磷酸尿苷酰转移酶（GALT）缺乏所致，通常在出生后数日发病。

- GALT缺乏导致半乳糖-1-磷酸和半乳糖醇的蓄积。
- 可能以新生儿大肠杆菌败血症发病。
- 在婴儿喂养母乳或含乳糖的配方奶时发生低血糖，尿中可发现还原物质。
- 诊断是基于红细胞GALT活性缺失。美国许多州的新生儿筛查可做此检查。

- 如果不治疗，婴儿可死于肝功能衰竭。
- 治疗是通过免乳糖（半乳糖）饮食，因为乳糖可分解成葡萄糖和半乳糖。

（二）原发性线粒体肝病

线粒体缺陷常表现为新生儿肝功能衰竭、幼儿期进展性肝脏疾病突然恶化（常与神经肌肉症状有关），或进展为慢性纤维化肝脏疾病。提示线粒体肝病的典型特征包括神经系统受累、低血糖、高氨血症和乳酸性酸中毒。

1. 脂肪酸氧化缺陷中链酰基辅酶A（CoA）脱氢酶缺乏症（MCAD）和长链3-羟酰基辅酶A脱氢酶（LCHAD）缺乏，表现为肝大、低血糖和血清氨基转移酶升高。这些缺陷导致不能利用脂肪，使脂肪堆积在肝脏中。失代偿期患者低血糖时可出现低酮血症。
   - 失代偿的儿童往往在常见疾病如中耳炎或急性胃肠炎时，表现出嗜睡和严重的低血糖。静脉输液和葡萄糖输注可迅速见效。
   - 尿有机酸异常提示本诊断。酮体与二羧酸的比例低，表示不能代谢储存的脂肪。总血清肉碱水平低，而酰基肉碱的比例高。
2. 呼吸链缺陷，如Alpers综合征（*POLG*相关异常），通常表现为神经系统疾病（难治性癫痫和精神运动倒退）和进行性肝功能衰竭。在某些情况下，丙戊酸暴露可使肝脏受累加速。刚开始时常很难与抗癫痫药物的副作用区分。典型的肝生化显示轻度ALT和AST升高伴肝合成功能（低血糖、低蛋白血症、凝血功能障碍）受损。
3. 线粒体DNA缺失综合征，类似于Alpers综合征，以组织特异性线粒体DNA拷贝数减少为特征。本病通常在出生后数周或数月以此病的肝脑型表现，伴有进行性肝功能衰竭和包括肌张力低下和癫痫的神经系统症状。实验室检查常见持续的乳酸性酸中毒和低血糖。

（三）妊娠同种免疫性肝病

妊娠同种免疫性肝病是宫内同种免疫性肝损伤，是新生儿肝功能衰竭最常见的原因。它的特点是新生儿重症肝病伴发肝外铁质沉着症。

- 患儿通常表现为出生后很快出现低血糖，明显凝血功能障碍，黄疸（结合和非结合胆红素都高）；血清氨基转移酶不成比例的低。血清甲胎蛋白（AFP）水平高（100 000～600 000ng/ml）。
- 铁研究显示高铁饱和度和低转铁蛋白水平。非特异性的血清铁蛋白升高。
- 诊断需要做口腔黏膜活检或腹部MRI提示肝外铁沉积。
- 治疗上：双倍完整换血和静脉注射免疫球蛋白已被证明可以改善预后。
- 此后再妊娠，复发的风险高；建议高危女性静脉注射免疫球蛋白预防性治疗，妊娠14周和16周开始用（1g/kg），从18周后每周注射直到妊娠结束。

（四）Citrin缺乏症

Citrin缺乏症是常染色体隐性遗传疾病，是由基因*SLC25A13*突变所引起的线粒体膜天冬氨酸/谷氨酸转运蛋白缺乏。这种疾病在东亚国家更为普遍。具有两种表现形式。

1. Citrin缺乏症相关的新生儿肝内胆汁淤积（NICCD）新生儿期发病，临床表现可从一过性新生儿肝内胆汁淤积症到急性肝功能衰竭。
   - 常见低血糖与尿中还原物质检测如半乳糖血症。其他实验室特征包括高AFP和血浆中支链芳香氨基酸比例的增加。
   - 治疗包括予婴儿无乳糖配方奶粉，补充中链三酰甘油。肝功能紊乱通常在1岁以内缓解。其后儿童可能表现为嗜富含蛋白质的饮食和厌恶高碳水化合物食物。
2. 瓜氨酸血症2型，见于年龄较大的儿童或成人，以神经精神问题和高氨血症的急性发作起病。治疗包括补充精氨酸和高蛋白低碳水化合物饮食。

（五）Reye综合征

Reye综合征是小儿暴发性肝功能衰竭的罕见原因。

- 典型的表现继发于前驱期发热性疾病如上呼吸道感染或水痘感染，常与阿司匹林治疗相关。
- 发病后5～7天出现持续呕吐，通常此时原发病已改善。伴有神经系统恶化、癫痫发作和昏迷，可能很快进展到肝功能衰竭。
- 血清氨基转移酶水平通常大于正常上限的3～4倍。血氨水平显著升高，PT轻度至中度延长，血清胆红素正常。低血糖也是常见的。
- 肝组织学显示肝细胞内三酰甘油聚积呈泡沫样。电子显微镜显示线粒体结构的改变，脑线粒体也有类似的改变。
- 支持性治疗以控制颅内压和血糖水平为主。生存取决于早期诊断；在严重的神经系统受累发生之前治疗，则有更大的机会完全康复。

四、肝大

肝脏体积可出现增大，原因有细胞增生或肥大、纤维化、静脉淤血、脂肪浸润或肝脏中异常物质堆积和浸润、肿瘤浸润。

（一）炎性细胞浸润和Kupffer细胞增殖

可以由多种病因引起，如病毒性肝炎、自身免疫性肝炎（见第3～7章）。

（二）纤维化

纤维囊性肝病，是由胚胎胆道发育不足导致的。根据所涉及胆管的大小可表现为一组疾病谱。许多纤维囊性肝病与肾脏囊性疾病有关联（见第30章）。

1. 先天性肝纤维化以肝纤维化和门静脉高压为特征，通常与常染色体隐性遗传多囊肾病相关（ARPKD）。较重的肝病表现通常发生在年长时或青春期。肝大、脾大继发于门静脉高压症，是常见的体征。
2. Caroli病和Caroli综合征：囊性肝病累及大的肝内胆管。由于囊肿内胆汁淤积，患者易表现为复发性胆管炎。Caroli综合征也可以有如先天性肝纤维化一样的胆管板畸形。门静脉高压症是一种常见的表现，通常在胆管炎之前出现。

（三）静脉淤血

心脏功能障碍或肝流出道梗阻（Budd-Chiari综合征）可导致肝脏被动性淤血，可表现为肝大合并腹水和腹痛（见第21章和第22章）。

（四）代谢物质的贮积

1. 脂肪
   - 脂肪堆积致肝大可见于许多疾病，最常见的是肥胖、体重快速的变化、糖尿病、营养不良。肥胖和体重迅速增加会导致肝大，这与脂肪变性、轻度炎症反应和Kupffer细胞增生有关。据估计，非酒精性脂肪肝（NAFLD）在一般儿童人群中占3%～10%，在肥胖儿童人群中高达40%～80%（见第9章）。
   - 有报道称儿童和成人一样也可以从脂肪肝进展为脂肪性肝炎、肝纤维化和肝硬化，甚至在血清ALT正常或轻度升高的儿童中也有报道（有循证医学证据表明儿童ALT正常水平为男孩≤25U/L，女孩≤22 U/L）。
   - 在脂肪肝进展为脂肪性肝炎的过程中，代谢综合征（内脏型肥胖、高血压、胰岛素抵抗、糖尿病、血脂异常）显得比单纯肥胖更重要。
   - 种族背景也是一个危险因素；西班牙裔和本土美国人疾病进展的风险最高，而非裔美国人风险最低。
   - 因为在3～10岁的儿童罕见NAFLD，因此这个年龄组的患者需要详细的诊断性检查以排除其他病因，尤其是其他代谢性肝脏疾病。
   - 治疗主要包括减重、控制高血糖、高血脂。鉴于有加重肝脏炎症的可能，减肥不宜太快；建议儿童体重减轻速度为每周500g。
   - 随机、安慰剂对照试验显示维生素E治疗NASH或临近NASH儿童，可改善肝脏组织学及降低血清氨基转移酶。
2. 胆固醇　溶酶体酸性脂肪酶缺乏（LAL-D）是一种常染色体隐性遗传疾病，其特点是溶酶体内的酸性脂肪酶减少，降低了胆固醇的降解。

- LAL-D是由染色体10q23.2-q23.3上的*LIPA*基因突变造成不同程度的溶酶体酸性脂肪酶活性改变。
- 常见的肝病特征包括肝大（胆固醇酯和三酰甘油的蓄积）、血清氨基转移酶水平升高、进展性肝纤维化和肝硬化。

a. 胆固醇酯贮积病（CESD），因有残余酶活性，病症轻微，表现为不明原因的肝大和血脂异常（通常为Ⅱb型高脂蛋白血症）。任何年龄都可能发病。超过半数以上的患者可有脂肪肝、纤维化和肝硬化的进展性肝病。

b. Wolman病，是LAL-D的严重型，由LAL酶活性几乎完全缺乏导致。

- 该病通常表现为新生儿期持续性呕吐、腹泻、吸收不良（继发于肠上皮细胞脂质堆积）、生长发育停滞、肝脾大。肾上腺钙化是一个显著的特征。
- 神经功能恶化和死亡发生在6～12月龄。
- 酶替代治疗用重组人溶酶体酸性脂肪酶进行酶替代治疗已被批准用于儿童和成人LAL-D，静脉注射本药已被证明可改善Wolman病婴儿的生存率，GESD患者治疗20周后血清ALT、血脂和肝脏脂肪含量降低。

3. 糖原

a. 糖原贮积病（GSD）表现为肝大，通常无脾大，继发于肝细胞内的糖原贮积（见第20章）。

- GSDⅠ，因活性葡萄糖-6-磷酸酶缺乏或异常，不能进行糖异生作用。短期禁食后即可发生严重低血糖，并有乳酸性酸中毒、低磷血症、高尿酸血症、高脂血症。治疗包括高淀粉饮食，以玉米淀粉或持续喂食的形式提供一个持续的葡萄糖源。该类患者肝腺瘤的风险增加。
- GSD Ⅳ罕见，表现为婴儿期肝脾大和低体重，它是由脱支酶缺乏引起的。像GSDⅠ一样，糖原贮积病Ⅳ有糖异生缺陷和糖原堆积。这种类型的疾病可以进展为肝硬化伴肝功能衰竭，因此肝移植被认为是一种有效的治疗方法，然而，有报道肝移植后患者心脏和神经系统病变更加明显。

b. Mauriac综合征，在1型糖尿病患者中发现，本病以控制不佳的糖尿病、发育迟缓、肝大三联征为特点。

- 肝组织学显示弥漫肿大的肝细胞、糖原贮积，与GSD一样。
- 可能出现不同程度的脂肪浸润和纤维化。
- 控制血糖可改善本病。

4. 鞘脂类

a. 戈谢病为常染色体隐性遗传病，由溶酶体内负责降解鞘脂类的葡糖脑苷脂酶缺陷导致（见第20章）。分三种类型。

- Ⅰ型典型表现是肝脾大，无慢性神经系统病变表现。这是最常见的类型，占病例数的90%。

- Ⅱ型表现是肝脾大，伴神经系统病变，通常在2岁时夭折。
- Ⅲ型表现是有肝脾大，后期出现神经系统病变。

b. 尼曼-皮克病

- 尼曼-皮克病A型和B型是常染色体隐性遗传疾病，其原因是*SMPD1*基因突变导致鞘磷脂酶的活性减低，使鞘磷脂在包括肝脏在内的许多器官的网状内皮系统贮积。肉眼检查可见樱桃红斑。肝组织活检标本的特点是充满脂质的泡沫细胞和储积在巨噬细胞内的鞘磷脂。
- C型尼曼-皮克病，不同于A和B型，本型由脂质运输的缺陷导致，在受影响的细胞中未酯化胆固醇和鞘脂贮积。可发生神经认知功能障碍和内脏疾病，表现多样，相比婴儿期和成年期，儿童期发病更为常见。

5. 异常的α_1抗胰蛋白酶　α_1抗胰蛋白酶缺乏的PiZZ 和PiSZ 两种表型，是由异常的α_1抗胰蛋白酶在内质网堆积引起的肝脏相关疾病。患者可能出现新生儿胆汁淤积或在婴儿晚期或儿童期表现出肝病特征。肝移植已被用于治疗与这种疾病有关的肝病（见第20章）。

6. 铜贮积病（见第19章）　Wilson 病是由铜过载引起的遗传病，基因突变位于13号染色体上。

- 携带率为1/90；疾病的表现可为多样性。铜排泌异常导致铜在肝脏过度贮积，其后可在中枢神经系统和其他器官贮积。
- 肝病多在20～40岁发病。其后易于出现神经或精神系统疾病。
- 诊断：血清铜蓝蛋白水平低于20mg/dl，肝铜＞250μg/g干重，尿铜＞100μg/d。
- 肝组织活检标本在病程早期显示脂肪变性；疾病会出现肝脏炎症进展、肝纤维化乃至肝硬化。肝脏铜染色有助于诊断但不特异，铜染色阴性不能排除Wilson病。
- 如果不治疗，病变可逐渐进展，至肝功能衰竭而致命。铜螯合疗法可控制疾病。青霉胺和曲恩汀是螯合剂，能增加铜从尿中排泄。锌可阻碍肠道对铜的吸收。
- 有些患者出现急性肝功能衰竭；在这种情况下，唯一有效的治疗方法是肝移植，肝移植可治愈本病。

（五）肿瘤浸润

浸润的肿瘤可导致肝大。

- 原发肿瘤包括胆道肝母细胞瘤、血管内皮瘤、畸胎瘤、胚胎性横纹肌肉瘤、肝细胞癌。
- 继发肿瘤可浸润于肝的包括神经母细胞瘤、肾母细胞瘤、淋巴瘤。
- CT能明确局灶性异常改变的肿瘤，对弥漫性浸润的肿瘤不易诊断。确诊需借助活检。

■ 治疗取决于肿瘤的类型。

五、病毒性肝炎（见第3～5章）

■ 甲型肝炎和乙型肝炎是儿童最常见的病毒性肝炎。

■ 虽然甲型肝炎和乙型肝炎均可表现为急性发病、黄疸、肝大，但疾病过程可有所不同。

■ 此外，其临床表现和疾病过程不同于成人。

1. 甲型肝炎

■ 甲肝病毒通过粪-口途径传播，暴发往往可以追溯到卫生未达到标准的日托中心。在日托中心与孩子们一起工作的成年人患这种疾病的风险增加。

■ 疾病在儿童往往症状轻（75%～95%），无明显黄疸，而成年人更常见到症状（75%～95%）。

■ 本病有自限性，不需要特异的治疗，但需要随访以防止进展为急性肝功能衰竭。

■ 儿童和高风险成人接种甲肝疫苗能够非常有效地预防该疾病（94%）。

2. 乙型肝炎

■ 围产期高传染性的母亲将乙型肝炎病毒传播给婴儿，是流行区乙肝病毒感染的重要途径。急性症状是少见的，尤其是婴幼儿。年龄较大的儿童表现出与成人相似的临床过程。

■ 相关的免疫复合物介导的肝外疾病，如膜性肾小球肾炎或儿童丘疹性肢端皮炎（Gianotti-Crosti综合征）很少发生。

■ 乙型肝炎表面抗原（HBsAg）阳性的母亲［尤其是那些乙型肝炎病毒e抗原（HBeAg）阳性者］所生的婴儿，具有发生慢性乙型肝炎高风险，通常儿童时期保持在免疫耐受期，并在后期有罹患肝癌的风险。

■ HBsAg阳性母亲所生的婴儿，出生后4～6小时用乙肝免疫球蛋白和第一针乙型肝炎疫苗，随后完成后续的乙肝疫苗系列接种可以预防婴儿感染本病。

■ HBeAg阳性和血清乙型肝炎病毒DNA高载量的妇女应行抗病毒治疗。

3. 丙型肝炎

■ 母婴传播是儿童期感染丙肝病毒的一个常见途径，围产期传播率为5%；静脉吸毒是青少年一种常见的传播途径。

■ 急性丙型肝炎在儿童不常发现；儿童时期疾病发展缓慢，进展期肝脏疾病和严重的并发症是罕见的。

■ 在美国被批准用于治疗儿童丙型肝炎的药物包括聚乙二醇干扰素-alfa2b联合利巴韦林。应答率低，而副作用常见。2017年口服直接抗病毒药物雷迪帕韦（ledipasvir）和索非布韦（sofosbuvir）组合被批准用于12～17岁的基因型为1型、4型、5型或6型的丙型肝炎病毒感染儿童。因为这些药物非常有效，比干扰素为基础的方案的副作用小，儿童治疗可推迟到这两种药物被批准治疗12岁以下儿童时，或其他药物被批准用于治疗儿童基因2型或3型时。

六、影响肝脏的全身性疾病（见第24章）

1. 囊性纤维化（CF）

- CF是一种氯化物分泌异常的疾病，通常累及肺和胰腺。多数患者有局灶性和多发性胆汁性肝硬化合并门静脉高压等。
- 肝脏的表现似乎并不取决于CF的基因型，也与肺疾病的严重程度无关。
- 肝大，这可能被错误地归因于肺过度膨胀。
- CF患者发生胆泥、胆石症、胆管狭窄、小胆囊、新生儿胆汁淤积时间延长的概率高。
- 熊去氧胆酸治疗已被证明可以改善CF相关肝病的异常实验室检查结果；然而，目前还不清楚预防性的熊去氧胆酸治疗是否对所有CF患者有益。

2. 镰状细胞病

- 镰状细胞病患者常有肝大，此表现继发于肝窦扩张、Kupffer细胞增生。
- 因血红蛋白快速更新，继发性胆石症的发生率增加。

3. 全胃肠外营养（TPN）

- 在儿童，尤其是新生儿，长期TPN可伴有胆汁淤积，可进展为肝硬化和肝功能衰竭。
- 因TPN导致肝病确切的发病机制不明，可能是多方面的原因，包括TPN液中的有毒底物、营养素和微量营养素缺乏、细菌有害的产物（促炎性脂多糖）穿过未发育成熟的肠黏膜屏障。
- 新生儿发生TPN淤胆的风险高，因为肝脏还不成熟，为保证充分生长而对能量要求较高。建议婴儿每天最多3.5g/kg的脂肪，低输液率与胆汁淤积发生减少相关。
- 高危因素包括早产、腹部手术、坏死性小肠结肠炎和感染，尤其是导管相关性血流感染。
- 最有效的治疗方法是经肠道喂养和停止TPN。作为脂质成分的鱼油脂肪乳剂或多源脂质乳剂可以减少黄疸和肝胆疾病。

4. 乳糜泻

- 乳糜泻患者可出现血清氨基转移酶升高，凝血酶原时间延长，甚至在无胃肠道症状时就可出现非特异性肝组织学改变。
- 乳糜泻也与自身免疫性肝炎，原发性硬化性胆管炎（PSC）、原发性胆汁性胆管炎有关。

■ 无麸质饮食通常可纠正患者的异常实验室指标和肝组织改变。

5. PSC和炎性肠病（IBD）（见第17章）

■ IBD患者，特别是溃疡性结肠炎，可能发展为PSC。相当比例的患者有自身免疫性疾病（自身免疫性硬化性胆管炎）。

■ PSC的进展与IBD的持续时间或严重程度无关，可能先于肠道症状。

■ 免疫抑制剂治疗炎性肠病并不能改善PSC的症状或疾病进展。

6. 儿童组织细胞综合征　网状内皮系统的异常活化可导致肝脏疾病。

a. 朗格汉斯细胞组织细胞增生症（LCH）

■ LCH的发病率是（4～5）/100 000例，患者诊断时平均年龄在30月龄。

■ 异常激活的朗格汉斯细胞可以浸润到肝脏，从而导致血清氨基转移酶水平升高、低蛋白血症、凝血酶原时间延长和肝大。

■ 肝组织学检查通常显示有门管区淋巴细胞、中性粒细胞、嗜酸性粒细胞等炎细胞浸润。LCH肝脏免疫组化可有S-100蛋白染色。

■ 硬化性胆管炎是可以归因于LCH的典型过程。需要肝移植的该病患者可能在术后发生急性细胞性排斥反应且移植后淋巴组织增生性疾病的风险增加。

b. 噬血细胞综合征（HLH）

■ HLH的发病率为每年1.2/100 000，患者诊断年龄的中位数是2.9月龄。

■ 本病是由良性巨噬细胞异常激活引起的多器官疾病。

■ 临床表现多样，包括婴幼儿急性肝功能衰竭。

■ 肝组织学显示大小不等的门管区淋巴细胞浸润。

■ 诊断标准包括以下八个特征中的五个：①发热；②脾大；③全血细胞减少（≥2细胞系）：血红蛋白<9g/L、血小板<100×10^9/L、中性粒细胞<1×10^9/L；④高三酰甘油血症（≥265mg/dl）和（或）低纤维蛋白原血症（≤150mg/dl）；⑤在骨髓、脾脏或淋巴结（没有证据的恶性肿瘤）见噬血细胞；⑥低或无NK细胞活性；⑦血清铁蛋白≥500μg/L；⑧可溶性IL-2Rα≥2400 U/ml。

■ 治疗可行骨髓移植。

7. 肌营养不良　与肝脏不相关的疾病，但常有血清AST水平的升高，使临床医生认为是肝脏疾病。进一步的检查显示肌酸激酶和（或）醛缩酶水平升高，从而证实了升高的AST缘于肌肉。

8. 先天性糖基化障碍　碳水化合物缺陷的糖蛋白综合征，包括一组与氮连接的寡糖装配缺陷相关的多系统疾病。

■ Ⅰa型，最为常见、描述最清楚，是由磷酸甘露糖异构酶2（*PMM2*）基因缺陷引起的，发病率为1/80 000。

■ 婴儿由于多系统疾病，有高死亡率风险。那些幸存度过婴儿期的患儿通常有严重的精神运动疾病和智力发育迟滞。患者婴儿期即可出现继发于肝脂肪变性或纤维化的不同程度的肝功能不全。

■ 诊断依据是等电点聚焦技术显示血浆铁蛋白异常。

■ 治疗：D-甘露糖可以改善Ⅰb型患者肝脏和胃肠道症状（Ⅰb型，磷酸甘露糖异构酶缺乏，主要是肝脏和肠道疾病，轻度神经系统受累）。

参考文献

Beath SV, Kelly DA. Total parenteral nutrition-induced cholestasis: prevention and management. *Clin Liver Dis*. 2016; 20: 159-176.

Feldman AG, Mack CL. Biliary atresia: clinical lessons learned. *J Pediatr Gastroenterol Nutr*. 2015; 61: 167-175.

Fretzayas A, Moustaki M, Liapi O, et al. Gilbert syndrome. *Eur J Pediatr*. 2012; 171: 11-15.

Grijalva J, Vakili K. Neonatal liver physiology. *Semin Pediatr Surg*. 2013; 22: 185-189.

Jacquemin E. Progressive familial intrahepatic cholestasis. *Clin Res Hepatol Gastroenterol*. 2012; 36: S26-S35.

Memon N, Weinberger BI, Hegyi T, et al. Inherited disorders of bilirubin clearance. *Pediatr Res*. 2016; 79: 378-386.

Mieli-Vergani G, Vergani D. Paediatric autoimmune liver disease. *Arch Dis Child*. 2013; 98: 1012-1017.

Mieli-Vergani G, Vergani D. Sclerosing cholangitis in children and adolescents. *Clin Liver Dis*. 2016; 20: 99-111.

Mitchel EB, Lavine JE. Review article: the management of paediatric nonalcoholic fatty liver disease. *Aliment Pharmacol Ther*. 2014; 40: 1155-1170.

Molleston JP, Schwimmer JB, Yates KP, et al. Histological abnormalities in children with nonalcoholic fatty liver disease and normal or mildly elevated alanine aminotransferase levels. *J Pediatr*. 2014; 164: 707-713.

Pan X, Kelly S, Melin-Aldana H, et al. Novel mechanism of fetal hepatocyte injury in congenital alloimmune hepatitis involves the terminal complement cascade. *Hepatology*. 2010; 51: 2061-2068.

Santos JL, Choquette M, Bezerra JA. Cholestatic liver disease in children. *Curr Gastroenterol Rep*. 2010; 12: 30-39.

Stender S, Frikke-Schmidt R, Nordestgaard BG, et al. Extreme bilirubin levels as a causal risk factor for symptomatic gallstone disease. *JAMA Intern Med*. 2013; 173: 1222-1228.

Suchy FJ, Sokol RJ, Balistreri WF, eds. *Liver Disease in Children*. 4th ed. Cambridge: Cambridge University Press; 2014.

第26章

老年肝病

Teresita Gomez de Castro, MD　Hanisha Manickavasagan, MD　Santiago J. Muñoz, MD 著
蔡少平　范振平　译　吉程程　校

要　点

1. 几种肝病的临床表现、预后及处理在老年人与年轻人是不同的。
2. 肝血流量、肝脏体积及肝脏的再生能力随年龄增长而下降，可引起肝脏对某些药物代谢能力的下降，并可导致肝脏疾病［如急性病毒性肝炎或药物性肝损伤（DILI）］快速恢复能力的下降。
3. 某些疾病，如急性肝功能衰竭及药物性肝损伤，老年人比年轻人往往更为严重且预后更差。
4. 肝细胞癌的发展与肝硬化的持续时间直接相关，因此肝硬化的老年人应认真筛查是否会发生肝细胞癌。
5. 高龄不再是肝移植的禁忌，不可逆的终末期肝病老年患者如经筛选也可以考虑肝移植。反之，老年供肝也可成功用于移植，虽然可能存在部分供肝功能差的风险。

一、细胞及生化特点

（一）概述

1. 年龄增长影响肝脏，但较身体的其他部分受影响程度要小。
2. 老年人的肝脏体积减小20%～40%，随着年龄的增长肝脏血流减少1/3，这些改变可引起细胞功能及生化过程的改变。
3. 由于人口老龄化，这些与年龄有关的改变具有相当重要的意义。现实中，老年人使用约1/3的处方药物，其中许多是由肝脏代谢的。

（二）老年肝脏细胞及生化学改变

1. 肝细胞老化主要以肝脏合成蛋白质的减少为特征；一些异常蛋白质聚积在老化的肝细胞中（框26.1）。

框26.1 老年肝脏内蓄积的蛋白

氨酰tRNA合成酶

组织蛋白酶D

葡萄糖-6-磷酸脱氢酶

磷酸甘油酸激酶

NADP细胞色素C还原酶

超氧化物歧化酶

NADP，烟酰胺腺嘌呤二核苷酸磷酸

2. 在老化肝脏见到的组织病理改变包括细胞体积增加，异常细胞核的数量、染色体异常的频率增加，通常还有溶酶体大小及数量的增加。线粒体体积增大但数量减少，并有肝血流减少，这些改变可导致肝脏对某些药物代谢能力减小。老年肝脏中可见肝星状细胞端粒体长度变短，可增加肝脏纤维化趋势。
3. 老年人肝脏中肝窦细胞厚度变薄，数量减少，窦孔变小，可引起肝细胞与肝窦中血浆分子的交换紊乱。
4. 在老年人肝组织活检中可见到脂褐素，也称“磨损”色素。脂褐素是大片的非酶的糖基化和异质的细胞成分（包括核酸、蛋白质、脂质）交叉连结。有证据表明，脂褐素可能是（至少部分是）棕榈酸视黄酯蓄积。以前认为脂褐素在生物学上是没有意义的，越来越多的证据表明它通过干扰肝细胞基因转录过程而减少细胞存活时间。
5. 老年人肝细胞对胰岛素及皮质类固醇的敏感性降低。蛋白质降解、转录及翻译过程减少。细胞蛋白质分解的改变对细胞生命周期造成严重影响，可能成为衰老过程的主要特征。

二、老年人肝脏病理生理

（一）概述

1. 血清常规肝功生化指标，如血清白蛋白、氨基转移酶、胆红素，随年龄增长，改变不明显。
2. 随年龄增长而改变的指标：肝脏重量及血流减少、药物代谢减弱、对激素及生长因子反应性减弱、再生延迟。

（二）药物代谢改变

1. 在老年人，许多依赖肝细胞的细胞色素P450（CYP）系统代谢的药物（如咪达唑仑、苯妥英、普萘洛尔、对乙酰氨基酚）清除减少。但CYP3A 和CYP2E1的酶活性不随年龄而改变，这意味着老年人对乙醇和对乙酰氨基酚等药物造成的DILI一样敏感。

2. 上述药物清除率降低一定有其他机制。老年人肝脏体积减少40%，肝血流量减少50%，可以解释某些高首过效应药物（如普萘洛尔）系统性清除的减少。无明显高首过效应的药物清除率下降更可能与肝脏体积的缩小有关。
3. 老年人由于体内脂肪/体液的比例增加，水溶性药物的分布容积普遍减少。尽管随着年龄增长对乙醇的代谢并不发生明显改变，但年老者乙醇急性摄入后由于分布体积减少，血液中乙醇水平可见升高。
4. 与年龄相关的肝脏血流减少主要是由于门脉血流的减少。应用灵敏的多普勒技术显示，40岁以下人群的门脉血流值为（740±150）ml/min，大于71岁的人群则降低为（595±106）ml/min。门脉血流减少的原因可能与动脉粥样硬化导致的肠系膜动脉血流减少有关。

（三）胆固醇代谢的改变

1. 随着年龄的增长，胆汁中胆固醇的含量会增加，胆石形成指数也会增加，这是由肝脏分泌胆固醇增加及胆汁酸生成减少所致。老年时胆囊对内源性胆囊收缩素（CCK）应答降低，导致餐后胆囊收缩减弱。老年女性过饱和胆汁是年轻女性的4倍。
2. 胆结石的发生随年龄增长而增加。70岁后40%～60%的人都有胆结石，胆结石的并发症在老年人更为严重。

三、老年人肝脏疾病

（一）急性病毒性肝炎（见第3～6章）

老年人急性病毒性肝炎较年轻人病程长、病情重、不易恢复，可能与合并其他基础疾病、年龄相关的免疫功能下降及老年肝脏再生能力下降有关。

1. 甲型肝炎
   - 由于机体对甲肝存在免疫性的概率很高，甲型肝炎在老年人相对少见。然而，西方国家对甲肝缺乏免疫的老年人的比例在增加（如美国大于50岁的人群中约有30%）。
   - 老年急性甲型肝炎患者住院率高，合并并发症概率高，出现严重肝功能不全、凝血功能障碍概率高，病死率约4%（约为年轻患者病死率的10倍）。
   - 老年人如果计划到甲型肝炎流行地区旅行，应该检测甲型肝炎病毒抗体。如果检测结果为阴性，在旅行前至少4周应该注射第一剂甲肝疫苗；其他甲肝疫苗接种情况按照免疫接种咨询委员会推荐的老年人接种方案执行。
2. 乙型肝炎
   - 老年人急性乙型肝炎较年轻人少。

- 老年人多表现为胆汁淤积，肝细胞坏死较少。通常症状和病情较重，恢复时间较长。
- 尽管老年人乙肝表面抗原（HBsAg）清除较年轻人需要更长时间，但两者整体预后相似。老年人感染乙肝病毒（HBV）后更易发展成慢性感染。
- 在慢性HBV自然史中，乙型肝炎e抗原（HBeAg）和e抗体（抗HBe）检出率与患者的年龄呈负相关。
- 老年人对乙肝疫苗的反应性较年轻人差，可能是由于产生抗体的B细胞数量减少。老年人接种更大剂量疫苗或强化免疫接种可能是成功接种乙肝疫苗的必要方式。

3. 丙型肝炎

- 老年人急性丙型肝炎的发病率较年轻人低。
- 与急性甲型肝炎、乙型肝炎相似，胆汁淤积是老年急性丙型肝炎的突出特征。
- 是否进展为慢性丙型肝炎与最初感染丙型肝炎病毒时的年龄有关。

4. 戊型肝炎

- 大多数急性戊型肝炎感染患者年龄大于60岁。在美国，3%疑似药物性肝损伤的急性肝损伤的患者被发现实际上是戊型肝炎IgM抗体阳性。

5.其他原因引起的肝炎

- 在免疫抑制和衰弱的患者发生肝炎时，应注意疱疹病毒和巨细胞病毒感染可能性并建议进行相关检查。
- 在表现为急性病毒性肝炎的老年人中，鉴别诊断应包括缺血（缺氧）性肝炎、脓毒症、肝转移癌、药物性肝炎、散发急性戊型肝炎及梗阻性黄疸（见第1章）。
- 反之亦然，老年人有黄疸及肝酶升高，怀疑肝外胆道梗阻者需要与急性病毒性肝炎相鉴别。

（二）慢性病毒性肝炎（见第4章和第5章）

1. 慢性乙型病毒性肝炎

- 通常情况下，老年人慢性乙型肝炎的临床表现与年轻人相似。然而，与年轻患者相比，许多慢性乙型肝炎老年患者HBeAg阴性、HBVDNA水平更低，这意味着更低水平病毒复制及较小的传染性。此类血清学特征表明乙型肝炎病程长，被称为“低复制状态”。
- 除非有肝硬化，低复制状态的老年患者通常不需要抗病毒治疗。老年慢性乙型肝炎患者每年有4%的人进展至肝硬化。
- 治疗慢性乙型肝炎的主要抗病毒药物有恩替卡韦、替诺福韦和聚乙二醇干扰素-α2a；拉米夫定、阿德福韦酯和替比夫定不再作为一线治疗用药。应用替诺福韦、恩替卡韦治疗，在老年患者和年轻患者中疗效一致。

- 老年乙型肝炎患者的肌酐清除率常低于50ml/min，因此，恩替卡韦、替诺福韦及其他核苷类似物或核苷酸类似物必须减量。
- 高龄老人发生肝细胞癌的风险增高，因此在老年乙型肝炎患者需要警惕肝细胞癌，并进行监测。

2. 慢性丙型病毒性肝炎

- 慢性丙型肝炎老年患者和年轻患者的临床表现相似。

a. 大部分（约70%）慢性丙型肝炎患者是婴儿出生潮时期人群（1945～1965年出生）。

b. 这类人群的高慢性丙型肝炎感染率是疾病预防控制中心和美国国立卫生服务中心推荐对这些年出生的所有人进行HCV检查的基础。

c. 老年人慢性丙型肝炎患者中ALT正常者较年轻人多。

d. 新感染HCV的老年患者病毒自发清除率较年轻患者低。

e. 应用直接抗病毒药物（DAAs）治疗，在老年患者和年轻患者同样有效。

f. 老年人感染后更易进展为肝纤维化，发生肝细胞癌的风险增高。

3. 慢性乙型肝炎及慢性丙型肝炎一个重要并发症是肝细胞癌。肝细胞癌发生与慢性肝炎的病程相关，因此慢性乙型肝炎或慢性丙型肝炎所致肝硬化的老年患者应每年行两次肝脏超声及甲胎蛋白检测（见第11章和第29章）

（三）药物性肝损伤（见第10章）

1. 药物性肝损伤的风险随年龄增长而增加。约20%有黄疸的老年人继发于药物及保健品所致肝损伤，而在所有年龄黄疸住院患者中，这个比例仅为2%～5%。
2. 药物毒性增大与下列因素相关：分布容积改变、因肝脏血流及体积减小而导致清除率下降、酶系统抑制（尤其是CYPs）、肝脏对损伤的反应能力下降、肝细胞再生能力降低及肾脏清除率下降。
3. 老年人更可能服用多种药物，据报道，服用6种药物的药物不良反应较服用1种药物高3倍。多种药物可能导致CYP活性增加或降低，导致药物间相互作用及相应的毒性。
4. 所有出现肝酶升高和黄疸的老年人都应该注意药物性肝损伤。引起老年人肝毒性的药物通常主要有抗生素（如阿莫西林克拉维酸钾）、心血管药物（如胺碘酮）、解热镇痛药（如对乙酰氨基酚）。框 26.2列出一些随年龄增长肝毒性增加的药物。
5. 在老年人，所有不必要的药物都要停用。对于必须应用的药物，如果怀疑存在肝毒性，必须换成不同种类的药物。

框26.2 随年龄增长肝毒性增加的一些药物

丹曲林
氟氯西林
氟烷
异烟肼
甲基多巴
舒林酸

摘自：Dice JF.Aging and the uncertain role of sirtuins.In：Arias IM, Wolkoff A, Boyer J, et al, eds.*The Liver*：*Biology and Pathobiology*, Singapore：Wiley-Blackwell；2009：955-960.

（四）非酒精性脂肪性肝病和非酒精性脂肪性肝炎（见第9章）

1. 普通人群非酒精性脂肪性肝病（NAFLD）占20%～30%，NAFLD及其更重一级的疾病［非酒精性脂肪性肝炎（NASH）］的发病率在老年人较高，并且与NASH相关的肝纤维化比例也增加。
2. 代谢综合征包括胰岛素抵抗、肥胖、糖尿病、高三酰甘油血症和高血压，其发病率随年龄增长而升高。NAFLD人群中几乎普遍存在代谢综合征。
3. 对于合并NASH病态肥胖的老年人，当尚未进展至肝硬化时，减肥手术可能是一种治疗方法。
4. 肝细胞癌偶见于没有肝硬化的NASH患者。

（五）自身免疫性肝病

1. 自身免疫性肝炎（见第7章）
   - 17%～56%的患者在65岁以后发病；这组患者中男女比例为1∶9。
   - 老年患者通常表现为黄疸、疲乏及困倦，较年轻患者更易出现腹水。
   - 该病的管理策略在所有成年患者都是一致的，但老年患者治疗失败需要行肝移植的比例较低。然而，老年患者与治疗相关的并发症较多，如骨质疏松、压缩性骨折、青光眼、高血压及肥胖。
2. 原发性胆汁性胆管炎（PBC，以前称为原发性胆汁性肝硬化）（见第16章）
   - PBC主要影响中年女性，但在某些人群中，50%的患者在65岁后第一次发病。
   - PBC在老年患者最常见的表现类型是无症状型，与小于65岁的患者相比无症状或极少有症状（瘙痒、体重下降、疲乏）。
   - 应用熊去氧胆酸治疗超过20年的PBC患者的数量在增加，这些人目前都是老年人。
   - 在奥贝胆酸（2016年被许可用于PBC治疗中）的注册试验中，约1/4入选患者年龄大于65岁。

- 在老年患者中，骨密度降低的筛查非常重要，并应针对低骨密度给予恰当治疗。

3. 原发性硬化性胆管炎（见第17章）
   - 通常发生在20～40岁，因此该诊断在老年人中并不常见。年龄增长是预后不佳的独立危险因素。
   - 表现为胆汁淤积性黄疸及胆道造影提示原发性硬化性胆管炎的老年患者，应注意除外胆道肿瘤（见第36章）。

（六）酒精性肝病（见第8章）

1. 大部分酒精性肝病的患者年龄在40～60岁或以上。
2. 与年龄相关的乙醇代谢的降低会导致肝内乙醛水平升高，乙醛水平的升高导致老年肝脏内线粒体脂肪酸氧化的下降，从而成为发生脂肪变性的基础。
3. 老年患者较年轻患者更易出现晚期肝脏组织学表现，且有肝脏失代偿的典型体征：腹水、黄疸和下肢水肿。
4. 在年龄大于60岁的患者中，酒精性肝病的病死率较高：患病后一年内病死率为34%，年轻人仅为5%。年龄大于70岁的患者，患病后一年内病死率上升至75%。

（七）代谢性肝病

1. 遗传性血色病（HH）（见第18章）
   - 大多数患者在中年前发病，部分老年患者会出现肝细胞癌或终末期肝病有关的其他并发症。
   - 存在C282Y的*HFE*基因变异的男性患者可以存活很久而不出现生化及组织学异常，只有少数C282Y纯合子的人表型表达HH。
   - 由于规律月经及生育过程中出血的铁消除作用，女性患者相对于男性个体出现典型症状的时间要推迟10年。
   - 常见症状包括疲乏、糖尿病、阳痿及关节炎，所有这些症状在老年患者都常见。合并神经系统紊乱的老年患者应考虑HH的可能性，因为铁过载可能表现为小脑综合征。
   - HH所致肝硬化的主要死因是HCC；应该每6个月进行超声检查及甲胎蛋白检测。
   - 老年患者不能耐受大剂量的放血治疗，与年轻患者相比，放血疗法的频次和数量更低。
2. α_1抗胰蛋白酶缺乏（α_1ATD）（见第20章）
   - 纯合子α_1ATD患者通常在65岁前发病。
   - 杂合子α_1ATD一直被认为是65岁以上肝硬化的原因之一，所占比例约为5%，杂合子α_1ATD在普通人群中也很常见。但是，尚无证据证实含有杂合子α_1ATD的普通人群中细胞内的α_1ATD球形包涵体具有肝毒性。

- 尽管针对α_1ATD引起的肝脏疾病尚无有效的治疗方法，但对杂合子及家庭成员的确诊很重要，这样可以使他们避免一些不良行为，如饮酒、吸烟及静脉毒品使用，从而避免这些不良行为损害肝脏及肺脏功能。

3. Wilson病（见第19章）尽管有报道大于70岁者中有初次诊断Wilson病的患者，但在老年患者中初诊为Wilson病者极少见。

（八）肝脓肿（见第30章）

1. 在北半球多数化脓性肝脓肿患者年龄大于60岁，有报道平均年龄为47～65岁。
2. 老年患者诊断较年轻患者困难，因为典型表现如发热、黄疸、右上腹疼痛多不明显。老年患者更多可能存在非特异症状，如上腹痛、虚弱、疲乏及气短。
3. 尽管约一半肝脓肿的来源为胆道（多数为上行性胆管炎所致），但其他腹腔内和胃肠道原因也应该考虑，包括下列因素：
   - 胃或十二指肠溃疡穿孔。
   - 胰腺炎。
   - 肝周脓肿。
   - 门静脉血栓。
   - 腹膜炎（任何原因）。
   - 炎性肠病。
   - 结肠癌。
   - 憩室炎或憩室脓肿。
   - 隐源性（一些原因与牙齿状况不佳有关）。
4. 与年轻患者相比，老年患者多存在胆结石相关疾病或恶性肿瘤，并且会存在多种微生物感染。
5. 几乎1/3患肝脓肿的老年人在尸检时发现生前被误诊为肝脏恶性疾病。应通过穿刺活检确诊肿瘤，尤其当恶性肿瘤原发病灶不明确时。
6. 同年轻患者一样，经皮穿刺抽吸引流联合静脉抗生素可以成功治愈肝脓肿。

（九）胆结石和胆道疾病（见第34章）

1. 胆结石是与年龄相关的疾病。未治疗的胆道疾病的病死率会随年龄增长而增加。老年人胆囊癌发生率较年轻人高（见第36章）。
   - 年龄相关的变化，包括胆汁成石性增高、胆色素降解、胆汁细菌增加及胆囊运动的改变，这些变化可促进胆结石形成。
   - 在大于80岁的胆石症患者中胆管结石的发病率达50%。
2. 根据年龄确定的胆道疾病的治疗见表26.1

表26.1 老年人胆道疾病的治疗

胆道疾病	治疗
急性或慢性胆囊炎	早期胆囊切除术（最好为腹腔镜）；如果不能行胆囊切除术，应放置经皮胆囊造口引流管，待情况许可时行胆囊切除术
胆管炎伴胆总管结石	ERCP伴括约肌切开术及取石术
胆总管结石伴胆囊结石	ERCP伴括约肌切开术；如果症状持续，应行胆囊切除术或经皮胆囊造口术并腹腔镜胆管探查术
无症状胆结石	观察优于预防性治疗

注：ERCP，内镜逆行胰胆管造影

- 随着腹腔镜胆囊切除术问世，早期手术干预使得老年患者的并发症发生率及病死率与年轻患者接近。
- 内镜逆行胰胆管造影行括约肌切开术也使老年患者的发病率及病死率与年轻患者无明显差异，尽管老年患者的住院时间更长。
- 老年患者在切除胆囊的同时不应做阑尾切除术，因为创伤感染的风险较高且发生急性阑尾炎的危险较低。

（十）肝脏肿瘤（见第29章）

1. 肝细胞癌（HCC）

- 肝硬化的老年人患HCC的风险增高，HCC的发生与肝硬化持续时间确切相关。在西方国家，由肝硬化发展为HCC的患者50%年龄超过60岁，40%年龄超过70岁。
- 因为丙型肝炎自然病史较长，HCV所致肝硬化是HCC的首要原因（每年5%的发病率）。越来越多的研究发现，在老年人中NAFLD是HCC原因之一，包括一些没有肝硬化的人。
- 如前所述，应该进行HCC的筛查，早期发现小的肝细胞癌可以行根治性治疗（切除、肝移植）以延长生存期。
- 老年患者HCC非手术治疗包括射频消融、经导管动脉栓塞化疗（TACE）术、钇-90放射栓塞术及微波消融，效果与年轻患者相似。对于不能切除的晚期HCC，应用索拉非尼化疗可延长生存期。
- 对于轻度或无门静脉高压的代偿良好的年龄≥70岁的肝硬化患者，HCC肝切除手术是安全的，是否行手术治疗取决于肿瘤位置及大小（见第32章）。但即使行根治切除，其预后也较年龄低于70岁的患者差。
- 高龄患者HCC易复发并且预后不良。
- 肝移植对于筛选过的老年患者是治疗方法之一（在后面章节中讨论）。

2. 转移瘤

- 老年患者最常见的肝脏恶性肿瘤是转移瘤。
- 肝脏转移瘤的发生以门静脉引流区域内器官的肿瘤如结肠癌、胰腺癌和胃癌的转移最为常见。但其他部位的肿瘤如肺癌、乳腺癌也可转移至肝脏。
- 生存期与肝脏受累程度直接相关。
- 治疗可延长生存期，单一转移灶的患者经手术切除后20%可存活5年。

（十一）急性肝功能衰竭（见第2章）

1. 不管是何种病因，急性肝功能衰竭（ALF）在老年患者的病死率高于年轻患者（表26.2）。

表26.2　急性肝功能衰竭存活率（%）

	年龄＜60岁	年龄≥60岁
与对乙酰氨基酚相关者		
未行肝移植者	65	60
行肝移植者	83	NA
总体	73	60
与对乙酰氨基酚无关者		
未行肝移植者	31	25
行肝移植者	91	80
总体	68	48

摘自：Schiødt FV, Chung RT, Schilsky ML, et al.Acute liver failure in the elderly.*Liver Transplant*.2009; 15: 1481-1487.

2. 甲型肝炎所致ALF在老年患者是灾难性的，其病死率远远高于年轻患者（前述）。
3. 对于非对乙酰氨基酚引起的ALF，年龄大于40岁是一个不良预后因素。
4. 老年患者ALF最好的治疗是预防其发生，建议如下。
   - 所有易感老年患者都应该接种甲肝疫苗及乙肝疫苗。
   - 异烟肼及其他肝毒性较高的药物，除非绝对必要，在老年患者都不应该使用。
   - 通过每次就诊时详细查看老年患者用药列表（包括应用的保健品），避免对乙酰氨基酚意外过量。
   - 对于那些应用潜在肝毒性药物的老年患者应定期监测肝脏酶学的变化。

（十二）门静脉高压（见第12章）

1. 伴有食管静脉曲张出血的住院老年患者短期病死率与年轻患者相似，但一年生存率低于年轻患者。
2. 老年患者静脉曲张出血的内科治疗，持续静脉滴注奥曲肽优于血管升压素及特利加压素。
3. 曲张静脉套扎术及β受体阻滞剂可用于预防曲张静脉再次出血。但一些老年人不能耐受β受体阻滞剂的副作用（如疲乏、眩晕、抑郁）。
4. 经颈静脉肝内门体分流术（TIPS）或门腔分流术可用于预防曲张静脉再出血，但分流术后肝性脑病发生率高，使得这两种分流术的应用受到限制。
   - 在年龄大于60岁的老年人应用7～8mm小口径支架，可以减少肝性脑病发生。
   - 在老年肝硬化患者中，肝静脉压力梯度刚好低于12mmHg较为合适，可以降低TIPS术后肝性脑病发生率。
5. 顽固性腹水或静脉曲张再出血的老年患者，如果其他方面健康状况良好，应该考虑行肝移植评估（见本章节后面讨论）。

（十三）肝移植（见第33章）

1. 高龄不是肝移植的禁忌证。一些研究表明，年龄大于60岁的肝移植患者，术后10年存活率与年轻患者相似，但也有研究结果不同。1999年，欧洲16%的肝移植受体患者大于60岁；2000年，美国10.7%的肝移植受体患者大于65岁。决定是否行肝移植应根据患者的全身健康状况而不是年龄大小。
2. 老年肝移植患者病死率的高危因素包括肝移植前住院治疗的时间及高MELD评分（见第33章）。在≥60岁的长期肝移植受体患者，常见死亡原因为心血管事件，而小于60岁的患者主要死因是感染。
3. 大于60岁的供肝可以安全使用。对于供肝需求的增加使得老年供体的供肝使用量增多。
   - 几个研究报道指出，无论供肝者年龄高低，患者及移植肝的预后是相同的。对于处于边缘或者扩大范围的老年捐肝者，其肝脏多存在脂肪变性和质量下降，但是这些肝脏可用于在移植等待目录上低MELD评分但迫切需要进行肝移植的患者。
   - 老年供肝的功能在移植早期可能轻微下降，表现为血清ALT和胆红素显著升高，胆汁排出量减少。
4. 大于50岁的供体肝脏组与小于30岁的供体肝脏组相比，移植术后肝功能延迟恢复的发生率明显增高。经历肝功能延迟恢复的受体需要再次进行肝移植的风险增加3倍。如果早期发现肝功能延迟恢复而进行再次肝移植，两组的一年生存率相同。

5. 通常大于65岁的供肝优先用于有肝细胞癌或高MELD评分的患者。当应用老年供体肝脏进行移植时，肝脏缺血时间应当限制在最短时间内，以减轻保存损伤及术后移植肝功能障碍。
6. 事实上，老年供体肝脏可耐受肝移植时发生的极度生理状况（采集、移植、再灌注、排斥、药物的毒性作用、感染），最终能发挥出色的功能，表明人类肝脏即使随着年龄的增长也同样有较高的复原功能。
7. 在HCV感染患者身上实施老年供体肝脏的肝移植已经获得成功，得益于多种DAAs的应用，使得接受肝移植的丙型肝炎患者可以安全治愈HCV感染。
8. HCV感染的供体肝脏越来越多地用于HCC及高MELD评分患者，也是得益于移植术后使用基于DAAs抗病毒治疗方案可以轻松治愈HCV。

参考文献

Bertolotti M, Lonardo A, Mussi C, et al. Nonalcoholic fatty liver disease and aging: epidemiology to management. *World J Gastroenterol*. 2014; 20: 14185-14204.

Carrion A, Martin P. Viral hepatitis in the elderly. *Am J Gastroenterol*. 2012; 107: 691-697.

Czaja AJ. Clinical features, differential diagnosis and treatment of autoimmune hepatitis in the elderly. *Drugs Aging*. 2008; 25: 219-239.

Frith J, Jones D, Newton JL. Chronic liver disease in an ageing population. *Age Ageing*. 2009; 38: 11-18.

Junaidi O, Di Bisceglie AM. Aging liver and hepatitis. *Clin Geriatr Med*. 2007; 23: 889-903.

Kim I, Kisseleva T, Brenner D. Aging and liver disease. *Curr Opin Gastroenterol*. 2015; 31: 184-191.

Koehler E, Sanna D, Hansen B. Serum liver enzymes are associated with all-cause mortality in an elderly population. *Liver Int*. 2013; 34: 296-304.

Mindikoglu AL, Miller RR. Hepatitis C in the elderly: epidemiology, natural history, and treatment. *Clin Gastroenterol Hepatol*. 2009; 7: 128-134.

Oishi K, Itamoto T, Kobayashi T, et al. Hepatectomy for hepatocellular carcinoma in elderly patients aged 75 years or more. *J Gastrointest Surg*. 2009; 13: 695-701.

Onji M, Fujioka S, Takeuchi Y, et al. Clinical characteristics of drug-induced liver injury in the elderly. *Hepatol Res*. 2009; 39: 546-552.

Saab S, Rheem J, Sundaram V. Hepatitis C infection in the elderly. *Dig Dis Sci*. 2015; 60: 3170-3180.

Saneto H, Kobayashi M, Kawamura Y, et al. Clinicopathological features, background liver disease, and survival analysis of HCV-positive patients with hepatocellular carcinoma: differences between young and elderly patients. *J Gastroenterol*. 2008; 43: 975-981.

Seitz HK, Stickel F. Alcoholic liver disease in the elderly. *Clin Geriatr Med*. 2007; 23: 905-921.

Sheedfar F, Di Biase S, Koonen D, et al. Liver diseases and aging: friends or foes? *Aging Cell*. 2013; 12: 950-954.

Tajiri K, Shimizu Y. Liver physiology and liver diseases in the elderly. *World J Gastroenterol*. 2013; 19: 8459-8467.

第27章 HIV的肝胆并发症

Vincent Lo Re Ⅲ, MD, MSCE　K. Rajender Reddy, MD, FACP 著
黄辉煌 译　李　雷 校

要　点

1. 全世界约有10%的人类免疫缺陷病毒（HIV）感染者并发慢性乙型肝炎病毒感染。抗病毒治疗的选择取决于HIV治疗的需要。
2. 约30%的HIV感染者长期与丙型肝炎病毒（HCV）共感染。抗逆转录病毒疗法可改善合并感染患者的肝脏转归和生存率。直接抗病毒药物（DAAs）已经彻底改变了HCV的疗法，在某种程度上，使得HIV合并感染的患者不再被认为是特殊人群。
3. HIV和HCV共感染患者肝脏疾病的发病机制包括T细胞功能失调，HCV病毒复制增加，肠绒毛消失，$CD4^+$细胞耗竭，这些因素反过来又会导致肠道微生物产物转移到门脉系统。脂多糖（LPS）进入肝脏，结合到Kupffer细胞上，通过与LPS结合蛋白和其他细胞因子相互作用，导致促炎因子和纤维化细胞因子产生增加，从而引发肝病。此外，肝细胞凋亡加快也会导致炎症和纤维化加重；脂肪性肝炎的增加和肝星状细胞的直接感染也会促进炎症和肝纤维化。
4. 获得性免疫缺陷综合征（AIDS，又称艾滋病）晚期的患者免疫功能严重低下，并发浸润性感染（主要是播散性细菌和真菌感染），可能会导致肝细胞坏死或肉芽肿性炎症。鸟型结核分枝杆菌复合群（*Mycobacterium avium* complex）（MAC）感染是最常见的。
5. HIV和HCV共感染者中，40%～69%肝组织活检病理发现存在大泡性肝细胞脂肪变性，而脂肪变性与肝纤维化进展有关。
6. 事实上，每种抗逆转录病毒药物都与肝毒性有关。在怀疑肝毒性的情况下，如果出现下列情况，应考虑停用抗逆转录病毒疗法（ART）：①血清氨基转移酶水平超过正常上限的10倍；②发现明显的黄疸；③出现症状性肝炎；④观察到药物超敏反应（如皮疹、发热、嗜酸性粒细胞增多）。
7. AIDS胆管病是一个与感染相关的胆道狭窄引起胆道梗阻的综合征，通常发生于$CD4^+$细胞计数<100/mm^3的患者。微小隐孢子虫是最常见的病原菌。

一、病毒性肝炎和其他病毒感染

(一)甲型肝炎病毒(见第3章)

1. 甲型肝炎病毒(HAV)抗体的血清阳性率在HIV感染者中很高,为40%~70%。
2. 据报道,每年HIV感染者的HAV感染的累积发生率约为5.8%。
3. HIV感染者甲型肝炎病毒血症持续时间较长,即使CD4$^+$ T淋巴细胞计数较高,甲型肝炎病毒血症水平也高于未感染者。
4. 没有证据表明ART对HAV感染的过程有不利影响。
5. 推荐所有HIV阳性/HAV阴性者接种甲肝疫苗,分别与第6个月和第12个月接种标准剂量的甲肝疫苗。甲肝疫苗接种的免疫反应是很好的(整体应答率为78%~94%),即使患者的CD4$^+$细胞计数<200/mm^3(应答率为64%)。

(二)乙型肝炎病毒和丁型肝炎病毒(见第4章)

1. 全世界有10%的艾滋病毒感染者并发慢性乙型肝炎病毒(HBV)感染。
2. HIV对HBV感染的自然史产生不利影响。与单独感染HBV的人相比,HIV合并感染者从急性HBV感染到慢性HBV感染的进展率更高,血清HBV DNA水平更高,自发性乙型肝炎e抗原(HBeAg)向e抗体(抗HBe)血清学转换更低,再激活发作频率增加,肝硬化进展更快,肝细胞癌(HCC)发展更早,更具侵袭性。
3. HIV感染可能会加快丁型肝炎病毒(HDV)相关肝脏疾病的进展。
4. 所有的HIV/HBV共感染的患者,HBV复制活跃时应考虑抗病毒治疗,它能防止肝脏相关并发症的发展并减少HBV的传播。
5. HIV和HBV共感染患者的治疗目标是将HBV DNA抑制到不可检测的水平(同没有HIV感染者),血清氨基转移酶水平恢复正常,HBeAg血清学转换(不适用于HBeAg阴性慢性乙型肝炎),以及肝组织学的改善。
6. 美国已经被批准了几种用于慢性HBV治疗的抗病毒药物,其中一些药物也被批准用于HIV治疗(框27.1)。
7. 联合口服核苷或核苷酸治疗(富马酸替诺福韦酯300mg/d或替诺福韦艾拉酚胺25mg/d+恩曲他滨每天200mg/d或拉米夫定300 mg/d)是可选的治疗方案。替诺福韦的首选剂型是替诺福韦艾拉酚胺它没有已知的肾毒性或马替诺福韦相关的骨密度下降。由于这两种病毒的复制都依赖于逆转录,HIV/HBV共感染的治疗可以用同样的逆转录酶抑制剂。
8. 在缺乏ART的情况下,恩替卡韦可降低HIV RNA水平,但会导致HIV选择性耐药突变;因此,它不应该用于没有ART的HIV感染者。
   - 在体外,替比夫定不具有抗HIV的活性,虽然它与HIV RNA水平下降有关,但会诱导拉米夫定相关的耐药突变。替比夫定不推荐用于治疗HIV/HBV共感染的患者。

框27.1 慢性乙型肝炎抗病毒药

干扰素 α
聚乙二醇干扰素α
拉米夫定[a]
阿德福韦
恩替卡韦
替比夫定
富马酸替诺福韦[a, b]
替诺福韦艾拉酚胺[a, b]
恩曲他滨[a]

注：a 也可以用于治疗HIV感染；b 替诺福韦与恩曲他滨有合剂（特鲁瓦达）

9. 毒副作用的频率发生及治疗有效率低，限制了聚乙二醇干扰素α-2a用于HIV和HBV共感染患者的治疗。
10. 由于拉米夫定耐药率以每年15%～25%的速度增长，以前接受过拉米夫定的HIV感染者可能会对拉米夫定耐药。由于替诺福韦的药效及其和拉米夫定之间不存在交叉耐药性，替诺福韦在拉米夫定耐药的HBV感染患者中仍然有效，并能抑制HBV DNA到不可检测的水平。
11. 对于接受替诺福韦联合恩曲他滨（或拉米夫定）治疗96周HBV DNA仍未得到有效抑制的患者，可考虑每日加用1mg恩替卡韦。
12. 由于HBV慢性感染的任何阶段均可能发生肝癌，建议每6～12个月进行腹部超声检查和甲胎蛋白检测（见第29章）。
13. 推荐所有HIV阳性乙型肝炎表面抗体（抗HBs）阴性者接种HBV疫苗。在没有其他HBV标志物的情况下，单独的乙型肝炎核心抗体（抗HBc）阳性最有可能反映先前的暴露和恢复，虽然不一定必然如此，但通常情况下，这不是假阳性结果。
14. HIV感染者接种乙肝疫苗后应评估HBsAb滴度。在应答率、抗体滴度和持久性等方面，HIV感染者对乙肝疫苗的免疫反应是不理想的。$CD4^+$细胞计数>500/mm^3和HIV病毒载量低于1000拷贝/毫升可以促进更理想的疫苗反应。如HBsAb滴度小于10mIU/ml应考虑重新接种疫苗。

（三）丙型肝炎病毒（见第5章）

1. 约30%HIV感染者并发慢性丙型肝炎病毒感染。
2. HIV对HCV感染的自然病史有不利的影响。与单独感染丙型肝炎病毒的患者相比，HIV和HCV共感染的患者更易发展为慢性HCV感染，有较高的HCV RNA水平，肝硬化及肝功能失代偿和肝脏相关死亡的风险更高，而且一旦肝脏疾病进入终末期，患者生存时间更短。

3. 丙型肝炎病毒相关肝病现已成为HIV感染者死亡的主要原因。
4. 与单独感染HCV的患者相比，HIV和HCV共感染会增加发生肝癌的风险。
5. 现有的数据表明，ART有利于改善HIV感染者疾病进程，降低肝脏疾病的死亡率，而不应因治疗的潜在毒性而放弃治疗。
6. 肝纤维化分期有助于指导HIV/HCV共感染患者HCV治疗的决策。纤维化分期更严重的患者，肝功能失代偿或死亡的发生率更高。
7. HCV治疗的时机取决于HIV治疗的需要。如果HIV感染处于早期阶段，应首先考虑治疗HCV感染。如果HIV感染需要治疗，首先应该进行ART治疗，一旦HIV得到控制，就可以考虑治疗HCV感染。
8. 由于HIV/HCV共感染患者进展为终末期肝病的时间更快，如没有失代偿性肝硬化或其他禁忌证，所有共感染的患者应考虑治疗HCV感染。DAAs是目前HCV的标准治疗，可选择的药物包括PRoD（帕利瑞韦、奥比他韦和达塞布韦）；雷迪帕韦和索非布韦；达卡他韦和索非布韦±利巴韦林；格佐匹韦和艾尔巴韦＋利巴韦林；维帕他韦和索非布韦。治疗的主要目标是清除病毒（即持续病毒学应答）和减少肝脏相关并发症的风险。
9. DAAs药物间的相互作用是很常见的。因此，在HCV/HIV共感染患者治疗HCV感染时，药物相互作用是必须要考虑的（见第10章）。

（四）其他病毒（见第3章和第6章）

1. HIV急性感染可能表现为单核细胞增多症样疾病的肝炎表现及发热、乏力、肌痛等；体格检查时发现肝脾大；血清氨基转移酶和碱性磷酸酶（ALP）水平升高。这种表现被称为急性逆转录病毒综合征。
2. 继发其他几种常见的病毒感染也可能引起急性肝炎。在HIV感染者中，因感染腺病毒、EB病毒、巨细胞病毒、单纯疱疹病毒、水痘带状疱疹病毒引起急性病毒性肝炎比较罕见。
3. HIV感染者合并戊型肝炎病毒（HEV）感染已有报道。HEV基因型3相关的慢性感染可导致肝硬化。HIV感染者中HEV抗体的血清阳性率为1.5%～29%。急性肝炎样疾病患者需要排除HEV感染。HEV感染还可能与药物性肝损伤相似。

二、其他感染（见第31章和框27.2）

播散性鸟分枝杆菌复合群感染（MAC感染）

1. MAC感染是指由两种非结核分枝杆菌物种之一（鸟型分枝杆菌或胞内分枝杆菌）引起的感染。

2. 在艾滋病患者中，MAC感染通常表现为播散性疾病，可能会累及肝脏。
3. 播散性MAC感染的症状包括发热、盗汗、腹痛（尤其是右上腹）、腹泻和体重减轻。体格检查可发现肝脾大。
4. 实验室检查异常包括贫血、血清ALP和乳酸脱氢酶升高。
5. 满足以下几点可以确定诊断：
   - 血培养、淋巴结或骨髓分离出MAC。
   - 肝组织病理学检查提示肉芽肿，同时抗酸杆菌染色阳性。
   - 肝组织活检组织培养提示分枝杆菌生长。

三、肝紫癜病

1. 汉氏巴尔通体可引起肝紫斑病，是一种导致肝脏血管增生的感染性疾病，发生在免疫抑制反应较重的HIV感染者中，以多发血性囊腔为特征。
2. 肝紫癜病患者可能会出现发热、腹痛、恶心、呕吐、厌食和体重减轻。体格检查可发现肝脾大。实验室检查可出现血清ALP水平升高、血小板减少或全血细胞减少。
3. 计算机断层扫描（CT）的典型表现为肝脾大和肝实质散在的低密度病变。
4. 巴尔通体血清学阳性可支持临床诊断，但诊断是从血液或肝脏组织培养分离出巴尔通体或活检标本的染色证实。
5. 治疗肝紫癜病的推荐方案：口服红霉素，500mg，每日4次，或多西环素，100mg，每日2次，持续治疗4个月。不能耐受红霉素或多西环素的患者，可口服阿奇霉素，500mg，每日1次，或克拉霉素，500mg，每日2次，持续治疗4个月。

真菌和原虫

许多真菌和原虫可能会侵袭艾滋病患者的肝脏，通常为播散性疾病的表现之一（框27.2）。

框27.2 HIV感染者合并肝脏疾病的病因节选

感染
- 细菌
  - 鸟型分枝杆菌复合群
  - 结核分枝杆菌
  - 汉氏巴尔通体（肝紫癜病）
- 病毒
  - 甲型肝炎病毒
  - 乙型肝炎病毒
  - 丙型肝炎病毒
  - 丁型肝炎病毒（合并乙型肝炎病毒）
  - 其他：腺病毒，EB病毒，巨细胞病毒，人免疫缺陷病毒，单纯疱疹病毒，水痘带状疱疹病毒，戊型肝炎病毒

续框

真菌
　白念珠菌
　粗球孢子菌
　新型隐球菌
　夹膜组织胞浆菌
　马尔尼菲青霉菌
　耶氏肺孢子菌
　申克孢子丝菌
原生动物
　微孢子虫属
　血吸虫属
　刚地弓形虫
恶性疾病
　淋巴瘤
　卡波西肉瘤
　肝细胞癌
非酒精性脂肪肝
药物和毒物
　对乙酰氨基酚
　乙醇
　抗生素：大环内酯类，甲氧苄啶磺胺甲氧嘧唑
　抗结核药：异烟肼，利福平
　核苷类似物：去羟肌苷，司他夫定，齐多夫定
　非核苷类逆转录酶抑制剂：奈韦拉平

四、恶性疾病

（一）淋巴瘤（见第24章）

1. AIDS相关性全身性淋巴瘤大部分为非霍奇金淋巴瘤，约1/3的患者累及肝脏。
2. 肝脏受累的患者可能无临床症状或出现肝区疼痛和“B”症状，包括发热、体重减轻和盗汗。肝内或肝外胆管梗阻可能会发生黄疸。
3. 影像学表现为单发或多发肝脏结节，累及腹腔淋巴结。
4. 肝占位或受累淋巴结活检可确诊。

（二）卡波西肉瘤

1. 卡波西肉瘤主要见于有男男性行为的患者。
2. 通常肝脏卡波西肉瘤为皮肤卡波西肉瘤累及。患者可能会出现腹痛、肝大和血清ALP水平升高。

3. 腹部超声检查可显示非特异性，高回声小结节（5～12mm）。肝脏CT可显示肝包膜、肝门和门脉区的强化病变，并侵犯肝实质。

（三）肝细胞癌（见第29章）

1. 肝细胞癌在HIV感染合并肝硬化的患者中越来越受到重视。
2. 肝癌也可能发生在无肝硬化的慢性HBV感染者。
3. 患者通常有晚期肝病的表现，血清甲胎蛋白水平升高，腹部影像学检查提示一个或多个肝脏肿块。

五、非酒精性脂肪性肝病（见第9章）

1. 大泡性肝细胞脂肪变性是HIV和HCV共感染患者的一个常见的组织学改变，可见于40%～69%的肝组织活检。
2. HIV和HCV共感染患者发生肝脂肪变性的危险因素包括白色人种、体重指数增加、高血糖、使用双脱氧核苷类似物（如去羟肌苷、司他夫定）和血浆高密度脂蛋白胆固醇降低。
3. HIV感染者发生脂肪变性和脂肪性肝炎与HCV感染相关性肝纤维化进展有关。
4. HIV/HBV共感染者和HIV单独感染者肝脏脂肪变性的发生率仍不清楚。
5. 多数患者无症状。
6. 肝大是常见的表现。
7. 血清氨基转移酶或ALP水平可能会升高，腹部超声或CT可显示脂肪肝的证据。

六、抗逆转录病毒导致的肝毒性

1. 几乎每一种ART都与肝脏生化检查水平的升高有关（框27.2）。
2. HIV感染者发生ART相关的肝毒性主要有以下四种机制。
    - 线粒体毒性。
    - 过敏反应涉及肝。
    - 药物的直接毒性。
    - 肝炎病毒共感染，ART治疗后发生免疫重建。
3. ART相关的肝毒性没有特异的临床表现，可能没有症状，也可能发生腹部不适、恶心、皮疹、厌食、黄疸或发热。
4. 肝毒性通常表现为血清氨基转移酶水平升高，胆汁淤积较少，有些病例以混合性肝炎和胆汁淤积为特征（表27.1）。
5. 基于艾滋病临床试验组肝毒性量表，在ART治疗期间，严重的肝毒性被定义为3级（5.1～10倍正常上限血清氨基转移酶升高）或4级（>10倍血清氨基转移酶正常上限升高）或如果ART时转氨酶水平升高，则>3.5倍基线水平。
6. HBV和HBV感染增加ART发生肝毒性的风险，进展期肝纤维化或肝硬化的HIV

和HCV共感染者风险进一步增加。有证据显示，抗病毒治疗清除HCV后可改善ART的耐受性。

7. 治疗前氨基转移酶升高的患者ART相关的肝毒性风险增加。饮酒或服用可卡因会加剧ART引起的肝毒性。

8. 怀疑发生肝毒性，并且出现下列情况时应考虑停止ART药物：
    - 血清氨基转移酶水平大于10倍正常上限。
    - 显性黄疸并且直接胆红素升高。
    - 有症状性肝炎（重度肝损伤的风险增加）。
    - 类似药物过敏的症状（如皮疹、发热、嗜酸性粒细胞增多症）。

9. HIV感染者也可能因使用各种非ART药物而发生肝毒性（表27.1，见第10章）。

表27.1　非抗逆转录病毒药物导致的肝毒性

药物	肝毒性的典型模式
抗结核药	
异烟肼，利福平，吡嗪酰胺，乙胺丁醇	肝细胞和胆汁淤积
抗真菌药	
两性霉素B，氟康唑，酮康唑	肝细胞
抗病毒药	
阿昔洛韦，更昔洛韦	肝细胞
抗生素	
阿奇霉素	胆汁淤积
环丙沙星	肝细胞
甲氧苄啶磺胺甲噁唑	肝细胞或胆汁淤积
合成代谢类固醇	
诺龙睾酮	胆汁淤积，肿瘤，肝紫癜病

七、艾滋病相关的胆道疾病

（一）艾滋病胆管病

1. 本综合征是由感染相关的胆道狭窄引起的胆道梗阻，通常见于$CD4^+$细胞计数＜100/mm^{3}的患者。

2. 艾滋病胆管病的发生率随着ART而大幅度下降。

3. 微小隐孢子虫是艾滋病患者发生胆道疾病最常见的病原菌；MAC、巨细胞病毒、微孢子虫属和环孢子虫引发的胆道疾病也有报道。非感染性原因包括淋巴瘤和卡波西肉瘤浸润胆管。20%～40%的病例没有发现具体的原因。

4. 免疫功能严重抑制的患者（$CD4^+$细胞计数＜100/mm^3）发生下述情况应怀疑本

病，发热、右上腹或上腹疼痛、恶心、呕吐、腹泻、黄疸、肝大。

5. 腹痛的严重程度因胆道病变而不同。严重腹痛常提示为乳头狭窄，而轻度腹痛常与肝内和肝外硬化性胆管炎有关，而无乳头狭窄。
6. 血清氨基转移酶、ALP和总胆红素水平通常轻度升高，但20%的患者肝生化检查可能是正常的。
7. 影像学检查可显示肝内或肝外胆管扩张或胆管增厚。
8. 内镜逆行胰胆管造影（ERCP）是首选的方法，因为它既可以诊断（壶腹活检）也可以进行治疗（括约肌切开）。胆道造影可以显示以下四种情况之一。
   - 硬化性胆管炎和乳头狭窄（最常见）。
   - 单独的硬化性胆管炎。
   - 单独的乳头狭窄。
   - 长段肝外胆管狭窄伴或不伴硬化性胆管炎。
9. 治疗的主要措施为内镜，具体的治疗方式取决于不同的解剖结构。
   - 乳头狭窄：考虑括约肌切开术。
   - 孤立性或主胆管狭窄：考虑内镜下支架置入术。
   - 孤立性肝内硬化性胆管炎：考虑熊去氧胆酸300mg，每日3次。
10. 针对典型病原体（如微小隐孢子虫）进行经验性抗菌治疗，不影响症状或胆管造影异常。

（二）非结石性胆囊炎

1. 非结石性胆囊炎可能发生艾滋病胆管病。
2. 典型的原因包括巨细胞病毒、微小隐孢子虫、微孢子虫属和贝氏孢子球虫。不常见的病原包括白念珠菌、肺炎克雷伯菌、鼠伤寒沙门菌和铜绿假单胞菌。
3. 临床表现与结石性胆囊炎类似，严重的右上腹疼痛、发热、墨菲氏征阳性。危重患者可能出现不明原因发热或腹部不适（见第34章）。
4. 体检时右上腹部可触及一个明显的肿块，并且有黄疸（20%）。
5. 实验室检查可能会出现白细胞增多、高胆红素血症和血清碱性磷酸酶及氨基转移酶水平升高。
6. 腹部超声检查可显示胆囊壁增厚（>3～4mm）、胆囊周围积液、结石或胆管异常。超声诊断不清的稳定患者，亚氨基二乙酸胆道造影（HIDA）扫描可能有助于诊断。胆囊显示不透明失败可确定诊断。
7. 一旦非结石性胆囊炎的诊断成立，患者常常继发肠道来源致病菌的感染。在采集血培养之前应使用广谱抗生素（如哌拉西林钠他唑巴坦、氨苄西林钠舒巴坦、第三代头孢菌素联合甲硝唑、亚胺培南）治疗。获得病原学证据后，可改为窄谱抗生素。
8. 根治性治疗是胆囊切除术。如果因手术禁忌不能采用手术治疗，可考虑经皮胆囊造口流术。

（三）非肝硬化性门静脉高压

有报道显示HIV感染者可发生门静脉高压。

1. 门静脉高压为窦前性，继发于非肝硬化性门静脉纤维化、结节再生性增生、门静脉血栓形成，或这些情况都存在。
2. 肝功能通常没有明显异常，临床表现主要是血细胞减少、脾大和静脉曲张出血。
3. 去羟肌苷可能参与门静脉高压的发病机制。
4. 远期预后一般良好，很少发生肝功能衰竭。

参考文献

Achary C, Dharel N, Sterling RK. Chronic liver disease in the human immunodeficiency virus patient. *Clin Liver Dis*. 2015; 19: 1-22.

Amorosa VK, Slim J, Mounzer K, et al. The influence of abacavir and other antiretroviral agents on virologic response to hepatitis C virus therapy among antiretroviral-treated HIV-infected patients. *Antivir Ther*. 2010; 15: 91-99.

Gandhi RT, Wurcel A, Lee H, et al. Response to hepatitis B vaccine in HIV-1-positive subjects who test positive for isolated antibody to hepatitis B core antigen: implications for hepatitis B vaccine strategies. *J Infect Dis*. 2005; 191: 1435-1441.

Laurence J. Hepatitis A and B immunizations of individuals infected with human immunodeficiency virus. *Am J Med*. 2005; 118: S75-S83.

Lo Re Ⅲ V, Kostman JR, Amorosa VK. Management complexities of HIV/hepatitis C virus coinfection in the twenty-first century. *Clin Liver Dis*. 2008; 12: 587-609.

Lo Re Ⅲ V, Kostman JR, Gross R, et al. Incidence and risk factors for weight loss during dual HIV/hepatitis C virus therapy. *J Acquir Immune Defic Syndr*. 2007; 44: 344-350.

McGovern BH, Ditelberg JS, Taylor LE, et al. Hepatic steatosis is associated with nucleoside analogue use and hepatitis C genotype 3 infection in HIV-seropositive patients. *Clin Infect Dis*. 2006; 43: 365-372.

Mendizabal M, Craviotto S, Chen T, et al. Noncirrhotic portal hypertension: another cause of liver disease in HIV patients. *Ann Hepatol*. 2009; 8: 390-395.

Nunez M. Hepatotoxicity of antiretrovirals: incidence, mechanisms and management. *J Hepatol*. 2006; 44: S132-S139.

Pineda JA, Romero-Gomez M, Diaz-Garcia F, et al. HIV coinfection shortens the survival of patients with hepatitis C virus-related decompensated cirrhosis. *Hepatology*. 2005; 41: 779-789.

Puri P, Kumar S. Liver involvement in human immunodeficiency virus infection. *Indian J Gastroenterol*. 2016; 35: 113-116.

Soriano V, Puoti M, Garcia-Gasco P, et al. Antiretroviral drugs and liver injury. *AIDS*. 2008; 22: 1-13.

Soriano V, Puoti M, Peters M, et al. Care of HIV patients with chronic hepatitis B: updated recommendation from the HIV-Hepatitis B Virus International Panel. *AIDS*. 2008; 2: 1399-1410.

Sulkowski MS, Mehta SH, Torbenson M, et al. Hepatic steatosis and antiretroviral drug use among adults coinfected with HIV and hepatitis C virus. *AIDS*. 2005; 19: 585-592.

Weber R, Sabin CA, Friis-Moller N, et al. Liver-related deaths in persons infected with the human immunodeficiency virus: the D: A: D study. *Arch Intern Med*. 2006; 166: 1632-1641.

第28章 肉芽肿性肝病

Jay H. Lefkowitch, MD 著
李文刚 译 许 彪 校

要 点

1. 肉芽肿由活化的巨噬细胞（上皮样巨噬细胞）、T淋巴细胞和一些其他免疫细胞组成，是由对未消化的或外来的抗原反应形成的浸润肝组织的结节性病变，或是由某些原因触发的不良免疫反应（如药物诱导的肝损伤）。
2. 肝脏肉芽肿的主要原因包括感染（特别是结核杆菌感染）、结节病、原发性胆汁性胆管炎（PBC）、药物、全身性疾病（如克罗恩病）和肿瘤（如霍奇金淋巴瘤）。
3. 肝脏生化检查的主要异常是血清碱性磷酸酶升高。
4. 约50%的肝脏肉芽肿病因不明。
5. 肝脏肉芽肿的检查包括询问完整的用药史，检测抗线粒体抗体和血管紧张素转化酶（ACE），以及行肝组织学标本抗酸染色检测分枝杆菌、银染色检测真菌。

一、肉芽肿概述

（一）定义与发病机制

1. 肉芽肿呈圆形，大小为1～2mm，是由活化的巨噬细胞、T淋巴细胞和其他免疫细胞对多种组织（包括肝脏）浸润形成，是机体对外来或未消化抗原的应答，或是由于药物、胆管损伤（如PBC）或其他因素激发的不良免疫反应（图28.1，见彩图）。
2. 组成肉芽肿的免疫细胞主要是活化的类上皮细胞的巨噬细胞（上皮样巨噬细胞）、$CD4^+$ T细胞（辅助性T淋巴细胞，Th），有时还有巨噬细胞融合而成的多核巨细胞。
3. 形成肉芽肿的免疫细胞和其分泌的细胞因子种类受病因影响：分枝杆菌肉芽肿中以1型辅助性T淋巴细胞（Th1）及其细胞因子为主，而血吸虫病性肉芽肿中以2型辅助性T淋巴细胞（Th2）及其细胞因子为主（图28.2）。

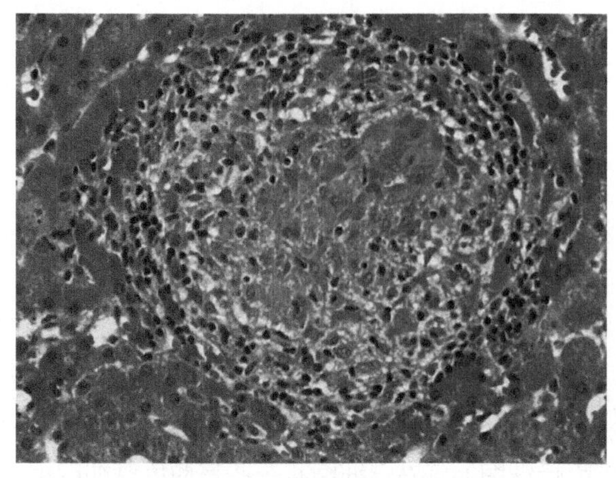

图28.1 肝非干酪样肉芽肿（结节病）的组织病理学

肉芽肿中心为上皮样巨噬细胞，周围散在淋巴细胞（苏木精-伊红染色）

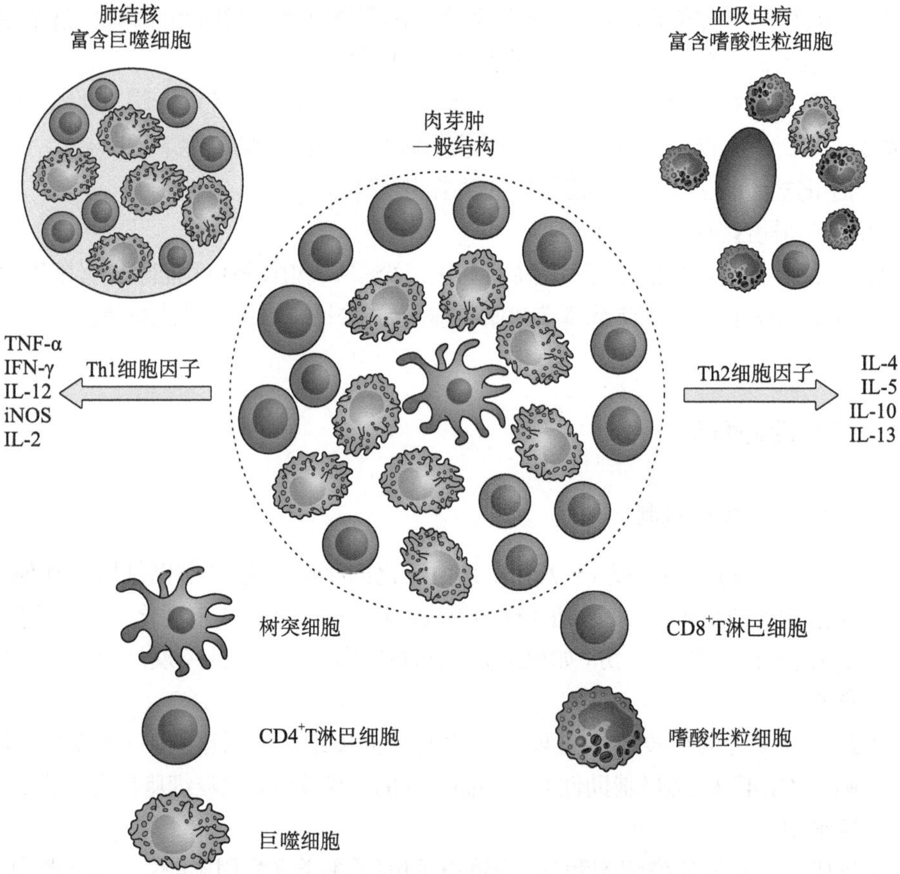

肺结核
富含巨噬细胞

血吸虫病
富含嗜酸性粒细胞

肉芽肿
一般结构

TNF-α
IFN-γ
IL-12
iNOS
IL-2

Th1细胞因子

Th2细胞因子

IL-4
IL-5
IL-10
IL-13

树突细胞

CD8^{+}T淋巴细胞

CD4^{+}T淋巴细胞

嗜酸性粒细胞

巨噬细胞

图28.2 肝脏肉芽肿的一般结构和特殊结构、功能特征

肝肉芽肿的细胞成分图示位于图底部。结核性肉芽肿富含巨噬细胞，表现为1型辅助性T细胞（Th1）为主的淋巴细胞反应，释放Th1型细胞因子；而血吸虫病性肉芽肿内存在大量的嗜酸性粒细胞（由IL-5的分泌介导），此外，血吸虫病中IL-13的释放是导致肝纤维化的重要因素。IFN-γ，干扰素γ；iNOS，诱导型一氧化氮合成酶；TNF-α，肿瘤坏死因子α

4. 肉芽肿是通过其组成细胞分泌的细胞因子和趋化因子（Th淋巴细胞的干扰素γ和白细胞介素-2）、巨噬细胞和T细胞库的扩增及吞噬抗原的巨噬细胞活化发展而成（图28.3）。

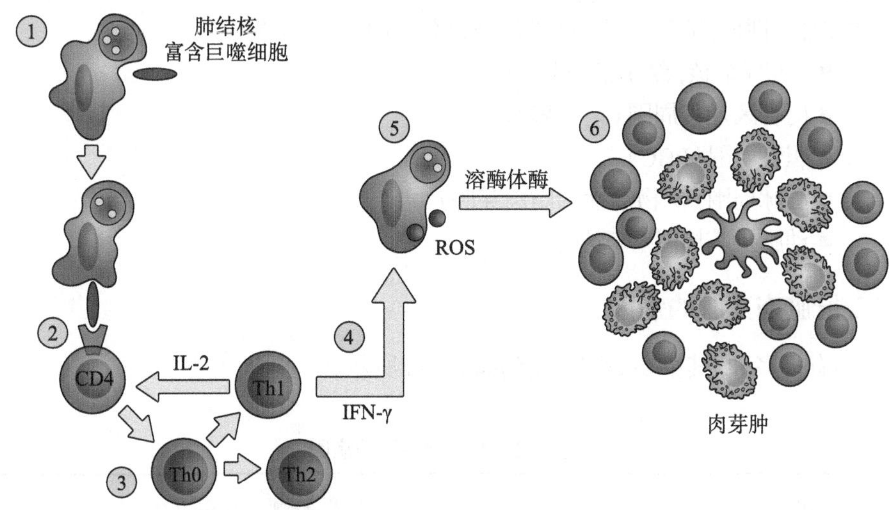

图28.3　肉芽肿的形成（红色杆状代表分枝杆菌）

步骤1：巨噬细胞吞噬分枝杆菌。步骤2：巨噬细胞将分枝杆菌蛋白质产物呈递给$CD4^+$淋巴细胞上的受体。步骤3：$CD4^+$淋巴细胞分化成辅助性T淋巴细胞前体（Th0），后者分化成Th1淋巴细胞。步骤4：Th1淋巴细胞分泌白细胞介素2（IL-2）和干扰素γ（IFN-γ），IL-2刺激$CD4^+$细胞克隆扩增。步骤5：IFN-γ上调巨噬细胞中的溶酶体酶和活性氧（ROS）。步骤6：进一步募集巨噬细胞和淋巴细胞，持续消化分枝杆菌

5. 肉芽肿的最终结局是持续存在、消散或纤维化、钙化。

（二）分类形态

根据组织学特征和成分，肝脏肉芽肿分为以下几种类型（表28.1）。肉芽肿内存在大量的嗜酸性粒细胞，应排除药物性肝损伤和寄生虫感染。

表28.1　肉芽肿的类型

类型	组织学特征	病因
干酪样肉芽肿	外周是巨噬细胞±巨细胞；中央坏死	结核病
非干酪样肉芽肿	成群的巨噬细胞聚集±巨细胞	结节病、药物诱导
脂肪性肉芽肿	巨噬细胞和淋巴细胞围绕脂质空泡	脂肪肝、矿物油
纤维素环肉芽肿	中央脂质空泡或空泡，周围包绕巨噬细胞、淋巴细胞及纤维素环	Q热、别嘌醇、霍奇金淋巴瘤

（三）发生率和部位

1. 虽然文献中经常引用的肝脏肉芽肿发病率是10%，但根据肝组织活检，其发病率为2.4%～14.6%（McCluggage, Sloan, 1994; Martin-Blondel et al, 2010）。
2. 肝脏肉芽肿可见于下列的肝脏任何部位，可单发或多发。
   - 小叶（结核，结节病，药物）。
   - 门管区及其周围（结节病）。
   - 胆管周围（PBC）。
   - 静脉周围（矿物油性脂肪肉芽肿）。
   - 动脉及其周围（苯妥英钠）。

二、肝脏肉芽肿的病因

病因有很多种，其主要病因和实例如表28.2所示。

表28.2　肝脏肉芽肿的病因

病因	特例
感染	病毒：巨细胞病毒、传染性单核细胞增多症、丙型肝炎病毒感染 细菌：布鲁氏菌病、结核病 立克次体：Q热 螺旋体：梅毒螺旋体感染 真菌：组织胞浆菌病 寄生虫：血吸虫病
原发性胆汁性胆管炎	早期多见
异物	缝合线、滑石粉
系统性疾病	结节病、克罗恩病
药物	别嘌醇，苯妥英钠，青霉素
肿瘤	霍奇金淋巴瘤

三、临床与生化特征

（一）症状与体征

常见症状与体征如下：
   - 腹痛。
   - 体重下降。
   - 乏力。

- 寒战。
- 肝大。
- 脾大。
- 淋巴结肿大。
- 不明原因发热。

(二)生化特征

1. 肝脏生化检查为浸润性疾病的表现:
   - 典型表现是碱性磷酸酶升高,常为正常值上限的3～10倍。
   - 血清氨基转移酶水平通常正常或仅轻度升高。
2. 肝脏生化检测也可正常。

(三)其他实验室检查

1. 血清血管紧张素转化酶水平在结节病、PBC、硅沉着病(矽肺)、石棉沉着病(石棉肺)中升高。
2. 血清球蛋白水平在结节病、铍中毒和儿童慢性肉芽肿中升高。
3. 外周血嗜酸性粒细胞增多见于药物或寄生虫相关的肉芽肿。

四、特殊类型的肉芽肿性肝病

(一)结节病(见第24章)

1. 结节病性肉芽肿主要集中在门管区和门管区周围,并与透明纤维化有关(图28.4,见彩图)。

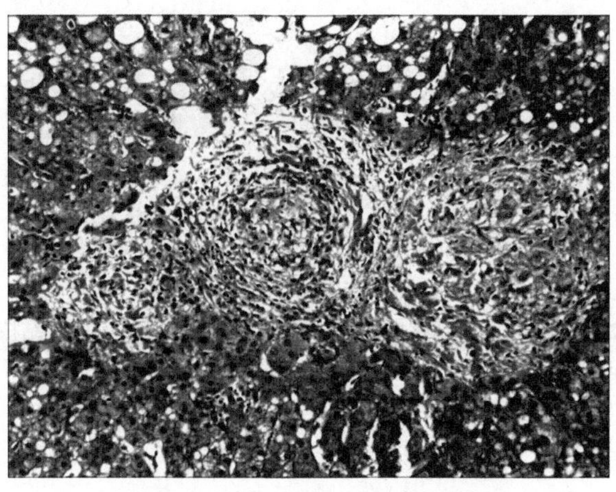

图28.4　结节病患者组织病理学

肝组织活检标本示聚集在门管区和门管区周围的肉芽肿。肉芽肿常常导致透明纤维化(表现为肉芽肿周围的蓝染色胶原纤维增加)(三色染色)

2. 肉芽肿为非干酪样，可有包涵体（星状体和Schaumann体），局限于小叶实质内及门管区内或其附近。
3. 也可见其他病理学特征，由 Devaney等（1993）描述。
   - 由于胆管破坏引起慢性肝内胆汁淤积。
   - 胆管损伤类似于PBC。
   - 胆管周围纤维化类似于原发性硬化性胆管炎。
   - 化脓性胆管炎。
   - 肉芽肿性静脉炎。
   - 肝炎，表现为门管区和小叶淋巴细胞、浆细胞浸润，肝细胞坏死。
   - 可有肝硬化，但罕见。

（二）结核病（见第31章）

1. 在结核分枝杆菌感染的病例中，29%的肝组织活检和78%的尸检标本可见到干酪样坏死（图28.5，见彩图）。
2. 抗酸染色阳性率较低（已证实病例中＜10%）。
3. 结核性肉芽肿可见于整个肝实质。
4. 肉芽肿穿破胆管可导致结核性胆管炎。

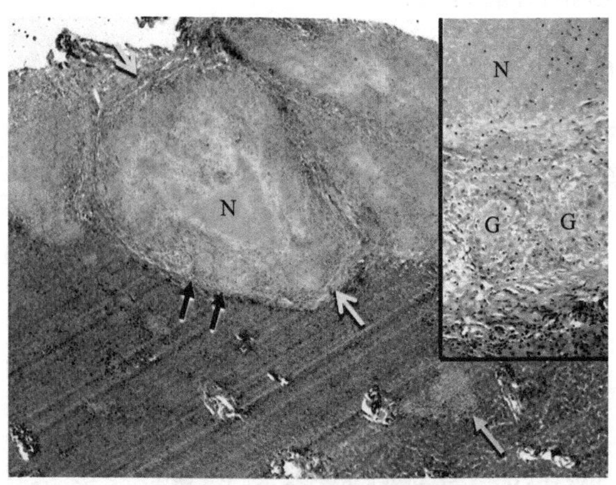

图28.5　肝结核的组织病理学

楔形的肝组织活检标本显示了几个结核瘤（黄色箭头指示为结核瘤的范围）。结核瘤中心见干酪样坏死性（N）和周边几个完整的肉芽肿（G）（黑色箭头所示）。插图显示为高倍镜下放大的坏死和肉芽肿病变（苏木精-伊红染色）

（三）血吸虫病（见第31章）

1. 晚期血吸虫病可见致密的门脉周围纤维化，称为干线型肝纤维化。

2. 血吸虫卵到达门静脉分支，形成肉芽肿周围有嗜酸性粒细胞浸润（图28.6，见彩图）。
3. 显微镜下，在肉芽肿、门管区和窦状隙内的巨噬细胞中可见细小的黑色血红素颗粒（由成虫破坏血红蛋白形成）。
4. 血吸虫病患者应检查是否有乙型和丙型肝炎病毒感染，因为三者有共同的地方流行性，常伴随起病。

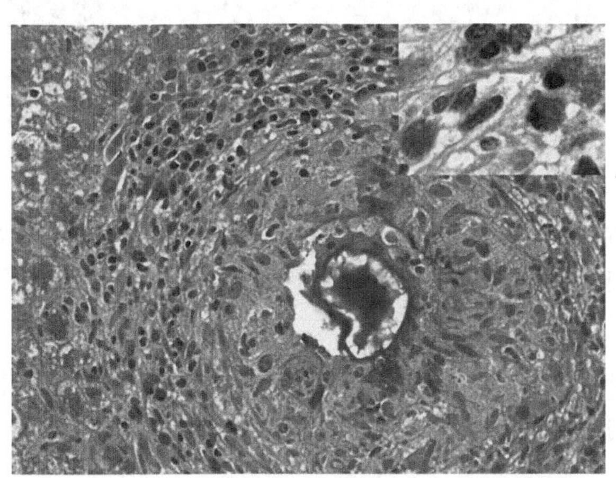

图28.6　血吸虫病性肉芽肿的组织病理学

肉芽肿中心可见一个含毛蚴的虫卵，周围聚集大量的巨噬细胞。肉芽肿的周围可见淋巴细胞和嗜酸性粒细胞。右上角插图放大显示嗜酸性粒细胞（苏木精-伊红染色）

（四）获得性免疫缺陷综合征（见第27章）

1. 在AIDS患者的肝活检组织中发现肉芽肿，应进行抗酸染色和银染色。
2. AIDS患者感染鸟分枝杆菌复合物引起肉芽肿的特征性表现：常规苏木精-伊红染色可见淡染的上皮样巨噬细胞含有线性结构（分枝杆菌），抗酸染色在每个巨噬细胞内可见大量的病原体。
3. 肝脏的巨细胞病毒感染偶尔会引起小的非干酪样肉芽肿。
4. 在AIDS患者导致肝肉芽肿的其他感染性疾病包括组织胞浆菌病、隐球菌病和弓形体病。
5. 应用抗生素（如磺胺类、异烟肼）也可引起肝脏肉芽肿。

（五）原发性胆汁性胆管炎（见第16章）

1. 肉芽肿在PBC患者中的发生率约为25%。
2. 肉芽肿通常见于PBC的早期阶段，见于门管区附近或损伤的胆管周围（图28.7，见彩图）。

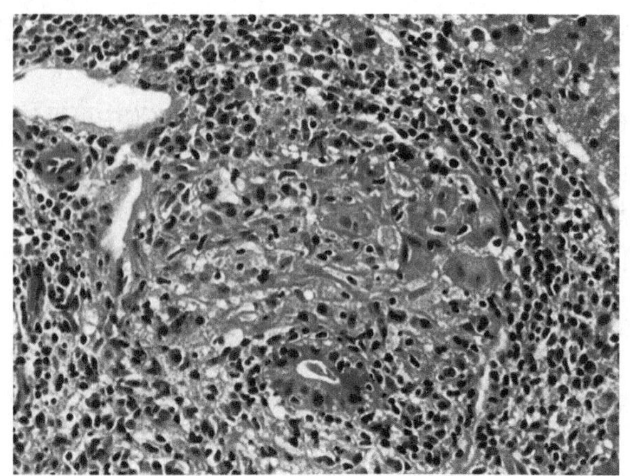

图28.7 原发性胆汁性胆管炎肉芽肿的组织病理学

图示中央显示在门管区可见一肉芽肿。在6点钟位置可见损伤的小叶间胆管及单核细胞浸润(鲜红色的胆管损伤)。损伤的胆管附近出现肉芽肿,可能是由胆管损伤后释放的抗原物质所致(苏木精-伊红染色)

3. 偶可在小叶实质中见到小的、不明确的组织细胞肉芽肿[Drebber等报道(2009),可发现于22.8%的PBC肝组织活检标本中]。

(六)脂肪性肉芽肿

1. 主要是由脂肪肝或摄取食物中的矿物油引起(在泻药或食品中)。
2. 由脂肪空泡、散在的淋巴细胞、巨噬细胞及结缔组织组成。
3. 矿物油脂肪性肉芽肿见于门管区或近中央静脉处(图28.8,见彩图),或两者均有。

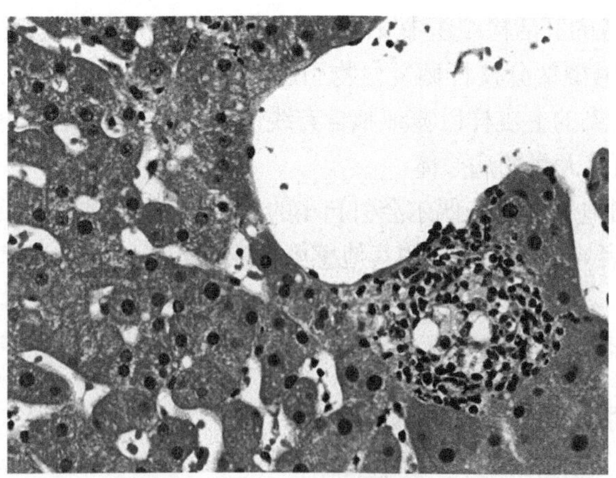

图28.8 组织病理学示附着于中央静脉上的脂肪性肉芽肿

脂质空泡被巨噬细胞和淋巴细胞包绕。在门管区内出现类似的病变,通常与接触矿物油有关(苏木精-伊红染色)

4. 虽然Quaglia等（2012）报道了两例罕见的静脉流出道梗阻相关的脂肪肉芽肿病例，但这类肉芽肿通常不会引起明显的临床后果。

（七）纤维蛋白环（“甜甜圈”）肉芽肿

1. 这种肉芽肿由中心空泡或空白区、周围粉红色纤维蛋白环、上皮样巨噬细胞和淋巴细胞组成（图28.9）。
2. 这种肉芽肿中的纤维蛋白环可用磷钨酸-苏木精（PTAH）（图28.9，见彩图）或Lendrum法染色。

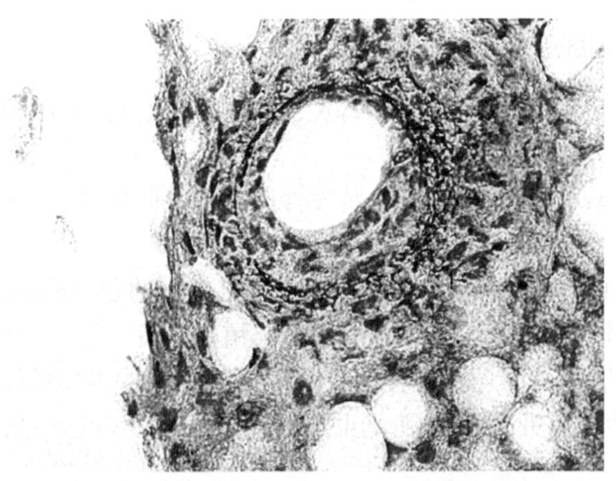

图28.9　纤维蛋白环肉芽肿的组织病理学

由于病变中心为空洞或脂质空泡，周围由纤维蛋白环（显示为丝状、品红色束）和单核细胞包绕，因此该病灶（图示中心）也称为“甜甜圈”肉芽肿（磷钨酸-苏木精）

3. 纤维蛋白环肉芽肿最先在Q热患者中发现。
4. 目前认为这种肉芽肿是非特异性的，因为在多种疾病中均可见到。
   - Q热。
   - 霍奇金淋巴瘤。
   - 应用别嘌醇。
   - 巨细胞病毒感染。
   - EB病毒感染。
   - 利什曼病。
   - 弓形虫病。
   - 甲型肝炎。
   - 系统性红斑狼疮。
   - 巨细胞动脉炎。

■ 葡萄球菌感染。
■ 斑疹热（斑疹热立克次体感染）。

（八）药物诱导的肉芽肿

1. 据McMaster和Hennigar（1981）报道，约1/3的肝脏肉芽肿可能是药物引起的。
2. 药物相关性肉芽肿可见于整个肝实质，可见嗜酸性粒细胞，也可伴有药物性肝炎的其他证据（胆汁淤积、脂肪变性、肝细胞气球样变和凋亡）。
3. 相关的药物很多（见第10章）。
4. 药物相关性肉芽肿通常可治愈且无后遗症。

（九）其他引起肝脏肉芽肿的疾病

1. 肉芽肿可见于原发性硬化性胆管炎，但发病率很低（3%～4%）（Ludwig等，1995）。
2. 据Simon和Wolff（1973）报道，特发性肉芽肿性肝炎可见于不明发热的患者，肝组织活检未能明确肉芽肿的病因（图28.10，见彩图）。
3. 慢性丙型肝炎患者肝组织活检标本中可见有小的非干酪样肉芽肿，Vakiani等（2007年）报道这些肉芽肿可能会在肝移植后复发。
4. 多发性肉芽肿伴大量嗜酸性粒细胞浸润，有时可有中央坏死（图28.11，见彩图），需排除寄生虫感染，包括内脏幼虫迁徙（弓蛔虫病）和毛细线虫病。

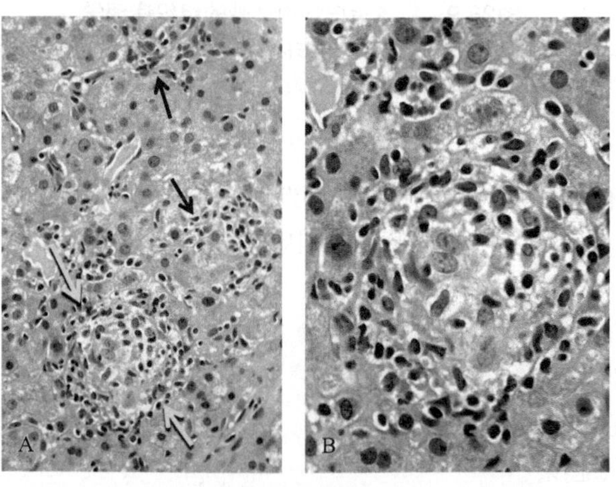

图28.10　特发性肉芽肿性肝炎的组织病理学

一名不明原因发热的中年女性，经全面的血液学、免疫学和传染病相关检查及完整的询问用药史未能明确病因。A.细针穿刺肝组织活检标本显示小叶非坏死性肉芽肿（黄色箭头之间）和大量坏死性炎灶（黑色箭头）。B.高倍镜下显示在一个小叶肉芽肿中混合了含有粉红染色细胞质的巨噬细胞与淋巴细胞（苏木精-伊红染色）

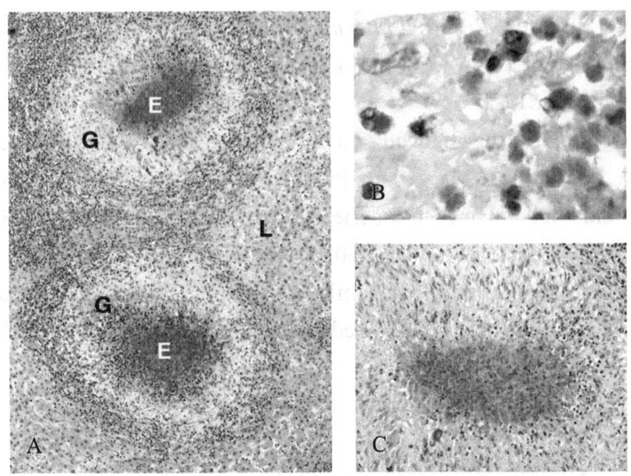

图28.11　寄生虫感染患者肝脏肉芽肿的组织病理学

A.一例疑似内脏幼虫迁徙症的患者（弓蛔虫病），可见粟粒型肝肉芽肿（G），伴有中心嗜酸性粒细胞坏死（E）（对弓蛔虫幼虫肝内迁移的反应）。毛细血管浸润可能产生类似的病变。B.这些肉芽肿中存在大量的嗜酸性粒细胞。C.高倍镜下显示肉芽肿为周围排列的巨噬细胞、淋巴细胞和嗜酸性粒细胞，而中央为嗜酸性坏死（苏木精-伊红染色）

五、治疗

1.病因明确时应针对病因治疗，包括微生物感染时应用抗生素，药物相关病例时停用相关药物，结节病时应用糖皮质激素。

2.特发性肉芽肿性肝炎可自发缓解，也可应用糖皮质激素或甲氨蝶呤治疗。

参考文献

Denk H, Scheuer PJ, Baptista A, et al. Guidelines for the diagnosis and interpretation of hepatic granulomas. *Histopathology*. 1994; 25: 209-218.

Devaney K, Goodman ZD, Epstein MS, et al. Hepatic sarcoidosis. Clinicopathologic features in 100 patients. *Am J Surg Pathol*. 1993; 17: 1272-1280.

Drebber U, Mueller JJM, Klein E, et al. Liver biopsy in primary biliary cirrhosis: clinicopathological data and stage. *Pathol Int*. 2009; 59: 546-554.

Ishak KG. Granulomas of the liver. In: Ioachim HL, ed. *Pathology of Granulomas*. New York: Raven; 1983: 307-370.

Knox TA, Kaplan MM, Gelfand JA, et al. Methotrexate treatment of idiopathic granulomatous hepatitis. *Ann Intern Med*. 1995; 122: 595.

Lamps LW. Hepatic granulomas: a review with emphasis on infectious causes. *Arch Pathol Lab Med*. 2015; 139: 867-875.

Ludwig J, Colina F, Poterucha JJ. Granulomas in primary sclerosing cholangitis. *Liver*. 1995; 15: 307-312.

Martin-Blondel G, Camara B, Selves J, et al. Etiology and outcome of liver granulomatosis: a retrospective study of 21 cases. *Rev Med Interne*. 2010; 31: 97-106.

McCluggage WG, Sloan JM. Hepatic granulomas in Northern Ireland: a thirteen year review. *Histopathology*. 1994; 25: 219-228.

McMaster KR, Kennigar GR. Drug-induced granulomatous hepatitis. *Lab Invest*. 1981; 44: 61-73.

Musso C, Castelo JS, Tsanaclis AMC, et al. Prevalence of Toxocara-induced liver granulomas, detected by immunohistochemistry, in a series of autopsies at a Children's Reference Hospital in Vitoria, ES, Brazil. *Virchows Arch*. 2007; 450: 411-417.

Quaglia A, Burt AD, Ferrell LD, et al. Systemic disease. In: Burt AD, Portmann BC, Ferrell L, eds. *MacSween's Pathology of the Liver*. 6th ed. Edinburgh: Elsevier Churchill Livingstone; 2012: 935-987.

Simon HB, Wolff SM. Granulomatous hepatitis and fever of unknown origin: a study of 13 patients. *Medicine*. 1973; 52: 1-21.

Tjwa M, De Hertogh G, Neuville B, et al. Hepatic fibrin-ring granulomas in granulomatous hepatitis: report of four cases and review of the literature. *Acta Clin Belg*. 2001; 56: 341-348.

Vakiani E, Hunt KK, Mazziotta RM, et al. Hepatitis C-associated granulomas after liver transplantation: morphologic spectrum and clinical implications. *Am J Clin Pathol*. 2007; 127: 128-134.

第29章 肝脏肿瘤

Wei Zhang, MD, PhD　Adrian M. Di Bisceglie, MD, FACP 著
何卫平　译　林　芳　校

要　点

1. 肝血管瘤在正常人群中的发生率高达20%，但很少出现临床症状。
2. 其他肝脏良性肿瘤罕见，包括肝腺瘤，由于存在破裂和进展为恶性肿瘤的风险，常需要手术切除。
3. 在肝硬化中，原发性肝细胞癌（HCC）约占所有肝脏肿瘤的75%，进展为肝细胞癌最重要的危险因素是任何原因所致的肝硬化，以及乙型肝炎病毒、丙型肝炎病毒感染所致的进展期肝纤维化。
4. 肝移植可能是治愈肝细胞癌的最佳选择，但由于供肝不足，能进行移植手术的患者有限，部分患者可以考虑根治性手术切除。
5. 肝胆管细胞癌在美国的发生率升高，可能与肝硬化和HBV、HCV感染有关。早期肝门部胆管细胞癌经过新辅助放化疗后可以考虑肝移植术。

一、肝脏良性肿瘤

（一）肝腺瘤

- 肝腺瘤是肝细胞的良性增生，很少见，主要见于女性患者，自1960年以来发病率逐渐升高，可能与口服避孕药的应用增加有关。
- 多种因素可引起肝腺瘤，口服避孕药、女性、合成雄性激素和年龄是重要的危险因素，但在未口服避孕药的男性和女性中也可发生。
- 根据基因型和表型特点，肝腺瘤分为四个主要的分子亚型：包括肝细胞核因子（HNF）-1α基因突变型、β-连环蛋白激活型、炎症型和未分类型肝腺瘤。
- β-连环蛋白激活型肝腺瘤发生恶变的风险高。
- 炎症型肝腺瘤包括毛细血管扩张性肝腺瘤（THA），既往称为“毛细血管扩张性局灶性结节增生”，其危险因素包括口服避孕药的应用、激素治疗和肥胖。部分炎症型肝腺瘤伴有β-连环蛋白激活，导致癌变的风险增加。
- 腺瘤通常是单发的，但也可能多发，很少超过5个，大小不定，但诊断时直径

常在5cm以上，有时呈巨块型。

- 肝内如果出现10个以上的腺瘤称为肝腺瘤病，临床罕见，复发率高。除了腺瘤病外，伴有代谢综合征的患者还可能有相关的血管瘤和局灶性结节增生。
- 尽管肿瘤有时是在偶然的情况下意外发现的，但患者典型表现有右上腹疼痛或不适，肝腺瘤尤其是毛细血管扩张性肝腺瘤可能发生破裂而引起腹腔积血。
- 并发症包括出血和恶变。恶变的危险因素包括男性、巨块型（>10cm）和β-连环蛋白激活突变。恶变的肝腺瘤经手术治疗后预后良好。
- 肝内肿块可通过CT、超声或磁共振检查明确。^{99m}Tc放射性核素扫描可见肝内缺损区。确诊需要肝组织活检，组织学检查可见肝腺瘤由良性的肝细胞组织组成，无门管区。
- 治疗包括停止使用雌激素，因为出现并发症风险高，对于直径大于5cm、男性患者和毛细血管扩张性和未分类型腺瘤，推荐进行手术切除。伴有Ⅰ型肝糖原贮积症的腺瘤患者应考虑肝移植。

（二）肝细胞肿瘤样病变

1. 局灶性结节增生（FNH）表现为异常肝动脉周围肝细胞的非正常增殖，动脉通常包埋在“轮辐状”中央星状瘢痕内。
   - FNH通常无症状，常在影像学检查或因其他原因进行的腹部手术时意外发现。
   - 与腺瘤相比，FNH较小，破裂的危险性很小，约20%的患者是多发性的。
   - 诊断的金标准是增强CT或者磁共振，然而部分FNH可能没有典型的影像学表现，需要活组织检查进一步确诊。如果肿瘤位于大的肝动脉周围，肝动脉造影有助于诊断。
   - 穿刺活检诊断困难，常常需要手术切除活检，通常可治愈。
   - 无症状病例不需要干预，对于有症状患者，在治疗前需要排除其他诊断。相比于手术切除，栓塞和射频消融并发症较少，死亡率较低。
2. 结节性再生性增生（NRH）特征为散布在整个肝脏，由肝细胞组成小再生性结节，与肝硬化相似，但结节周围没有围绕的纤维环。
   - NRH常伴有明确的系统性疾病，如自身免疫性疾病、类风湿关节炎（包括Felty综合征）和骨髓增生性疾病（见第24章）。
   - 发病机制：可能与血栓或静脉炎引起缺血导致的阻塞性门静脉疾病有关。
   - NRH发病率随年龄的增长而增加，最常见于60岁以上的人群。
   - 有症状的NRH常伴有窦前性门静脉高压，患者可出现脾大、脾功能亢进或食管静脉曲张出血。

- 总体来说，NRH患者比肝硬化患者更能耐受静脉曲张引起的出血，可能因为其有相对保存较好的肝脏合成功能。
- NRH明确诊断需要进行肝脏组织活检。
- 无症状NRH不需要进行干预，对于有症状的NRH患者，针对门静脉高压进行治疗。β受体阻滞剂、内镜治疗或者少见的门脉减压术的应用可以预防静脉曲张的再出血。

3. 腺瘤样增生（大的再生结节，不典型增生结节）
   - 在肝硬化或罕见的亚大块肝坏死时肝细胞再生结节直径超过1cm。腺瘤样增生是不典型增生结节的一种表现形式。
   - 在肝硬化患者中，腺瘤样增生被认为是癌前病变，与原发性肝细胞癌具有强相关性。
   - 不需要特殊的治疗，可以考虑行经皮消融治疗。在肝硬化患者中，出现腺瘤样增生提示需要严密监测肝细胞癌发生（见本章后续内容）。
4. 部分结节形成：罕见，以肝门周围区存在肝细胞结节并伴有门静脉高压为特征。

（三）血管瘤

- 肝血管瘤是最常见的肝脏良性肿瘤，尸检病例20%可以发现血管瘤，多见于女性，但与口服避孕药无关。
- 由内皮衬在纤维基质薄层内组成的充满血液的多孔空间构成。
- 肿瘤一般较小，如果直径超过10cm，称为巨大血管瘤或者海绵状血管瘤。
- 患者一般无症状，常在影像学检查中偶然发现，如果肿瘤足够大，可能会引起腹部不适。偶尔在巨大血管瘤内形成的血栓会导致血小板消耗和血小板减少，尤其是儿童患者（Kasabach-Merritt综合征）。血管瘤可随时间逐渐变大，但不会恶变。
- 由于存在出血风险，应避免经皮穿刺活检。
- 血管瘤一般不需要任何特异性治疗，如果有明显症状或者肿瘤直径大于10cm，可以考虑手术切除。

（四）起源于胆管细胞的肝良性肿瘤

1. 胆管腺瘤　通常是单个的肝包膜下肿物，由增生的小圆形的、附有立方上皮的正常外观的胆管组成。
2. 胆管微小错构瘤（von Meyenburg复合体）　为成人多囊性疾病表现的一部分，也可与其他多囊性疾病同时存在（成人型或婴儿型），如先天性肝纤维化或Caroli病（见第25章、第30章和第35章）。
3. 胆管囊腺瘤　多囊性，类似于胰腺的黏液性囊腺瘤，被认为是胆管囊腺癌的癌前病变，由于有复发和癌变的高风险，推荐进行完整的手术切除。

4. *胆管乳头状瘤* 罕见，由多中心胆道腺瘤样息肉状肿瘤组成，有转化成腺癌的风险（类似于家族性腺瘤息肉病）。

（五）起源于间质的肝脏良性肿瘤（表29.1）

表29.1 起源于间质的肝脏良性肿瘤

肿瘤	评注
血管肌脂瘤	独特的影像学表现
纤维瘤	肝内实性纤维化肿瘤
婴儿血管内皮细胞瘤	婴儿期肿瘤，可伴血小板减少、高动力心力衰竭，需要切除或消融
炎性假瘤	慢性炎症和纤维化，可引起疼痛和发热
平滑肌瘤	极其罕见
脂肪瘤	脂肪细胞聚集，与肝细胞内局灶性脂肪变性有区别
淋巴管瘤	显著扩张的淋巴管团块
间质错构瘤	儿童期肿瘤，由胆管、血管和间质混合成分组成
黏液瘤	黏液性结缔组织

二、肝脏恶性肿瘤

（一）转移癌

转移癌常发生于肝脏，是目前为止肝脏恶性肿瘤中最常见的形式。最常见原发病灶有肺、乳腺、胃肠道和泌尿生殖器官。

（二）肝细胞癌

肝细胞癌（HCC）是一种肝细胞的恶性肿瘤。

1. *流行病学*

- HCC是世界上最常见的恶性肿瘤之一，其发病率在世界各地差异较大，高发病区包括中国、韩国和东南亚，以及撒哈拉以南的大部分非洲地区，年发病率高达120/100 000；中发病区为日本、南欧一些国家（特别是意大利和西班牙）和中东；低发病区包括北欧一些国家、美国和南美，年发病率为5/100 000。HCC的发病率在许多发达的西方国家逐渐升高。
- 在高发病区确诊的中位年龄为40岁，其他地区确诊时年龄更大，男性多于女性。

2. 危险因素

a. HCC是在大多数病例中能找到明确病因的小部分人类肿瘤之一，已知的和可能的危险因素见表29.2。

表29.2　已知的和可能的HCC病因

已知危险因素	可能的危险因素
肝硬化（任何原因引起的）	乙醇（无肝硬化）
慢性乙型肝炎	合成的或雌激素类固醇
慢性丙型肝炎所致肝硬化	无肝硬化的非酒精性脂肪性肝炎
非酒精性脂肪性肝炎所致肝硬化	吸烟
遗传代谢性疾病	
α_1抗胰蛋白酶缺乏	
血色病	
遗传性酪氨酸血症	
致癌因素	
黄曲霉素	
胶质二氧化钍（Thorotrast[a]）	

注：a Thorotrast是二战后应用的一种动脉造影对比剂，含有二氧化钍，其是一种低水平的放射性物质，造影后遗留在Kupffer细胞内

b. 慢性乙型肝炎病毒感染是高发病地区最常见的病因，而中发病地区最重要的病因是慢性丙型肝炎病毒感染。

- 慢性病毒性肝炎导致HCC的确切机制还不清楚，但是可能与肝硬化时肝脏的再生和损伤特性有关。
- HBV是DNA病毒，它的基因组可以整合到肝细胞的基因组中，从而可能影响肿瘤致癌基因或者抑癌基因。HBV的X蛋白是一种反式作用因子（它能够启动基因的转录，因此可能激活生长因子或者致癌基因）。C端截断的前S或S多肽也可能与HCC的发生有关（见第4章）。
- HCV是一种RNA病毒，不能整合到宿主基因组中，几乎所有的HCV相关HCC都存在肝硬化或进展期肝纤维化。乙醇可能是HCV发展为HCC的一个重要的协同因子。

c. 某些代谢性疾病可能与HCC的发生相关，但均有肝硬化存在（如血色病、α_1抗胰蛋白酶缺乏）。遗传性酪氨酸血症是一种罕见的遗传代谢性缺陷，在儿童时期出现严重的肝损伤，在再生过程中可能发展成为肝癌。

d. 在世界的一些地区，环境毒素可能与HCC的发病机制相关，黄曲霉素是食物

贮存过程中霉菌污染的产物，在啮齿动物中有直接致癌作用，在人类与HBV共同作用，引起*TP53*肿瘤抑癌基因249号编码子的突变，从而导致肝癌。

e. 非酒精性脂肪性肝病（NAFLD）伴有进展期纤维化和肝硬化逐渐被认识到是HCC的一种危险因素，但在无肝硬化者中也可发生HCC。

f. 糖尿病、肥胖和吸烟也是HCC的危险因素。

3. 临床表现

- 腹部疼痛或不适及体重下降是最常见的临床症状。肝癌偶尔可破裂，表现类似急腹症。许多患者在确诊为HCC时无症状，是意外发现或者在高危人群中筛查时发现。
- HCC也可以出现不同的类癌表现，如低血糖、红细胞增多症、高胆固醇血症和女性化表现。

4. 诊断

a. 诊断的关键是影像学检查，超声、CT和磁共振是主要的诊断方法。

- 小的HCC超声表现为低密度缺损，超声可以探测到0.5～1cm的肿瘤。
- CT在确定直径大于1cm的肿瘤和评估肿瘤在腹腔内的范围时有帮助。

b. 多相CT或MRI的应用大大提高了检测的敏感性。

- 如果直径大于1cm的缺损区出现动脉期强化，静脉期洗脱的特征性影像学表现可以确诊为HCC。

c. 血清学标志物有助于诊断，80%～90%的HCC患者血清AFP升高，但大多数小肿瘤患者（直径小于5cm）AFP可以正常或轻微升高。

- AFP在没有HCC的慢性病毒性肝炎或者肝硬化患者中可以升高，可造成诊断混淆。
- AFP-L3代表AFP的凝集素结合部分，其对HCC的诊断作用比AFP更特异。

d. 肝组织活检可以明确诊断，但HCC和其他类型恶性肿瘤肝组织活检后出血风险要稍高于良性病变。非肿瘤组织肝活检可以评价基础肝病的严重性，尤其是考虑手术切除的患者。

e. 纤维板层HCC是肝癌的一种变异类型，通常与肝硬化或者其他已知的病因无关。预后好于其他类型的HCC。

f. 脂肪肝性HCC是肝癌的另一种组织变异类型，与脂肪性肝炎和其他代谢综合征相关，预后与典型HCC类似。

5. 治疗

- 总体预后较差。在非洲和亚洲，由于诊断时肿瘤处于晚期，患者的平均生存期为几周到几个月。
- 图29.1提供了HCC不同阶段和肝功能异常不同程度的治疗方法路线图。
- 手术：如果没有肝硬化，可行肝脏大范围切除，然而，由于许多肝硬化患者诊断明确时肿瘤的范围大且基础肝病严重，不能耐受手术，只能行小范围切

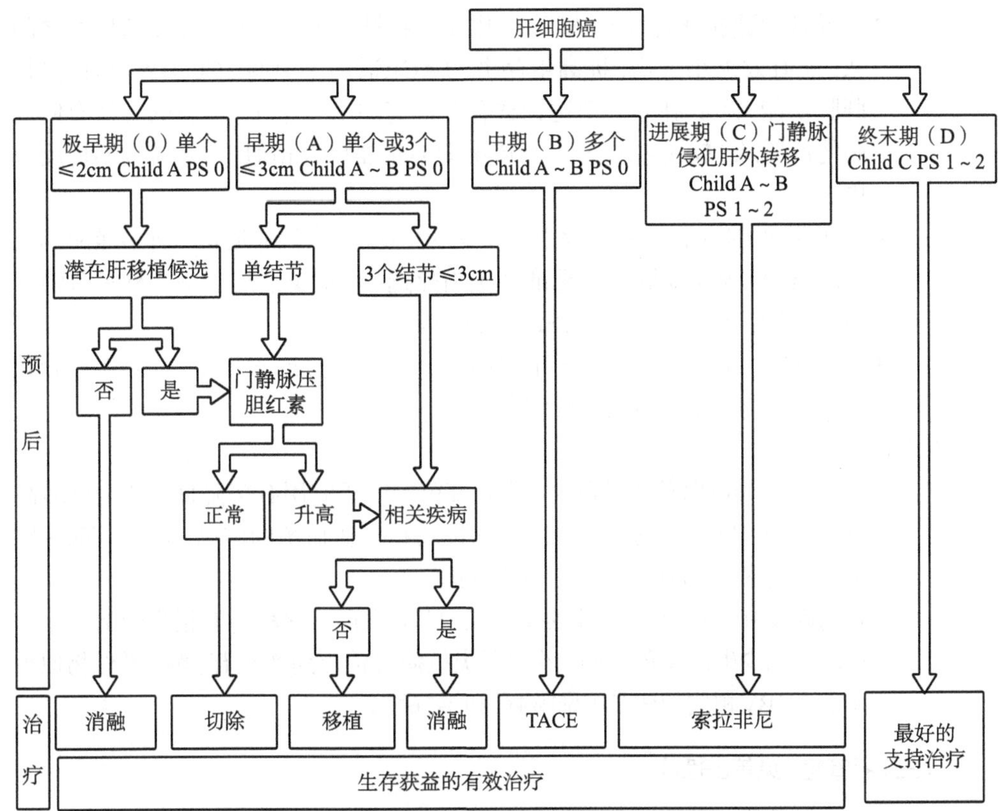

图29.1　按照巴塞罗那临床肝癌分级分类法制定的肝癌治疗路线图

由于Child评分准确识别需要进行肝移植的进展期肝衰竭患者的敏感性不够，肝功能损伤的终末期肝硬化患者（Child C或者预测预后不良的MELD评分高分值患者）应该考虑肝移植。这部分患者如果超过标准，肝癌将成为肝移植的禁忌证。PS.一般状态。TACE.经导管肝动脉化疗栓塞

除、肝段切除或摘除肿瘤，因此术后复发率和肿瘤新发率很高。

- 肝移植：移植后生存率与伴有肝硬化的肝癌患者手术切除后生存率相近，但肿瘤复发率较低。移植适应证参考米兰标准：单个肿瘤直径小于5cm或不多于3个肿瘤，每个肿瘤小于3cm，没有肝外转移或者血管侵犯。在发达的西方国家，肝癌是肝移植重要的适应证。不幸的是，并非所有国家都可进行肝移植，而且供肝不足限制了肝移植的广泛开展。
- 射频消融（RFA）：是一种可经皮进行，仅通过1～2次治疗就能完全消融肝脏肿瘤的技术。对于早期HCC患者，RFA不劣于手术，其费用效益比优于手术切除。更新的消融技术包括微波消融。
- 无水乙醇注射：可使肿瘤坏死，简单易行且副作用少，限于直径小于4cm的肿瘤。最适用于不能耐受手术的失代偿性肝硬化或者手术切除后复发的患者。

■ 经导管动脉栓塞化疗（TACE）：化疗药物被注射进入肝动脉，随后使之闭塞，能有效缩小肿瘤，提高生存率。TACE适用于中期HCC患者，可以保护肝脏功能，降低肿瘤分期达到适合肝移植的米兰标准。更新的方法有使用药物洗脱珠（DEB-TACE），与传统的碘化油疗效相似，但系统性不良反应更少。

■ 分子靶向治疗：在肝癌治疗中的前景令人鼓舞。索拉非尼是一种多激酶抑制剂，已经成为晚期肝癌的标准系统治疗选择。瑞戈非尼也是一种多激酶抑制剂，可以用于对索拉非尼无反应的患者。

■ 全身化疗：疗效不如局部化疗（如经肝动脉给药）或索拉非尼。顺铂联合其他化疗药物是最有效的化疗组合。

6. 预防

■ HCC是一种可以预防的肿瘤。乙肝疫苗的广泛应用有望降低世界上许多高发病区HCC的发生率。由于意识的提高和献血血源的监测，降低了HCV感染的发病率，从而也减少了HCC发病率。

■ 目前尚没有针对HCV有效的疫苗，新的抗病毒治疗药物有很高的治愈率，有助于减少患HCC的风险。乙型肝炎抗病毒治疗药物核苷（酸）类似物似乎减少了HBV相关的HCC（见第4章和第5章）。

（三）胆管癌（见第36章）

1. 流行病学

■ 与HCC相比非常少见，在全世界范围内均匀分布，胆管癌发病年龄高于HCC，性别差异不明显。

■ 美国胆管癌的风险似乎逐渐增加，可能与肝硬化的患病率增加相关。

2. 危险因素（表29.3）

表29.3 胆管癌发病危险因素

原发性硬化性胆管炎
慢性乙型肝炎和丙型肝炎所致的肝硬化
肝吸虫感染（华支睾吸虫或麝猫后睾吸虫）
肝内结石、胆石症
先天性异常（如Caroli病、胆道囊肿）
应用二氧化钍造影（表29.2）
良性囊肿、von Meyenburg复合体
炎性肠病

3. 临床特征

- 胆管癌分为三种类型，肝内胆管癌、肝门部胆管癌和肝外远端胆管癌。这三种类型的流行病学、发病机制和治疗方法有所不同。
- 肝内胆管癌位于二级胆管近端，与原发性硬化性胆管炎关系不大，不明原因导致全球发病率似乎在增加。这一类型胆管癌常表现为腹痛、不适和体重减轻。
- 肝门部胆管癌（Klatskin瘤）是最常见的类型，占胆管癌总数的50%以上。其起源于胆囊管开口以上肝总管与左、右二级肝管起始部之间，常与胆道的慢性炎症和原发性硬化性胆管炎相关。肝门部胆管癌常表现为胆道梗阻（瘙痒、黄疸、灰白便和尿色加深）。
- 远端胆管癌范围自胆囊管至Vater壶腹，临床表现与肝门部胆管癌类似。
- 肝细胞胆管细胞混合型癌（同时具有HCC和胆管细胞癌）是胆管细胞癌的一种特殊类型，既有HCC也有胆管细胞癌的临床特征，预后差于单纯的HCC。

4. 诊断

- 所有三种类型的胆管细胞癌的确诊均需要通过活组织病理检查，但由于经皮或腔内活检有引起肿瘤播散转移的风险，这种方法存在争议。
- 原位杂交荧光染色提高了肝门部胆管癌和远端胆管癌细胞学诊断的准确性，血清糖类抗原（CA）19-9水平升高也有助于临床诊断。
- 胆管细胞癌与其他类型的腺癌不易区分，有些病例只能通过剖腹探查或者尸体解剖才能明确诊断。肝细胞和胆管细胞混合型癌可能与肝硬化相关。

5. 治疗

- 外科手术是可切除胆管细胞癌的一种治疗选择，远端胆管细胞癌需要采用Whipple术式，经过新辅助化疗和（或）放化疗后早期肝门部胆管癌行肝移植治疗是一种有吸引力的选择，但患者需要谨慎选择。
- 推荐采用吉西他滨联合顺铂对局部晚期或转移性胆管细胞癌进行化疗。

（四）小儿肝脏肿瘤（见第25章）

- 一些肝脏肿瘤特发于儿童，而且常发生在一个特殊的年龄段（图29.2）。
- 肝母细胞瘤是3岁以下幼儿最常见的原发性儿童肝脏肿瘤，是一种起源于肝细胞前体细胞（胚胎细胞）的胚胎性肿瘤。最常见的临床表现是腹部膨隆或者腹部巨块，分为两种类型：上皮细胞型和上皮细胞/间质细胞混合型，肿瘤的发生与肝硬化无相关性。患者通常有血清AFP升高，但是在小细胞未分化的肝母细胞瘤中，AFP水平正常或降低，手术联合化疗有治愈的机会。
- 虽然HCC通常是成人疾病，但报道记载其发病年龄最小可到4岁，与乙型肝炎病毒感染有关。

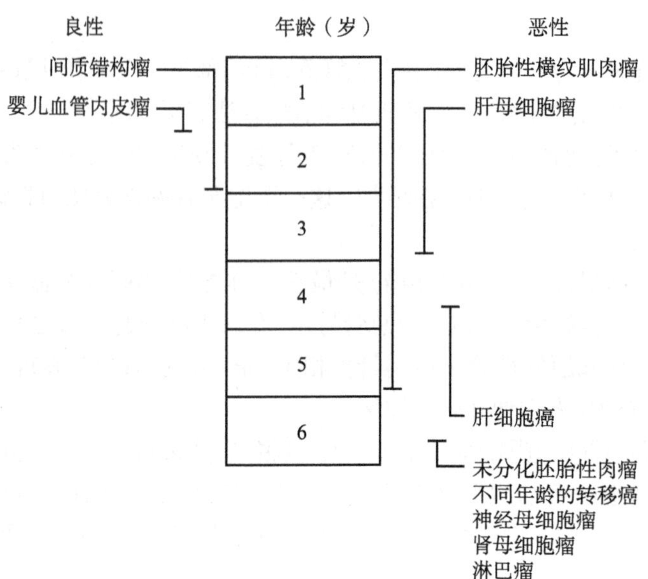

图29.2 特殊年龄阶段儿童易发肿瘤

- 其他少见的肝脏恶性肿瘤包括胚胎性肉瘤、恶性血管内皮细胞瘤和胚胎性横纹肌肉瘤。

（五）其他肝脏肿瘤

1. 上皮样血管内皮瘤
   - 是一种罕见的来源于血管的软组织肿瘤，它可以发生在除肝脏外的其他器官，特别是肺脏。组织学表明肿瘤呈中度恶性，介于良性血管瘤和高侵袭性的血管肉瘤之间。
   - 主要特征是血管侵犯，恶性肿瘤因子Ⅷ染色阳性，在组织学上可以与血管瘤和胆管癌进行鉴别。
   - 约1/3的患者出现转移病灶，但带瘤长期生存的患者也较常见。
   - 外科手术切除是主要的治疗方式，但许多患者两肺也存在恶性病变，无法进行手术。由于这种肿瘤的恶性表现及通过大范围切除甚至肝移植有治愈的可能性，识别这种肿瘤显得很重要。
2. 原发性肝淋巴瘤
   - 虽然肝脏继发性淋巴瘤比较常见，但也有原发性淋巴瘤存在。
   - 肿瘤常来源于B细胞，在HIV感染和AIDS患者中发病率高。
   - 对化疗疗效差，预后不良。
3. 血管肉瘤
   - 发生于肝内血管，恶性程度高。

- 易感因素包括暴露于氯化乙烯单体和静脉注射对比造影剂胶质二氧化钍（已不再使用）。
- 肿瘤生长快，对放疗或化疗不敏感，预后差。

三、肝脏肿块或肿瘤的诊断方法

根据患者是否有肝硬化，诊断方法有差别，对非肝硬化患者的诊断步骤见图29.3。

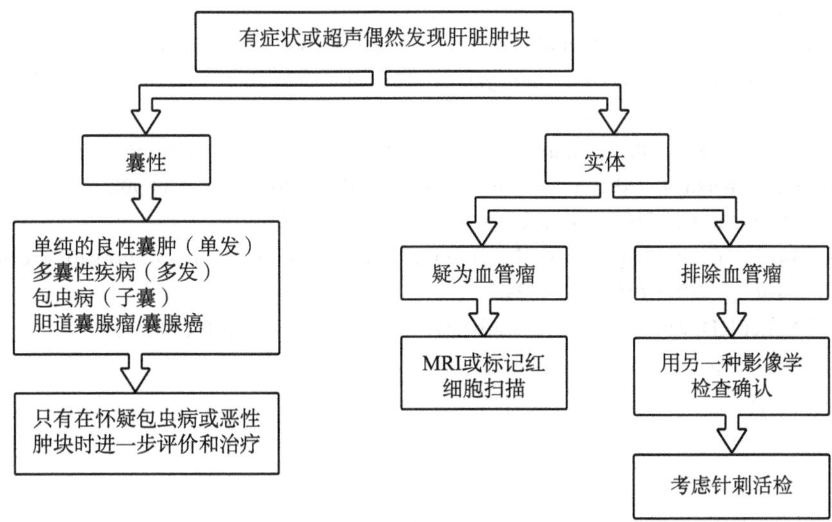

图29.3 非肝硬化患者肝脏肿块的诊断步骤

（摘自：Di Bisceglie AM. Tumors of the liver. In: Feldman M, ed. Atlas of the Liver, 4th ed. Philadelphia: Springer; 2007. ©A. M. Di Bisceglie）

参考文献

Arzumanyan A, Reis HM, Feitelson MA. Pathogenic mechanisms in HBV- and HCV-associated hepatocellular carcinoma. *Nat Rev Cancer*. 2013; 13: 123-135.

Bridgewater J, Galle PR, Khan SA, et al. Guidelines for the diagnosis and management of intrahepatic cholangiocarcinoma. *J Hepatol*. 2014; 60: 1268-1289.

Bruix J, Han KH, Gores G, et al. Liver cancer: approaching a personalized care. *J Hepatol*. 2015; 62: S144-S156.

Bruix J, Reig M, Sherman M. Evidence-based diagnosis, staging, and treatment of patients with hepatocellular carcinoma. *Gastroenterology*. 2016; 150: 835-853.

El-Serag HB. Epidemiology of viral hepatitis and hepatocellular carcinoma. *Gastroenterology*. 2012; 142: 1264-1273.

Forner A, Llovet JM, Bruix J. Hepatocellular carcinoma. *Lancet*. 2012; 379: 1245-1255.

Lencioni R, de Baere T, Soulen MC, et al. Lipiodol transarterial chemoembolization for hepatocellular carcinoma: a systematic review of efficacy and safety data. *Hepatology*. 2016; 64: 106-116.

Lopez-Terrada D, Alaggio R, de Davila MT, et al. Towards an international pediatric liver tumor consensus classification: proceedings of the Los Angeles COG liver tumors symposium. *Mod Pathol*. 2014; 27: 472-491.

Marrero JA, Ahn J, Reddy RK, et al. ACG clinical guideline: the diagnosis and management of focal liver lesions. *Am J Gastroenterol*. 2014; 109: 1328-1347.

Mittal S, El-Serag HB, Sada YH, et al. Hepatocellular carcinoma in the absence of cirrhosis in United States veterans is associated with nonalcoholic fatty liver disease. *Clin Gastroenterol Hepatol*. 2016; 14: 124-131.

Morgan RL, Baack B, Smith BD, et al. Eradication of hepatitis C virus infection and the development of hepatocellular carcinoma: a meta-analysis of observational studies. *Ann Intern Med*. 2013; 158: 329-337.

Nault JC, Bioulac-Sage P, Zucman-Rossi J. Hepatocellular benign tumors-from molecular classification to personalized clinical care. *Gastroenterology*. 2013; 144: 888-902.

Razumilava N, Gores GJ. Cholangiocarcinoma. *Lancet*. 2014; 383: 2168-2179.

Rizvi S, Gores GJ. Pathogenesis, diagnosis, and management of cholangiocarcinoma. *Gastroenterology*. 2013; 145: 1215-1229.

Siegel RL, Miller KD, Jemal A. Cancer statistics. *CA Cancer J Clin*. 2016; 66: 7-30.

第30章 肝脓肿和肝囊肿

Helen M. Ayles, MBBS, MRCP, DTM&H, PhD Sarah Lou Bailey, BSc, MBChB, MRCP 著
齐瑞兆 译 林 芳 校

要 点

1. 在西方国家，化脓性肝脓肿最常见，而阿米巴脓肿最常见于溶组织阿米巴流行的地区。真菌和结核性脓肿发生概率较少。
2. 肝脓肿的诊断依赖详细的病史采集和单纯的影像学检查。
3. 阿米巴脓肿与化脓性肝脓肿（以及真菌或结核性脓肿）的鉴别要依靠详细的病史（包括旅行史）、影像学类型、培养结果和血清学检查结果。
4. 阿米巴肝脓肿（ALA）的患者仅20%有痢疾史或腹泻史，用抗生素和腔内杀阿米巴药即可容易地治疗。
5. 化脓性肝脓肿是一种致命性疾病，源于血源及胆道感染，经常有多种微生物感染，包括厌氧菌。治疗方法为应用适当的抗生素及穿刺引流。
6. 世界范围内引起肝囊性变最常见的感染原因是包虫病的病原细粒棘球绦虫；其他非感染性原因包括单纯性囊肿、肿瘤、先天性胆道疾病和多囊性疾病。

一、阿米巴肝脓肿

（一）概述

1. 全世界有4.8亿人感染溶组织内阿米巴。
2. 阿米巴感染可以无任何症状，或可表现为痢疾、阿米巴肝脓肿或其他症状（更少见）。
3. 阿米巴肝脓肿诊断治疗的飞跃发展源自影像学和介入放射学的进步。
4. 目前的治疗手段几乎完全依赖于药物。

（二）寄生虫学

1. 阿米巴肝脓肿的病原体是原生动物溶组织内阿米巴，宿主是人类（图30.1）。
2. 感染方式表现为经口摄入包囊（直径12μm），包囊在小肠脱囊形成滋养体，滋养体（10～60μm）感染结肠可导致炎症及痢疾。阿米巴经门脉循环播散至

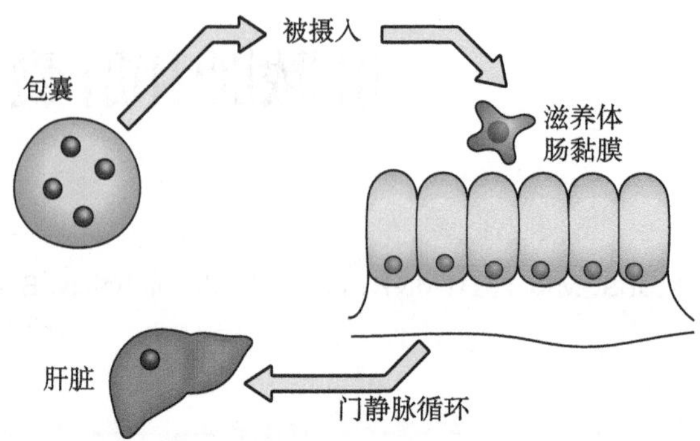

图30.1 溶组织内阿米巴的生活史

肝脏。

3. 包囊在体外可存活几周至几个月，而滋养体却会在几分钟内死亡。

4. 阿米巴有致病形式，也有非致病形式。非致病形式已重新归类，如迪斯帕阿米巴。区别致病性阿米巴和非致病性阿米巴的方法如下：
   - 酶谱分析：22种不同的同工酶（酶株群）已经被电泳分离出来。
   - RNA和DNA探针。

（三）流行病学

1. 溶组织内阿米巴感染者占世界人口的10%；有4千万～5千万人发展至阿米巴结肠炎或阿米巴肝脓肿，每年有4万～10万人因本病死亡。
2. 工业国家感染率<1%，而某些热带地区感染率高达50%～80%。
3. 传播途径为粪-口途径，促进传播的因素：
   - 卫生条件差。
   - 食物被蝇类污染。
   - 食品处理不卫生。
   - 水质不干净。
   - 用人类粪便作为肥料。
4. 高危人群包括：
   - 疫区社会经济地位低下的人群。
   - 来自疫区的移民人群。
   - 被收容的人（如精神病医院的住院患者）。
   - 男同性恋者。
   - 旅行者。
   - 免疫低下的人群，包括感染HIV的人群。

（四）发病机制

1. 肝内的溶组织内阿米巴利用细胞质空泡中的蛋白水解酶溶解宿主肝组织。
2. 肝内病灶表现为由坏死肝组织组成边界清楚的脓肿，常见于肝右叶。宿主对阿米巴的最早反应是中性粒细胞迁移，但是阿米巴也可以溶解中性粒细胞释放生化酶，从而加重组织破坏过程。
3. 脓肿内包含无细胞形态的碎片；阿米巴滋养体仅见于脓肿边缘，并可继续扩大侵袭范围。
4. 促进疾病加重的宿主因素包括：
    - 年龄（儿童多于成人）。
    - 妊娠。
    - 营养不良和酗酒。
    - 应用皮质类固醇。
    - 恶性肿瘤。

（五）临床特征

- 不到10%的阿米巴肝脓肿患者伴有阿米巴结肠炎。
- 患者既往可有腹泻史或痢疾史。
- 约50%的病例可从粪便中分离出溶组织内阿米巴。

1. 社会经济和人口特征
    - 来自疫区的移民人群或居民。
    - 到疫区的旅游者。
    - 男性发病率高于女性（3～10倍）。
    - 青年患者多于儿童患者或老年患者。
2. 症状
    - 发热，寒战，盗汗。
    - 恶心，厌食，乏力。
    - 右上腹不适。
    - 体重下降。
    - 胸部症状：干咳，胸膜痛。
    - 膈肌刺激征：肩顶痛，呃逆。
3. 体格检查
    - 发热。
    - 触及肝大。
    - 胸部体征：右肺低浊音变化（通常半侧膈肌可抬高）；听诊右侧肺底部湿啰音；胸膜摩擦音。

■ 黄疸和腹膜炎或心包摩擦音罕见，提示预后不良。

（六）诊断

1. 实验室检查（表30.1）
   ■ 血清胆红素升高不常见。
2. 影像学诊断
   a. 胸部X线
   ■ 右侧膈肌抬高。
   ■ 右侧肋膈角变钝。
   ■ 肺不张。
   b. 超声波检查
   ■ 肝内单发圆形或卵圆形病灶（有时多发）。
   ■ 缺少明显的囊壁回声，故从脓肿转变为正常肝组织影像是突然的。
   ■ 与正常肝组织比较，病灶呈低回声，而整个脓肿呈弥散回声像。
   ■ 病灶位置可接近肝包膜。
   ■ 末梢呈强化影。

表30.1　阿米巴肝脓肿的实验室检查

实验室检查	发生率（%）或结果评估
白细胞升高	80
血清碱性磷酸酶升高	80
贫血	>50
红细胞沉降率增快	常见
蛋白尿	常见
血清氨基转移酶升高	预后不良表现

   c. 计算机断层扫描（CT）
   ■ 病灶轮廓清晰，圆形或椭圆形，大多为单发（有时多发）。
   ■ 与周围组织相比呈低密度灶。
   ■ 病灶内部结构非均质表现。
   d. 磁共振成像（MRI）
   ■ 肝脓肿在T_1加权像上呈低信号，在T_2加权像上呈高信号。
   e. 放射性核素显像
   ■ 阿米巴肝脓肿表现为冷区域，明显区别于化脓性肝脓肿，这种应用方法还没有被广泛研究。
3. 血清学检查　抗体检测是诊断侵袭性阿米巴病的主要依据。95%～100%的阿米巴肝脓肿患者血清学检查为阳性，即使已经开始抗阿米巴治疗。

- 商业化的酶联免疫吸附测定（ELISA）法最为常用，其灵敏度和特异性分别高达97.9%和94.8%。
- 所有类型的侵袭性阿米巴病（包括阿米巴痢疾）的ELISA结果均为阳性。即使在阿米巴肝脓肿治疗后，很长一段时间内的血清学检查也可保持阳性。因此联合检测是准确诊断的必要条件。
- 醋酸纤维素沉淀素试验（CAP）具有高度的敏感性和特异性，治疗成功后快速转阴，该检测被认为是阿米巴血清学的参考检查。

4. 脓肿穿刺抽吸（诊断不明确或临近破裂时）
   - 脓液为黄色至深棕色的"鱼酱"色。
   - 脓液无味。
   - 脓液主要由非细胞碎片构成；大部分阿米巴在脓肿壁中被发现。
   - 培养细菌结果阴性（核酸诊断技术显示，混合性阿米巴和化脓性脓肿更常见）。
   - 聚合酶链反应（PCR）检测出溶组织内阿米巴即可确定诊断。

（七）并发症

1. 脓肿破裂致以下情况：
   - a. 破入胸腔，可导致
     - 肝支气管瘘（或伴咯出"鱼酱"样脓液）。
     - 肺脓肿。
     - 阿米巴脓胸。
   - b. 破入心包，可引起
     - 心力衰竭。
     - 心包炎。
     - 心脏压塞（常常是致命的，继而可引发缩窄性心包炎）。
   - c. 脓肿破入腹腔，可引起
     - 腹膜炎。
     - 腹水。
2. 继发感染常源于医源性穿刺。
3. 其他并发症（罕见）
   - 暴发性肝功能衰竭。
   - 胆道出血。
   - 下腔静脉阻塞。
   - Budd-Chiari综合征。
   - 血源播散引起脑脓肿。

4. 并发症的高危因素

- 年龄>40岁。
- 同时应用糖皮质激素。
- 多发性脓肿。
- 巨大脓肿（直径>10cm）。
- 红细胞沉降率（ESR）和C反应蛋白水平较高，可见于发生或进展为全身并发症的患者中。

（八）治疗和预后

阿米巴肝脓肿的治疗通常仅用药物。

1. 常用方案（口服）

- 甲硝唑750mg，3次/日，服用5～10天［儿童35～50mg/（kg·d），分3次服用，连用5天］。
- 替硝唑2g/d，服用3天［儿童50～60mg/（kg·d），服用5天］。
- 氯喹1g负荷量，用1～2天，接着500mg/d，服用20天（儿童10mg/kg）。
- 在上述方案之后，必须坚持使用腔内杀阿米巴药。
  - 糠酸二氯尼特500mg，3次/日，服用10天［儿童20mg/（kg·d），分3次］。
  - 双碘喹啉650mg，3次/日，服用20天［儿童30～40mg/（kg·d），分3次，最大剂量2g/d］。
  - 巴龙霉素硫酸盐25～35mg/（kg·d），分3次服用，5～10天［儿童25～35mg/（kg·d），分3次服用］。

2. 优化管理

- 疑似阿米巴肝脓肿的患者，等待血清学检查确诊时，应立即开始治疗，药效十分迅速，发热于48～72小时消退。
- 在单纯的阿米巴肝脓肿中，如单发性右叶小脓肿患者，没有证据表明治疗性抽吸与药物治疗相结合可以改善症状或减少住院时间。
- 重症患者、左叶脓肿患者或对初始药物治疗无效的患者可能需要在放射线引导下行细针穿刺，以避免破裂并排除化脓性脓肿。
- 如脓肿破裂，可采用内科疗法处置，但常需要经皮穿刺引流（图30.2）。极少需要手术切开引流。

3. 预后

a. 阿米巴肝脓是一种能治愈的疾病。

b. 无并发症者死亡率<1%。

c. 延误诊断会造成脓肿破裂，死亡率更高。

- 破入胸腔或腹腔：死亡率达20%。
- 破入心包：死亡率达32%～100%。

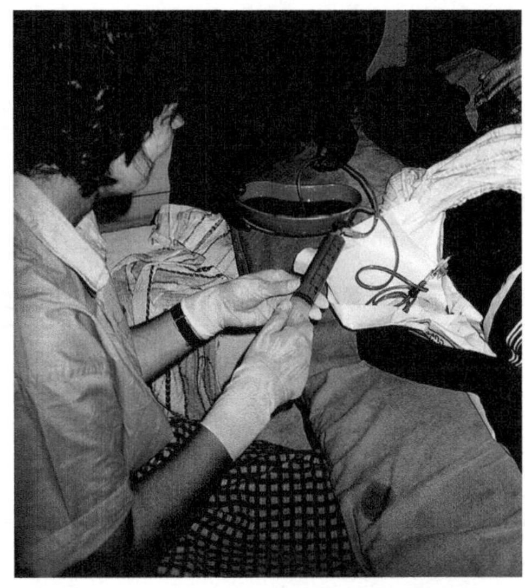

图30.2 在非洲乡村为阿米巴肝脓肿患者排脓

二、化脓性肝脓肿

（一）概述

1. 化脓性肝脓肿是一种致命性的疾病。
2. 发病率各不相同，但据估计美国每10万名住院患者中有8～20人患化脓性肝脓肿。
3. 更好的影像学和微生物学分析使疾病预后改善，但延迟诊断或未能认识到这种情况可能导致高发病率和病死率。
4. 化脓性肝脓肿最常继发于胆管梗阻，但常与其他疾病有关，如糖尿病、免疫抑制治疗、全身感染、憩室病和结直肠癌。

（二）微生物学

大多数病例血培养或脓液培养呈阳性。

- 常由多种微生物致病。
- 克雷伯菌（尤其是肺炎克雷伯菌）已取代大肠埃希菌成为报道最多的致病菌。
- 微量需氧菌，特别是米氏链球菌（S.milleri），成为越来越常见的原因，但是需要仔细培养才能分离出来。
- 厌氧菌通常可在多种致病菌混合感染的肝脓肿中培养出来。
- 不常见致病菌包括有沙门菌、嗜血杆菌、耶尔森菌、结核杆菌、放线菌和类鼻疽杆菌。以上致病菌尤其多见于免疫缺陷患者（如HIV感染、器官移植术后状态）。

（三）流行病学

1. 化脓性肝脓肿少见，基于人群研究报道，美国的发病率是3.6/100 000，亚洲部分地区的发病率有升高的趋势，如中国台湾为17.6/100 000。美国及中国台湾基于人群的研究结果见表30.2。

表30.2　两组化脓性肝脓肿病例的回顾性人群研究

	北美（n＝17 787，1994～2005）		中国台湾（n＝1552，2000～2011）	
人口学统计资料及潜在病因				
年龄（%，总体的）	年龄（岁）	%	年龄（岁）	%
	18～34	8.5	20～29	2.8
	35～49	18.5	30～39	6.5
	50～64	30.1	40～49	13.9
	65～85	42.9	50～59	24.0
			60～69	21.0
			＞70	31.8
性别（%）	男	女	男	女
	59.9	40.1	63.6	36.4
合并症（%）	胆道疾病	21.9	糖尿病	35.3
	糖尿病	20.1	胆石症	13.1
	肿瘤病史	16.2	肝细胞癌	9.8
	肝移植病史	3.3	肝硬化	6.5
	肝硬化	2.7	病毒性肝炎	6.1
	慢性肾衰竭	1.4	其他恶性肿瘤	5.5
			肾脏疾病	1.7
发病率				
总体	3.59/100 000		13.52/100 000	
趋势	从2.7/100 000增至4.1/100 000		从10.8/100 000增至15.5/100 000	
治疗及转归				
病死率（%）	5.6		8.2	
并发症（%）	N/A：无法使用		10.8	

摘自：Meddings L，Myers RP，Hubbard J，et al.A population-based study of pyogenic liver abscesses in the United States：incidence，mortality，and temporal trends.*Am J Gastroenterol*.2010；105：117-124；Chen YC，Lin CH，Chang SN，et al.Epidemiology and clinical outcome of pyogenic liver abscess：an analysis from the National Health Insurance Research Database of Taiwan，2000-2011.*J Microbiol Immunol Infect*.2016；49：646-653.

2. 与ALA相比，化脓性肝脓肿更常发生于中老年人，男女发病率没有区别。
3. 化脓性肝脓肿常发生在有基础疾病的患者，见于
   - 胆道疾病。
   - 高血压。
   - 恶性肿瘤。
   - 既往腹部手术史或腔镜检查史。
   - 糖尿病。
   - 心血管疾病。
   - 克罗恩病。
   - 憩室炎。
   - 外伤史。
4. 发病率无地域性及种族性差异。

（四）发病机制

1. 化脓性感染经血或胆道途径进入肝脏，通常查不到原发感染灶（隐源性肝脓肿）；然而，能查到的病因通常来源于以下类型。
   - 胆管炎、继发性胆管狭窄、结石或内镜检查史。
   - 腹腔内脓毒症（如憩室炎，腹膜炎）。
   - 全身败血症。
   - 口腔感染。
   - 外伤，包括肝组织活检或手术。
   - 原有肝囊肿、肿瘤（包括消融治疗后）或偶见于阿米巴肝脓肿继发感染。
2. 肝右叶最常受累。
3. 脓肿可单发或多发，由血源扩散的肝脓肿常为多发。
4. 肝脓肿包含多核中性白细胞和坏死肝细胞，周围包以纤维囊壳。

（五）临床特征

1. *病史*　表30.3为两项以医院为基础的回顾性病例研究结果，显示了临床症状及合并症的病史。
2. 体格检查
   - 发热。
   - 杵状指（罕见）。
   - 黄疸。
   - 肝大、触痛。
   - 经典三联征如发热、黄疸及肝大触痛的患者不足10%。

表30.3　两项以医院为基础的化脓性肝脓肿回顾性研究病例的临床特征

	英国（$n=73$，1993～2008）	澳大利亚（$n=63$，1998～2008）
人口学资料		
年龄（岁）	平均64.7（21～93）	平均64（31～97）
性别（%）	男53（73%）	男42（67%）
	女20（27%）	女21（33%）
病程（天）	17.3（1～168）	7
症状及体征（%）		
神经性厌食	62	—
腹痛	60	右上腹压痛 39例
发热	58	59
恶心/呕吐	50	—
体重减轻	45	—
肝大	32	—
黄疸	25	—
休克	18	13
腹水	10	—
异常实验室检查（%）		
血红蛋白<10g/dl	19	24
白细胞计数>10×10^9/L	93	74
C反应蛋白>10mg/L	100	100
血清胆红素	38（>22μmol/L）	54（>18μmol/L）
谷丙转氨酶升高	63	73
碱性磷酸酶升高	85	71
白蛋白<35g/L	95	73
微生物结果（%）		
咽峡炎链球菌	12	25
大肠埃希菌	24	16
肺炎克雷伯菌	10	21

摘自：Bosanko NC, Chauhan A, Brookes M, et al.Presentations of pyogenic liver abscess in one UK centre over a 15-year period.*J R Coll Physicians Edinb*.2011; 41: 13-17; Pang TC, Fung T, Samra J, et al.Pyogenic liver abscess: an audit of 10 years'experience.*World J Gastroenterol*.2011; 17: 1622-1630.

（六）诊断

1. 实验室检查（表30.3）

2. 影像学诊断

a. 50%的病例胸部X线片异常。

- 右膈抬高。
- 右肋膈角变钝。
- 肺不张。
- 如脓肿的病原体为产气致病菌，则膈下可见液平面。

b. 超声检查

- 可见圆形、卵圆形或椭圆形病灶。
- 边缘不规则。
- 内部呈不规则低回声影。

c. CT

- 高灵敏度，病灶检出率达94%。
- 病灶呈低密度，增强扫描可强化。

d. MRI

- 检测小病灶敏感性高于CT。
- 病灶在T_1加权像上为低信号，在T_2加权像为非常高信号，用钆造影剂后病灶信号进一步增强。

e. 放射同位素检查，镓很容易被脓肿摄取。

3. 微生物学

- 血培养应在抗生素治疗前进行。
- 血培养阳性率为50%～100%。
- 脓肿穿刺培养可提高病原学诊断率。
- 在多种致病菌形成的肝脓肿，血培养结果可为阴性。

（七）并发症

- 脓毒症及相关并发症，包括休克、急性呼吸窘迫综合征、肾衰竭。
- 播散性感染，尤其常见于肺炎克雷伯菌相关，包括眼内炎、脑膜炎、脑脓肿及肺炎。
- 脓肿破裂继发局部感染如脓胸、腹膜炎。

（八）治疗

1. 过去，标准的治疗方案包括脓肿切开引流联合应用广谱抗生素。20世纪90年代研究显示，采用经皮穿刺引流或穿刺抽吸联合抗生素应用均可提高疗效。部分患者不用行手术或穿刺，仅需内科治疗。

2. 在这些患者中脓肿穿刺引流通常可同时诊断及治疗。
3. 置管引流的并发症包括出血、内脏穿孔、引流管继发感染、引流管移位。
4. 抗生素的抗菌谱应覆盖革兰氏阴性杆菌、微需氧菌及厌氧菌。经验性一线用药包括：
    - 怀疑胆道来源：氨苄西林+庆大霉素+甲硝唑。
    - 怀疑结肠来源：第三代头孢菌素+甲硝唑。
5. 抗生素治疗开始时常应静脉给药，静脉给药持续时间及改为口服用药的时间取决于患者的个体临床转归。推荐抗生素应用的总疗程应持续2～3周。
6. 如患者对治疗没有快速反应，可能需要外科干预，治疗方法必须灵活调整。

（九）预后

1. 未治疗的化脓性肝脓肿，患者病死率接近100%。
2. 病死率最低可降至2.5%，但通常在10%～30%，这取决于引发肝脓肿的病因及相关的医疗条件。影像学及诊断技术的进步及经皮穿刺引流技术的应用可使病死率得到改善。
3. 高龄、菌血症、患多种疾病及合并恶性肿瘤的患者，病死率增加。
4. 实施经皮穿刺抽吸引流的患者，相比未穿刺引流的患者，病死率降低，可能是因为可以更好的调整抗生素。

三、肝囊肿

肝囊肿的病因是多种多样的。

1. 先天性病因

    a. 多囊肝

    - 小儿多囊肝是罕见的常染色体隐性遗传病，可形成肝肾囊肿。患儿出生时常已有肝脏增大。肾脏损伤可导致寿命缩短。
    - 成人多囊肝多为常染色体显性遗传病，主要侵犯肾脏，有33%的患者可存在肝囊肿。
        - 很少引起肝功能异常。
        - 常染色体显性遗传多囊肾病的致病基因为*PKD-1*和*PKD-2*，分别表达多囊蛋白-1及多囊蛋白-2。单纯多囊肝与*PRKCSH*及*SEC63*两个基因有关，分别表达肝囊蛋白和SEC63p。常染色体隐性遗传多囊肾病的致病基因为*PKHD1*，其表达纤维囊蛋白。
        - 只有出现临床症状的患者需要治疗。如何选择最佳的治疗方案仍有争议，但可根据囊肿形态、囊肿的严重程度、合并症及复发概率来选择方案；治疗方案包括囊肿去顶术（开窗术）、肝切除术及终末期肝病行肝移植术。

b. 胆总管囊肿（见第35章）

■ 疾病的主要病变是胆管的囊状扩张。Caroli病是这类疾病的一种，表现为肝内胆管呈非阻塞性扩张。

2. 后天性病因

a. 良性肿瘤（错构瘤等）

b. 单发囊肿

■ 多数较小，偶发。

■ 仅当有临床症状时囊肿才须治疗：包括囊肿穿刺抽吸联合硬化术、开腹外科手术或腹腔镜下囊肿去顶术（被认为是最佳的治疗方法）。

c. 感染性囊肿，最常见于包虫病（由细粒棘球绦虫感染所致；见后续讨论）。

四、肝包虫病（图30.3）

（一）概述

■ 包虫病遍布世界各国，在许多饲养牛羊区域流行。

■ 包虫病是一种慢性疾病，具有潜在的危害性，常常在腹痛和发现肝脏病变考虑病因时被忽视。

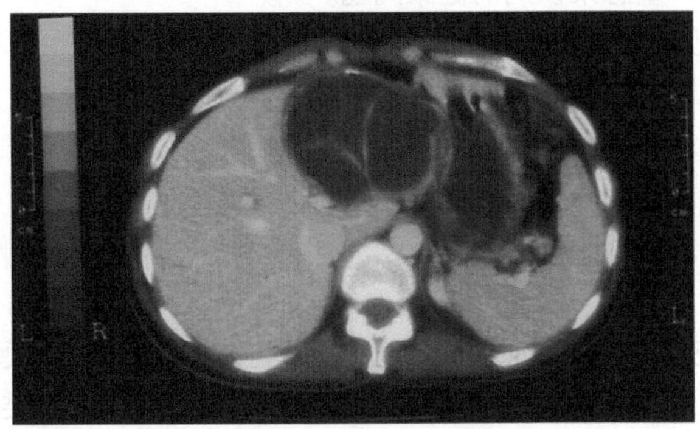

图30.3　多房肝包虫囊肿的CT扫描

（二）寄生虫学

肝包虫囊肿的病因是细粒棘球绦虫感染。

■ 细粒棘球绦虫长度为3～6mm。

■ 肉食类动物体内宿主，通常为犬类，可因进食包含包虫囊肿的羊内脏而感染。

■ 吸附在犬类小肠上的囊内棘球蚴头节可发育成绦虫。

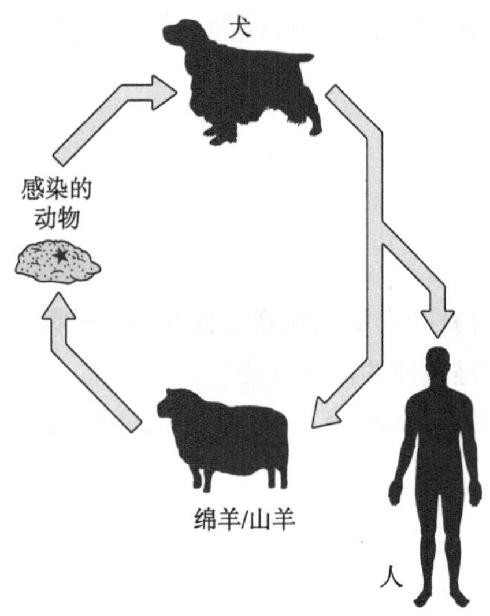

图30.4 细粒棘球绦虫的生活史

■ 在宿主肠道中绦虫可产生多达500个虫卵。
■ 感染的犬类排泄的粪便中含有棘球绦虫卵。这些虫卵可在外界存活数周。
■ 虫卵可来自污染的土壤、食物或犬类的皮毛，若被人体摄入，这些虫卵吸附在小肠，发育形成六钩蚴，然后六钩蚴可进入门脉系统。
■ 每一个六钩蚴发育形成一个囊泡，随后形成后绦幼虫的包囊。
■ 包囊可在任何器官形成，主要见于肝内（50%～70%）。包囊内包含生发层，生发层通过无性繁殖生长出子囊，囊内含有原头蚴，然后被终宿主摄入后导致感染（图30.4）。

（三）流行病学

1. 细粒棘球蚴绦虫感染遍布各国。该病累及人类的范围尚无文献完整统计，但农村地区面临严重感染该病的健康问题。

以下是文献记录该病高流行率的牧羊地区。

■ 地中海国家。
■ 肯尼亚北部（图尔卡纳地区）。
■ 南美洲地区。
■ 威尔士。
■ 新西兰。

2. 在西班牙进行的病例对照研究报道显示，与犬类长期共存是感染细粒棘球蚴绦虫的主要危险因素，特别是与有机会摄入潜在感染内脏的犬类共同生活。

（四）发病机制

1. 六钩蚴经血流播散，最常见的是经门脉循环播散，在50%～70%的患者引起肝脏病变，其他病变位置包括：

■ 肺（20%～30%）。
■ 骨（<10%）。
■ 脑。

■ 心脏。

2. 包囊缓慢增长，直接损害或通过妨碍血供损伤组织，并且引发宿主反应在生发层外形成一层胶原壳。胶原壳可钙化。宿主通常不表现炎症反应。

（五）临床特点

1. 症状

■ 许多包虫病患者是无症状的，包囊经数十年缓慢生长后常引发症状，主要为包囊压迫所致。

■ 包囊破裂或囊内容物外漏后可出现症状。

■ 包虫囊继发感染的临床表现类似于化脓性肝脓肿。

2. 体征

■ 触痛性包块。

■ 胸部特征，尤其是右侧肺底。

■ 发热。

■ 黄疸。

（六）诊断

1. 实验室检查

■ 血清碱性磷酸酶水平升高。

■ 30%的患者外周嗜酸性粒细胞增多（>7%），常提示包囊破裂或囊内容物外漏。

■ 血清胆红素水平升高（不常见）。

2. 影像学诊断

a. 胸部X线片

■ 可见右侧膈肌抬高。

■ 肺内可见包囊。

■ 膈下可见肝内包囊的钙化灶。

b. 超声

■ 呈无回声影。

■ 囊肿通常为圆形。

■ 常见分隔或子囊。

■ 可见生发膜分离，即“睡莲征”。

■ 可见塌陷的囊肿。

■ 包囊壁钙化。

■ 包虫“棘球蚴砂”。

c. CT（图30.3）

■ 生发层清晰可见。

■ 容易看到子囊。

■ 低衰减病灶：3～30HU。

d. MRI

■ 特征性低密度病灶，边缘4～5mm厚，在T_2加权像可见。

■ 病灶中心信号不均一。

■ 在T_1加权像中呈低信号，在T_2加权像中呈高信号。

3. 血清学检查　间接血凝试验（IHA）和ELISA法敏感性为75%～94%。特异性较低，需要分子生物学方法或免疫抑制法进一步确证。

4. 分子生物学方法　PCR法来源的探针可进行诊断及分型。

（七）并发症

1. 包囊破裂及囊内容物外漏（有时源于诊断性穿刺）可能会导致

■ 过敏反应，包括超敏反应（可能是致命的）。

■ 疾病播散。

■ 包囊破裂入胆道则引起胆管炎。

■ 包囊破裂入支气管则引发咯血和继发感染。

2. 包虫病继发性感染类似于化脓性肝脓肿。

（八）治疗

1. 肝包虫病的最佳治疗证据有限。世界卫生组织肝包虫病非官方工作组（WHO-IWGE）对包虫病基于影像的分类和阶段性治疗的具体方法提供了专家意见。包虫病的分类见图30.5。

2. 治疗方案取决于包虫的分类、手术及专业诊疗的可行性，以及患者坚持长期随访的依从性。表30.4为WHO-IWGE共识意见。

3. 手术是复杂性包虫病的主要治疗方法，如有子囊的大包虫囊肿、有破裂风险的外囊、包囊感染，以及较大的CE2和CE3a包囊。手术治疗如下。

■ 根治手术：包虫外囊剥除术或肝切除术。

■ 姑息手术治疗包括包虫囊肿去顶及对残腔采取的措施。

■ 腹腔镜手术。

手术的选择取决于患者的情况、包囊的特征和外科医师的经验，手术并发症的发生率可能很高。例如，有报道59例患者中57%发生如下并发症：感染播散、继发感染、瘘管形成、头节成分渗透入胆管引起并发症（硬化性胆管炎样综合征）。

■ 无论何种类型的手术，手术与药物治疗相结合才是最安全和最有效的方法。

■ 包虫囊肿的继发感染应该按照化脓性脓肿来处理，然而，对包虫囊肿行穿刺抽吸比化脓性脓肿的抽吸更具有危险性。

4. 药物治疗包括

a. 可选择阿苯达唑：10～14mg/（kg·d），先用3个月（可持续应用1年）。

b. 甲苯达唑：30～70mg/（kg·d），3个月［剂量可增至200mg/（kg·d）］。

■ 苯达唑类药物作用于生发层。

c. 吡喹酮：［40mg/（kg·d），14天］，已作为一种杀原头蚴药物使用，并在术前发挥重要作用。

5. 微创方法经皮穿刺引流技术是患者不能手术时的选择。

■ 对于CE1型和CE3a型囊肿，建议采用PAIR方法（穿刺抽吸定植的原头蚴5～10分钟后再次抽吸）。

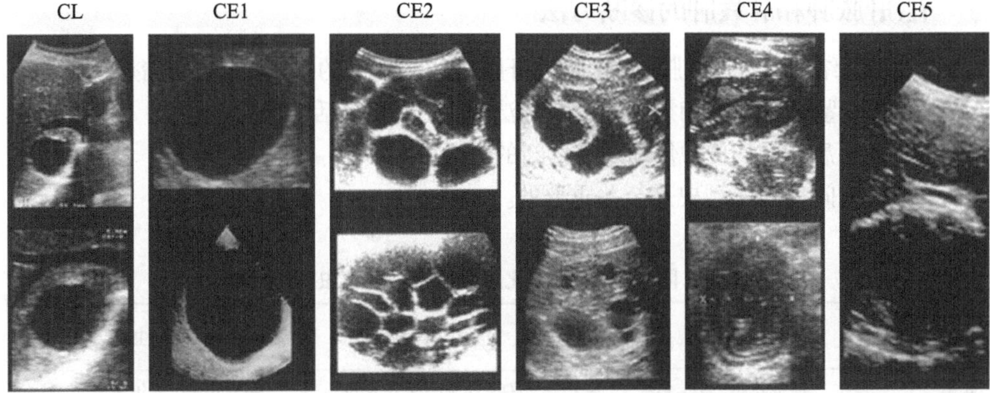

图30.5　世界卫生组织非官方工作组对包虫囊的分类

CE，囊性棘球蚴病；CL，囊性病变；CE1，单囊型；CE2，多间隔多房子囊型；CE3，内囊破裂型；CE4，实变型；CE5，钙化型（来源Brunetti E，Kern P，Vuitton DA.Writing panel for the W-I.Expert consensus for the diagnosis and treatment of cystic and alveolar echinococcosis in humans.*Acta Trop*.2010；114：1-16.）

表30.4　肝包虫囊肿的治疗方案

WHO分类[a]	囊肿大小	治疗方案
CE1	≤5cm	药物治疗
	>5cm	PAIR加药物治疗
CE2	—	非PAIR经皮穿刺治疗
CE3a	≤5cm	药物治疗
	>5cm	PAIR加药物治疗
CE3b	—	非PAIR经皮穿刺联合药物治疗
CE4	—	随访观察
CE5	—	随访观察

注：a见图30.5　CE，囊性棘球蚴病；PAIR，穿刺抽吸定植的原头节5～10分钟后再次抽吸；WHO，世界卫生组织

■ 考虑到包囊的位置及其复杂性（CE2型，CE3b型），实施PAIR法不安全时，可以采用其他经皮穿刺方法，以及手术切除联合抽吸治疗。
■ 较大包囊（>10cm）可能需要持续经皮引流。
■ 药物治疗应当在抽吸治疗前开始，并在经皮治疗后持续1个月。

（九）预后

1. 有些包虫囊肿患者可能终身无临床症状。
2. 囊肿破裂或发生感染与死亡率较高有相关性。
3. 单纯无活性的包虫囊肿可行观察随访，包括定期行超声扫描观察囊肿。

五、肝脓肿和肝囊肿的诊断方法

表30.5总结了阿米巴肝脓肿、化脓性肝脓肿和包虫病的临床、诊断和治疗。图30.6是鉴别肝脓肿和囊肿的诊断方法。主要要素包括：

■ 从患者的病史中仔细发现诊断的重要线索。
■ 询问疫区接触史是至关重要的。

表30.5　阿米巴肝脓肿、化脓性肝脓肿和包虫病的比较

参数	阿米巴肝脓肿	化脓性肝脓肿	包虫病
年龄	任何年龄，青年多见	任何年龄，老年多见	任何年龄，老年多见
性别	男>女	无差别	无差别
流行病学特征	在疫区旅游或居住，贫穷、卫生条件差	无，偶与寄生虫感染有关	居住疫区、牲畜接触史
相关基础疾病	少见	常见（如手术、胆道疾病、憩室炎）	少见
严重黄疸	少见	常见	少见
多发病灶	偶见	常见	有隔膜或子囊
肝脏生化学检查	轻度异常	明显异常	轻度异常
阿米巴血清学	+	−	−
包虫血清学	−	−	+
血培养	−；阳性结果提示重叠感染	常见+	−；阳性结果提示重叠感染
脓肿内容物	脓液稠厚；颜色可变，多见黄褐色，无味	脓性液体，奶黄色，恶臭味	不提倡穿刺；稀薄液体
药物治疗有效性	几乎一直有效	经常有效	有时有效，但常需与手术治疗联合
手术必要性	很少	有时	经常

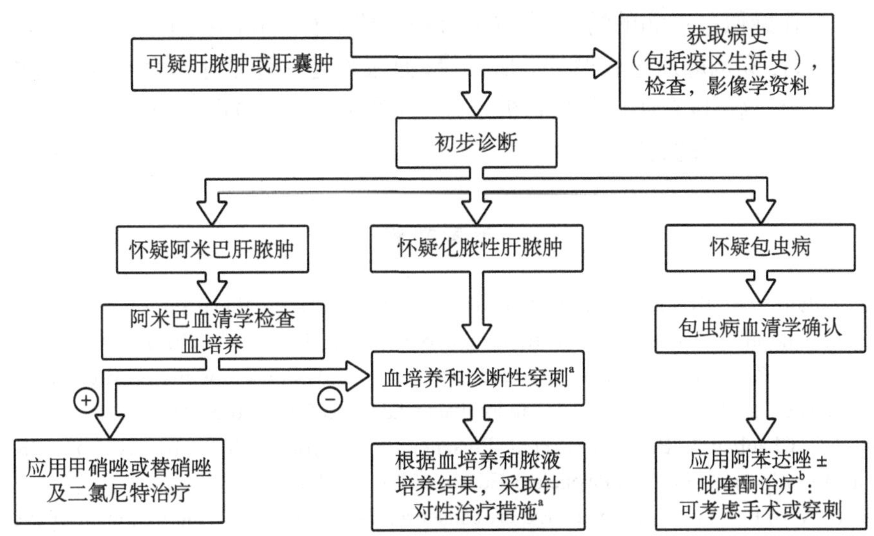

图30.6　疑似肝脓肿或囊肿的诊断路线图

a假定性治疗通常是在化验结果未回报前根据临床经验基础上开始的。b诊断性抽吸的指征：诊断化脓性脓肿，危重病人需要紧急诊断，初始治疗失败时

(一)血清学检查和血培养

- 90%～100%的阿米巴肝脓肿患者血清学检查阳性。
- 75%～95%的肝包虫病患者血清学检查阳性。
- 所有发热患者均应进行血培养，阿米巴和包虫可以重叠感染。
- 化脓性肝脓肿患者血培养阳性率至少在50%以上。

(二)影像学检查

- 影像学检查能够确诊囊肿或脓肿。
- 超声检查具有敏感性较高、无辐射、价格便宜、操作方便等特点，故应首选。
- CT能够提出更多的信息，尤其在化脓性肝脓肿（增强扫描CT）和包虫病。
- 检测小病灶MRI比超声和CT更敏感。

(三)肝穿刺抽吸

- 用于可疑化脓性肝脓肿的诊断及治疗。
- 80%以上化脓性肝脓肿患者，穿刺可明确病原学诊断，若结合血培养结果，病原微生物的检出率可达85%以上。
- 对于可疑的阿米巴肝脓肿，如脓肿巨大，即将破裂或不能确诊时可行穿刺检查，一般来说，穿刺不作为诊断本病的常规手段。

■ 在疑似包虫病的情况下，穿刺抽吸只能由有经验的操作者在影像引导下进行，穿刺应通过较厚的肝脏外缘，且最好是有计划地作为PAIR治疗的一部分，这可以查明囊肿是否被感染。抽吸时应尽量防止囊肿内容物渗漏，以免发生严重的后遗症。

参考文献

Alam F, Salam MA, Hassan P, et al. Amebic liver abscess in northern region of Bangladesh: sociodemo-graphic determinants and clinical outcomes. BMC Res Notes. 2014; 7: 625.

Bammigatti C, Ramasubramanian NS, Kadhiravan T, et al. Percutaneous needle aspiration in uncomplicated amebic liver abscess: a randomized trial. Trop Doct. 2013; 43: 19-22.

Bosanko NC, Chauhan A, Brookes M, et al. Presentations of pyogenic liver abscess in one UK centre over a 15-year period. J R Coll Physicians Edinb. 2011; 41: 13-17.

Brunetti E, Kern P, Vuitton DA, et al. Expert consensus for the diagnosis and treatment of cystic and alveolar echinococcosis in humans. Acta Trop. 2010; 114: 1-16.

Chavez-Tapia NC, Hernandez-Calleros J, Tellez-Avila FI, et al. Image-guided percutaneous procedure plus metronidazole versus metronidazole alone for uncomplicated amoebic liver abscess. Cochrane Database Syst Rev. 2009; (1): CD004886.

Chen YC, Lin CH, Chang SN, et al. Epidemiology and clinical outcome of pyogenic liver abscess: an analysis from the National Health Insurance Research Database of Taiwan, 2000-2011. J Microbiol Immunol Infect. 2016; 49: 646-653.

Congly SE, Shaheen AA, Meddings L, et al. Amoebic liver abscess in USA: a population-based study of incidence, temporal trends and mortality. Liver Int. 2011; 31: 1191-1198.

Heneghan HM, Healy NA, Martin ST, et al. Modern management of pyogenic hepatic abscess: a case series and review of the literature. BMC Res Notes. 2011; 4: 80.

Jaiswal V, Ghoshal U, Baijal SS, et al. Evaluation of antigen detection and polymerase chain reaction for diagnosis of amoebic liver abscess in patients on anti-amoebic treatment. BMC Res Notes. 2012; 5: 416.

Meddings L, Myers RP, Hubbard J, et al. A population-based study of pyogenic liver abscesses in the United States: incidence, mortality, and temporal trends. Am J Gastroenterol. 2010; 105: 117-124.

Nunnari G, Pinzone MR, Gruttadauria S, et al. Hepatic echinococcosis: clinical and therapeutic aspects. World J Gastroenterol. 2012; 18: 1448-1458.

Pang TC, Fung T, Samra J, et al. Pyogenic liver abscess: an audit of 10 years' experience. World J Gastroenterol. 2011; 17: 1622-1630.

Reyna-Fabian ME, Zermeno V, Ximenez C, et al. Analysis of the bacterial diversity in liver abscess: differences between pyogenic and amebic abscesses. Am J Trop Med Hyg. 2016; 94: 147-155.

Rinaldi F, De Silvestri A, Tamarozzi F, et al. Medical treatment versus "watch and wait" in the clinical management of CE3b echinococcal cysts of the liver. BMC Infect Dis. 2014; 14: 492.

第31章 累及肝脏的其他感染

Patricia Pringle, MD　Raymond T. Chung, MD 著
涂　波　译　常　丹　吉程程　校

要　点

1. 原发性肝脏细菌感染少见。全身感染会引起肝病，从轻度肝功能异常到明显黄疸及少见的肝功能衰竭。
2. 各种螺旋体、原虫、蠕虫和真菌都可以侵犯肝脏。
3. 血吸虫病、毛细线虫病、弓蛔虫病和类圆线虫病引发强烈的宿主炎性反应和纤维化，导致肝脏病变。
4. 利什曼原虫病和疟疾通过破坏网状内皮组织系统的功能而导致疾病。
5. 肝吸虫和蛔虫病引起胆管炎、胆管增生，肝吸虫与胆管癌有相关性。
6. 棘球蚴病引起严重的囊性疾病（见第30章）。
7. 药物治疗的进展使几乎所有非病毒性的肝脏感染都能得到有效治疗，因此，根据有价值的临床资料及时诊断非常重要。

一、累及肝脏的细菌感染

细菌感染能直接累及肝脏，常引起急性肝炎的临床表现。

（一）嗜肺军团菌

- 肺炎是主要的临床表现，常有肝生化检验异常，一般无黄疸，也不影响临床预后。
- 肝组织学无特异性，主要表现为门管区浸润、小泡性脂肪变性、局灶性坏死，偶尔可见病原体。
- 治疗首选氟喹诺酮类或大环内酯类抗生素。

（二）金黄色葡萄球菌和化脓链球菌（中毒性休克综合征）

- 超抗原可引起大规模的免疫激活进而导致多系统疾病，如葡萄球菌中毒性休克综合征毒素（TSST-1）、链球菌中毒性休克综合征毒素（STSS）及其他肠毒素。最初发现金黄色葡萄球菌感染病例与使用月经棉条有关，现

在更常见于外科切口感染并发症，产后最为常见。月经期病例的病死率为1.8%，非月经期病例的病死率为5%。化脓链球菌病例主要由侵袭性感染所致。

- 典型表现包括发热、猩红热样皮疹（红斑基础上有深色弥漫点状丘疹的粗糙皮疹）、黏膜充血、呕吐、腹泻和低血压、快速进展的多器官衰竭。由于低灌注和循环毒素的作用，几乎总是有肝脏受累，表现为深度黄疸和血清氨基转移酶水平升高。
- 肝脏的组织学改变包括小泡性脂肪变性、坏死和小叶中央胆汁淤积。
- 诊断主要依靠临床表现，偶经培养出产毒素的金黄色葡萄球菌和化脓性链球菌，或者证实有超抗原确诊。
- 甲氧西林敏感的金黄色葡萄球菌感染的治疗是静脉使用克林霉素加萘夫西林，甲氧西林耐药的菌株则用万古霉素或利奈唑胺；化脓链球菌感染应用克林霉素、青霉素治疗。静脉使用免疫球蛋白对金黄色葡萄球菌中毒性休克综合征患者可能有益，它在化脓性链球菌感染病例中的应用有更可靠的数据支持。

（三）产气荚膜梭状芽孢杆菌

- 产气荚膜梭状芽孢杆菌与肌肉坏死或气性坏疽有关，常与混合的厌氧菌感染有关，可导致快速进展的局部创伤性疼痛、腹痛和腹泻。
- 高达20%的气性坏疽患者由于细菌外毒素引起严重的血管内溶血而出现黄疸，并造成高非结合胆红素血症。
- 肝脏病变包括脓肿形成和门静脉积气。
- 病例存活率约为80%。
- 治疗应用静脉注射青霉素和克林霉素。

（四）单核细胞增生李斯特菌

- 李斯特菌感染以脑膜脑炎和肺炎为特征，肝脏病变在成人感染中并不常见。
- 新生儿、老年人、孕妇和免疫缺陷患者最易感。
- 肝脏受累时血清氨基转移酶水平通常较高。
- 患者可能表现为单个脓肿、多个微脓肿或弥漫性及肉芽肿性肝炎，多发性脓肿预后较差。
- 治疗应用氨苄西林和庆大霉素，一般需3～4周。

（五）淋球菌

- 50%的播散性淋球菌感染患者存在肝功能异常，主要表现为血清碱性磷酸酶升高，AST升高。黄疸并不常见。

- 肝周炎（Fitz-Hugh-Curtis综合征）是淋球菌感染的常见并发症，几乎只影响女性。其原因被认为是骨盆感染的直接传播，并不影响整体预后。它也可能是由沙眼衣原体的感染引起的。
- 典型表现为突发的尖锐的右上腹部疼痛，且通常伴随下腹部疼痛，后者是长期盆腔炎的标志。
- Fitz-Hugh-Curtis综合征与淋球菌菌血症可通过特征性肝区的摩擦音与血培养阴性来鉴别。诊断通过核酸扩增测试或培养。腹腔镜检查可显示肝包膜与前腹壁特征性的“小提琴弦”粘连。
- 静脉应用头孢曲松治疗。

（六）类鼻疽伯克菌（类鼻疽）

- 类鼻疽伯克菌是经由土壤和水传播的革兰氏阴性杆菌，可引起类鼻疽，主要发现于东南亚和印度，临床表现形式从无症状感染到暴发性败血症。
- 重症病例可累及肺、胃肠道和肝脏，伴有肝大和黄疸，肝组织学改变包括炎性浸润、多发性大小不等的脓肿和局灶状坏死。
- 慢性疾病的特点是中心性坏死的肉芽肿，类似结核病灶，肝活检标本的吉姆萨染色很少见到病原菌，可通过间接血凝试验的血清学测试进行诊断，但该检测在急性疾病后仍然为阳性。
- 初始抗生素治疗包括静脉应用头孢他啶、亚胺培南或美罗培南。

（七）志贺菌属和沙门菌属

- 志贺菌属肠道感染可引起胆汁淤积性肝炎，肝组织学表现包括门静脉和门脉周围的多形核白细胞浸润、局灶性坏死和胆汁淤积。
- 伤寒由伤寒沙门菌引起，常累及肝脏，有些患者可能出现急性肝炎，以发热和有触痛的肝大为特征。也可发生胆管炎、胆囊炎和肝脓肿。
- 血清胆红素和氨基转移酶水平的轻度至中度升高在伤寒中常见。
- 肝损伤似乎是由细菌内毒素介导的，它可以产生非特异性反应，如肝窦和门脉炎症、坏死、Kupffer细胞肥大和非坏死性肉芽肿。
- 通过血、尿、便或皮肤上的“玫瑰疹”培养出伤寒沙门氏菌诊断。一线治疗是氟喹诺酮类药物，但是一些地区的耐药性正在增加。

（八）小肠结肠炎耶尔森菌

- 小肠结肠炎耶尔森菌所致的感染在儿童中表现为回肠炎，成人表现为末端回肠炎及肠系膜淋巴结炎。
- 累及肝脏时有潜在的合并症，如糖尿病、肝硬化或血色病；组织中过多的铁似乎是耶尔森菌感染一个诱发因素。

- 该病的亚急性败血症形式类似于伤寒和疟疾。多发性脓肿弥漫性分布于肝脏和脾，病死率约为50%。
- 氨基糖苷类或四环素类药物是一线治疗，氟喹诺酮类药物可能也有效。

（九）伯纳特立克次体（Q热）

- Q热的特征是回归热、头痛、肌痛、不适、肺炎和培养阴性的心内膜炎，肝脏常受影响。主要改变是氨基转移酶水平升高。
- 肝组织学特点是腺泡内肉芽肿、中央脂肪空泡被纤维蛋白环和巨噬细胞（“纤维蛋白环肉芽肿”或“甜甜圈”损伤）包围。
- 可通过血清补体结合抗体试验确定诊断。
- 治疗可选择多西环素。

（十）立氏立克次体（落基山斑疹热）

- 由于早期诊断，这种蜱传播的全身性立克次体疾病的病死率明显下降，但少数患者有多器官病变表现且病死率高。
- 肝脏累及常见于多器官落基山斑疹热，主要表现为黄疸；病理检查显示门静脉周围炎症和血管炎。
- 治疗首选多西环素。

（十一）以色列放线菌（放线菌病）

- 以色列放线菌分布在世界各地，存在于土壤内。
- 颈颜面感染是放线菌病最常见的临床表现，胃肠道受累也常见，占13%～60%。
- 肝脏受累占腹部放线菌病病例中的15%，主要表现为肝脓肿，一般认为是腹部其他部位通过门静脉播散的结果；这种肝脓肿与其他的肝脓肿（见第30章）相比更为惰性，可以多发于肝脏两叶。
- 诊断是基于脓肿腔的抽吸看到特征性的“硫磺颗粒”或阳性厌氧培养。
- 治疗选择延长疗程的静脉用青霉素；备选方案包括四环素或克林霉素。

（十二）杆菌状巴尔通体（巴尔通体病，奥罗亚热）

- 杆菌状巴尔通体在哥伦比亚、厄瓜多尔和秘鲁流行，由受感染的白蛉传播。
- 巴尔通体病是一种伴有黄疸、溶血、肝脾大和淋巴结肿大的急性发热性疾病。
- 可发生肝小叶中心性坏死和脾梗死。
- 近40%的患者死于脓毒症和溶血，氯霉素、氟喹诺酮类或四环素及时治疗可以防止致命性并发症发生。

（十三）布鲁氏菌属（布鲁氏菌病）

- 布鲁氏菌病与已感染的猪（猪布鲁氏菌）、牛（流产布鲁氏菌）、山羊（马耳他布鲁氏菌）或绵羊（绵羊布鲁氏菌）接触可患病。
- 感染表现为急性发热性疾病伴有关节痛、头痛、不适，也可表现为亚急性或慢性疾病。
- 该病常见肝大和肝生化检查水平异常；严重时可出现黄疸；通常情况下，肝脏组织学检查显示多发性非干酪样肉芽肿，偶见局灶性门管区浸润或纤维化。
- 联合血清学检测和动物接触史可确诊。
- 影像显示中央钙化和坏死边缘的病变。
- 治疗应用长疗程抗生素联合治疗：多西环素联合链霉素、利福平或者庆大霉素。

二、肝脏螺旋体感染

（一）钩端螺旋体（钩端螺旋体病）

1. 钩端螺旋体病是世界上最常见的人畜共患病之一，宿主包括多种家养的动物和野生动物。人与人之间的传播是不常见的，但是，可通过污染的尿液、土壤、水或动物组织传播。在一些热带国家，高达80%的人口暴露，但在美国并不常见。人类发病会出现无黄疸型钩端螺旋体病或Weil病。
2. 无黄疸型钩端螺旋体病占90%的病例，有自限两期性特征，少数患者血清氨基转移酶和胆红素升高并伴随肝大。
   - 一期突然发病，伴有类似于病毒性疾病的症状，发热、钩端螺旋体血症和特征性结膜充血（一个重要的诊断线索）持续4～7天；钩端螺旋体存在于血液或脑脊液（CSF）中。
   - 二期也叫免疫期，免疫阶段（第二阶段），持续4～30天，继于1～3天的病情改善后，以肌痛、恶心、呕吐、腹部压痛为特征，高达80%的患者有无菌性脑膜炎。
3. Weil病是一种严重的黄疸型钩端螺旋体病，占所有病例的5%～10%。并发症主要是钩端螺旋体直接损伤血管的结果。病程的两期没有明显的界限。
   - 一期常以黄疸为标志，可以持续数周。
   - 二期可能出现高热，以肝、肾表现为主。黄疸明显，血清胆红素水平接近30mg/dl，氨基转移酶水平不超过正常值上限的5倍，血小板减少常见。常发生可导致肾衰竭的急性肾小管坏死、心律失常、出血性肺炎。病死率为

5%～40%。

4. 诊断需结合临床与一期的血液或CSF培养阳性或二期的尿液培养阳性。但分离病原体困难，可能需要数周的时间。二期可经微凝集试验和血清酶联免疫吸附测定（ELISA）确诊。
5. 肝脏组织学检查显示单个肝细胞损伤和小胆管淤胆并伴轻度门管区炎症。
6. 轻症病例（仅早期给药有效）及预防应用多西环素200mg/d。重症病例需静脉使用青霉素，但存在赫氏反应的风险。多数患者痊愈后不遗留器官损害。

（二）苍白密螺旋体（梅毒）

1. 先天性梅毒
   - 肝脏病变可能由免疫介导，青霉素治疗后加重。
   - 新生儿有特征性的皮肤黏膜损害和骨软骨炎，同时有肝大和黄疸。
   - 肝组织学检查可见弥漫性的肝炎，狄氏（窦周）间隙内可见螺旋体。
   - 用青霉素G或普鲁卡因青霉素G进行治疗。
2. 二期梅毒
   - 肝脏受累是其特征（可达50%），无特异性症状表现。黄疸、肝大、右上腹压痛并不常见，几乎所有患者都有全身性淋巴结肿大。
   - 常规的生化检验显示血清氨基转移酶和胆红素水平轻度升高；同时伴有不相称的血清碱性磷酸酶升高。
   - 肝脏组织学检查显示局灶性坏死（特别是在门管区和小叶中央区）或肉芽肿和门静脉血管炎。高达50%的患者中可以通过银染色证实螺旋体存在。
   - 肝功能异常会因治疗过程中出现赫氏反应而加重，这种情况会发生在所有螺旋体的治疗过程中。
   - 治疗应用苄星青霉素。
3. 三期（晚期）梅毒
   - 肝脏病变是常见的，但通常隐匿。偶有触痛性肝大和结节改变，可能被怀疑为转移癌（分叶肝）。
   - 如果肝脏病变未被发现，肝细胞功能障碍和门静脉高压并发症可能会随之而来。
   - 特征性病变是单发或多发的梅毒瘤中心性坏死，这些梅毒瘤通常由淋巴浆细胞浸润组成的肉芽组织包围并伴有闭塞性动脉炎。瘢痕组织的过度沉积随之发生。梅毒螺旋体很少被发现。
   - 治疗应用苄星青霉素。

（三）伯氏疏螺旋体（莱姆病）

- 莱姆病是由蜱传播的伯氏疏螺旋体引起的多系统疾病，主要表现是皮肤病、心脏病、神经系统疾病和肌肉骨骼系统疾病。受感染的患者中有20%～40%发生肝脏累及，通常表现为肝大并伴有血清氨基转移酶和乳酸脱氢酶水平升高。

- 在早期阶段，螺旋体从皮肤血行播散，并在有网状内皮系统的器官（包括肝脏）繁殖，有急性肝炎的临床表现，常伴有慢性游走性红斑，即“哨兵皮疹”。
- 肝组织学检查显示肝细胞气球样变、显著的有丝分裂活动、微泡脂肪变、Kupffer细胞增生、混合的窦状隙浸润，Warthin-Starry染色可见肝实质及窦状隙内螺旋体。
- 有典型临床病史的患者经血清学检查可确诊。
- 肝脏病变似乎并不影响整体预后，经多西环素或青霉素抗感染治疗，原发病预后良好。

三、涉及肝脏的寄生虫病（表31.1）

原虫感染

1. 阿米巴肝脓肿（见第30章）
2. 疟疾　疟疾是全世界最重要的公共卫生问题之一，2014年WHO报告指出每年约2亿人感染疟疾并造成至少50万人死亡。

表31.1　肝脏和胆道的寄生虫感染

疾病	流行区	易患因素	病理	临床表现	诊断	治疗[a]
原虫						
阿米巴病（溶组织内阿米巴）	世界范围，特别是非洲、亚洲、南美洲，此外还有墨西哥	卫生条件差，性暴露	血源性播散及组织侵袭，脓肿形成	发热，右上腹疼痛，腹膜炎，右膈升高，脓肿破裂	在粪便可见包囊，血清学（ELISA、CIE和IHA），肝脏影像	甲硝唑750mg［口服或静脉］，每日3次，7～10天；或替硝唑2g，3天，序贯双碘喹啉650mg，每日3次，20天；或糠酸二氯尼特500mg，每日3次，10天；或巴龙霉素25～35mg/（kg·d），分3次服用，7～10天

续表

疾病	流行区	易患因素	病理	临床表现	诊断	治疗[a]
疟疾（恶性疟原虫，三日疟原虫，间日疟原虫，卵形疟原虫，诺氏疟原虫）	非洲，亚洲，南美洲	血输，静脉注射毒品	子孢子体被肝细胞清除；肝内红细胞外复制	触痛性肝大、脾大，偶发生肝功能衰竭（恶性疟）	血涂片见虫体	恶性疟原虫：氯喹（氯喹敏感株）；甲氟喹；或奎宁联合多西环素/克林霉素；或磺胺多辛乙胺嘧啶（治疟宁）；或阿托伐醌/氯胍（氯喹耐药株）；或青蒿素。三日疟原虫：氯喹。间日疟原虫，卵形疟原虫，诺氏疟原虫：氯喹联合伯氨喹（氯喹敏感株）或甲氟喹联合伯氨喹（氯喹耐药株）（清除红细胞外期疟原虫）[b]
巴贝虫病（巴贝虫属）	美国	暴露鹿蜱	伴多器官受累的溶血	发热，贫血，肝脾大，肝功能异常，血红蛋白尿	血涂片见寄生虫，PCR	阿奇霉素，第一天500mg，然后每天250mg联合阿托伐醌750mg每日2次，7～10天；或克林霉素300～600mg，6小时一次，静脉注射或口服600mg，8小时一次联合奎宁650mg，8小时一次，7～10天
内脏利什曼原虫病（利什曼原虫杜诺凡属）	欧亚大陆，中美洲，南美洲	免疫抑制（艾滋病，器官移植）	RE细胞感染	发热，体重下降，肝脾大，继发性细菌感染，皮肤色素过度沉着（黑热病）	脾、肝及骨髓活检中可见无鞭毛体	五价锑制剂（葡萄糖酸锑钠和葡甲胺锑酸盐）20mg/(kg·d)，28天；或第1～5天、第14天，第21天静脉应用两性霉素B脂质体3mg/(kg·d)；或巴龙霉素（氨苷菌素）16～20mg/(kg·d)，21天；或米替福新，2.5mg/(kg·d)，28天

续表

疾病	流行区	易患因素	病理	临床表现	诊断	治疗[a]
弓形体病（刚地弓形体）	世界范围	先天感染，免疫抑制（艾滋病、器官移植）	肝内繁殖，导致炎症、坏死	发热，淋巴结肿大，偶见肝脾大，异形淋巴细胞增多症	血清学（IF、ELISA），组织中分离出病原体	乙胺嘧啶，负荷量100mg，然后25～50mg/d；加磺胺嘧啶，2～4g/d，分4次服用；或克林霉素，300mg，每天4次，加亚叶酸，10～25mg/d，2～4周
线虫						
弓蛔虫病（犬弓蛔虫，猫弓蛔虫）	世界范围	接触猫、犬，特别是5岁以下儿童	幼虫移行至肝脏（幼虫内脏移行症）	伴有嗜酸性粒细胞增多的肉芽肿形成	组织中可见幼虫，血清学（ELISA）	阿苯达唑10mg/（kg·d），5天，或甲苯咪唑、100～200mg，每日2次，5天
肝毛细线虫病（肝毛细线虫）	世界范围	接触啮齿类动物	幼虫移行至肝脏；对虫卵的炎性反应	急性、亚急性肝炎，触痛性肝大，偶见脾大，嗜酸性粒细胞增多	肝组织活检见成虫或卵	支持治疗；碘二噻宁，葡萄糖酸锑钠，阿苯达唑或噻苯唑可能有效
蛔虫病（人蛔虫）	热带气候地区	摄食生的蔬菜	幼虫移行至肝脏；成虫侵入胆道	腹痛，发热，黄疸，胆道梗阻，虫卵周围肉芽肿	粪便中的卵及成虫或增强影像检查	阿苯达唑400mg，1次服用；或甲苯咪唑100mg，每日2次，3天；或双羟萘酸噻嘧啶11mg/kg，最高不超过1g；或伊维菌素200μg/kg，1次服用
类圆线虫病（粪类圆线虫病）	亚洲，非洲，南美洲，南欧，美国	免疫抑制（AIDS，化疗，器官移植）易重度感染	幼虫从肠穿透至肝脏	肝大，偶尔黄疸，幼虫在门管区或小叶中	幼虫见于粪便或十二指肠引流中	伊维菌素200μg/（kg·d），2天，阿苯达唑400mg/d，3天

续表

疾病	流行区	易患因素	病理	临床表现	诊断	治疗[a]
旋毛虫病（旋毛线虫）	温带气候	摄食未煮熟的猪肉	血行播散至肝脏	偶尔黄疸，胆道梗阻，幼虫在肝窦状隙中	病史，嗜酸性粒细胞增多，发热，肌肉活检	皮质类固醇减轻过敏性症状，阿苯达唑400mg，每日2次，10～15天；甲苯咪唑200mg/d，10～15天
吸虫						
血吸虫病（曼氏血吸虫，日本血吸虫）	亚洲，非洲，南美洲，加勒比海地区	暴露于淡水的旅行者	对门静脉内虫卵的成纤维性宿主免疫反应	急性：嗜酸性粒细胞浸润；慢性：肝脾大，窦前门静脉高压，虫卵周围肉芽肿形成	粪便、直肠或肝活检中发现虫卵	吡喹酮40～60mg/kg，1天，分2～3次服用；或羟胺喹（美国无此药）。急性毒血症性血吸虫病：吡喹酮40～60mg/kg，1天分2～3次服用，＋糖皮质激素
片形吸虫病（肝片吸虫）	世界范围	饲养牛羊，摄食受污染的水田芥	幼虫移行通过肝脏，穿透胆道	急性：发热，腹痛，黄疸，胆道出血；慢性：肝大	粪便中可见虫卵，ERC或术中可见胆道内吸虫	三氯苯达唑10mg/kg，1次
华支睾吸虫和后睾吸虫病（华支睾吸虫和麝猫后睾吸虫）	东南亚，东欧，中国，日本，韩国	摄食生淡水鱼	通过壶腹移行，虫卵沉积于胆道	胆道增生，梗阻，硬化性胆管炎，结石形成，胆管癌	粪便中虫卵，ERC或手术中可见胆道内吸虫	吡喹酮75mg/kg，1天分3次服用
绦虫						
包虫病（细粒棘球绦虫，多房棘球绦虫）	世界范围	饲养牛羊（细粒棘球绦虫）	幼虫迁移到肝；形成包囊（包虫囊肿）	触痛性肝大，发热，嗜酸性粒细胞增多，囊肿破裂，胆道梗阻	血清（ELISA，IHA）肝脏影像	外科切除或经皮穿刺引流。围手术期阿苯达唑400mg，每日2次，持续8周

注：AIDS，获得性免疫缺陷综合征；CIE，对流免疫电泳；ELISA，酶联免疫吸附测定；ERC，内镜逆行胆管造影；IF，免疫荧光法；IHA，间接血凝试验；PCR，聚合酶链反应；RE，网状内皮

a所有药物均口服，除非另有说明

b关于疟疾用药指南请参考http：//www.cdc.gov/malaria/pdf/treatmenttable.pdf.

a. 生活周期（图31.1）

- 肝脏在疟原虫生活周期的两个阶段受到影响：红细胞前期和红细胞期，后一阶段可出现相应的症状。
- 感染的雌性按蚊将疟原虫子孢子注入人体，子孢子随血液循环至肝脏，进入肝细胞，成熟为裂殖体。当裂殖体破裂时，裂殖子被释放入血流并进入红细胞。疟原虫的四个主要种属对应不同类型的疟疾，与释放的脒裂殖子的数量和成熟期有关。
- 恶性疟原虫和三日疟原虫感染时，裂殖子释放后不在肝脏停留，然而间日疟原虫和卵形疟原虫感染有红细胞前期即休眠体，它可以在肝脏长期存在并且可分裂、成熟再次形成为裂殖体。
- 肝脏损害的程度随疟原虫种属（恶性疟原虫最为严重）和感染的严重性而不同。非结合胆红素升高是溶血作用最常见的结果，但是偶尔可见肝细胞功能异常导致结合胆红素升高及凝血酶原时间延长。
- 在恶性疟的急性期，门静脉血流可逆性减少，这可能是疟原虫寄生的红细胞引起的门静脉侧支微血管闭塞的结果。

b. 组织病理学

- 恶性疟急性发作时，大量的疟色素（血红蛋白被寄生虫降解的铁叶啉蛋白复合物）蓄积在肥大并吞噬红细胞的Kupffer细胞内，并可见肝窦扩张。
- 随后，可见轻微门管区浸润和色素沉着。成功的治疗可以使所有病变逆转。

c. 临床表现

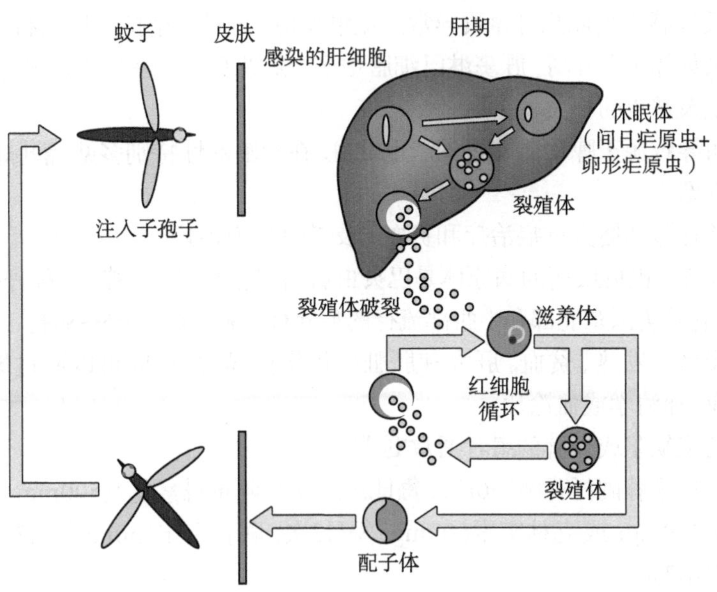

图31.1　疟原虫的生活周期

- 仅疟疾的红细胞期与临床表现有关。被感染的蚊子叮咬后30～60天出现症状，包括周期性发热、不适、厌食、恶心、呕吐、腹泻和肌痛。肝脾大触痛，溶血引起的黄疸常见于成人，特别是恶性疟原虫的严重感染。
- 肝功能衰竭一般仅见于伴发病毒性肝炎或严重恶性疟感染的患者。

d. 诊断

- 鉴别诊断包括嗜肝性和非嗜肝性病毒性肝炎、肠胃炎、阿米巴肝脓肿、黄热病、伤寒、肺结核、钩端螺旋体病和布鲁氏菌病。
- 急性疟疾的诊断依据临床病史、体格检查和外周血厚涂片或薄涂片上的寄生虫的鉴定。因为寄生虫在血液中的数量可能很少，当高度可疑时应重复进行血涂片检查。
- 目前已有的几种快速抗原检测试剂盒具有较高的灵敏度和特异性，在流行地区具有临床实用性。

e. 治疗

- 急性疟疾的治疗应考虑寄生虫的种属和恶性疟原虫感染对氯喹的耐药性。通常氯喹对间日疟原虫、三日疟原虫、卵形疟原虫和氯喹敏感恶性疟原虫流行地区的恶性疟原虫有效。对耐药的恶性疟原虫感染可以用基于青蒿素的联合疗法治疗（ACTs），阿托瓦醌-氯胍、奎宁联合多西环素或克林霉素、甲氟喹联合多西环素或青蒿素衍生物。
- 对间日疟原虫和卵形疟原虫感染，使用伯氨喹治疗（在没有葡萄糖-6-磷酸脱氢酶缺乏的人中）能清除红细胞外的肝脏内休眠体。

f. 过度反应的疟原性脾大（热带脾大综合征）

- 反复感染疟原虫可导致异常的免疫反应：过量产生抗疟原虫抗体IgM，IgM聚集体水平升高、肝窦淋巴细胞增多（类似于Felty综合征）、Kupffer细胞增生及严重的脾大。
- 可导致源于脾功能亢进的严重贫血，在育龄女性特别多见，静脉曲张出血不常见。
- 治疗包括终身抗疟治疗和贫血的支持性输血治疗。

3. 巴贝虫病　巴贝虫病的病原体是巴贝虫属，由鹿蜱肩突硬蜱（也称丹明尼硬蜱）传播，它是美国东北部和中西部流行的疟疾样疾病，流行于5～9月。

- 患者有发热、贫血、肝大和肝脏生化指标异常。诊断可以通过聚合酶链反应、血清学或血涂片。
- 免疫缺陷或无脾的患者通常更严重。
- 治疗推荐阿托瓦醌750mg，每日2次，联合阿奇霉素首剂500mg，接着每天一次250mg；或克林霉素600mg，每日3次，联合奎宁650mg每日3～4次，建议服用7天。

4. 利什曼原虫病　内脏利什曼原虫病的病原体是利什曼原虫属，主要是杜氏利什曼原虫，流行于亚洲、非洲和拉丁美洲，以及地中海和中东地区。

a. 生活周期

- 寄生虫作为有鞭毛的前鞭毛体在雌性白蛉的消化道内繁殖并移行至咽部。随后通过叮咬注入人类宿主，前鞭毛体被网状内皮系统内的巨噬细胞吞噬，并在那里繁殖为无鞭毛体，再次被白蛉吸食。

b. 临床表现

- 在早期感染中，60%～95%是亚临床型的。
- 内脏的感染始于白蛉叮咬部位丘疹或溃疡样皮损（类似于该病的皮肤型）。潜伏期2～6个月，随之出现每日两次的发热、体重下降、腹泻（源于杆菌、阿米巴或利什曼原虫）及进行性疼痛性肝脾大、常伴有全血细胞减少和多克隆高丙种球蛋白血症。肝脏生化检查一般正常。
- 由于病原体浸润和网状内皮细胞功能抑制，常发生继发性细菌感染包括肺炎、肺炎球菌感染和结核病，是致死的重要原因。
- 体格检查所见包括明显肝大，脾大柔软无触痛，病情严重时出现黄疸和腹水、全身性淋巴结肿大和肌肉萎缩。皮肤灰色色素沉着过多，所以有Kala-azar（黑热病）之称，尤其见于印度。在非洲，由于肉芽肿形成可见到口腔和鼻咽部结节。

c. 组织病理学

- 肝、脾、骨髓和淋巴结单核吞噬细胞内可见病原体，Kupffer细胞内有无鞭毛体增殖，偶尔含寄生虫的细胞聚集在非干酪样肉芽肿内。
- 与皮肤利什曼原虫病相比，肝细胞坏死程度轻，治愈后伴有纤维素样沉着，类似于先天性梅毒的改变，偶尔肝脏看起来像肝硬化（罗杰斯肝硬化），但肝硬化并发症少见。

d. 诊断

- 根据病史、体格检查和组织内发现无鞭毛体。
- 组织中的寄生虫或寄生虫DNA证明具有诊断意义，脾穿刺阳性率最高，95%的病例可见寄生虫。肝组织活检几乎同样敏感，且更安全，敏感度70%～85%。骨髓穿刺敏感度类似。淋巴结穿刺敏感度为60%。
- 通过ELISA或直接凝集的血清学检查诊断内脏利什曼病具有95%的敏感度和特异度。急性内脏病时利什曼原虫素皮肤试验（Montenegro试验）通常阴性，对诊断没有意义。

e. 治疗

- 不需要特殊治疗肝脏病变。但对于继发性细菌感染的治疗很重要，且应立即开始抗利什曼原虫治疗。
- 静脉用两性霉素B脂质体是内脏利什曼原虫病的治疗选择。美国疾病预防控制中心（CDC）一项治疗感染的研究方案中可获得静脉用葡萄糖酸锑钠（Pentostam），对治疗感染有效。替代药物包括口服葡甲胺锑酸盐、巴龙霉素和米替福新。

- AIDS患者利什曼原虫感染治疗常常无效或常规治疗后复发。

5. 弓形体病　世界范围内可见刚地弓形体的感染。多年来，美国通过血清学检测显示，近年来12～49岁人群接触弓形虫的人数已减少到9%。弓形体致病可以是先天性的或艾滋病患者的机会性感染。

a. 生活周期

- 猫是寄生虫复制的终宿主。人类和其他动物是偶然宿主，通过摄入土壤、水或受污染的肉中的卵囊而感染。
- 卵囊在人的肠道内成熟，形成孢子体，穿透肠黏膜后变成速殖子，进入循环系统侵害多种细胞。它们会形成组织囊肿，含有许多缓裂子，并成为潜伏感染的原因。
- 肝脏累及出现在严重的播散性感染中。

b. 临床表现

- 获得性弓形体病可表现为伴有发热、寒战、头痛和淋巴结肿大的类单核细胞增多症的疾病。偶见肝大、脾大、血清氨基转移酶水平轻度升高。
- 免疫功能不全的宿主被感染可以导致脑炎、脉络膜视网膜炎、肺炎、心肌炎，偶可引起肝炎。
- 可见异形淋巴细胞，这是其他寄生虫疾病少见的一种特征。

c. 诊断

- 最好通过间接免疫荧光或酶免疫测定法检测特异性IgM和IgG抗体，或者从血液、体液、组织中分离出弓形体来诊断。

d. 治疗

- 对于严重感染的免疫状态正常的患者、免疫低下或妊娠患者，应给予乙胺嘧啶、磺胺嘧啶联合叶酸治疗，以减少血液毒性，疗程2～6周（视患者的特点而定）。

四、蠕虫感染：圆虫（线虫）（表31.1）

1. 蛔虫病　据估计，在世界范围内蛔虫感染人数约为8.19亿。特别多见于热带国家和卫生条件较差的地区。

a. 生活周期

- 人通过摄入生蔬菜中的胚胎卵而感染。幼虫在十二指肠中孵化并迁移到盲肠，后穿透黏膜，进入门脉循环，到达肝脏、肺动脉和肺。
- 幼虫在肺泡间隙内成长，然后逆行到咽部咽下，在小肠经2～3个月发育为成虫，最终达到15～35cm，重复自身循环。

b. 临床表现

- 大多数感染的患者在幼虫移行期间无症状或症状极少。症状常与成虫数量相关。
- 在感染的最初2周可有咳嗽、发热、呼吸困难、喘息和胸骨后不适，当幼虫穿行于肝脏时常有肝大。
- 慢性感染常见发作性上腹部或脐周疼痛。如果蠕虫特别多，可以发生小肠梗阻、肠套叠、肠扭转、穿孔及阑尾炎。
- 胆道内崩解的蠕虫片段可以作为胆道结石形成病灶。原先存在的胆道或胰管疾病可以使蠕虫更易移行至胆管，导致梗阻性黄疸、胆管炎、胆囊炎、胰腺炎、化脓性门静脉炎或肝内脓肿。

c. 诊断

- 如果不存在排虫、吐虫史，确诊需要在粪便标本查到特征性虫卵。在痰或洗胃液也可查到幼虫。肝组织活检标本可显示肉芽肿环绕典型虫卵。此外，胸部X线片可出现渗出影，外周血可见嗜酸性粒细胞。
- 有胆囊或胰腺症状的患者可行超声检查或内镜检查，无论是内镜逆行胰胆管造影术（ERCP）还是直接胆道镜，均可以明确病原体，并取出虫体。

d. 治疗

- 单剂量阿苯达唑400mg；甲苯咪唑100mg，每日2次，共用3天；伊维菌素200μg/kg，一次服用。
- 肠道梗阻的患者可使用枸橼酸哌嗪（75mg/kg，用2天，成人最大量为3.5g，儿童体重少于20kg者最大量为2g）。能麻痹蠕虫，有利于排出。
- 肠道或胆道梗阻可能需要外科手术或内镜介入治疗移除蠕虫。如没有肠穿孔或缺血，可以先尝试非手术治疗不超过24小时。

2. 弓蛔虫病　犬弓蛔虫和猫弓蛔虫分别感染犬和猫，而在其他寄主中，幼虫的发育停滞。在全世界范围内均有感染发生，特别多见于儿童。

a. 生活周期

- 摄食含有虫卵的土壤或食物后发生感染。虫卵在小肠内孵化并释放出幼虫，幼虫穿透肠壁后进入门脉循环，然后到达肝脏和体循环。未成熟的蠕虫钻孔穿过血管壁并通过组织移行，导致继发性炎症反应。弓蛔虫不回到肠腔，因此粪便中没有虫卵或幼虫。
- 当幼虫在组织中被包围时，形成嗜酸性粒细胞为主的肉芽肿。肝脏、脑和眼是最常受影响的器官。

b. 临床表现

  - 大多数感染没有症状。目前已发现两种主要的临床综合征。
  - 隐性感染可有非特异性临床症状，包括腹痛、厌食、发热和喘息。
  - 内脏幼虫移行症最常见于有异食癖病史的儿童，可见发热、肝大、荨麻疹，伴有持续嗜酸性粒细胞增多的白细胞增多、高丙种球蛋白血症及血细胞凝集素升高。肺、心、神经系统和眼部的临床表现常见。

c. 诊断

- 有异食癖病史，曾接触猫、犬，持续嗜酸性粒细胞增多的人应考虑诊断。
- 粪便检查对弓蛔虫病无效，因为幼虫在人类体内不能成熟并产卵，并且不在胃肠道停留。
- 盲穿活检阳性率低，不常规推荐，但在受累组织中查到幼虫能确诊。超声引导下肝组织活检对区分内脏幼虫移行和肝毛细线虫病是必要的。
- 幼虫排泄-分泌抗原的酶联免疫吸附测定强阳性结果可提供支持感染的证据。

d. 治疗

- 轻症病例通常是自限性的，数周内就会自愈。相对严重的病例需要驱虫治疗，阿苯达唑400mg，每日2次，共5天，或甲苯咪唑100～200mg，每日2次，共5天。有明显的肺、心、眼部或神经系统的临床表现是全身应用皮质类固醇的指征。该病很少致命。

3. 肝毛细线虫病　肝毛细线虫病是通过进食被卵污染的土壤、食物或水而感染，尤其容易感染卫生条件恶劣的儿童。人类感染罕见。

a. 生活周期

- 从盲肠释放的幼虫穿透肠黏膜，进入门脉循环，并寄居于肝脏内，成虫在3周内发育到20mm。随后，雌性蠕虫死亡，释放虫卵入肝实质并引起强烈的肉芽肿形成和纤维化反应。

b. 临床表现

- 特征与内脏幼虫移行相似，但表现为急性或亚急性肝炎，患者可出现触痛性肝大，偶有脾大，显著的嗜酸性粒细胞增多，血清氨基转移酶、碱性磷酸酶和胆红素水平轻度升高，贫血，红细胞沉降率增快。

c. 诊断

- 肝组织活检或尸解标本中查到成虫或卵。肝组织学表现包括坏死、纤维化、嗜酸性粒细胞浸润和肉芽肿结构形成。在粪便中找到肝毛细线虫卵对诊断没有帮助，因为虫卵可能来源于进食感染动物成分。

d. 治疗

- 治疗通常不成功。有个案报道使用碘二噻宁、葡萄糖酸锑钠、阿苯达唑和噻苯唑治疗成功。

4. 类圆线虫病　类圆线虫病流行于热带和亚热带，南欧、东欧及美国。感染通常无症状。

a. 生活周期

- 人类常被丝状幼虫感染，幼虫穿透完整的皮肤到达肺，通过肺泡移行，被吞咽后到达小肠，而后成熟。成虫通常存在于十二指肠和近端空肠。

- 如果杆状幼虫在小肠内转变为有感染性的丝状幼虫，则可以发生自体感染，甚至持续感染几十年；再感染通过幼虫穿透肠壁或肛周皮肤进入门脉循环，进而入肝。
- 有症状的感染一般是负荷重的感染或免疫缺陷患者的感染，尤其是对于T细胞白血病病毒Ⅰ型感染患者。严重感染综合征可能是由于丝状幼虫播散入其他组织，包括肝脏、肺、脑，这些器官在线虫的生活周期中不常累及。

b. 临床表现

- 如其他的蠕虫感染一样，急性感染可能导致瘙痒性皮疹，随后可有发热、咳嗽、喘息、腹痛、腹泻和嗜酸性粒细胞增多。
- 当肝脏受影响时，可见淤胆性肝功能异常。肝组织活检可见门管区炎症，可在肝内胆小管、淋巴管和门脉的小侧支中发现幼虫。

c. 诊断

- ELISA在免疫功能正常的患者中有用，但对免疫功能低下的患者价值有限。粪便中的幼虫检测敏感度<50%。胃镜和肠活检很少用于诊断。明确诊断为类圆线虫病的患者存在肝胆梗阻性病变表现时意味着可能播散。

d. 治疗

- 对于急性感染，药物选择为伊维菌素200μg/kg，2天，替代方案可使用阿苯达唑。在免疫功能低下的患者或患有播散性疾病者中，可能需要第二疗程的治疗。
- 严重感染综合征需要更长的疗程。
- 播散后缺乏有效治疗，死亡率高达85%。

5. *旋毛虫病*

a. 生活周期

- 人类通过进食生的或不熟的带有幼虫的猪肉而感染旋毛线虫，幼虫在上段胃肠道释放，进入小肠并穿透黏膜通过体循环播散。
- 可在心肌、脑脊液、大脑、肝脏和胆囊中发现幼虫，后两者不常见。
- 幼虫在小肠中发展为成虫，成虫再释放幼虫，幼虫移行至横纹肌，并在此变成包囊。

b. 临床表现

- 当虫体负荷高时出现症状，包括腹泻、发热、肌痛、眶周及颜面水肿、结膜炎和伴有显著的嗜酸性粒细胞增多的白细胞增多。
- 胆道梗阻时可见黄疸。
- 严重的并发症有心肌炎、中枢神经系统受累和肺炎。

c. 诊断

- 发热、嗜酸性粒细胞增多可提示。

- 血清学查旋毛虫抗体在感染急性期可能没有帮助，而且存在假阳性。
- 肌肉活检可以确诊。
- 肝脏组织学检查偶能证实幼虫侵入肝窦。

d. 治疗

- 皮质类固醇用于减轻过敏性症状，随后驱虫治疗，使用阿苯达唑400mg，每日2次，8～14天或甲苯咪唑200～400mg，每日3次，3天，然后400～500mg，每日3次，10天。

五、蠕虫感染：扁虫（吸虫）（表31.1）

1. 裂体吸虫病　裂体吸虫病（血吸虫病）由裂体血吸虫属的吸虫引起，全世界每年约2亿人感染，20万人因此死亡。美国估计有40万人感染，大多数是流行地区的移民。人类和哺乳类动物都是终宿主（表31.1）。

a. 生活周期（图31.2）

- 尾蚴从螺体释放，在淡水游动并穿透皮肤，在24小时之内到达周围小静脉、淋巴管及肺血管。穿过肺脏后到达肝脏并寄居，发育为1～2cm的成虫，之后进行交配。
- 交配后的成虫随后移行至它们最终的目的地，即肠系膜下静脉内（曼氏血吸虫）、肠系膜上静脉（日本血吸虫）或膀胱周围静脉（埃及血吸虫）。这些与临床并发症相关的位置与其各自种属有关。虫卵在终末微静脉中沉积，并最

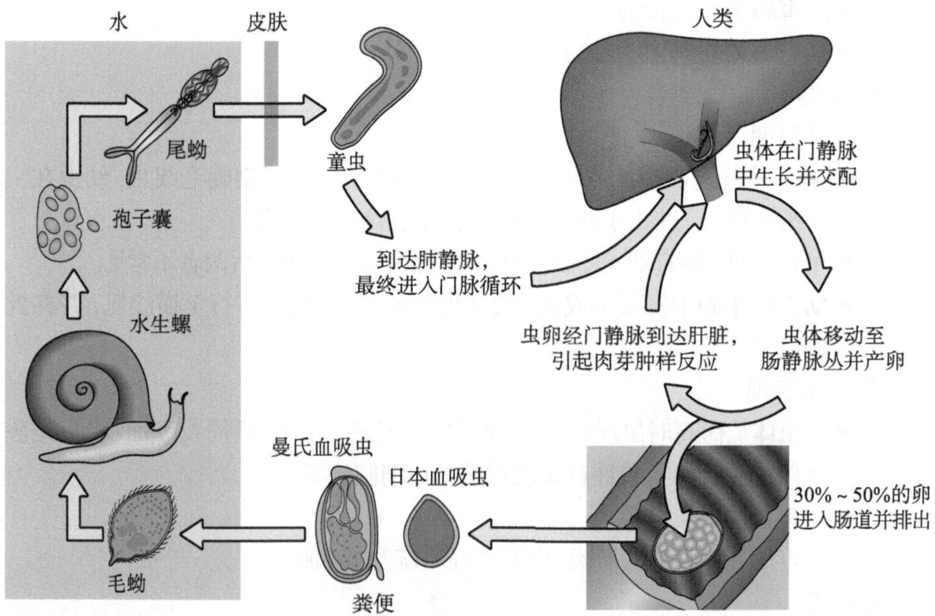

图31.2　血吸虫生活周期

终移行至肠道成泌尿道，从粪便或尿中排泄。

- 残留在器官中的虫卵会引起强裂的肉芽肿反应。在淡水中排泄的卵立即孵化，释出早期中间体毛蚴，并感染中间宿主水生螺。毛蚴在水生螺内转变为尾蚴，然后释放入水，再次感染人类。

b. 临床表现

- 临床症状的严重性与血吸虫数量及血吸虫宿主的遗传易感性有关。
- 急性毒血症性血吸虫病（Katayama综合征）被认为是一种宿主对成虫和虫卵产生免疫反应形成免疫复合物的结果，在暴露后4～8周发生。其表现包括头痛、发热、寒战、咳嗽、腹泻、肌痛、关节痛、触痛性肝大、脾大和嗜酸性粒细胞增多。
- 未经治疗的急性血吸虫病常经数年发展为慢性病。肠系膜感染导致肝脏并发症，包括门管区纤维化、窦前阻塞，最终进展为窦前性门静脉高压症，这是对肝脏中沉积的虫卵产生炎症反应的结果。严重的血吸虫感染过程中，门静脉高压是进展性的，最终导致腹水、胃食管静脉曲张和脾大。
- 慢性血吸虫感染可能因增加对沙门菌感染的易感性而复杂化，乙型和丙型肝炎病毒感染在生活于流行病区的人群中也较为常见，可能加速肝病进展和肝细胞癌的发生。
- 慢性血吸虫病的实验室检查结果包括复发性消化道出血或脾功能亢进、嗜酸性粒细胞增多、红细胞沉降率升高及血清IgE水平升高。到疾病晚期之前，肝脏生化检测水平一般都是正常的。

c. 诊断

- 对于有淡水暴露史的腹痛、腹泻和发热患者，应考虑到急性血吸虫病的可能。可能需要对粪便进行多次Kato-Katz厚涂片检查找虫卵以明确诊断，因为在疾病早期结果往往是阴性的。
- 事实证明，血清学检测有助于早期诊断。乙状结肠镜检查或结肠镜检查可能会发现直肠乙状结肠或横结肠受累，在慢性疾病粪便中几乎没有虫卵排出时，该检查可能有用。
- 超声检查和肝组织活检对于发现门管区（或“管状”）纤维化有用，但不能用于诊断急性感染。

d. 治疗

- 埃及血吸虫、曼氏血吸虫和间插血吸虫引起的感染的治疗吡喹酮40mg/kg，1天，分2次给药，治愈率是60%～90%。日本血吸虫和湄公血吸虫的推荐剂量是60mg/kg，分为2～3次服用。
- 治疗急性毒血症病血吸虫病则增加吡喹酮剂量至75mg/kg，1天，分3次服用，在某些病例，提前2～3天给予泼尼松，以抑制免疫介导的杀虫或药物反应。

■ 对流行病区的人进行定期治疗，可以使感染的负荷降低并将慢性并发症降至最低。

■ 非肝硬化性窦前性门静脉高压症可能导致静脉曲张出血，需要套扎或硬化剂治疗。晚期慢性血吸虫性肝病可通过脾肾分流伴或不伴脾胰断流，或脾切除加食管胃底血管断流术治疗。自从吡喹酮问世以来，复杂的血吸虫性肝病已经不常见。

2. 肝片吸虫病　肝片吸虫病由羊肝吸虫引起，流行于欧洲和拉丁美洲的许多地区，以及北非、亚洲、西太平洋和美国部分地区，在世界范围内引起200多万人感染。

a. 生活周期（图31.3）

■ 肝片吸虫的生活周期在草食动物和中间宿主水生螺之间进行。虫卵通过已感染哺乳类动物的粪便排入淡水释放出毛蚴，毛蚴穿透水生螺，形成尾蚴，进而形成包裹成为囊蚴附着在水生植物（如水田芥）上。宿主在食用携带包囊的植物时被感染，这些虫体钻入肠壁，进入腹腔，穿透肝包膜并定居在胆管中，在3～4个月发育成成虫，长度达到20～30mm。

b. 临床特征

■ 肝片吸虫病分为3个阶段，对应3个综合征。

- 急性期：幼年吸虫通过肝脏迁移。这一阶段以发热、右上腹疼痛和嗜酸性粒细胞增多为特征。荨麻疹伴皮肤划痕征阳性、非特异性消化道症状常

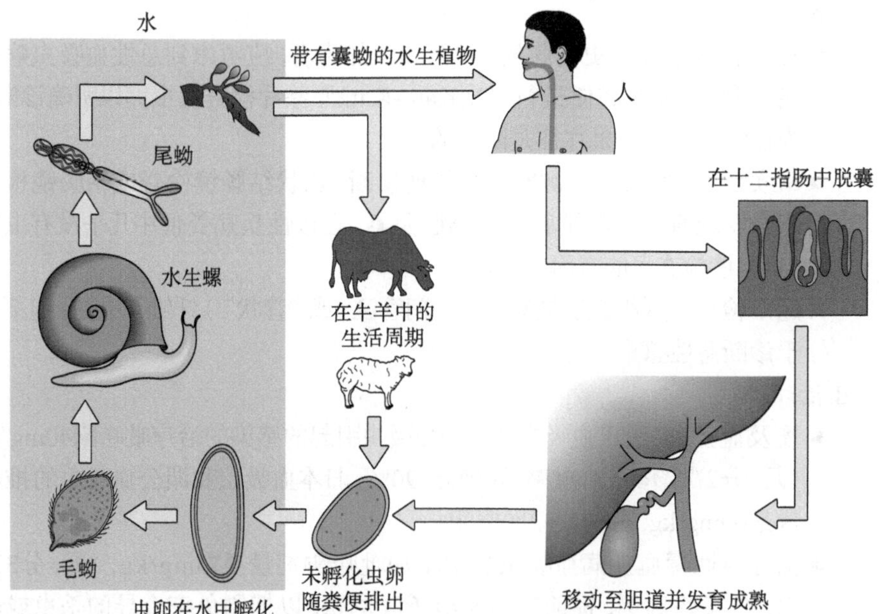

图31.3　肝片吸虫的生活周期

见。体格检查往往显示发热和肝大。据报道，脾大达25%，但黄疸少见。嗜酸性粒细胞增多可能较多（偶尔超过80%）。肝脏生化检测轻度异常。

- 潜伏期：吸虫定居于胆道内并持续数月至数年，受影响的患者可能没有症状，或有不明确的胃肠症状。嗜酸性粒细胞增多持续存在，并且可出现发热。
- 慢性阻塞期：是由成年吸虫引起的肝内和肝外胆管炎性和增生的后果。这一阶段可能表现为复发性胆绞痛、胆管炎、胆石症和胆道梗阻。失血可能是由上皮损伤引起的，罕见明显的胆道出血。肝脏生化检查通常表现出胆汁淤积。长期感染可能导致胆汁性肝硬化和继发性硬化性胆管炎，但与肝脏或胆道恶性肿瘤无确切相关。

c. 诊断

- 长期发热、腹痛、腹泻、肝大触痛和嗜酸性粒细胞增多的患者应考虑肝片吸虫病。在急性期，因为没有虫卵排出，故诊断取决于各种血清学检测，包括属特异性抗原的ELISA检测和吸虫的排泄-分泌蛋白的EIA检测。在潜伏期和慢性期，粪便、十二指肠抽吸物或胆汁中检测到虫卵可确诊。有时，超声或ERCP可显示胆囊和胆管中的吸虫。
- 肝组织学表现包括伴有嗜酸性粒细胞浸润和Charcot-Leyden晶体的坏死和肉芽肿形成。也可见嗜酸性粒细胞性脓肿、胆管上皮增生和门管区纤维化。

d. 治疗

- 与其他肝吸虫感染不同，吡喹酮对片形吸虫病无效。
- 治疗是三氯苯达唑10 mg/kg，1次或2次；替代方案硝唑尼特或硫氯酚可能是有效的。

3. 华支睾吸虫和后睾吸虫病　华支睾吸虫、麝猫后睾吸虫和猫后睾吸虫都是后睾科吸虫科的肝吸虫。华支睾吸虫和麝猫后睾吸虫广泛分布于东亚和东南亚，感染了数百万人，大部分是在社会经济不发达地区。在欧洲东部猫后睾吸虫感染人类和家畜。这三种吸虫有类似的生活周期及相似的临床表现。

a. 生活周期

- 所有肝片吸虫都需要两个中间宿主：淡水螺和淡水鱼。虫卵通过粪便排入淡水中，被螺食入，孵化成为自由游动的尾蚴，进入鱼或小龙虾体内，包裹在皮肤或肌肉中成为囊蚴。哺乳动物食入生的或不熟的鱼类后被感染。囊蚴在小肠中脱囊移行入Vater壶腹后进入胆道，在那里发育为10～20mm的成年吸虫。感染可以持续20年或更长时间。

b. 临床特征

- 感染后没有或有非特异性的临床症状，如发热、腹痛和腹泻。
- 慢性病的表现与吸虫的数量相关，主要有发热、右上腹痛、触痛性肝大和嗜酸性粒细胞增多。当胆道内有大量虫体时，可以引起慢性或间歇性胆道阻塞，并常伴有进展性胆石症、胆囊炎、黄疸及最终可能是复发性的化脓性胆管炎。

- 血清碱性磷酸酶和黄疸水平升高，也可见轻度至中度氨基转移酶水平升高。如果不治疗，长期感染引起活跃的炎症反应，从而导致门管区纤维化、明显的胆道上皮增生和不典型增生、胆管癌的风险明显增加。
- 源于肝片吸虫病或后睾吸虫病的胆管癌，表现为多中心且发生在肝门处的次级胆管根部。被感染患者出现体重减轻、黄疸、上腹部疼痛或腹部包块时应怀疑该病。

c. 诊断

- 诊断根据粪便中特异性的吸虫卵。粪便虫卵通常为阳性，除非到疾病晚期出现胆道梗阻，此时外科术中发现胆道或胆囊中、或术后引流的胆汁中或经皮穿刺的胆汁中查到吸虫可确诊。
- 内镜或术中胆管造影可见肝内胆管有细长、均匀的充盈缺损，胆管本身交替扩张和狭窄，类似硬化性胆管炎。
- 血清学检查通常对诊断无帮助。

d. 治疗

- 所有的肝片吸虫病或后睾吸虫病的患者均应使用吡喹酮治疗，每日75mg/kg，分3次服用，持续两天。副作用不常见，包括头痛、头晕和恶心。替代方案可用阿苯达唑10mg/kg，治疗7天。治疗后，在粪便或引流出的胆汁中可见死亡的吸虫。
- 当体内吸虫过多时，死亡吸虫和包绕的碎屑或结石可能引起胆道梗阻，需要内镜或手术治疗。

六、蠕虫感染：绦虫（绦虫）

棘球蚴病（见第30章和表31.1）。

七、真菌性肝病

（一）念珠菌病

念珠菌属在世界范围内分布广泛，是常见的共生菌。在严重免疫功能低下的人群会出现侵袭性全身感染。在白色念珠菌播散性多器官感染时，肝脏可能累及。

1. 播散性念珠菌病的易感因素包括妊娠、免疫缺陷、人类免疫缺陷病毒感染、糖尿病及严重的锌或铁缺乏症。
2. 大多数播散性感染病例发生在接受高剂量化疗的白血病患者中，并在重度中性粒细胞减少症恢复期间表现明显。在播散性念珠菌病的白血病患者中，肝念珠菌病的发生率高达51%～91%。这种疾病往往是致命的，死亡率很高。

- 免疫功能低下宿主中不太常见的表现是孤立的或局灶性肝念珠菌病，被认为是由念珠菌菌落定植在胃肠道引起，高剂量化疗引起中性粒细胞减少和黏膜损伤后，念珠菌局部播散。
- 门静脉的真菌血症播散至肝脏，导致肝脏微小和巨大脓肿。

3. 临床特征

- 无论在局灶性或是播散性累及肝脏的念珠菌病中，临床特征均包括高热、右上腹疼痛、胀气、恶心、呕吐、腹泻、厌食和肝大触痛。
- 血清碱性磷酸酶水平常常升高，血清氨基转移酶和胆红素水平可能不同程度地升高。

4. 诊断

- 腹部CT是肝脏或脾脏肉芽肿或脓肿最敏感的检查方法，病灶常常为多发。
- 在大多数情况下，肝组织活检标本显示肉眼可见的结节，门静脉和门管区坏死伴微小脓肿，肉芽肿包绕中性粒细胞脓肿，以及念珠菌特有的酵母和菌丝。活检组织的培养在大多数情况下都是阴性的。
- PCR检测已被用于诊断。
- 腹腔镜检查也可用于确诊。

5. 治疗

- 如果肝念珠菌病为局灶性的，静脉注射两性霉素B 3～5mg/（kg·d）的治疗反应率比播散性疾病更高（接近60%）。两性霉素B脂质体可用于降低副作用的发生率，特别是肾毒性。
- 其他选择包括两性霉素B联合氟胞嘧啶、伊曲康唑或氟康唑。卡泊芬净、米卡芬净或阿尼芬净序贯氟康唑的治疗可有效治疗耐两性霉素B的肝脾念珠菌病患者。
- 可以尝试手术切除病灶（如局灶性疾病的脾大）。既使规范治疗，该病死亡率仍然很高。

（二）组织胞浆菌病

荚膜组织胞浆菌在流行地区通过呼吸道感染。大多数患者无症状。有症状的患者局限于肺部。在流行地区，严重免疫功能低下的人群（如艾滋病人群）易患组织胞浆菌病，该病主要影响富含巨噬细胞的器官。

1. 临床特点

- 急性和慢性进展性播散性组织胞浆菌病均可侵犯肝脏。慢性组织胞浆菌病中可能存在发热、体重减轻、口咽溃疡、肝大和脾大。
- 急性肝病的儿童均有显著的肝脾大，可伴有高热、淋巴结肿大。
- 30%的成人急性病患者（常是确定的AIDS）中有肝脾大。血清氨基转移酶和碱性磷酸酶水平通常升高。

2. 诊断

- 酵母形态很小（3～4μm），弥漫性浸润肝窦或在肉芽肿中但是可以在标准苏木精-伊红（HE）染色的肝活组织切片中被识别，用Grocott银染最易观察。病原体很难培养，其很难在活检标本中生长。
- 血清学检测补体固定抗体有助于确诊。在尿液、血清、支气管肺泡灌洗液中检测荚膜组织胞浆菌抗原快速且相当敏感，这对免疫缺陷的患者尤其有用，因为他们可能无法产生显著的抗体反应。组织胞浆蛋白皮肤试验表明事先致敏，没有诊断价值。

3. 治疗

- 播散性组织胞浆菌病应用静脉两性霉素B治疗。
- 伊曲康唑用于轻度至中度感染或两性霉素B治疗成功后的序贯治疗。

八、致谢

作者衷心感谢Wolfram Goessling, MD, PhD对前一版书中本章节的贡献。

参考文献

Albrecht H. Bacterial and miscellaneous infections of the liver. In: Zakim D, Boyer TD, eds. *Hepatology*: A Textbook of Liver Disease, 4th edn. Philadelphia: Saunders; 2003: 1109-1124.

Bryan RT, Michelson MK. Parasitic infections of the liver and biliary tree. In: Surawicz C, Owen RL, eds. *Gastrointestinal and Hepatic Infections*. Philadelphia: Saunders; 1995: 405-454.

Canto MIF, Diehl AM. Bacterial infections of the liver and biliary system. In: Surawicz C, Owen RL, eds. *Gastrointestinal and Hepatic Infections*. Philadelphia: Saunders; 1995: 355-389.

Diaz-Granados CA, Duffus WA, Albrecht H. Parasitic diseases of the liver. In: Zakim DS, Boyer TD, eds. *Hepatology*. Philadelphia: Saunders; 2003: 1073-1107.

Drugs for Parasitions Infections, 2002. http: //www. medletter. com/freedocs/parasitic. pdf.

Hay RJ. Fungal infections affecting the liver. In: Bircher J. Benhamou JP, McIntyre N, et al. eds. *Oxford Textbook of Clinical Hepatology*. 2nd edn. Oxford: Oxford University Press; 1999: 1025-1032.

Kibbler CC, Sanchez-Tapias JM. Bacterial infection and the liver. In: Bircher J, Benhamou JP, McIntyre N, et al. eds. *Oxford Textbook of Clinical Hepatology*, 2nd edn. Oxford: Oxford University Press; 1999: 989-1016.

Kim AY, Chung RT. Bacterial, parasitic, and fungal infections of the liver, including liver abscesses. In: Feldman M, Friedman LS, Brandt LJ, eds. *Gastrointestinal and Liver Disease: Pathophysiology/Diagnosis/Management*. 10th ed. Philadelphia: Saunders Elsevier; 2016: 1374-1392.

Low DE. Toxic shock syndrome: major advances in pathogenesis, but not treatment. *Crit Care Clin*. 2013; 29: 651-675.

Lucas SB. Other viral and infectious diseases and HIV-related liver disease. In: MacSween RNM,

Burt AD, Portmann BC, eds. *Pathology of the Liver*, 4th edn. London: Churchill Livingstone; 2002: 363-414.

Maguire JH. Disease due to helminths. In: Mandell GL, Bennet JE, Dolin R, eds. *Mandell, Douglas, and Bennett's Principles and Practice of Infectious Diseases*. 7th ed. Philadelphia: Churchill Livingstone Elsevier; 2009: 3573-3575.

Palomo AM, Warell DA, Francis N, et al. Protozoal infections. In: Birecher J, Benhamou JP, McIntyre N, et al, eds. *Oxford Textbook of Clinical Hepatology*, 2nd edn. Oxford: Oxford University Press; 1999: 1033-1058.

Warren KS, Bresson-Hadni S, Miguet JP, et al. Helminthiasis. In: Bircher J, Benhamou JP, McIntyre N, Rizzetto M, Rodes J, eds. *Oxford Textbook of Clinical Hepatology*, 2nd edn. Oxford: Oxford, University, Press; 1999: 1059-1086.

White NJ, Pukrittayakamee S, Hien TT, et al. Malaria. *Lancet*. 2014; 383: 723-735.

WHO Malaria Policy Advisory Committee and Secretariat. Malaria. Policy Advisory Committee to the WHO: conclusions and recommendations of sixth biannual meeting （September 2014）. *Malar J*. 2015; （14）: 107.

第32章 肝病患者的手术和术后黄疸

Andrew S. deLemos, MD Lawrence S. Friedman, MD 著
王兆海 译 牟劲松 校

要 点

1. 手术后常有轻微的肝脏生化检查异常；明显的肝功能障碍少见，但如果患者伴有肝病，则有可能出现明显的肝功能障碍。
2. 麻醉、失血和其他血流动力学紊乱会引起肝血流量减少。
3. 急性肝炎、酒精性肝炎、严重慢性肝炎、Child-Pugh B级和C级肝硬化患者的手术死亡率增加；其他危险因素包括急诊手术、胆道手术、心脏手术、肝切除、腹水和低氧血症。
4. 终末期肝病模型（MELD）评分比Child-Pugh分级能更准确地预测手术死亡率，MELD评分>8的患者风险显著线性增加。美国麻醉医师协会（ASA）Ⅳ级增加了额外的5.5个MELD分，对70岁以上年龄的患者增加了3个MELD分。
5. 术后黄疸可能是由输血或溶血引起的色素负荷增加、肝血流量减少引起的肝细胞功能障碍、药物毒性、感染或罕见的胆道梗阻所致。

一、麻醉和手术对肝脏的影响

（一）概述

1. 手术操作，无论是采用全身麻醉还是局部（如脊髓或硬膜外）麻醉，常常伴有肝脏生化检查结果的改变。
2. 术后血清氨基转移酶、碱性磷酸酶或胆红素水平升高一般是轻微短暂的，对于无肝硬化的患者，这些变化在临床上并不重要。
3. 临床上明显的肝功能障碍可发生于术前存在急性肝病或肝硬化的患者，而在肝脏合成功能受损的患者中则更常见。

（二）麻醉药物对肝硬化肝脏的影响

1. 肝硬化肝脏的肝动脉和静脉灌注基线水平降低，原因如下。
   - 门静脉高压降低门静脉血流量。

- 自动调节功能受损，降低动脉血流量。
- 肝脏周围动静脉分流。
- 内脏血流减少。

2. 肝脏基线灌注减少使得肝硬化肝脏在手术时更容易出现低氧血症和低血压；诱导肝血流减少30%～50%。

（三）其他术中因素

通过进一步降低肝血流量或增加内脏血管阻力降低肝脏氧合的术中因素如下：

- 肝肾综合征或休克引起的低血压。
- 出血。
- 由腹水、肝性胸腔积液、肝肺综合征、门静脉高压或误吸引起的低氧血症。
- 高碳酸血症。
- 心脏衰竭。
- 血管活性药物。
- 间歇正压通气。
- 腹腔镜手术中的气腹。
- 腹腔脏器的牵拉出现内脏容量血管反射性扩张。

（四）麻醉剂的肝脏代谢

1. 吸入麻醉剂是脂溶性化合物，其需要肝转化成水溶性化合物以利于胆汁排泄。
2. 肝脏代谢麻醉剂的后果
   a. 肝脏疾病患者的麻醉作用延长（也是由低白蛋白血症和胆汁排泄障碍引起的）。
   b. 有毒中间体或活性氧的形成，特别是在缺氧或肝血流量减少的情况下。
   - 氟烷→肝炎（罕见）。
   - 恩氟烷→肝炎（更罕见）。
3. 在肝病患者中，异氟烷、地氟烷、七氟烷和氧化亚氮是优选的，因为这些药物经历最少的肝代谢和肝动脉血流改变，并且其导致的肝炎是罕见的。
4. 丙泊酚是肝病患者的极好麻醉剂选择；虽然它是经由肝葡糖醛酸化代谢，但是即使在肝硬化患者中其血清半衰期仍然很短，其能增加肝血流量，并且不会引起肝性脑病。
5. 在诱导剂中，依托咪酯和硫喷妥钠会降低肝血流量，但氯胺酮不会。

（五）肝病的其他药物

1. 麻醉剂和镇静剂通常在代偿性肝病患者中耐受良好。
   a. 这些药物在失代偿期肝病中的作用时间延长。

- 麻醉剂在肝脏存在较高的首关消除。
- 随着肝血流量的减少，血液浓度会增加。
- 生物利用度由于门体分流而增加。
- 优选的药物是芬太尼和舒芬太尼，其在健康人和肝硬化患者中具有相似的作用持续时间。
- 苯二氮䓬类药物肝脏首过效应低。
- 那些通过葡糖醛酸化清除的药物（奥沙西泮，劳拉西泮）不受肝脏疾病的影响。
- 那些没有葡糖醛酸化的药物（地西泮，氯氮䓬）在肝病中有增强的镇静作用，应该避免。

b. 它们可能会导致严重肝脏疾病患者发生肝性脑病。

c. 那些代谢受肝脏疾病影响的药物应用要比标准剂量小一些。

2. 肌肉松弛剂

a. 应该避免使用琥珀酰胆碱。肝病患者的双相阻滞是由肝脏假性胆碱酯酶的产生减少所致。肝病患者所需的大剂量可能会导致术后逆转效果困难。

b. 非去极化肌松剂的分布容积增加，可能需要比通常更大的剂量。阿曲库铵和顺阿曲库铵是优选的，因为其不需要经过肝脏或肾脏消除。

（六）手术的效果

1. 与麻醉相比，手术的性质和程度可能对术后肝功能障碍的发生起更重要的决定作用。

2. 胆道手术和开腹手术的围手术期风险增加，以心脏手术和肝切除风险最高。

a. 在胆囊炎患者中，Child-Pugh A级和无门静脉高压的Child-Pugh B级患者可行腹腔镜胆囊切除术；然而，在晚期肝硬化伴门静脉高压症患者中，胆囊造口术是首选。

b. 心脏手术后肝功能失代偿的危险因素包括体外循环的总时间、使用搏动性而不是非搏动性旁路、需要围手术期血管升压药支持。体外循环可能加剧凝血功能障碍。

c. 在晚期肝硬化患者中，较小创伤的心血管手术（如血管成形术、瓣膜成形术、血管内动脉瘤修复术）优于开放手术。然而，偶尔在特定的情况下，可以在进行大心脏手术（包括心脏移植）的同时进行肝移植。

二、肝病患者手术风险评估

手术绝对禁忌证（肝移植除外）被列入框32.1。

（一）手术风险评估中的问题

- 缺乏大型前瞻性研究和随机对照试验。
- 关于急性和慢性肝炎的数据是有限的。
- 合并症对手术风险的影响很难量化。

（二）急性肝炎（见第3～5章）

1. 任何原因引起的急性肝炎都会增加手术风险。
2. 急性肝炎患者应避免择期手术。在过去，经常进行剖腹探查手术来区分病毒性肝炎和胆汁淤积性疾病。目前，这种区分可通过血清学检查、放射影像学、胆道造影术和（或）经皮肝组织活检的组合来完成的。
3. 急性肝炎几乎总是自限或可治疗的。最好延缓择期手术，调查肝脏功能障碍的原因，观察疾病进程。手术可以在患者好转后进行。

框32.1　肝病患者择期手术的禁忌证

急性肝功能衰竭
急性病毒性肝炎
酒精性肝炎
急性肾衰竭
严重心肌病
低氧血症
严重凝血功能障碍（虽经治疗）
美国麻醉医师协会Ⅴ级

（三）慢性肝炎（见第4章和第5章）

1. 手术风险似乎与慢性肝炎的临床、生化和组织学状况严重程度相关。
   - 择期手术禁用于活动性、有症状的疾病，特别是当合成或排泄功能受损或存在门静脉高压时。
   - 接受手术并接受糖皮质激素治疗的自身免疫性肝炎患者需要给予“应激”剂量。
2. 非活动性乙型肝炎或丙型肝炎病毒携带者
   a. 这些患者没有增加的手术风险。
   b. 一般来说，抗病毒治疗不应该在围手术期中断。
   c. 存在患者可能感染医疗和手术人员的风险（病毒载量越高，风险越高）。控制措施包括以下方面：
   - 接触任何体液时应使用通用预防措施。

■ 所有有风险的人员都应该接受乙肝疫苗。
■ 对明确有乙肝病毒暴露而未接种过疫苗的人员，应立即接种乙型肝炎免疫球蛋白和系列疫苗。
■ 对于丙型肝炎，没有可推荐的暴露后预防措施，但要监测该人员后续的感染证据。

（四）酒精性肝病和非酒精性脂肪性肝病（见第8章和第9章）

1. 酒精性脂肪性肝病
■ 在肝功能正常的情况下，择期手术并不禁忌。
■ 推迟手术可能是可取的，直到营养不足得到纠正或乙醇的急性效应得到解决。
2. 酒精性肝炎
■ 存在一系列的严重性，手术风险随之增加。
■ 急性酒精性肝炎是择期手术的禁忌证。
■ 择期手术前通常需要戒酒和支持治疗至少12周。
3. 酒精中毒与不依赖于肝病的围手术期风险有关。
■ 药物代谢改变（例如，在酒精中毒患者中应用标准剂量的对乙酰氨基酚可能会产生毒性）。
■ 应该观察戒酒后患者的症状和体征。
4. 非酒精性脂肪性肝病（NAFLD）
■ NAFLD随着肥胖发生率的增加而增加。
■ 在减肥手术时，约3%的患者意外发现有肝硬化。
■ 肝脏脂肪变性超过30%的患者在肝大部切除术后的发病率和死亡率可能增加。
■ 减肥手术不是代偿性肝硬化患者的禁忌；然而，临床上显著的门静脉高压会增加手术风险。
■ 一项小样本研究发现，体重指数>35的肝硬化患者，肝移植联合袖状胃切除术具有良好的效果。
■ 有90%的病例减肥手术后NAFLD有所改善。术后一年，接受减肥手术的患者中有34%的患者肝纤维化有所减轻。

（五）肝硬化（见第11章）

1. 手术前可能未确诊肝硬化，应考虑以下情况。
■ 多种原因。
■ 广泛的严重性。
■ 肝硬化与肝功能生化检查之间缺乏相关性。
■ 详细的病史采集和体格检查（如皮肤蜘蛛毛细血管扩张症、肝掌、脾大）对诊断肝硬化很重要。

2. 肝硬化术后的重要后果

- 液体和电解质紊乱，肾衰竭。
- 低氧血症（从右到左肺内分流）。
- 药物代谢改变。
- 对感染的易感性增加（如腹腔脓肿、脓毒症）。
- 营养消耗。
- 门静脉高压症（腹水、静脉曲张出血）。
- 肝性脑病。

（六）使用Child-Pugh分级评估手术风险（表32.1）

1. 非门体分流手术的几个小样本回顾性研究发现，手术发病率和死亡率的各种危险因素包括急诊手术、上腹部（特别是胆管）手术、低血清白蛋白、延长的凝血酶原时间（PT）或部分凝血活酶时间（PTT）、血清胆红素升高、贫血、腹水、脑病、营养不良、术后出血、门静脉高压症、低氧血症、感染和Child-Pugh分级（表32.2）。

2. 解读个别研究的困难

- 大多数研究中患者数量少。
- 几乎所有的研究都是回顾性的：存在选择偏倚的可能。
- 检查参数的任意选择。

3. 一项跨度27年的独立性研究证实，Child-Pugh分级能可靠地预测手术死亡率［Garrison等（1984）；Mansour等（1997）；Neff等（2011）］。

- Child-Pugh A级：死亡率10%。
- Child-Pugh B级：死亡率17%～30%。
- Child-Pugh C级：死亡率63%～82%。

表32.1　Child-Turcotte-Pugh评分系统和Child-Pugh分级

	1	2	3
腹水	无	易控制	控制不佳
脑病	无	轻度	重度
白蛋白（g/dl）	>3.5	2.8～3.5	<2.8
胆红素（mg/dl）	<2	2～3	>3
延长的凝血酶原时间（秒）	≤4	4～6	>6
Child-Turcotte-Pugh评分	5～6	7～9	10～15
Child-Pugh分级	A	B	C

表32.2 肝硬化患者手术的危险因素

患者特征	贫血
	腹水
	Child-Pugh B级和C级
	脑病
	低白蛋白血症
	低氧血症
	感染
	营养不良
	较高的MELD分数
	门静脉高压
	INR延长>1.5，不能用维生素K纠正
	较高的美国麻醉师学会分级
手术类型	心脏手术
	急诊手术
	肝切除
	开放性腹部（尤其是胆道和结肠）手术

注：INR，国际标准化比值；MELD，终末期肝病模型

4. 21世纪的腹腔镜手术经验表明，Child-Pugh C级肝硬化患者的死亡率可能低至8%～14%。

5. Child-Pugh分级的局限性
   - 术语的定义（如"没有腹水"是指临床还是超声未发现？）
   - 主观的参数（如脑病，什么是"轻度"与"重度"？）
   - 根据不同参数的分级分配总体分级（Child-Turcotte-Pugh分数使用评分系统来增加更高的准确性；请参阅表32.1）

6. Child-Pugh分级已被广泛用于预测手术风险。它的实用性已经在回顾性而非前瞻性研究中得到证实。它与术后死亡率和发病率（肝功能衰竭、脑病、出血、脓毒症、腹水、肾衰竭和肺衰竭）相关。

7. 除Child-Pugh分级外，预测围手术期死亡率的危险因素还包括以下内容：
   - 急诊手术。
   - 胆道手术：门静脉高压患者胆囊床有显著的血管分布。
   - 结肠直肠手术。
   - 肝切除：一般禁用于失代偿期肝硬化，但可用于Child-Pugh A级肝硬化（发病和死亡的风险与术前门静脉高压和肝切除量相关）。肝切除患者发病率和

死亡率的其他危险因素包括活动性肝炎、开胸手术、肺部疾病、糖尿病、恶性肿瘤和脂肪性肝炎（见本章后面的内容）。

- 心脏手术（Child-Turcotte-Pugh评分≥8的患者死亡率为70%）。
- 低氧血症（PO_2<60mmHg）：如由肝肺综合征或门静肺高压导致。
- 呼吸道手术：慢性阻塞性肺疾病患者风险增加。
- 腹水：腹壁疝和伤口裂开的风险。

（七）使用MELD评分来评估手术风险

1. 开发MELD评分是为了预测经颈静脉肝内门体分流（TIPS）插入后的结果。它被用来优选肝移植的候选人，并越来越多地被用于预测肝硬化患者的手术风险。MELD评分是基于血清胆红素、国际标准化比值（INR）和血清肌酐的线性回归模型。传统MELD评分的改良纳入了血清钠水平和腹水的存在。
2. MELD评分优于Child-Pugh分级的特点。
   - 客观。
   - 权重变量。
   - 不依赖于任意的临界值。

结果提高了预测术后死亡率的精确度。

3. MELD作为围手术期死亡率的预测因子的一项大型回顾性研究的结果如下（Teh et al., 2007）。
   a. MELD评分≤7分：死亡率5.7%。
   b. MELD评分8～11分：死亡率10.3%。
   c. MELD评分12～15分：死亡率25.4%。
   d. MELD评分>8分，死亡风险几乎呈线性增加（图32.1）。
   e. 局限性
   - MELD评分中位数为8；少数患者MELD评分>15分。
   - 大多数患者血小板计数>60 000/mm^3或INR <1.5。

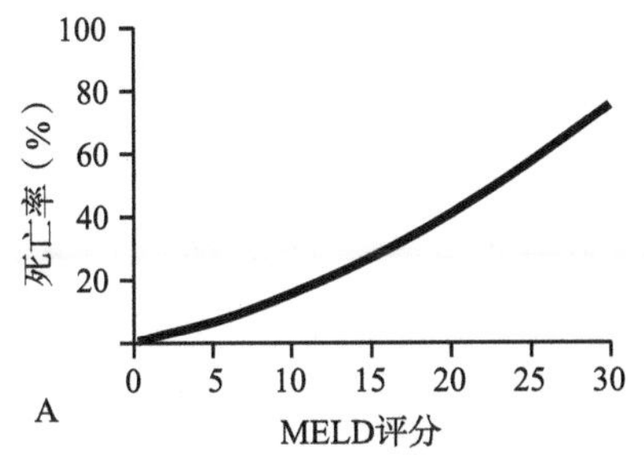

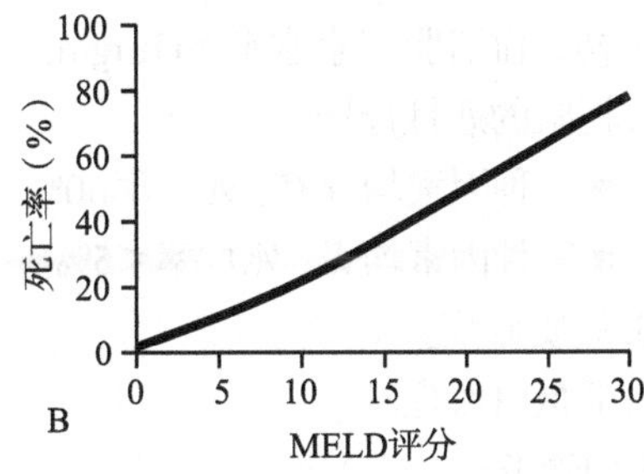

图32.1　肝硬化患者手术死亡率与终末期肝病模型（MELD）评分之间的关系

A.30天死亡率。B.90天死亡率（摘自：Teh SH, Nagorney DM, Stevens SR, et al.Risk factors for mortality after surgery in 772 patients with cirrhosis.*Gastroenterology*.2007; 132: 1261-1269.）

4. 除MELD评分外，预测围手术期死亡率的危险因素还包括以下内容。
   a. ASA分级（表32.3）
      - ASA Ⅳ级：增加5.5个MELD得分。
      - ASA Ⅴ级是除肝移植外的手术禁忌证；预计死亡率为100%。
   b. 年龄：年龄>70岁的患者，增加3个MELD评分。
5. 根据MELD评分、ASA分级和年龄来计算7天、30天、90天和1年的手术死亡率，采用的公式参见http://www.mayoclinic.org/meld/mayomodel9.html.
6. MELD评分≥15分的患者与血清白蛋白水平>2.5mg/dl的患者（14%）相比，血清白蛋白水平≤2.5mg/dl的患者术后死亡率更高（60%）。

表32.3　美国麻醉医师协会分类

级别	
Ⅰ	健康的患者
Ⅱ	患有轻度全身性疾病但无功能限制的患者
Ⅲ	患有严重全身性疾病且功能受限的患者
Ⅳ	患有严重全身性疾病且经常面临生命安全威胁的患者
Ⅴ	患者濒临死亡，手术或不手术其生存时间都不能超过24小时
E	手术的紧急性（添加到上述分类Ⅰ～Ⅴ）

三、梗阻性黄疸（见第35章和第36章）

（一）手术风险

1. 死亡率　8%～28%。
2. 采用手术缓解胆道梗阻的患者，其危险因素包括
   a. 初始血细胞比容值<30%。
   b. 初始血清胆红素水平>11mg/dl。
   c. 梗阻的恶性原因
      - 三种因素均存在：死亡率60%。
      - 三种因素均无：死亡率<5%。
   d. 氮质血症。
   e. 低蛋白血症。
   f. 胆管炎。
3. 胆管结石手术的危险因素
   - 血清胆红素水平。

- 其他疾病（但不是内镜括约肌切开术的危险因素）。
- 术前内镜下括约肌切开术。

4. 胆管结石行内镜下括约肌切开术优于外科手术的情况
    - 手术风险高的患者。
    - 胆囊切除术后仍有结石。
    - 严重急性胆管炎。

（二）梗阻性黄疸患者围手术期并发症

推测并发症是由胆盐递送到肠道的机制受损和肝网状内皮功能降低导致的内毒素循环水平增加。

1. 肾衰竭
    - 60%～75%的患者肾小球滤过率降低（与之对应的是无黄疸的手术患者<1%）。
    - 8%的患者单纯性肾衰竭，死亡率>50%。
2. 弥散性血管内凝血。
3. 胃应激性溃疡和出血。
4. 伤口愈合延迟、伤口裂开和切口疝。

（三）减少潜在并发症的策略

1. 减少或预防内毒素血症：实验性口服胆盐、口服抗生素或乳果糖。
2. 术前静脉注射抗生素，预防伤口感染。
3. 适当的围手术期补液：可能是一个关键因素。
4. 避免使用氨基糖苷类药物和非甾体抗炎药物，因为它们有潜在的肾毒性。

（四）术前胆道减压

1. 对于肝硬化患者的良性情况，内镜或经皮胆道引流优于外科手术的选择。
    - 在一项大型的多中心回顾性研究中，对328例患者行538例内镜逆行胰胆管造影术（ERCP）的研究显示，Child-Pugh A级患者的不良事件发生率为6%，Child-Pugh B级和C级患者的不良事件发生率为11%。括约肌切开术与凝血功能障碍或血小板减少症患者的出血风险增加无关。
    - 在ERCP不成功的情况下，EUS引导的胆道引流是一种正在研究的新型方法。
2. 恶性梗阻手术前行常规胆道减压不会降低手术死亡率，但会增加发病率。
    - 死亡率没有降低。
    - 经肝胆道引流的并发症包括胆管炎、脓毒症、脱水和导管移位。
    - 胰腺癌切除患者行常规术前内镜下胆道内引流可增加发病率，但不会降低死亡率；因此，除非手术延迟或患者患有胆管炎或瘙痒，否则不推荐使用。

3. 内镜下胆道减压是不能手术的恶性肿瘤患者或手术风险较高患者的有效替代方法；但其通常不会延长生存期。在部分患者中，内镜置管也可能是旁路手术的合理替代方案；与手术相比，内镜支架术的早期并发症较少，晚期并发症也少。

四、肝切除（见第29章）

1. 肝细胞癌（HCC）是肝硬化的常见并发症，发生率为每年1%～5%，部分取决于肝硬化的病因。
2. MELD评分是肝硬化患者肝切除术后发病率和死亡率的最佳预测指标。
   - 在对1017例患者进行的一项大型研究中，MELD评分>8分的患者死亡率为4%，发病率为16%，尽管大多数患者只接受了小切除并且平均MELD评分为6分。
   - 在另一项研究中，MELD评分≥9分的患者术后死亡率为29%，MELD评分<9分的患者术后死亡率为0%。临床显著门静脉高压定义为肝静脉压力梯度≥10mmHg或胃食管静脉曲张和血小板计数<100 000/mm³伴脾大，其与手术后的临床失代偿相关，并可能增加3年和5年的死亡率。
3. 在一些HCC患者中，肝切除的替代方法是射频或微波消融。对837例肝硬化合并HCC患者进行的一项回顾性研究发现，与主要和次要肝切除相比，消融的死亡率和发病率显著降低。
4. 肝切除术后肝功能衰竭是由50-50规则定义的。
   - PT指数（患者PT比对照PT）<50%（即INR>1.7）。
   - 血清胆红素水平>50μmol/L（2.9mg/dl）。
   - 当这些不良条件存在时，死亡率是59%，而不存在时是1.2%。

五、术前评估和准备

（一）一般措施

1. 病史和体格检查
   - 所有患者都应进行术前肝脏疾病的筛查，主要通过病史、体格检查、生化检测结果，以及是否有肝病危险因素或肝脏疾病证据。
   - 肝硬化患者可以有正常的常规化验结果；实验室检测筛查不能代替详细的病史采集和体格检查。
   - 应评估肝脏疾病的严重程度（确定Child-Pugh分级、MELD分数、ASA分级）。
   - 应该包括详细的药物治疗史和饮酒史。
   - 肝硬化的体检结果可能包括肝掌、蜘蛛状毛细血管扩张、肝脏大小或轮廓异常、脾大、肝性脑病、腹水、睾丸萎缩和男子乳房发育。

2. 肝脏生化检查 AST、ALT、碱性磷酸酶、胆红素和白蛋白。

a. 对健康无症状患者的成本效益不明确，虽然常常是术前常规评估的一部分。

b. 经常饮酒的患者及有肝炎病史或肝炎危险因素（如注射吸毒）的患者，应检查乙型肝炎表面抗原和丙型肝炎病毒抗体。

c. 任何有肝病临床或生化证据的患者应进一步调查（见第1章）。

- 肝细胞功能障碍：病毒性肝炎、自身免疫性肝病和代谢性疾病的生化和血清学检测；可能进行肝组织活检。
- 胆汁淤积：放射或内镜下成像（腹部超声检查，可能是磁共振、内镜或经肝胆管造影），可行或不行肝组织活检。

（二）凝血障碍的治疗

1. 肝病的止血功能受损

a. 维生素K缺乏症：因子Ⅱ、因子Ⅶ、因子Ⅸ和因子Ⅹ的水平降低。

b. 肝脏蛋白质合成减少：除因子Ⅷ可能会增加外，其他所有因子水平降低。

c. 低度弥散性血管内凝血导致纤溶增加。

d. 止血异常的模式

- PT时间延长。
- PTT正常或增加。
- 凝血酶时间延长。
- 血浆纤维蛋白原水平降低。
- 抗凝血酶、蛋白C和蛋白S的血浆水平降低。

e. 血小板减少症：脾功能亢进或乙醇引起的骨髓抑制结果。

f. 由于肝硬化患者血浆中促凝血因子和抗凝血因子水平的改变，PT延长的程度与患者出血风险无关。

g. 对肝硬化患者行侵入性操作前使用血栓弹性图引导的血液制品可能会减少对血液制品的需求而不增加出血的风险。

2. 术前准备

- 静脉注射维生素K10mg（1～3剂）：纠正与营养不良或肠胆汁盐缺乏相关的低凝血酶原血症，而不是肝细胞疾病。
- 肝细胞功能障碍患者使用新鲜冷冻血浆：目标INR<1.5（需要大容量和半衰期短的功效）。
- 血小板计数<50 000/mm^{3}时，应输注8～10U血小板。
- INR>1.5或血小板<50 000/mm^{3}的患者手术风险和出血风险未知，因为尚未研究。
- 辅助治疗仅在活动性出血使用标准处理措施无效时才考虑：1-脱氨基-8-

d-精氨酸升压素（DDAVP，因子Ⅷ激动剂，缩短出血时间；临床有用性不确定），抗纤维蛋白溶解药（ε-氨基己酸，氨甲环酸；作用不确定），重组因子Ⅶa（昂贵，半衰期短；有效性未经证实）。

（三）腹水的治疗（见第13章）

1. 新发或恶性腹水患者应行诊断性腹腔穿刺术：排除感染或恶性肿瘤，并鉴别自发性和继发性（手术）细菌性腹膜炎。
2. 在腹部手术之前应该控制腹水以降低术后伤口裂开或切口疝的风险。
   - 限盐（2g钠饮食）。
   - 联合利尿剂：必要时应用螺内酯100～400mg/d＋呋塞米40～160mg/d。
   - 术前TIPS：可降低低MELD评分、无脑病、难治性腹水或需要腹部手术的大静脉曲张患者的手术风险。
   - 监测患者的体重、摄入和排出、尿钠浓度（如果利尿剂有效，则＞25mEq/L）；必要时监测中心静脉压。
   - 如果有低钠血症（钠＜125mEq/L），应限制入量为1L/d。
3. 当需要术中扩容时，可以给予血液制品，静脉注射25%无盐白蛋白和5%葡萄糖水溶液（D5W）（在没有低钠血症的情况下）；如果可能的话应该避免使用晶体。

（四）肾功能不全的治疗（见第14章）

1. 围手术期应监测血清肌酐和血尿素氮（BUN）；然而，由于肌肉消耗和尿素合成减少，血肌酐可能会低估肾功能不全的程度。
2. 应避免使用以下肾毒性药物。
   - 氨基糖苷类。
   - 非甾体抗炎药物。
   - 静脉注射造影剂。
3. 肝硬化患者急性肾损伤的鉴别诊断包括
   - 血容量不足。
   - 药物肾毒性。
   - 急性肾小管坏死。
   - 肝肾综合征。
4. 肝肾综合征的特征是肝硬化合并腹水的患者，即使在停用利尿剂并用低盐白蛋白静脉扩容的条件下，血清肌酐仍持续较基线升高≥0.3mg/dl，且无实质性肾病和肾毒性药物使用（见第14章）。
   a. 其可能由突然的容量减少（如出血、快速利尿、穿刺术）、感染（如自发性细菌性腹膜炎）或心排血量减少等引起。
   b. 可能有效的治疗措施如下：

- 静脉注射特利加压素（正在研究中，但在美国不可用）和静脉注射低盐白蛋白；可能是最有效的方法。
- 口服盐酸米多君（一种α受体激动剂），皮下注射奥曲肽和静脉注射白蛋白（FDA尚未批准用于该适应证）。
- 静脉注射去甲肾上腺素（滴定以增加平均动脉压10mmHg）和静脉注射白蛋白（FDA尚未批准用于该适应证）。
- 肝移植。

（五）肝性脑病的治疗（见第15章）

1. 术前诊断脑病的重要性：术后高频出现脑病的诱因或加重因素。
   - 消化道出血。
   - 便秘。
   - 氮质血症。
   - 低钾性碱中毒。
   - 脓毒症。
   - 低氧血症。
   - 使用中枢神经系统抑制药物（如麻醉药或苯二氮䓬类药物）。
2. 治疗
   a. 术前控制临床上明显的脑病（抢先治疗尚未证实有好处）。
   b. 纠正诱发因素。
   c. 乳果糖：按剂量口服不可吸收的双糖，达到每天排便3次。
   - 将肠道氨（NH_3）转化成不可吸收的铵（NH_4^+）。
   - 促进非产氨肠道细菌的生长。

   d. 当乳果糖不能有效控制时，应加用口服抗生素（如利福昔明550mg，每日两次）。

（六）其他问题

1. 急性肝功能衰竭和失代偿期肝硬化的低血糖风险：有风险的患者应该静脉滴注10%葡萄糖水溶液（D10W）。
2. 胃食管静脉曲张：建议使用非选择性β受体阻滞剂或内镜下套扎进行静脉曲张出血的一级预防。
3. 所有肝硬化患者都有蛋白质能量营养不良的风险；营养不良患者术后死亡率增加。
   - 如果时间允许，术前肠内营养补充可以改善免疫功能和短期预后。
   - 有腹水或凝血功能障碍的患者禁用经皮胃造瘘术。
4. 目前还没有明确的证据表明术前TIPS放置可以改善肝硬化腹部手术患者的预后。

(七)术后肝功能失代偿的监测

- 发生黄疸、脑病、腹水。
- 血清胆红素升高、PT延长、肾功能恶化、低血糖。

六、术后黄疸

有或无肝病的患者术后都可出现黄疸。术后黄疸的病理生理机制往往是多重的(框32.2)。

1. 色素负荷增加(主要是间接高胆红素血症)
   - 血肿或腹腔积血的重吸收。
   - 输血:输血后24小时内,保存14天的库血中10%的红细胞会发生溶血。
   - 溶血(罕见):通常发生在先天性红细胞缺陷时,如葡萄糖-6-磷酸脱氢酶(G6PD)缺乏或镰状细胞病。
   - 心脏手术后状态:危险因素包括术前血清胆红素水平和右心房压力升高,瓣膜置换(瓣膜置换数量)及主动脉内球囊反搏的使用;在这种情况下,高胆红素血症是死亡率升高的标志。
   - 遗传性胆红素代谢紊乱(如Gilbert综合征):手术后可能会恰巧诊断出来。
2. 肝细胞功能受损
   a. 良性术后肝内胆汁淤积:低氧血症、麻醉、出血、脓毒症、大量输血等各种应激引起的肝细胞功能障碍;常常发生在比预期时间长,术后伴发多器官功能衰竭的复杂手术后。
   - 在术后第2～10天血清胆红素峰值达40mg/dl,伴随着不同程度碱性磷酸酶水平升高和氨基转移酶轻度升高。
   - 可能类似于肝外梗阻。
   - 预后取决于患者的整体情况,而不是肝脏状况;如果患者恢复,肝功能恢复正常。

   b. 由细菌感染引起的脓毒症高胆红素血症,特别是革兰氏阴性脓毒症和肺炎球菌肺炎。

   c. 病毒性肝炎
   - 丙型肝炎:以前输血后肝炎的主要原因;现在很少见;输血后6～7周发生急性肝炎。
   - 乙型肝炎:随着对献血者血液的筛查,现在也不常见;潜伏期12～14周。
   - Epstein-Barr(EB)病毒、巨细胞病毒或丁型肝炎(合并乙型肝炎)少见。

   d. 药物相关性肝炎
   - 氟烷:罕见,在35 000次暴露中频率为1;暴露后2～10天发热;其病理生理机制是细胞色素P450 2E1对氟烷氧化代谢形成的三氟乙酰化肝蛋白的免疫致敏作用，可能具有遗传易感性。

- 恩氟烷：与氟烷相比，较少引起肝炎。
- 其他药物（如红霉素、磺胺类、苯妥英钠、异烟肼、阿莫西林克拉维酸钾）；一些药物可能会引起肝内胆汁淤积（如氯丙嗪、合成代谢类固醇）。19例药物性肝损伤病例与使用单剂量头孢唑林有关，潜伏期20天，伴胆汁淤积症状，为自限性病程。

e. 缺血性肝炎（缺氧性肝炎、肝休克）：在创伤、休克、高热的状态下；通常伴随着血清氨基转移酶水平明显升高（通常＞5000U/L），以及乳酸脱氢酶水平升高，随着患者病情稳定，上述指标迅速降低。也可见胆红素水平延迟升高，高达20mg/dl。

f. 全胃肠外营养：可能与肝大、血清氨基转移酶水平轻度升高、脂肪浸润（推测来自高葡萄糖负荷或肉碱或胆碱缺乏）或肝内胆汁淤积和非特异性门静脉炎症（推测来自静脉注射氨基酸或脂肪乳剂及可能有毒的胆盐，如石胆酸）有关；随着葡萄糖百分比降低或补充卵磷脂及胆碱，脂肪肝可能是可逆的。

3. 肝外梗阻（术后黄疸不常见原因）

- 不明原因的胆管损伤伴胆汁瘤形成，通常发生在胆囊切除术后。
- 胆管炎，继发于胆道梗阻的膈下或肝下脓肿。
- 胆总管结石、胆道或胰腺肿瘤。
- 如果怀疑胆道梗阻，可能需要使用超声或计算机断层扫描和胆道造影（磁共振胰胆管成像或ERCP）进行评估。

框32.2　术后黄疸的原因

胆红素负荷增加
- 输血后溶血
- 血肿吸收
- 潜在的溶血性贫血
- Gilbert综合征[a]

肝细胞功能受损
- 麻醉药物：氟烷、安氟醚、异氟烷（较少）、地氟烷、七氟烷
- 抗生素：四环素、氯霉素、红霉素、磺胺类、呋喃妥因
- 其他药物：吩噻嗪类、异烟肼、甲基多巴、雄激素类、雌激素类
- 全胃肠外营养
- 病毒性肝炎
- 缺血性肝炎
- 脓毒症
- 良性术后肝内胆汁淤积

肝外阻塞
- 胆管结石
- 胆囊炎、胆管炎、脓肿
- 胆道狭窄、渗漏、肿瘤
- 胰腺炎

注：a肝细胞摄取胆红素先天缺陷导致的高非结合胆红素血症

参考文献

Adler DG, Haseeb A, Francis G, et al. Efficacy and safety of therapeutic ERCP in patients with cirrhosis: a large multicenter study. *Gastrointest Endosc*. 2016; 83: 353-359.

Berzigotti A, Reig M, Abraldes JG, et al. Portal hypertension and the outcome of surgery for hepatocellular carcinoma in compensated cirrhosis: a systematic review and meta-analysis. *Hepatology*. 2015; 61: 526-536.

Cucchetti A, Cescon M, Golfieri R, et al. Hepatic venous pressure gradient in the preoperative assessment of patients with resectable hepatocellular carcinoma. *J Hepatol*. 2016; 64: 79-86.

De Pietri L, Bianchini M, Montalti R, et al. Thromboelastography-guided blood product use before in-vasive procedures in cirrhosis with severe coagulopathy: a randomized, controlled trial. *Hepatology*. 2016; 63: 566-573.

Heimbach JK, Watt KD, Poterucha JJ, et al. Combined liver transplantation and gastric sleeve resection for pa-tients with medically complicated obesity and end-stage liver disease. *Am J Transplant*. 2013; 13: 363-368.

Im GY, Lubezky N, Facciuto ME, et al. Surgery in patients with portal hypertension: a preoperative checklist and strategies for attenuating risk. *Clin Liver Dis*. 2014; 18: 477-505.

Khan MA, Akbar A, Baron TH, et al. Endoscopic ultrasound-guided biliary drainage: a systematic review and meta-analysis. *Dig Dis Sci*. 2016; 61: 684-703.

Lassailly G, Caiazzo R, Buob D, et al. Bariatric surgery reduces features of nonalcoholic steatohepatitis in morbidly obese patients. *Gastroenterology*. 2015; 149: 379-388.

Li GZ, Speicher PJ, Lidsky ME, et al. Hepatic resection for hepatocellular carcinoma: do contemporary morbidity and mortality rates demand a transition to ablation as first-line treatment? *J Am Coll Surg*. 2014; 218: 827-834.

Montomoli J, Erichsen R, Strate LL, et al. Coexisting liver disease is associated with increased mortality after surgery for diverticular disease. *Dig Dis Sci*. 2015; 60: 1832-1840.

O'Leary JG, Yachimski PS, Friedman LS. Surgery in the patient with liver disease. *Clin Liver Dis*. 2009; 13: 211-231.

Reddy SK, Marsh JW, Varley PR, et al. Underlying steatohepatitis, but not simple hepatic steatosis, increases morbidity after liver resection: a case-control study. *Hepatology*. 2012; 56: 2221-2230.

Teh SH, Nagorney DM, Stevens SR, et al. Risk factors for mortality after surgery in patients with cirrhosis. *Gastroenterology*. 2007; 132: 1261-1269.

Telem DA, Schiano T, Goldstone R, et al. Factors that predict outcome of abdominal operations in patients with advanced cirrhosis. *Clin Gastroenterol Hepatol*. 2010; 8: 451-457.

van der Gaag NA, Rauws EA, van Eijck CH, et al. Preoperative biliary drainage for cancer of the head of the pancreas. *N Engl J Med*. 2010; 362: 129-137.

第33章 肝移植

Andres F. Carrion, MD Kalyan Ram Bhamidimarri, MD, MPH 著
王洪波 译 牟劲松 校

要点

1. 肝移植（LT）是治疗急性肝功能衰竭、终末期肝病（ESLD）、某些遗传性和代谢性肝病，以及如肝细胞肝癌（HCC）、胆管癌（CC）和神经内分泌肿瘤等肝脏恶性肿瘤的一种挽救性干预措施。
2. 手术技术、围手术期管理及免疫抑制剂的进步改善了肝移植受者的预后。
3. 选择合适的肝移植候选人是一个关键的步骤，需要多学科协作识别共存疾病和其他可能损害移植患者预后的问题。
4. 由于供体器官的持续短缺及等待肝移植的患者数量不断增加等原因，临床上出现了活体肝移植、劈离式肝移植及边缘供体等多种可替代选择。
5. 肝移植受者的长期综合护理是改善移植物和患者预后的关键，既需要早期发现并治疗并发症，也要持续执行减少免疫抑制药物相关并发症的策略。

一、概述

1. 无论是何病因，肝移植是治疗终末期肝病（ESLD）和急性肝功能衰竭（ALF）的唯一确切治疗。
2. 当前肝移植术后1年生存率为80%～90%、5年生存率为60%～75%，表明手术技术、围手术期重症监护、免疫抑制药物和受者选择方面取得了重大进步。
3. 来自器官共享网络（UNOS）的数据显示，2015年美国共有14 753例患者加入肝移植等待队列，但实际接受肝移植治疗的患者仅有7127例（48.3%）。
4. 活体肝移植（LDLT）已经成为增加供体器官数量的替代方法。
   - 供者的发病和死亡风险，以及区域和中心特异性的差异，限制了LDLT广泛的适用性。
   - 2015年美国活体肝移植数量仅占肝移植总量的5.3%。
5. 恰当的选择肝移植候选人需要多学科参与，术前评估过程是一个关键步骤，对肝移植的预后有重大影响。
6. 美国和其他许多国家的器官分配由疾病严重程度决定，而疾病严重程度由终末

期肝病模型（MELD）和小儿终末期肝病（PELD）评分反映，其可预测3个月的死亡率。

- MELD和PELD评分自2002年开始实施，用以降低肝移植候选人等待过程中的死亡率。
- MELD评分包括凝血酶原时间的INR、血清胆红素和血肌酐。该评分用于年龄≥12岁的肝移植候选人。
- MELD-Na：低钠血症是肝硬化患者死亡率的独立预测指标。因此，自2016年1月起，新的评分政策——MELD-Na评分开始被应用。器官分配中MELD-Na评分的纳入预计每年可以减少50～60名患者的死亡。
- 等待肝移植的成年候选人被划分为以下几种类型：①1A状态；②计算的或“生理状态”的MELD分值；③MELD特例评分；④非活动状态。
- 被列为1A的成年肝移植候选人，要求年龄>18岁，同时伴随以下情况之一：在不进行肝移植的前提下急性肝功能衰竭预期寿命>7天，急性失代偿期Wilson病，无肝状态、全肝或劈离肝原发移植物无功能（PNF），或肝移植术后7天内因肝动脉血栓形成导致的移植物失功能。
- PELD评分包括INR、胆红素、白蛋白和生长障碍，但不包括血肌酐。该评分用于年龄≤11岁的肝移植候选人。
- 在儿童患者中，等待名单中的候选人可归类至与成人相似（见前面）的一个类别中，但也可归为另外一类：小儿1B状态，其中包括非转移性肝母细胞瘤、有机酸血症或尿素循环障碍患者。

二、适应证

在不同的国家和地区，肝移植的主要适应证有所不同，它们主要反映了特定疾病的发病率和流行率；美国的数据总结见图33.1（见彩图）。

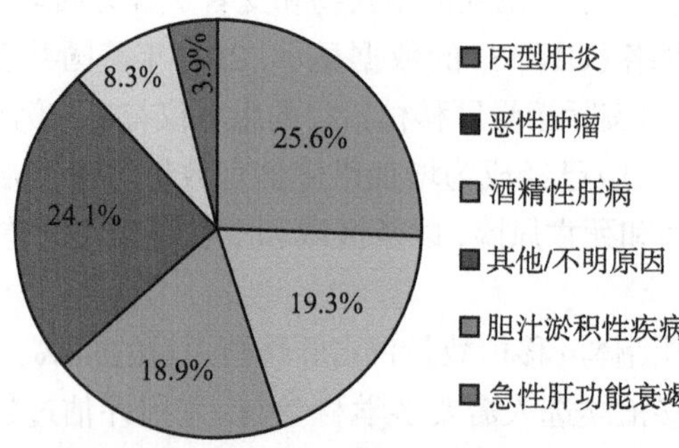

图33.1 美国成年人肝移植的主要适应证

数据摘自：OPTN/SRTR 2014 Annual Data Report，http：//srtr.transplant.hrsa.gov.

■ 西方国家最常见的肝移植适应证是丙型肝炎和酒精性肝硬化导致的终末期肝病，而在亚洲，乙型肝炎肝硬化占多数。

■ 急性肝功能衰竭所致的肝移植在西方国家主要由药物性肝损伤引起，而在东方国家主要由急性病毒性肝炎引起。

（一）肝硬化和终末期肝病（见第11～15章）

1. 无论是何病因，肝移植是显著改善失代偿性肝硬化和终末期肝病患者长期生存的唯一确切治疗。
2. 肝硬化本身不是肝移植的指征。一旦出现慢性肝病的并发症，应对患者进行肝移植评估（表33.1）。

表33.1　肝硬化临床分期、并发症及病死率

分期	并发症	1年病死率（%）
1	无静脉曲张且无腹水	1
2	静脉曲张	3.4
3	腹水	20
4	静脉曲张出血	54

摘自：D'Amico G, Garcia-Tsao G, Pagliaro L.Natural history and prognostic indicators of survival in cirrhosis: a systematic review of 118 studies.*J Hepatol*.2006; 44: 217-231.

3. 对于MELD评分≥15分的患者，通过肝移植可达到显著的生存获益。
4. 治疗肝病的潜在病因可以稳定或改善肝功能，故应积极采取干预措施（如对乙型肝炎或丙型肝炎进行有效的抗病毒治疗，对自身免疫性肝炎进行免疫抑制治疗，对于乙醇或药物诱导的肝脏疾病要完全中止饮酒及应用损伤药物）。

（二）急性肝功能衰竭（见第2章）

1. 急性肝功能衰竭的临床进程通常是快速的，并且结果是不可预测的，部分患者可自发恢复或经过针对性的治疗后获得恢复，部分患者则需要接受肝移植或在评估过程中死亡。
2. 建议将急性肝功能衰竭患者尽早转诊至肝移植中心。
3. 急性肝功能衰竭患者在器官分配中优先等级最高，现行UNOS政策（见上文）将其列为1A状态。UNOS 1A状态标准总结在表33.2中。

表33.2 急性肝衰竭UNOS 1A状态标准

年龄>18岁
在不接受肝移植的条件下预期寿命<7天
以8周内发生脑病为肝病首发症状
无既往肝病病史
入住ICU，伴以下条件之一：
呼吸机依赖
需要肾替代疗法
INR>2
暴发性Wilson病
原发性移植肝无功能
肝动脉血栓形成

（三）原发性肝脏恶性肿瘤（见第29章）

1. HCC是成人中最常见的原发性肝脏恶性肿瘤。

- 在西方人群中，大多数HCC患者（95%）有肝硬化基础，从而限制了手术切除的适用性。相比之下，东方人群中仅有60%的HCC患者存在肝硬化，极大程度上反映了乙肝病毒感染的高流行率及其致癌潜力。
- 米兰标准是HCC患者肝移植的基准：直径≤5cm的单发肿瘤或数目不超过3个且最大肿瘤直径≤3cm的多发肿瘤，无门静脉侵犯和肝外转移。
- 肝细胞癌的肝移植候选者的优选标准随着时间的推移而更新，并且多次更改等待分配政策。
- 根据目前的政策，肝癌患者在排队等待时保持“生理状态”MELD评分，并且在3个月时第一次求助分配，但在6个月后第二次求助分配时累计特例分数，可增加MELD分数到28分；此后，患者继续积累10%增量，直到达到34分，此时特例分数被限制。
- 为了平衡等待队列中候选人的肿瘤学标准和非肿瘤学标准并减少放射学假阳性特征，美国放射学会2015年10月实行了一项政策，要求肝移植中心遵循严格的放射学标准诊断HCC。针对HCC的肝脏影像报告数据系统（LI-RADS）使用一致的术语并根据良性或恶性的可能性对病变进行分类（表33.3），从而实现标准化报告。
- 影像学上发现的结节应根据器官获取与移植网络（OPTN）/UNOS进行分类。只有OPTN 5级结节（LI-RADS-5）被认为是HCC（表33.4）。OPTN 5级结节进一步分为5A（T1病灶）、5A-g（T1病灶伴50%的区间生长）、5B（T2病灶）、5T（治疗后的5级病灶）和5X（大于T2的病灶），只有5B结节符合标准MELD特例评分（见下文）。

表33.3 肝脏影像报告数据系统的分类和定义

分类	定义
LR-1	确诊良性病变
LR-2	疑似良性病变
LR-3	中度疑似HCC
LR-4	疑似HCC
LR-5（OPTN 5级）	确诊HCC
LR-5V	确诊HCC且伴血管侵犯
LR-M	疑似恶性病变，但不特指HCC

表33.4 器官获取和移植网络（OPTN）5级结节的分类

分类	特征	自动优先
5A（T1）	1～2cm单个结节	否
5B（T2）	2～5cm单个结节	是
5-g（生长）	1～2cm单个结节伴6个月内横断面成像50%区间生长（未予以治疗的病变）	是，仅在结节生长到T2期后
5T（接受治疗）	局部治疗后的5级结节（持续或复发的HCC）	是（按照最初申请）
5X（>T2）	超出米兰标准的病变或>T2期病变	否（候选病例仍然可以计算MELD评分加入列表；需要RRB批准才能优先处理）

注：RRB，地区审查委员会

- OPTN 5A病灶不符合标准MELD特例评分，除非有多个5A结节，或一个或多个5B病灶同时被发现。
- 约1/3的HCC患者在诊断时超出米兰标准（OPTN 5X病变），即使经过降级治疗，也不符合MELD特例评分。个别的移植中心可能会考虑为这样的患者行肝移植，但是除非地区审查委员会批准特例评分，否则等待列表将根据计算出的MELD/PELD评分来完成。
- 对超出米兰标准的HCC使用的扩大的标准（如加利福尼亚大学、旧金山标准、“7法则”）目前并不被推荐。
- 符合米兰标准的HCC患者的肝移植术后生存率与其他适应证的生存率相当。
- 推荐局部治疗（如射频消融、经导管动脉栓塞化疗）以防止肿瘤进展并减少等待名单中的“退出”。

2.肝内胆管癌是成人中第二常见的原发性肝脏恶性肿瘤。肝移植不是这种肿瘤的标准疗法，胆管肝癌患者肝移植术往往预后不良。

■ 在一些移植中心通过严格的规范选定肝门部胆管癌Ⅰ期及Ⅱ期的患者进行新辅助放化疗，可以明显改善肝移植预后（图33.2）。

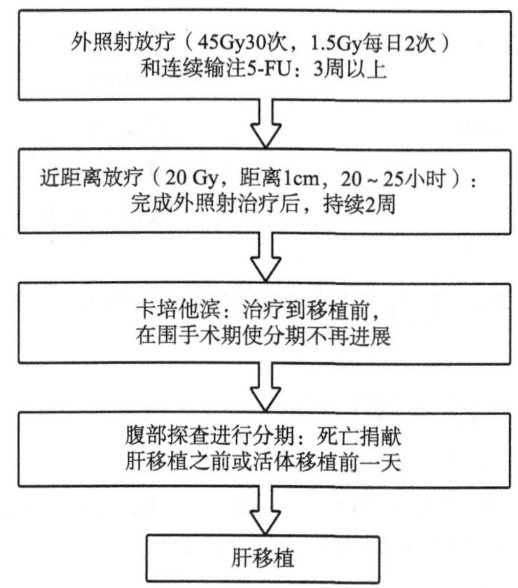

图33.2 Mayo诊所新辅助化放疗方案，用于肝门部胆管癌的肝移植候选病例

5-FU，5-氟尿嘧啶。（摘自：Rosen CB，Heimbach JK，Gores GJ.Liver transplanta-tion for cholangiocarcinoma.*Transpl Int*.2010；23：692-697.）

3. 肝母细胞瘤是儿童最常见的原发性肝脏恶性肿瘤，通常采用新辅助化疗和手术切除；它通常不伴有显著的肝纤维化。
4. 纤维板层HCC是一种罕见的肿瘤变异，发生于无肝硬化基础的年轻成人；通常进行以治愈为目的的扩大的手术切除。
5. 尽管目前肝移植不是无法切除的神经内分泌瘤的肝转移瘤的标准治疗方式，但UNOS数据库的数据显示，1988～2009年有137例这种患者接受了肝移植，其中1年和5年的生存率分别为81%和49%。欧洲报道了类似的结果：1982～2009年有213例这种患者接受了肝移植，1年和5年生存率分别为81%和52%。

（四）代谢性疾病

1. 主要影响肝脏的代谢性疾病在小儿患者中比成年患者更常见。
2. 肝移植可以作为肝脏代谢紊乱患者的有效干预措施，从而治愈基础疾病。

■ α_1抗胰蛋白酶缺乏症（见第20章）。

■ 遗传性血色病（见第18章）。

- Wilson病（见第19章）。
- 家族性淀粉样多发性神经病（见第24章）。
- 原发性高草酸尿症（见第20章）。
- 囊性纤维化（见第20章）。
- Ⅰ型和Ⅳ型糖原贮积症（见第25章）。
- 酪氨酸血症（见第25章）。
- 急性间歇性卟啉症（见第20章）。

三、禁忌

1. 肝移植的绝对禁忌证和相对禁忌证随着时间持续不断地演变。
   - 绝对禁忌证意味着肝移植术后预后不良，从而不应考虑肝移植（表33.5）。
   - 相对禁忌证意味着肝移植风险高，结果不是最佳，但在合适的病例中仍可以考虑进行肝移植。

表33.5 肝移植绝对禁忌证

肝移植绝对禁忌证
难以控制的脓毒症
获得性免疫缺陷综合征
酗酒或药物滥用
晚期心脏或肺部疾病
肝内胆管癌
血管肉瘤
肝细胞癌伴转移
肝外恶性肿瘤
影响肝移植的解剖学异常
缺乏社会支持
依从性差

2. 最初被认为满足条件的肝移植候选病例在加入等待名单之后可能发展为绝对或相对禁忌证；因此，加入等待队列之后仍然需要持续评估。

四、影响筛选的合并症

（一）心血管疾病

1. 终末期肝病患者心血管疾病的发病率至少要等于或高于一般人群。
2. 对于没有明显心血管疾病的肝移植候选病例，如果存在以下三个或更多的危险因素，建议使用多巴酚丁胺负荷超声心动图的无创心血管评估：年龄>60岁、系统性高血压、糖尿病、血脂异常、个人心血管疾病史、左心室肥大或吸烟史。

3. 如果无创检查不能明确排除心血管疾病，肝移植候选病例则需要进行冠状动脉造影。

（二）肺部疾病

1. 除一般人群中普遍存在的肺部疾病如慢性阻塞性肺疾病、哮喘和阻塞性睡眠呼吸暂停外，终末期肝病患者可出现特定的肺部疾病：肝性胸腔积液、门脉性肺动脉高压（POPH）和肝肺综合征（HPS）。
2. 在肝移植候选病例中应避免采用穿刺留置引流管的方式治疗肝性胸腔积液，因为可能发生感染，并威胁移植候选资格。
3. POPH需经右心导管检查确诊。中度POPH［平均肺动脉压（mPAP）≥35mmHg］使死亡率增加，并超出MELD评分预测的估计值，如果对药物治疗不敏感，表示预后不良，是肝移植的禁忌证。
   - 符合肝移植标准的POPH患者，应为经治疗mPAP<35mmHg，肺血管阻力（PVR）<400dyn（s/cm^5）（1dyn=10^{-5}N）。
   - 如果mPAP<35mmHg，则此类患者累计为22MELD特例评分，每3个月递增10%。
4. 所有的肝移植候选病例都应该通过血氧饱和仪来筛查肝肺综合征。在HPS中，海平面高度动脉血气分析中的动脉血氧饱和度（SpO_2）<96%；如果大气环境中PaO_2<60mmHg或肺泡-动脉（A-a）差≥15mmHg，则建议进行影像学检查（如果有必要，先进行对比增强超声心动图，然后进行锝标记的大颗粒聚合白蛋白扫描）检测肺内血管分流。
   - 肝肺综合征患者适用MELD特例评分，并且如果他们的PaO_2<60mmHg，则累计22分，每3个月递增10%。

（三）感染

1. 未控制的活动性全身性感染是肝移植的禁忌证。
2. 肝移植手术之前应重新巩固免疫接种，尤其是在患者进展为终末期肝病之前为佳。在肝移植术前4周或术后接受免疫抑制治疗的任何时间禁止使用减毒活疫苗进行免疫接种（如麻疹、流行性腮腺炎、风疹、水痘、带状疱疹、口服脊髓灰质炎、轮状病毒、鼻流感、黄热病）。
3. 人类免疫缺陷病毒（HIV）感染
   - HIV感染者的肝移植只能在特定的移植中心实行。
   - HIV病毒载量必须呈阴性。
   - 在没有机会性感染史的肝移植候选病例中，$CD4^+$ T细胞计数应>100/μl；在有机会性感染史的病例中$CD4^+$ T细胞计数>200/μl。

4. 乙型肝炎病毒（HBV）感染（见第4章）
   - 在肝移植候选病例中进行抗病毒治疗抑制HBV可以改善肝功能，并使部分患者不再需要肝移植。
   - 降低肝移植术后HBV复发风险的策略包括在移植术前和术后使用强效的核苷（酸）类似物，以及在移植术中及术后早期阶段应用乙型肝炎免疫球蛋白（HBIG）。

5. 丙型肝炎病毒（HCV）感染（见第5章）
   - 随着许可的直接抗病毒药物（DAAs）的应用，HCV的治疗发生了革命性的进展，随着新的药物被批准而不断发展。
   - 与干扰素治疗方案不同，多种DAAs药物联合使用的抗病毒方案在失代偿期肝硬化患者中是安全和有效的。
   - 导致持续病毒学应答（SVR）的有效抗HCV疗法可以稳定或改善肝功能，即使在终末期肝病患者中也是如此；然而，患者的生活质量或功能状态可能并没有显著改善。
   - 部分严重肝功能失代偿患者未能从移植前抗HCV治疗中获益，因为他们不能耐受DAAs，需要延长治疗周期，治疗SVR率较低，或者不再能接受HCV阳性供体器官而失去了缩短等待时间的机会。
   - 在肝移植术前没有获得SVR的情况下，术后HCV复发较为普遍，如果不治疗，可能导致不良结局。对所有HCV复发的肝移植受者，应及时使用DAAs抗病毒治疗。
   - 包含DAAs的多种药物方案在肝移植受者的HCV抗感染治疗中具有良好的耐受性和高效性。
   - 因此，移植团队应该积极参与做出决策，给予移植等待患者最适当的抗HCV治疗时机（移植术前或术后）。

（四）肾功能障碍

1. 将血肌酐纳入MELD评分，印证了肾功能障碍作为终末期肝病无移植患者低存活率的预测因子的重要性。
2. 急性肾损伤在住院终末期肝病患者中常见（20%）。
3. 肝肾综合征（HRS）（见第14章）
   - 1型HRS的特征是急性且快速进展的肾损伤，在不进行肝移植治疗的情况下生存率极低。
   - 2型HRS病程较长，可出现较轻的肾功能不全，并且通常伴有利尿剂抵抗的腹水。
4. 移植术前中度至重度肾功能不全［肾小球滤过率GFR<40ml/（min·$1.73m^2$）］可

增加术后原发性移植肝无功能的发生率。

5. 在下列情况下应同时进行肝肾移植：
   - 肝硬化合并GFR<30ml/（min·1.73m^2）的慢性肾脏疾病。
   - 血肌酐>2mg/dl的肝肾综合征患者，接受透析支持治疗时间超过8周。
   - 肝功能衰竭和慢性肾脏疾病（肾组织活检提示肾小球硬化或肾小球纤维化>30%）。
   - 终末期肾脏疾病［GFR<15ml/（min·1.73m^2）］和肝硬化伴有门静脉高压的症状性和肝静脉楔压梯度≥10mm Hg（见第11章）。

（五）药物滥用和行为障碍

1. 对所有接受肝移植评估的患者都必须详细评定其药物滥用情况。
2. 乙醇滥用
   - 大多数移植中心要求至少6个月的完全戒酒。
   - 肝移植术后再次酗酒的预测因素包括术前戒断时间太短、酗酒家族史、既往乙醇戒断记录、既往乙醇康复失败、缺少社会支持及多种药物滥用史。
   - 高达25%的本应戒酒并被加入肝移植等待队列的酒精性肝硬化患者，仍在继续饮酒。
   - 对于药物治疗无效的严重急性酒精性肝炎患者，肝移植带来的重要生存获益已得到证实；这些患者可以按照中心特定的政策进行肝移植，或者最好是通过临床试验入组。
3. 在所有进行肝移植评估的候选病例中，先前活跃的违禁药物的使用必须经过仔细评估并受到禁止。
4. 自19世纪中期以来，大麻的使用一直处于严格审查中，但没有关于其使用和肝移植候选资格的特殊指南。
   - 有数据支持伴HCV感染的大麻使用者会加重肝纤维化，且有肝移植术后并发肺曲霉菌病的报道。
   - 目前的政策是由研究中心特定的，并由精神病学家和药物滥用咨询师进行严格评估。
5. 所有的肝移植候选病例都应该禁止吸烟，因为这会增加肝移植术后血管并发症和恶性肿瘤的发生率；但是吸烟不是肝移植的绝对禁忌证。
6. 心理健康专家应在肝移植术前和术后治疗精神疾病。

（六）非肝脏恶性肿瘤

1. 对于所有的肝移植候选病例，与年龄相适合的筛查必须及时更新。
2. 不管年龄大小，原发性硬化性胆管炎（PSC）的肝移植候选病例都应接受结肠镜筛查。

3. 在既往有非肝脏恶性肿瘤史的肝移植候选病例中，恶性肿瘤必须经治愈2～5年后无复发。

五、评估和列表

1. 建议确认急性或慢性肝病基础的不可逆性。
2. 在开始广泛和昂贵的肝移植术前评估之前，应从患者的保险公司获得肝移植的批准。
3. 通过患者与肝移植小组成员的交流进行全面的多学科评估，以确定可能影响肝移植筛选和预后的其他医疗、手术、行为、社会和经济问题。
4. 应进行腹部影像学检查以筛查HCC或其他肝内肝外肿瘤，并评估胆管的解剖结构及肝脏和腹腔的血管结构。
5. 肝移植候选资格应在每个移植中心的肝移植筛选会议上进行正式详细讨论。
6. UNOS发布正式的肝移植等待列表。
   - 血型（ABO）是器官相容性的主要决定因素。
   - MELD分数可以确定器官分配的优先级。
   - 根据UNOS政策，目前将MELD-Na评分用于肝移植候选病例（见前文）。
   - 如果患者具有UNOS授予特例分数的特定条件，则可以自动赋予MELD特例分数或者根据具体情况向RRB提出要求逐个审查（参见本章后面的内容）。

MELD特例评分

1. 慢性肝病的某些病因可能降低MELD评分预测生存率的准确性，并可与极低的生存质量相关，因此存在MELD特例。
2. 某些特定条件可标准化MELD特例准则，并且不需要RRB全面评估（表33.6）。
3. 对于伴随其肝病相关合并症（不符合标准MELD特例）的患者，其发病率和死亡率的增加在计算的或生物MELD评分中没有充分反映，可能需要移植中心到RRB申请附加分。RRB承认的附加MELD评分条件包括但不限于以下内容：
   - 原发性胆汁性肝硬化（PSC）患者反复的细菌性胆管炎。
   - 原发性胆汁性胆管炎（PBC）患者顽固性的使人衰弱的瘙痒。
   - 耐利尿剂的难治性腹水。
   - 药物治疗效果不佳的肝性脑病。
   - 治疗无效的反复性静脉曲张出血。

表33.6 符合标准MELD评分例外分数的医学状况

状况	意见
肝细胞癌	符合米兰标准的T2病变
肝肺综合征	环境空气条件下PaO_2<60mmHg
门脉性肺动脉高压	治疗后平均肺动脉压力<35mmHg
家族性淀粉样多发性神经病变	经DNA分析和组织学检查确诊
原发性高草酸尿症	需要肝肾联合移植
囊性纤维化	第一秒用力呼气量（FEV_1）<40%
肝门部胆管癌	Ⅰ期或Ⅱ期，肝移植中心必须有UNOS批准的预案（图33.2）
肝动脉血栓形成	肝移植14天内，不符合1A状态的标准

注：MELD，终末期肝病模型；UNOS，器官共享联合网络

六、手术方面

1. 当捐献者被确定后，当地的器官获取组织（OPO）负责获取器官。
   - 热缺血时间：从心血管供血终止到供体取出的时间间隔。
   - 冷缺血时间：从供体取出到受体重新建立血供的时间间隔。
2. 在获取时进行供体肝脏的肉眼评估，并且可以通过快速组织学评估（冷冻活组织检查）进一步评估器官。
3. 供体与受体的匹配主要基于ABO的相容性和受者的体重；基于人类白细胞抗原（HLA）的相容性在肝移植中不是必需的。
4. 血管重建
   - 静脉流出道重建需要分别吻合供体和受体的肝上下腔静脉及肝下下腔静脉，或在“背驮式”术式中仅需要吻合肝上的下腔静脉。
   - 供者和受者的门静脉是典型的端对端吻合。
   - 供体和受体的动脉也为端对端吻合，注意不要过短（会产生张力）或过长（会产生扭结）。动脉吻合是肝移植中最重要的血管吻合，技术问题可导致肝移植后并发症增加与预后不良。
5. 胆管吻合的类型
   - 胆总管对胆总管吻合术（端对端）：首选的吻合方式，因为它与正常的胆道解剖结构类似，且肝移植后保证内镜较容易地进入胆道。
   - 肝管空肠吻合术或胆总管空肠吻合术（Roux-en-Y）：传统上在患有内源性胆道疾病如PSC的受者或当供体和受体胆管直径差异过大时应用；然而有证据表明，在选定的PSC患者且无肝外胆道累及的情况下，端端吻合仍是安全的，这样可保证移植术后的随诊检查。

扩展供体器官获取的途径

1. 活体肝移植（LDLT）
   - LDLT在小儿患者中的成功及供体器官的持续短缺促使许多移植中心在成人中也逐渐开展这一手术方式。
   - 表33.7列出了LDLT的优缺点。
2. 心死亡后的捐献可导致热缺血时间增加，且肝移植术后胆道并发症发生率增高。
3. 如果在肝移植术后应用有效的HBV预防（见第4章），乙型肝炎核心抗体阳性供者的肝移植可用于乙型肝炎表面抗原（HBsAg）阳性的受者甚至HBsAg阴性受者。
4. 鉴于当前应用DAAs抗病毒方案可安全有效地治疗HCV感染患者，如果在移植物中没有显著的纤维化存在，HCV阳性供体可用于移植，特别是用于HCV阳性受体。
5. 将合适的供体器官劈离分成左右两部分，分别应用于成人受者和小儿受者，可有助于解决现实供体器官短缺的问题。

表33.7 活体肝移植的优缺点

优点	缺点
周密的供体筛选过程	仅能在特定的肝移植中心施行
择期的肝移植容许优化治疗	供体面临手术风险（发病率和病死率）
减少等待时间以减少"退出"	供体和受体发生胆道并发症的风险高
减少冷缺血时间	

七、免疫抑制

1. 肝移植中免疫抑制治疗的主要目标是预防移植排斥，同时减少不良反应。
2. 目前使用的免疫抑制方案仍有35%～40%发生排斥反应，但由排斥造成的移植物失功能并不常见（＜5%）。
3. 各移植中心的免疫抑制方案各有不同。
4. 在特定的患者中可能产生免疫耐受，即使撤除免疫抑制剂也不会造成移植物失功能。

（一）糖皮质激素

1. 通常用于诱导免疫抑制。

2. 急性细胞性排斥反应（ACR）的主要治疗：甲泼尼龙500～1000mg，每隔一天静脉注射，总共三剂。
   - 约90%的ACR事件对大剂量糖皮质激素有反应。
   - 可能导致更高的HCV RNA水平和更严重的丙型肝炎复发，从而致使生存率下降。
3. 不良反应：糖尿病、高血压、感染、骨质疏松症、高脂血症和神经精神症状。

（二）钙调磷酸酶抑制剂（CNIs）

1. 通过阻断白细胞介素-2（IL-2）的产生，强效抑制T细胞应答。
2. 环孢素代谢高度依赖于细胞色素P450 3A4（CYP3A4）的活性，它存在大量遗传变异，并且可受到药物相互作用和移植物功能的显著影响（诱导或抑制）。
   - 环孢素水平需要有经验的移植医生密切监测。
   - 术后前3个月理想的药物谷浓度水平为200～300ng/ml，3个月后建议维持在80～125ng/ml。
3. 他克莫司效力比环孢素强100倍，也是主要由CYP3A4代谢。
   - 其是大多数肝移植中心使用的免疫抑制剂一线用药。
   - 术后早期药物谷值水平应维持在7～10 ng/ml。
   - 手术6个月后药物谷值水平维持在6ng/ml左右，肝移植1年后维持在4～6ng/ml是普遍接受的目标值。
4. 最常见的不良反应：肾毒性、高血压、神经毒性、糖尿病、高脂血症和高钾血症。
5. 他克莫司与环孢素
   - 他克莫司可改善患者和移植物生存率并减少ACR发作。
   - 新发糖尿病更常见于他克莫司。
   - 神经系统不良事件更常见于他克莫司。
   - 多毛症和牙龈增生是环孢素的不良事件。
   - 移植后淋巴组织增生性疾病（PTLD）的发生率两种药物相当。

（三）吗替麦考酚酯和麦考酚酸

1. 在肝脏首过代谢过程中，吗替麦考酚酯可被转化为活性成分麦考酚酸。
2. 麦考酚酸通过抑制鸟嘌呤核苷酸的合成来阻断淋巴细胞的增殖。
3. 这些药物与肾毒性无关，并允许使用较低剂量的CNI。
4. 不建议将吗替麦考酚酯或麦考酚酸单用于肝移植受者，因为其与ACR的高发病率有关。
5. 治疗过程不需要药物监测。
6. 最常见的不良反应：胃肠道症状和骨髓抑制。
   - 腹泻是最常见的剂量限制性不良反应，腹痛、恶心和呕吐也较常见。

- 麦考酚酸肠溶剂型已被研发，可改善患者胃肠道耐受性。

（四）哺乳动物西罗莫司靶点抑制剂（mTOR）

1. 西罗莫司和依维莫司通过阻断来自IL-2受体的传导信号来抑制T细胞和B细胞增殖。
2. 西罗莫司经美国FDA批准供肾移植受者使用；它在肝移植受者中为超说明书用药。而依维莫司被许可应用于肾脏和肝脏移植受者。
3. 两种药物均可用作发生CNI诱导肾毒性的肝移植受者的肾保护性免疫抑制治疗的一部分。
4. 两种药物均具有抗增殖特性，尽管尚未证实，但其可能有助于改善HCC肝移植受者的无瘤生存。
5. 不良反应：骨髓抑制、肝动脉血栓形成、伤口延迟愈合、高脂血症、周围性水肿及胃肠道症状。

（五）抗体治疗

1. 抗胸腺细胞球蛋白可用作诱导剂或用于治疗糖皮质激素抵抗的排斥反应的多克隆消耗抗体。
2. 莫罗单抗-CD3（OKT3）是一种鼠源单克隆抗体，用于诱导免疫抑制和治疗糖皮质激素抵抗的排斥反应。
   - 细胞因子释放综合征通常发生在首剂时；建议用糖皮质激素、对乙酰氨基酚与抗组胺药进行预处理。
   - 可能发生早期和严重的HCV感染复发。
   - 可能与淋巴组织增生性疾病（PTLD）发病率增加有关。
3. 巴利昔单抗是阻断IL-2受体（CD25）并抑制T细胞增殖的嵌合单克隆抗体。
   - 许可用于防止肾移植排斥反应。
   - 在肾功能受损肝移植受者超说明书作为一种诱导剂应用，或作为无糖皮质激素治疗方案的一部分。
4. 阿仑单抗是一种人源化的重组抗CD52单克隆抗体，与T淋巴细胞和B淋巴细胞结合后，通过抗体依赖性细胞介导的细胞溶解作用极大地消耗淋巴细胞。
   - 许可用于治疗慢性B细胞淋巴细胞白血病，但不适用于肝移植受者。
   - 最初提议作为肝移植受者减少糖皮质激素和CNI使用的替代方案（超说明书用药），但因其显著的免疫抑制、感染和淋巴组织增生性疾病高风险且缺乏有力证据支持获益，以致降低了该药物的受关注度。

八、并发症

（一）原发性移植物无功能（PNF）

1. 初始移植物功能是肝移植长期成功的关键决定因素。
2. 3%～6%的移植物发生严重的保存损伤。
3. 临床上表现为急性肝衰竭（ALF）
   - 肝性脑病。
   - 凝血障碍。
   - 黄疸。
   - 血清氨基转移酶水平升高。
4. PNF的危险因素
   - 供者年龄＞50岁。
   - 移植物脂肪变性＞肝脏体积的30%。
   - 心脏死亡后的供体。
   - 小体积移植物。
   - 供体严重的高钠血症。
   - 冷缺血时间延长。
5. 再移植是PNF唯一的治疗选择。

（二）超急性排斥反应

1. 在肝移植术后几小时内出现的移植物排斥反应。
2. 由预先形成的受体抗体破坏移植物内皮细胞引起。
3. 临床表现与PNF无法区别。因此，急诊肝组织活检可用于诊断：肝血窦内充血性和出血性坏死。
4. 与PNF相似；再移植是唯一的治疗选择。

（三）急性细胞排斥反应

1. 通常以肝脏生化检查异常为特征。
2. 肝组织活检仍然是诊断的金标准。组织学特征包括以下几点。
   - 门管区混合炎症浸润。
   - 内皮炎（静脉炎）。
   - 非化脓性胆管炎，累及小叶间胆管。
3. 治疗的基础在于大剂量的糖皮质激素：甲泼尼龙500～1000mg，隔日一次，总共三剂，随后（或不）激素逐渐减量。糖皮质激素抵抗的ACR可能需要用胸腺球蛋白治疗。

（四）慢性排斥反应

1. 组织学特征表现为胆管缺失和泡沫细胞簇或闭塞性动脉病。
2. 如果得到诊断和恰当的处理，早期的慢性排斥反应是可逆的，但晚期慢性排斥反应通常是不可逆转的。如果慢性排斥导致移植物衰竭，则需要再次移植。

（五）抗体介导的排斥反应

1. 纯抗体介导的排斥反应（AMR）在ABO相容的移植物中是罕见的。
2. 以供体特异性HLA同种抗体、微血管内皮损伤和肝窦内线性C4d免疫组织化学染色为特征。
3. 抗消耗治疗如血浆置换和（或）利妥昔单抗可用于治疗AMR；静脉内注射丙种球蛋白也可应用。

（六）血管并发症

1. 肝动脉血栓形成（HAT）
    - 肝移植术后最常见的血管并发症（报道显示有4%～15%的发生率；小剂量阿司匹林可用于一级预防）。
    - 通常发生在受者和供者肝动脉的吻合口处。
    - 临床表现取决于发病时期：早期HAT可能导致急性移植物衰竭；晚期HAT可能导致缺血性胆管病变。
    - 多普勒超声为初始诊断检查，血管造影为确诊检查。
    - 血管介入技术可以免除手术修复的需要；介入治疗效果欠佳的病例则需要再次移植。
2. 静脉流出道梗阻
    - 临床表现为难治性腹水、水肿和肝功能不全。
    - 标准腔静脉置换与“背驮式”血管重建的静脉流出道梗阻的发生率无区别。
    - 血管介入技术为治疗的选择。

（七）胆道并发症

1. 有5%～25%的发生率，为移植术后发病率和死亡率的重要病因，可对患者和移植物的存活产生不利影响。
2. 胆道并发症包括狭窄、胆漏、胆道内充盈缺损、Oddi括约肌功能障碍。
3. 活体肝移植（LDLT）与尸体肝移植相比，胆管并发症的风险更高。
4. 用以协助诊断的影像学检查包括经腹超声检查和磁共振胆道造影检查。超声内镜检查对于特定病例的诊断有帮助。内镜逆行胆管造影术可用于治疗干预。

5. 胆道狭窄是最常见的胆道并发症，可分为吻合口狭窄和非吻合口狭窄，在病因、诊断时机、数量、影像学表现和内镜治疗的成功率等方面均有不同。

（八）感染

1. 细菌感染通常发生在肝移植术后早期，与手术并发症相关。
2. 耶氏肺孢子菌肺炎可能因免疫抑制而发生；在移植后最初的6～12个月有药物预防指征。
   - 甲氧苄啶磺胺甲噁唑为一线用药。
   - 喷他脒或阿托伐醌可用于磺胺类药物过敏的肝移植受者。
3. 侵入性真菌感染是肝移植受者的主要威胁。抗真菌预防在移植术后应立即开始。
4. 巨细胞病毒（CMV）感染的风险与受者和供者CMV状态有关。
   - 受者阴性/供者阳性的风险最高。
   - 其他危险因素包括使用球蛋白和二次移植。
   - 抗病毒预防是标准方法，其持续时间取决于风险分层：供者阳性/受者阴性为6个月，其余为3个月。
5. 用于预防CMV感染的抗病毒药物（如缬更昔洛韦）通常也具有抗EB病毒（EBV）的作用（见后文）。

（九）肝移植受者的长期管理

1. 合并症的综合治疗应与移植中心合作进行。
2. 系统性高血压在CNI治疗患者中常见；钙通道阻滞剂是首选药物。
3. 高脂血症可用他汀类药物治疗。
4. 新发糖尿病往往继发于糖皮质激素或CNI的长期使用。
5. 肾功能不全在肝移植受者中比较常见；尽管CNI是一个重要风险，但代谢风险因素仍是最常见的病因。
   - 良好的血糖控制和高血压治疗对减少肾功能不全的风险至关重要。
   - CNI个体化方案或联合使用其他免疫抑制剂可在不损害移植物功能的情况下大幅减少CNI的剂量。
   - 早期识别危险因素并及时实施预防肾功能不全的策略可改善长期预后。
6. 骨质脱钙是发生在肝移植受者中的常见问题。
   - 通常需要补充钙和维生素D。
   - 双能X线骨密度测定定期检查可确定骨质脱钙的进展。
   - 双磷酸盐可用于治疗骨质疏松症。
7. 长期的免疫抑制可增加肝外恶性肿瘤的风险。
   - 对结肠癌、乳腺癌、宫颈癌和前列腺癌不断进行适合年龄的筛查。

- 患者应避免过度和不必要的阳光照射。由于患皮肤癌的风险增加，建议使用防护服和防晒霜，并每年进行一次皮肤病学检查。
- 淋巴细胞增生性疾病属肝移植受者中罕见但预后不佳的并发症，由原发性EBV感染或EBV再激活介导。免疫抑制剂减量通常是初始的治疗策略，部分病例需要化疗。

8. 肝移植受者中原发性肝病复发的频率各异，主要由其原有病因决定。
   - 在移植术前没有获得SVR的情况下HCV复发较为普遍。
   - 包含抗病毒药物和（或）HBIG的治疗方案可显著减少HBV复发。
   - 自身免疫性肝病在肝移植术后有较高的复发率；建议积极随诊监测。
   - 如果肝移植受者为肝癌患者或术中意外发现肝癌病灶，术后注意继续对肝癌随诊监测。
   - 代谢性合并症如肥胖、糖尿病、高脂血症和高血压在肝移植受者中很常见，可导致心血管疾病的风险增加。复发或新发的非酒精性脂肪性肝炎发生率也有不同的报道，并与代谢危险因素的存在有关。生活方式的调整和适当的免疫抑制药调整是治疗的必要步骤。
9. 乙醇和烟草的使用必须仔细监测。
10. 移植后应至少延迟1年妊娠，并建议由高危产科医师监督管理。
    - 他克莫司、环孢素、西罗莫司和依维莫司是妊娠C类药物。
    - 吗替麦考酚酯和麦考酚酸是妊娠D类药物。
11. 应鼓励所有肝移植受者通过饮食调节和体育运动来控制体重。

参考文献

Clavien PA, Lesurtel M, Bossuyt PM, et al. Recommendations for liver transplantation for hepatocellular carcinoma: an international consensus conference report. *Lancet Oncol*. 2012; 13: e11-e22.

D'Amico G, Garcia-Tsao G, Pagliaro L. Natural history and prognostic indicators of survival in cirrhosis: a systematic review of 118 studies. *J Hepatol*. 2006; 44: 217-231.

Darwish Murad S, Kim WR, Harnois DM, et al. E cacy of neoadjuvant chemoradiation, followed by liver transplantation, for perihilar cholangiocarcinoma at 12 US centers. *Gastroenterology*. 2012; 143: 88-98.

Eason JD, Gonwa TA, Davis CL, et al. Proceedings of Consensus Conference on Simultaneous Liver Kidney Transplantation (SLK). *Am J Transplant*. 2008; 8: 2243-2251.

Gedaly R, Daily MF, Davenport D, et al. Liver transplantation for the treatment of liver metastases from neuroendocrine tumors: an analysis of the UNOS database. *Arch Surg*. 2011; 146: 953-958.

Lentine KL, Costa SP, Weir MR, et al. Cardiac disease evaluation and management among kidney and liver transplantation candidates: a scienti c statement from the American Heart Association and the American College of Cardiology Foundation. *J Am Coll Cardiol*. 2012; 60: 434-480.

Lucey MR, Terrault N, Ojo L, et al. Long-term management of the successful adult liver transplant: 2012 practice guideline by the American Association for the Study of Liver Diseases and the American Society of Transplantation. *Liver Transpl.* 2013; 19: 3-26.

Martin P, DiMartini A, Feng S, et al. Evaluation for liver transplantation in adults: 2013 practice guideline by the American Association for the Study of Liver Diseases and the American Society of Transplantation. *Hepatology.* 2014; 59: 1144-1165.

Muzaale AD, Dagher NN, Montgomery RA, et al. Estimates of early death, acute liver failure, and long-term mortality among live liver donors. *Gastroenterology.* 2012; 142: 273-280.

Porrett PM, Hashmi SK, Shaked A. Immunosuppression: trends and tolerance? *Clin Liver Dis.* 2014; 18: 687-716.

Sharr WW, Chan SC, Lo CM. Current status of downstaging of hepatocellular carcinoma before liver transplantation. *Transplantation.* 2014; 97: S10-S17.

Terrault NA, Roland ME, Schiano T, et al. Outcomes of liver transplant recipients with hepatitis C and human immunode ciency virus coinfection. *Liver Transpl.* 2012; 18: 716-726.

Tiukinhoy-Laing SD, Rossi JS, Bayram M, et al. Cardiac hemodynamic and coronary angiographic characteristics of patients being evaluated for liver transplantation. *Am J Cardiol.* 2006; 98: 178-181.

Wells MM, Croome KP, Boyce E, et al. Roux-en-Y choledochojejunostomy versus duct-to-duct biliary anastomosis in liver transplantation for primary sclerosing cholangitis: a meta-analysis. *Transplant Proc.* 2013; 45: 2263-2271.

第34章 胆石症和胆囊炎

Ji Young Bang, MBBS, MPH　Stuart Sherman, MD 著
赵　新　译　牟劲松　校

要　点

1. 胆囊结石常见并且通常无症状。
2. 胆囊结石能导致多种临床结局，包括胆绞痛和急性胆囊炎。
3. 胆囊切除术是有症状的胆囊结石和急性胆囊炎的首选治疗。
4. 在没有手术指征的患者，替代治疗方案包括经皮胆囊引流、经十二指肠乳头胆囊引流或超声内镜（EUS）引导下胆囊引流。

一、胆石症（胆囊结石）

1. 在美国，胆囊结石疾病常见，影响2000万～2500万人。约20%的女性和10%的男性在60岁前发生胆囊结石。
2. 胆囊结石花费巨大，据估计每年约花费150亿美元。大约每年施行750 000例胆囊切除手术。
3. 80%胆囊结石的患者无症状；然而，高达20%的结石可造成明显的腹部疼痛，并导致0.6%的死亡率。
4. 胆囊结石可大致分为胆固醇性、黑色胆色素性和棕色胆色素性结石。
5. 有症状的胆囊结石的一线治疗方案为胆囊切除术，是美国最常施行的非急诊胃肠外科手术。

（一）胆囊结石的类型

1. *胆固醇结石*

   a. 在美国人群中，70%～80%的胆囊结石是胆固醇性结石。

   b. 胆固醇结石由50%～100%的胆固醇，合并黏蛋白和钙盐构成。结石通常呈棕黄色。

   c. 由于肝脏胆固醇分泌增多，胆汁中胆固醇过饱和，胆囊中黏蛋白和钙增多，胆固醇结石首先在胆囊中形成。随着胆固醇单水结晶的沉积，由沉积的钙盐和黏蛋白聚集形成石巢。

d. 胆固醇结石形成的危险因素

- 老年：男性和女性均随年龄增大而患病率增高。
- 女性：女性结石形成的风险是男性的2倍。
- 饮食：高饱和脂肪及低纤维饮食与胆固醇性结石形成相关。北美和欧洲胆固醇性结石较亚洲、非洲更常见。
- 肥胖。
- 快速减肥。
- 妊娠。
- 遗传。
- 种族：北美印第安人和马普切印第安人发病率高。
- 药物治疗：雌激素。

2. *色素性结石*

a. 黑色胆色素结石占美国胆囊结石患者的20%～30%。

- 它们主要在胆囊中形成。
- 主要构成：胆红素钙、磷酸钙和碳酸钙。
- 通常色黑、质硬、不透射线。
  - 形成的危险因素。
  - 慢性溶血。
  - 肝硬化。
  - 囊性纤维化。
  - 克罗恩病。

b. 棕色胆色素结石主要在胆管中形成。

- 主要由胆红素钙、棕榈酸钙、硬脂酸钙、胆固醇和黏蛋白构成。
- 形成的危险因素。
  - 胆汁淤滞合并胆道细菌和寄生虫感染，包括大肠埃希菌、拟杆菌属、梭菌属、泰国肝吸虫、蛔虫等。

（二）诊断

1. 超声检查（US）是诊断胆囊结石的首选方式，是发现胆囊结石的既无创又敏感的手段，对于＞2mm的胆囊结石的敏感性为95%。
2. 计算机断层扫描（CT）发现胆囊结石的敏感性为79%，低于超声，因为有些结石含钙不足。
3. 磁共振成像（MRI）也不推荐为胆囊结石检查的首选方法；然而，MRI在胆管结石诊断方面有优势，敏感性为93%。
4. 在检出胆囊结石方面，EUS至少与腹部超声敏感性相当，包括非常小的（＜2mm）结石和泥沙样结石（图34.1）；然而，这项技术的侵袭性限制了其应用。

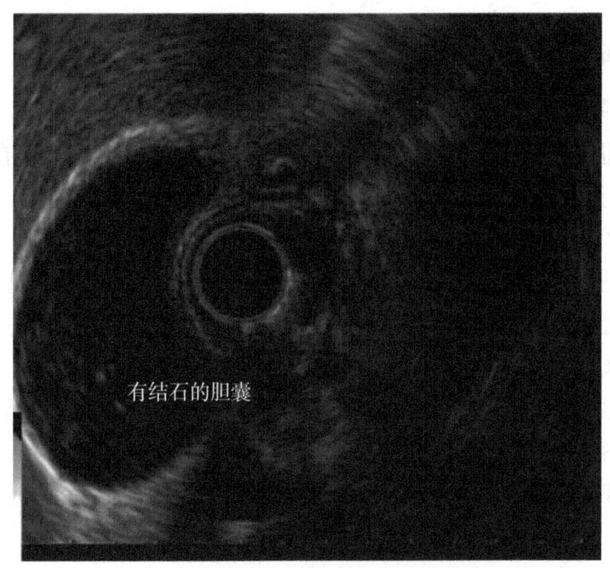

图34.1　充满结石的胆囊的超声内镜图像

（Courtesy David M.Freidel, MD）

5. 尽管CT、MRI和EUS可以用来诊断胆囊结石，但这些影像学方法主要应用来检查由胆囊结石引起的并发症，如急性胆囊炎、急性胰腺炎或胆总管结石病，而不是主要作为无并发症的胆囊结石的检查。
6. 其他胆囊疾病，如胆固醇沉着症（草莓胆囊）和胆囊腺肌症，偶尔在进行包括口服胆囊造影等影像学检查时被发现（表34.1）。

表34.1　胆囊疾病

	临床表现	实验室特征	首要诊断检查	治疗
无症状胆囊结石	无症状	正常	超声	无
有症状胆囊结石	胆绞痛	正常	超声	腹腔镜胆囊切除术
急性胆囊炎	上腹部或右上区疼痛，恶心，呕吐，发热，墨菲征阳性	白细胞增多	超声，HIDA扫描	抗生素，腹腔镜胆囊切除术
慢性胆囊炎	胆绞痛，恒定的上腹部或右上区疼痛，恶心	正常	超声（结石），口服胆囊造影（无功能胆囊）	腹腔镜胆囊切除术
胆固醇沉着	通常无症状	正常	口服胆囊造影	无
胆囊腺肌症	可引起胆绞痛	正常	口服胆囊造影	如有症状行腹腔镜胆囊切除术
陶瓷样胆囊	通常无症状，胆囊癌高危	正常	放射片或CT	腹腔镜胆囊切除术

注：CT，计算机断层扫描；HIDA，肝亚氨基二乙酸

（三）常见临床表现（见第35章）

1. 无症状胆囊结石

a. 80%的胆囊结石患者被偶然发现；因此大多数病例无症状存在数十年。

b. 胆囊结石患者每年有2%～3%出现胆绞痛，5年为10%。

c. 每年只有1%～2%的胆囊结石患者出现并发症。

d. 无症状胆囊结石患者不需要行预防性胆囊切除术，除非出现下列特殊情形：

- 罹患胆囊癌的风险增高，包括陶瓷样胆囊（胆囊壁钙化）、胆胰管汇合部异常，以及>3cm的大结石。
- 接受实体脏器移植的患者，因为此类人群由胆囊结石引起的并发症具有高死亡率。
- 由于其他指征行腹部外科手术的患者，尤其是减肥手术；这类患者由于快速减肥易于形成胆囊结石。

2. 胆性疼痛

a. 胆道疼痛（绞痛）是特征性的间歇性右上腹区疼痛，典型者向右肩部放射，持续30分钟至4小时，发作频率不等。

b. 疼痛通常由饱餐或油腻食物诱发，因存在胆囊管梗阻，由胆囊收缩所致。

c. 确诊需要通过超声发现胆囊结石，并排除其他腹部疼痛的病因，如急性胰腺炎、胆总管结石、消化性溃疡和肾结石。

（四）治疗

1. 熊去氧胆酸（UDCA）

a. 熊去氧胆酸是一种次级胆汁酸，应用量为8～10mg/（kg·d），仅适用于一部分胆囊结石患者：那些由小的胆固醇结石（<5mm）引起的并不复杂的胆绞痛，胆囊管没有梗阻，胆囊收缩正常且结石能够从胆囊排出。

b. 熊去氧胆酸可以应用于那些不能或者不愿做胆囊切除手术的患者。治疗成功率仅为37%，且治疗后5年内结石复发率高达50%。

2. 体外冲击波碎石术（ESWL）

a. ESWL涉及体外应用声波破碎结石，可增强UDCA的治疗效用。

b. 与口服溶石治疗一样，ESWL适用于小的胆固醇结石和不复杂的胆囊结石，并需要开放的胆囊管和正常的胆囊收缩力，以利于结石碎片排入十二指肠。

c. ESWL也应用于那些不能或者不愿做胆囊切除手术的患者，合理的治疗成功率为68%～84%；然而，ESWL与UCDA联合应用，结石的10年复发率为54%。

3. 胆囊切除术

a. 美国每年为750 000名有症状的胆囊结石患者施行开腹或腹腔镜胆囊切

除术。

b. 胆囊切除术可以为有症状的胆囊结石患者解决腹部疼痛，治疗成功率约为90%；它是胆绞痛患者的治疗选择。

c. 开腹胆囊切除术的死亡率为0.02%～1.5%，并发症发生率为4%～5%，包括胆管损伤、急性胰腺炎和伤口感染。

d. 由于其更短的住院时间、更快的恢复日常活动、更低的止痛药需求，腹腔镜胆囊切除术优于开腹方式。并发症发生率为4.3%～14.6%（包括0.14%～0.86%的胆管损伤），死亡率为0.3%。

e. 在有解剖变异的情况下，术中胆道造影经常于腹腔镜胆囊切除术中应用以显示胆管系统，以最大程度降低胆管损伤的风险，发现胆道结石（存在于8%～16%胆囊结石的患者中）。

二、急性胆囊炎

（一）急性结石性胆囊炎

1. 急性胆囊炎通常合并胆囊结石。
2. 胆囊结石患者发生急性胆囊炎的概率为1%～3%，当结石在胆囊和胆囊管结合部发生嵌顿，可以导致局部炎症、缺血、继发性革兰氏阴性菌或阳性菌感染。

（二）急性非结石性胆囊炎

1. 在急性胆囊炎中约占5%。
2. 多见于危重症患者。
3. 危险因素包括烧伤、创伤、骨髓移植、化疗、全胃肠外营养应用和导致血管功能不全的慢性医疗情况（如血管炎）等。
4. 结石性和非结石性急性胆囊炎的区别是胆囊结石仅见于前者，而后者更需要紧急的胆囊减压处理，可采取胆囊切除的方式，或如果有可能，先采取胆囊造口术放置引流管的方式，待临床情况稳定后再施行胆囊切除术。需要紧急减压是由于急性非结石性胆囊炎死亡率高达50%，且极易并发包括穿孔、坏疽、积脓等并发症。

（三）临床特征

1. 根据东京指南，急性胆囊炎的诊断需要满足一系列提示存在局部和全身性炎症的临床、实验室和影像学诊断标准。
2. 患者常表现为持续性右上腹疼痛，压痛及肌紧张，墨菲征阳性，发热，白细胞增高，C反应蛋白≥3mg/dl。

3. 可以出现轻度黄疸。
4. 急性胆囊炎严重程度分级可分为轻度（Ⅰ级）、中度（Ⅱ级）和重度（Ⅲ级）。这些区分代表着临床处理、外科风险和紧急干预的不同。
   - 轻度急性胆囊炎为无器官功能衰竭和严重的局部炎症。
   - 中度急性胆囊炎为症状持续超过72小时，显著的白细胞增高、脓肿或腹膜炎等局部并发症特征。
   - 重度急性胆囊炎出现至少一个器官功能障碍：心血管系统、呼吸系统、肾脏、肝脏、血液或神经系统。
5. 不同于急性结石性胆囊炎，急性非结石性胆囊炎可以表现不典型，通常约75%的患者没有腹部疼痛症状，但伴有发热、全身炎症反应和休克。
6. 慢性胆囊炎可以偶尔源于反复发作的急性胆囊炎。其他并发症包括胆囊积水（急性炎症消退而胆囊管梗阻持续）和黄色肉芽肿性胆囊炎（慢性胆囊炎的少见类型）。

（四）诊断

1. 多种影像学方法可用于确定诊断。
2. 胆道闪烁显像包括注射放射标记的肝2,6-氨基双乙酸二甲酯（HIDA）、二异丙基亚氨基二乙酸（DISIDA），正常情况下由肝脏摄取，经胆汁分泌进入胆囊，并在1～2小时排入十二指肠。该实验诊断急性胆囊炎敏感性（95%）和特异性（95%）很高，阳性标准是注射放射标记1小时后胆囊未显示，而胆道和十二指肠充盈。
3. 腹部的超声、CT和MRI表现为胆囊增大、胆囊壁增厚（＞4mm）和胆囊周围积液。
4. 超声检查时也可以引出墨菲征（超声墨菲征）。
5. 在急性非结石性胆囊炎患者，超声敏感性高（超过92%）、特异性高（约为90%）、方便快捷，适合重症患者床边检查，故最常应用。此外，因为在禁食患者中的假阳性和非梗阻性胆囊管导致的假阴性风险，闪烁显像技术在急性非结石性胆囊炎中特异性较低。

（五）治疗

1. 胆囊切除术

   a. 首先应用覆盖革兰氏阴性菌的广谱抗生素，禁食，经静脉液体复苏，胆囊切除术是急性胆囊炎的一线治疗方案。

   b. 胆囊切除术可以经开腹或者腹腔镜施行，通常在发作72小时内（急性非结石性胆囊炎患者则尽早施行）。

   c. 腹腔镜胆囊切除术数量增加，开腹胆囊切除术逐渐减少；腹腔镜胆囊切除术中转开腹的概率为5%～10%。

d. 关于美国1998～2005年139万因急性胆囊炎施行胆囊切除术患者的一项全国性的研究表明，腹腔镜优于开放性手术，表现为直接出院回家的比例更高（91% vs 69%，$P<0.0001$），更多患者住院时间≤2天（37% vs 6%，$P<0.0001$），死亡率较低，甚至考虑到患者的临床情况依然如此（对于最严重的患者1.7% vs 6.4%，$P<0.0001$）。腹腔镜花费减少了约15 000美元（21 734美元 vs 36 335美元，$P<0.0001$）。

2. 胆囊造口置管术

a. 对于不适合外科手术的患者，经皮穿刺置管施行胆囊引流是一个有效、微创的选择。

b. 引流管可以长期放置或者直到病情稳定可以施行胆囊切除术时再考虑拔除。

c. 在一项185例合并慢性阻塞性肺疾病（COPD）、冠心病、肝硬化患者施行经皮或者手术胆囊造口置管术的研究中，有56.8%的患者后来施行了胆囊切除术，其中>80%的患者应用腹腔镜完成了手术。包括疼痛、胆漏、引流管脱出等并发症发生率约为11%。

d. 在一项对比经皮胆囊置管引流和急诊胆囊切除术的研究中，两者的发病率没有显著差异，但是死亡率两组有显著性差异，胆囊切除术组的死亡率更高（17.2% vs 0%，$P=0.02$）。因此，只要条件允许，应行胆囊切除术，对于不能手术的急性胆囊炎患者应行胆囊造口置管术。

3. 内镜治疗

a. 有显著合并症不适宜手术治疗的患者或有腹水和缺乏置管安全路径不能进行经皮胆囊引流的患者应进行内镜治疗。

b. 胆囊穿孔的患者应避免行内镜治疗。

c. 内镜逆行胆胰管造影（ERCP）下经十二指肠乳头胆囊引流

- 自20世纪80年代开始有报道。
- 经胆囊管行胆囊减压。一旦经十二指肠镜在十二指肠第二段发现大乳头，即用0.025～0.035in（1in=2.54cm）导丝引导将导管插入胆管。
- 在透视引导下，导丝进入胆囊管和胆囊，并允许导丝在胆囊腔内盘绕数圈。
- 7～10Fr双猪尾巴塑料支架或5～7Fr鼻胆囊引流管通过胆囊管进入胆囊行胆囊减压。
- 与经十二指肠乳头的支架不同，鼻胆囊引流管可以应用无菌生理盐水冲洗胆囊。

d. 内镜下经十二指肠乳头支架置入术的成功率为96%（95%CI，91.1%～98.7%）高于鼻胆囊管置入的成功率为80.9%（95%CI，74.7%～86.2%），临床缓解率分别为88%（95% CI，81.2%～93.2%）和75.3%（95% CI，68.6%～81.2%）。

- 内镜下经十二指肠乳头胆囊引流的并发症主要包括胆囊或胆囊管穿孔、胰腺炎、胆管炎，合并并发症发生率为0%～16%。

e. EUS引导下胆囊引流

- 超声内镜可以用来在胆囊和胃十二指肠之间建立一个瘘管，达到胆囊减压的作用。
- 治疗性线阵探头放入胃或十二指肠内探查胆囊，探查合适的胆囊穿刺路径。然后在超声引导下从腔内用19G的细抽吸针穿刺胆囊壁（图34.2A）。
- 将0.035in的导丝通过穿刺针插入胆囊，在胆囊腔内盘旋数圈。然后移除穿刺针，应用导管或针刀在导丝的指引下在胆囊壁和胃或十二指肠腔之间制造一个瘘管。
- 用扩张球囊或导管扩张瘘管，使其能从胃肠腔内通过6mm的双猪尾巴塑料支架、全覆盖金属支架或鼻胆管引流导管至胆囊（图34.2B、C）。
- 因为这项技术相对较新，有关EUS引导下胆囊引流的研究较少；然而，无论是塑料支架还是金属支架，这项技术操作和治疗的成功率都令人鼓舞。不良事件包括气腹和胆汁性腹膜炎。
- 在一项纳入59例患者的EUS引导下胆囊引流术与经皮胆囊引流随机对比研究中，当非劣效性范围设定为15%，技术上（两者方式都为97%）和临床上［EUS引导胆囊引流（100%） vs 经皮胆囊引流（96%）］的成功率相当。两者的不良事件发生率也没有显著差异。

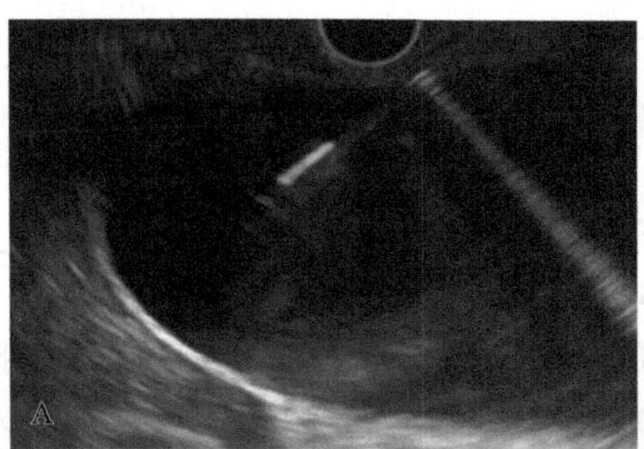

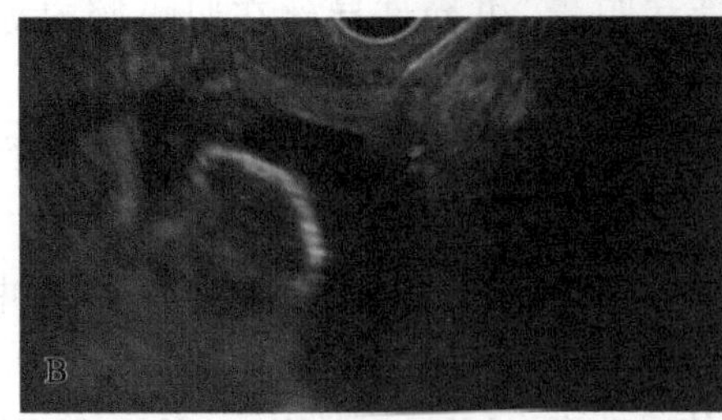

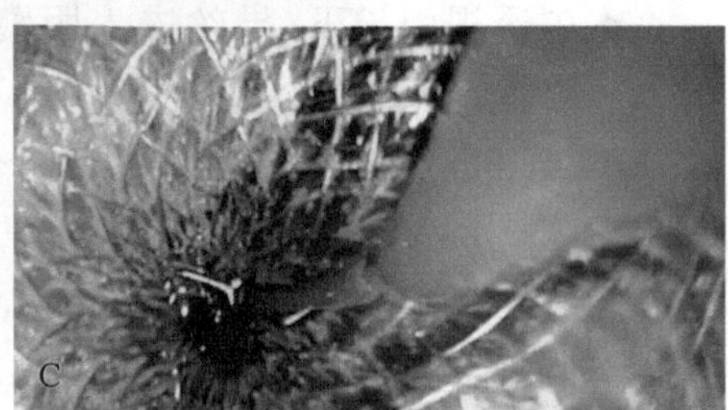

图34.2 超声内镜（EUS）引导下胆囊引流

A.EUS引导19G针从十二指肠腔穿刺入胆囊；B.EUS引导下金属支架首先放置于胆囊中；C.直接在内镜引导下将金属支架近端放置于十二指肠腔

三、气肿性胆囊炎

1. 气肿性胆囊炎被认为是由胆囊血供不足且随后感染了产气的细菌（如梭状杆菌和大肠埃希菌）引起。
2. 危险因素包括糖尿病和高龄。
3. 治疗措施主要有广谱抗生素和胆囊切除术。

四、胆囊结石的少见后果

（一）MIRIZZI 综合征

1. 定义：由位于胆囊管或胆囊颈的结石导致的肝总管外源性压迫。
2. 可以引起梗阻性黄疸。
3. 通过ERCP胆道支架置入、胆道镜引导电液或激光碎石和（或）胆囊切除术治疗。

（二）胆囊肠道瘘

1. 少见。
2. 以形成胆囊和小肠、近端结肠或胃之间的瘘为特征，胆石直接通过胆囊和肠壁进入肠腔。
3. 瘘可以导致肠腔梗阻，通常胆石直径>25mm，形成胆石性肠梗阻（小肠梗阻）或Bouveret综合征（十二指肠梗阻）。
4. 腹部X线片或小肠系列检查发现胆道积气和（或）钡灌肠发现瘘管可以确诊。瘘管可自行闭合；但胆囊切除连同瘘管关闭是最终的治疗。
5. 剖腹手术是胆石性肠梗阻的必要措施；延迟治疗死亡率为20%。

参考文献

Andersson KL, Friedman LS. Acalculous biliary pain, acute acalculous cholecystitis, cholesterolosis, adenomyomatosis and gallbladder polyps. In: Feldman M, Friedman LS, Brandt LJ, eds. *Sleisenger and Fordtrandt Gastrointestinal and Liver Disease: Pathophysiology/Diagnosis/Management*. Philadelphia: Saunders Elsevier; 2016: 1152-1165.

Cherng N, Witkowski ET, Sneider EB, et al. Use of cholecystostomy tubes in the management of patients with primary diagnosis of acute cholecystitis. *J Am Coll Surg*. 2012; 214: 196-201.

Csikesz NG, Tseng JF, Shah SA. Trends in surgical management for acute cholecystitis. *Surgery*. 2008; 144: 283-289.

Fogel E, Sherman S. Diseases of the gallbladder and bile ducts. In: Goldman L, Schafer AI, eds. *Goldmanldman L, Schafer*. Philadelphia: Saunders Elsevier; 2016: 1038-1048.

Glasgow RE, Mulvihill SJ. Treatment of gallstone disease. In: Feldman M, Friedman LS, Brandt LJ, eds. *Sleisenger and Fordtrandt Gastrointestinal and Liver Disease: Pathophysiology/Diagnosis/ Management*. Philadelphia: Saunders Elsevier; 2016: 1134-1151.

Hirota M, Takada T, Kawarada Y, et al. Diagnostic criteria and severity assessment of acute cholecystitis: Tokyo guidelines. *J Hepatobiliary Pancreat Surg*. 2007; 14: 78-82.

Itoi T, Coelho-Prabhu N, Baron TH. Endoscopic gallbladder drainage for management of acute cholecystitis. *Gastrointest Endosc*. 2010; 71: 1038-1045.

Jang JW, Lee SS, Park do H, et al. Feasibility and safety of EUS-guided transgastric/transduodenal gallbladder drainage with single-step placement of a modified covered self-expandable metal stent in patients unsuitable for cholecystectomy. *Gastrointest Endosc*. 2011; 74: 176-181.

Jang JW, Lee SS, Song TJ, et al. Endoscopic ultrasound-guided transmural and percutaneous transhepatic gallbladder drainage are comparable for acute cholecystitis. *Gastroenterology*. 2012; 142: 805-811.

Rodríguez-Sanjuán JC, Arruabarrena A, Sánchez-Moreno L, et al. Acute cholecystitis in high surgical risk patients: percutaneous cholecystostomy or emergency cholecystectomy? *Am J Surg*. 2012; 204: 54-59.

Song TJ, Park do H, Eum JB, et al. EUS-guided cholecystoenterostomy with single-step placement of a 7F double-pigtail plastic stent in patients who are unsuitable for cholecystectomy: a pilot study (with video). *Gastrointest Endosc*. 2010; 71: 634-640.

Stinton LM, Myers RP, Shaffer EA. Epidemiology of gallstones. *Gastroenterol Clin North Am*. 2010; 39: 157-169.

Stinton LM, Shaffer EA. Epidemiology of gallbladder disease: cholelithiasis and cancer. *Gut Liver*. 2012; 6: 172-187.

Venneman NG, van Erpecum KJ. Pathogenesis of gallstones. *Gastroenterol Clin North Am*. 2010; 39: 171-183.

Wang DQ-H, Afdhal NH. Gallstone disease. In: Feldman M, Friedman LS, Brandt LJ, eds. *Sleisenger and Fordtran's Gastrointestinal and Liver Disease: Pathophysiology/Diagnosis/ Management*. Philadelphia: Saunders Elsevier; 2016: 1100-1133.

第35章 胆道疾病

Petros C. Benias, MD　Douglas M. Weine, MD　Ira M. Jacobson, MD 著
雷光林　译　吉程程　校

要　点

1. 胆道（BDs）疾病通常表现为与胆道阻塞相关的症状和体征，包括疼痛、黄疸、瘙痒、发热及血清中肝生化检测指标水平升高。
2. 胆总管结石是最常见的胆管良性疾病，可在胆囊切除术后近期或多年后出现，也可出现于胆囊正常的患者。患者病史中胆道结石的预测因素包括肝生化检测水平升高、胆管扩张、影像学检查见胆道结石，以及初次出现胆绞痛或胆管炎。
3. 在行腔镜下胆囊切除术之前，需对胆道结石进行诊断和评估，内镜下逆行胰胆管造影术（ERCP）应被限定用于那些高度怀疑胆道结石的患者，以及很可能需要介入治疗的患者。磁共振胰胆管成像（MRCP）通常用作非侵入性诊断。超声内镜（EUS）对胆管结石高度敏感，甚至可以发现很小的胆道结石，但依赖于操作者水平。
4. 内镜下括约肌切开术是胆囊切除术前或术后清除胆道结石最常用的技术。当内镜专家行ERCP失败同时又有外科专家在场时，可选择在胆囊切除术中行腔镜下胆道取石术。
5. 内镜下介入治疗是诊断和治疗胆囊切除术后并发症（如胆漏和胆道狭窄）的重要手段。
6. 解剖性及先天性异常，如先天性胆总管囊肿，若未被诊断及治疗，可引起黄疸、胰腺炎、继发性肝硬化及胆管癌。
7. 胆道系统的癌前病变在组织学上的表现及恶变潜能上类似于胰管。随着断面成像及胆道镜质量的改进，癌前病变的检出率可能还会升高。这类病变可引起胆管炎、胆管狭窄、继发性肝硬化，最重要的是，还可导致胆管癌。
8. 目前对胆管狭窄的诊断仍有困难，因为良性病变可类似于恶性病变。除了胰腺癌或胆管癌，诊断上还需考虑某些良性病变，如免疫球蛋白（Ig）G4性胆管病变及原发性硬化性胆管炎（PSC）。

一、胆道结石

（一）危险因素

1. 在西方国家，大部分胆总管结石都继发于胆囊结石，结石从胆囊掉入到胆道中。

- 大部分这类结石都富含胆固醇，在胆囊中形成。
- 黑色素性结石也是在胆囊中形成的，与溶血性疾病有关，如镰状细胞病，偶尔可与肝硬化有关。

2. 特定人群存在形成原发性胆管结石的风险，包括下列人群。
   - 胆管粗大，有壶腹旁憩室的老年患者。
   - 有复发性化脓性胆管炎（RPC）的患者。
   - 有慢性胆管狭窄的患者。
   - 存在胆汁淤积风险（如有囊性纤维病）的患者。

（二）临床特点

1. 胆道结石可表现出下列症状
   - 疼痛。
   - 胆管炎。
   - 胰腺炎。
   - 黄疸。
2. 偶然发现的无症状结石
   - 一般情况下这类患者无发热，全血细胞计数正常，胰酶水平正常。
   - 血清碱性磷酸酶或γ-谷氨酰转肽酶（GGTP）水平可有轻度升高。
   - 结石可能在常规影像学检查中偶然发现，或在胆囊切除术中行胆管造影时发现。
   - 在老年患者中，厌食往往是被忽视的一个症状。
3. 由胆道结石引起的疼痛类似于胆囊来源的疼痛
   - 疼痛一般局限于上腹部或是右上腹部，呈持续性，但一般在6小时内缓解。
   - 胆囊炎患者腹部压痛比胆道结石患者更重。
   - 由胆道结石引起的梗阻性黄疸通常伴有疼痛，可能还伴有感染相关迹象，包括发热和寒战，后者可为所有症状中的主要症状。
   - 由胆总管结石引起的疼痛在结石自发排出或被人为清除后可缓解。偶尔，有些患者由于一过性胆道阻塞（称为“球阀”效应），可有间歇性疼痛。
   - 恶性病变引起的黄疸大多数是无痛性的。
4. 胆管炎有下列特点
   - 查科三联征，包括腹痛、发热、黄疸。不是所有胆管炎患者都会表现出完整的三联症状。
   - 雷诺五联征，包括查科三联征、低血压和意识状态改变。
   - 发热可伴有剧烈寒战。
   - 胆道结石较恶性胆道梗阻更易出现胆管炎。

- 严重胆管炎必须警惕生命危险，需要紧急干预。

5. 胆道结石的临床表现出现的时间不一
   - 在胆囊切除术之前。
   - 在术中胆管造影（IOC）中。
   - 胆囊切除术后不久。
   - 胆囊切除术后数月到数年至数十年。
6. 胆结石性胰腺炎（见后续内容）
   - 小的胆结石比大的胆结石更容易诱发胰腺炎，因为它们更易在胆囊管内移动。

（三）实验室特征

1. 血清中肝生化检验指标水平升高，包括ALT、AST、ALP、GGTP及胆红素。
   - 血清ALT和AST水平可显著升高，甚至可一过性>1000U/L，特别是在胆管炎时。
   - 需要高度怀疑。没有可以准确预测结石的单项血液检查。在合适的临床环境下，血清胆红素升高对胆道结石的诊断敏感性可达69%，特异性可达88%。血清ALP升高在诊断中的敏感性和特异性分别可达57%和86%。
   - 此外，肝生化检验指标水平正常的阴性预测值很高。
   - 氨基转移酶水平一般迅速下降，即使结石持续压迫ALP水平上升。
   - 这种情况可与肝炎混淆。
2. 血清淀粉酶和脂肪酶水平升高提示伴有急性胰腺炎。
3. 胆管炎或胰腺炎时，白细胞（WBC）计数升高。
4. 胆管炎患者的血培养结果可为阳性。
5. 由肝炎引起的肝包膜牵张可造成右上腹部不适，常与肝酶水平异常的胆道疼痛混淆。

（四）影像学研究

1. 超声
   - 易于发现胆囊结石；对胆管结石的敏感性较低。
   - 肥胖及肠道气体可能对其造成干扰。
   - 对胆管扩张敏感性高。
   - 当胆管扩张时，对胆管结石更为敏感。
   - 未见胆管扩张或未发现结石，不能排除胆管结石。
2. 计算机断层扫描（CT）
   - 对胆管结石敏感性<50%。

■ 检测胆管结石需要结石存在钙化。
■ 在扩张胆管的检测上，敏感性类似于超声成像。
■ 第一次检测时应避免口服造影剂（可能掩盖胆管结石）。

3. MRCP（图35.1）

■ 对胆管结石的检测需要T_2加权成像。
■ 胆管内液体可以形成对比。
■ 敏感性及特异性>90%。
■ 对小结石的敏感性较低。
■ 普及程度有限，费用高昂；禁忌证包括起搏器、除颤器或某些其他金属植入物。有骨内植入物的患者需要与影像科人员讨论MRCP的可行性。

4. EUS（图35.2）

■ 敏感性及特异性可与ERCP相比。
■ 风险比ERCP低，但仍然需要给予镇静剂。
■ 对于胆总管结石，EUS联合ERCP一起实施效果最佳。

5. ERCP（图35.3）

■ 是检测胆管结石的金标准。
■ 可能漏诊小结石，特别是在扩张的胆管中。
■ 用球囊导管将胆管撑开，可增加发现并清除小结石的概率。
■ 最常用于预期要行介入治疗的病例。

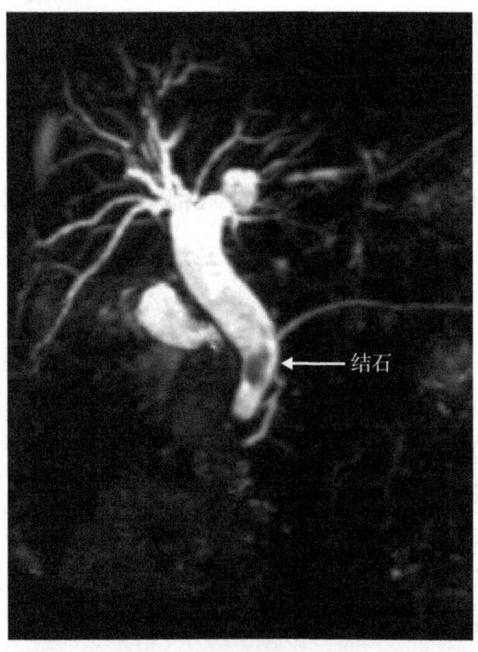

图35.1 磁共振胆道造影显示远端胆管存在一块大结石（长箭头所示）

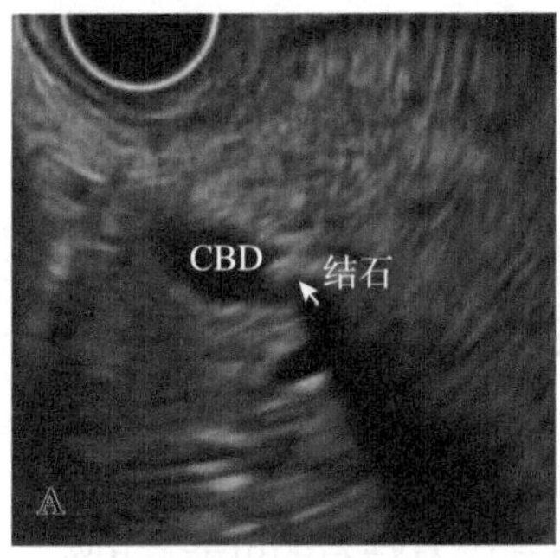

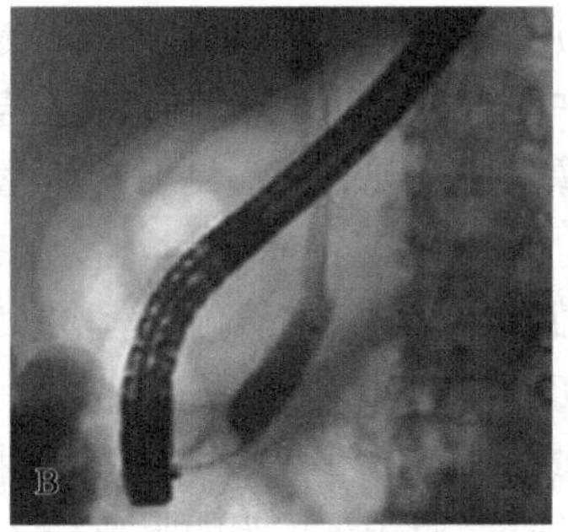

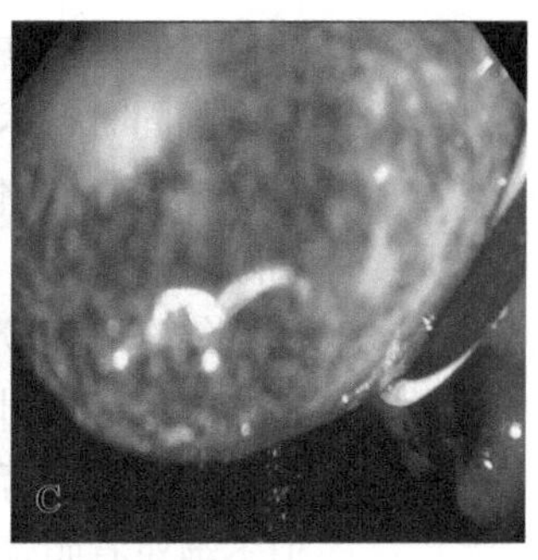

图35.2 内镜下超声成像(EUS)

示胆管结石(图中CBD)(A图),后续胆囊成像未见结石(B图),最终行胆管清扫,取出结石(C图),揭示出EUS对胆管结石的敏感性

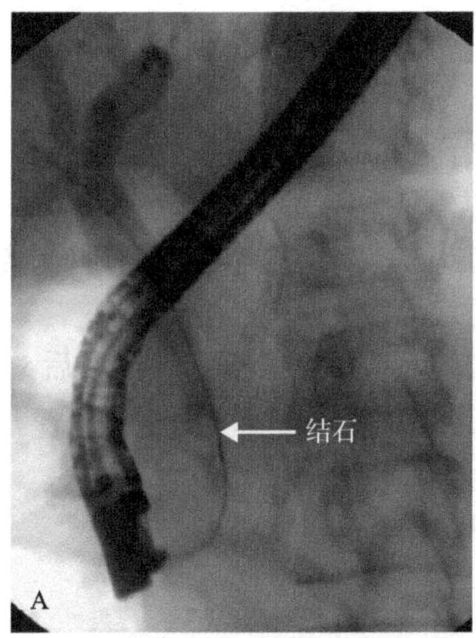

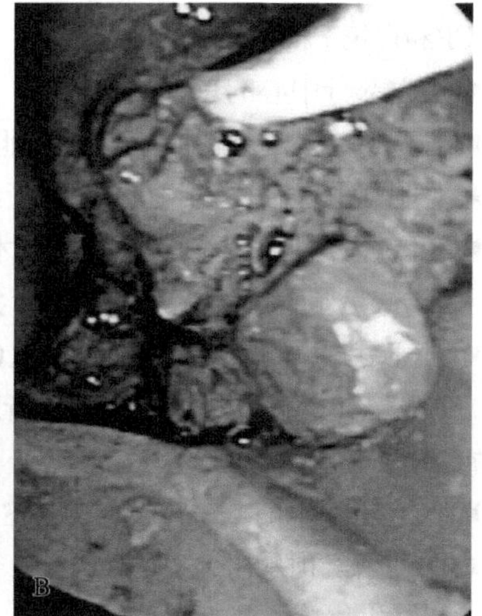

图35.3 内镜下逆行胆管造影显示远端胆管结石(A图箭头所示)和取出球囊后邻近括约肌切除术位点的结石(B图)

- 风险包括胰腺炎、出血(通常由括约肌切开所致)、腹膜后穿孔及麻醉相关并发症。

6. 经皮经肝胆管造影(THC)

- 较少用于胆管结石的评估及治疗,除非患者存在急性胆管炎,ERCP无法实施或失败,或由于之前手术导致解剖条件不具备。
- 当单独实施ERCP失败时,偶尔可用一种“融合法”(联合实施THC和ERCP)。

7. 方法总结

- 胆管结石高风险患者应行ERCP并取石,随后行择期胆囊切除术。

- 胆管结石风险中度的患者应在术前行EUS或MRCP，或在行腔镜下胆囊切除术的同时行术中胆管造影术或超声检查。若在术前发现结石，应行ERCP取石，若术前影像学还发现有胆囊结石或胆泥，则ERCP后再行选择性胆囊切除术。
- 胆管结石风险较低的患者，若术前影像学检查发现胆结石或胆泥，无须其他检验，可行胆囊切除术。
- 在急性胆囊炎背景下，经腹超声成像发现胆管扩张提示可能有胆总管结石，但不绝对有胆管结石。对于未扩张的胆管（<6mm），有结石的可能<10%。若胆管直径为6mm，有结石的可能性上升至20%，若胆管直径>10mm，有结石的可能性至少为50%。

（五）治疗

1. ERCP和内镜下括约肌切开术
   - 是大部分中心的首选治疗。
   - 对超过90%的患者能成功清除胆管结石。
   - 对胆囊已经切除的患者，是胆管结石根本性治疗方案。
   - 在已经计划行腔镜下胆囊切除术且已经发现或高度怀疑有胆管结石的情况下，这是胆管结石最常见的治疗方案。
   - 对于手术风险高的患者，ERCP可完整保留胆囊；在之后5～10年有10%～20%的患者需要进一步行胆囊切除术。
2. 术前ERCP与术后ERCP
   - 胆囊切除术前并不需要常规行ERCP。
   - 下列因素预示可能有胆管结石：
     - 肝生化检测指标升高。
     - 影像学见胆管扩张。
     - 最初即有胆管炎。
   - 高度怀疑有胆管结石时，适合行术前ERCP。
   - 若IOC中确认存在胆管结石，术后ERCP是一种有效的治疗方案。
   - 在已经发现胆管结石，但ERCP失败的情况下，替代方案包括于三级转诊中心进行第二次ERCP，三级转诊中心可能会使用不同的置管及取石方法、外科辅助性ERCP，或是在胆管扩大时行腔镜探查并取石。
     - 据报道，当IOC发现结石阳性后，在有经验的外科医师操作下行取石的成功率很高（80%～90%）。
     - 常用入路是经胆囊管通路。
     - 也可行腔镜下胆总管切开术。
     - 一般而言只有专业医疗中心才有相关外科经验。

- 不少外科医师仍然更倾向于行术前或术后ERCP。

3. *外科探查及开腹胆总管切开术*
   - 在20世纪70年代ERCP出现以前是标准管理方案；目前已少用，除非存在其他手段无法取出的大结石。
   - 若胆囊仍有结石，常在ERCP取石后行腔镜下胆囊切除术，不过对于高危患者，保留胆囊也是一种选择。
4. *治疗胆总管结石，有下列ERCP技术*
   - 胆管导丝引导插管加括约肌切开器是一种常用方法；当导丝进入胆管后插入一个括约肌切开器。
   - 若胆管内插管困难，可行针刀式括约肌切开术。
   - 同理，若在壶腹水平有较大的完整结石，可行针刀瘘管切开术。
5. *大结石：可能需要下列高级ERCP技术中的一种或数种*
   - 大网篮（large basket）机械碎石术。
   - 胆道镜下激光碎石术：沿着侧视内镜的通路将"迷你镜（baby scope）"插入到胆管中。
   - 通过一个"迷你镜"行电动液压碎石。
   - 体外冲击波碎石（在美国少用，因为普及性不足）。
6. *ERCP及括约肌切开术的并发症*
   - 胰腺炎：约5%的患者会发生胰腺炎。可能是由诊断操作引起，或是由烧灼操作损伤胰腺导管开口所致。
     - 胰腺炎的症状可能延迟到操作后6～12小时才出现。
     - ERCP后胰腺炎的管理类似于其他种类胰腺炎的管理。
     - 直肠给予吲哚美辛可降低ERCP后胰腺炎的发生风险及严重程度。已经证明此种方法与胰腺内支架联合应用或单独应用均有效果。
     - 多次尝试的困难插管、可疑或已经明确的Oddi括约肌失功能、胆管细小的患者中，胰腺炎更常见。
     - 有早期证据提示，诸如针刀预切式括约肌切开术或经间隔式括约肌切开术等技术引起胰腺炎的风险更大；但是，有经验的医师在操作中尽早采用这类技术与标准的ERCP相比，引起胰腺炎、出血或穿孔的风险是相同的。
     - 在胰管中暂时放置支架似乎能减少ERCP后胰腺炎的发生风险及严重程度。
   - 出血：2%～3%的患者会发生，通常是自限性的。
     - 少数患者需要输血，甚至需要血管造影栓塞术或手术处理。
     - 在实施ERCP时注射肾上腺素，内镜下放置止血夹，使用较大的、全覆膜的自膨胀金属支架，球囊填塞或电刀烧灼，这些措施可能终止出血。

- 穿孔（通常是腹膜后）：发生率为1%。
  - ERCP后影像学检查可发现良性的腹膜后气体。操作后行CT检查可发现多达30%的无症状患者存在少量腹膜后气体。必须将其与真性穿孔甚至是微小穿孔区别开来。
  - ERCP后首次出现发冷、寒战及背痛时，应警惕穿孔。
  - 非手术治疗对穿孔往往有效，包括用鼻胃管减压、鼻胆管引流（若在ERCP实施中发现穿孔并发症）及静脉给予广谱抗生素。
  - 若有抗生素无法控制感染的征象，则需进行手术。
  - 若积液已经形成，可能需要在影像学引导下引流（radiological drainage）。
- 感染：若ERCP后没有充分引流可能引起感染。
  - 可放入一个内植物来引流，直到胆管引流干净。

7. 长期支架置入

- 适用于结石未取净或存在狭窄的患者。
- 可能适用于体质虚弱或老年患者。
- 置入后胆管炎的发生率为10%～40%。
- 使用熊去氧胆酸联合胆管支架，可能帮助促进后续结石排出。

二、胆结石性胰腺炎

由结石嵌在Vater壶腹，堵塞胰管开口所致。可为一过性，虽然结石引发胰腺炎，但其最终能排出。

（一）临床特点

- 上腹部疼痛，放射至双侧背部。
- 恶心及呕吐。
- 低热或发冷。
- 心动过速。
- 低血压，若隐性（“第三间隙”）失液过多会引起低血压。

（二）实验室特征

- 白细胞升高。
- 肝生化检测指标升高（通常比乙醇及其他病因所致的胰腺炎升高幅度更大）。
- 血清淀粉酶和脂肪酶水平升高。
- 如果第三间隙失液过多影响了肾血流，可出现血尿素氮和血肌酐水平升高。

- 中度或重度患者可出现低钙血症。
- 高血糖症。
- 在严重病例中，由肺毛细血管漏引起的低氧血症可能造成急性呼吸窘迫综合征。

Ranson标准：是各种分类系统中最常用的判断急性胰腺炎发作严重程度的标准。

入院时

- 年龄>55岁。
- 血糖水平>200mg/dl。
- 白细胞计数>16 000/mm^3。
- 血清乳酸脱氢酶（LDH）水平>350U/L。
- 血清AST水平>250U/L。

入院48小时，出现下列情况

- 血细胞比容下降超过10%。
- 血清钙水平<8mg/dl。
- 碱缺失>4mmol/L。
- 血尿氮水平升高>5mg/dl。
- 估计隐性液体丢失>6L。
- 动脉氧分压<60mmHg。
  - 患者情况符合上述标准不超过三条，提示有轻度胰腺炎。
  - 达到三条标准或更多，提示胰腺炎程度更重，死亡率更高。
  - 此外，还有另一套更简单的评分标准（BISAP，急性胰腺炎严重程度床旁指数：血尿氮>25mg/dl，意识障碍，全身炎症反应，年龄>60岁，胸腔积液）。

（三）治疗

- 与其他类型胰腺炎的治疗类似。
- 最初主张严格禁食；自2010年以来逐渐倾向于在恢复期更早行肠内营养。
- 静脉水化治疗。
- 详细记录出入量。
- 若无胆管炎，抗生素对急性胰腺炎或无菌性坏死没有预防感染的作用。
- 监测实验室指标，包括血细胞计数和电解质。
- 对中度或重度胰腺炎患者，行系列腹部增强CT，监测胰腺炎性坏死、假囊肿或脓肿的进展。
- ERCP在胆结石性胰腺炎中的作用
  - 在轻度胆结石性胰腺炎中，ERCP没有益处，除非有明确证据表明结石滞留在胆管中。

- 一项研究表明，在严重胰腺炎中，ERCP降低了局部及全身并发症的发生风险，缩短了住院时间。
- META分析证明急诊行ERCP没有益处。
- 在合并胆管炎或胰管破裂时（常表现为严重胰腺炎），行ERCP的收益最大。

三、胆囊切除术后综合征

（一）定义

胆囊切除术后综合征是指胆囊切除术后患者出现持续性胃肠道症状，通常呈现胆性疼痛。

1. 原因很多，往往与胆囊切除术或者胆道系统无关。
2. 胆囊切除术后迅速出现，必须排除术后并发症，如胆漏。

（二）鉴别诊断

除了胆管结石，应考虑下列非胆道系统疾病：

- 肠易激综合征。
- 胃食管反流。
- 食管痉挛。
- 消化性溃疡。
- 慢性胰腺炎。
- 骨骼肌性或神经性疼痛。

（三）ODDI括约肌功能障碍（SOD）

1. 可能是胆囊切除术后综合征的原因
2. 临床诊断标准
   - 胆性疼痛或胰性疼痛。
   - 胆管和（或）胰管扩张（胆管>10mm）。
   - 疼痛发作期间血清氨基转移酶或ALP水平反复升高，或淀粉酶水平反复升高（超过正常上限2倍）。
3. 诊断（仅在胆囊切除术后才能考虑诊断SOD）
   - SOD诊断的金标准是在ERCP时行Oddi括约肌（SO）测压，发现SO压力升高（>40mmHg）。
   - 不是所有能做ERCP的医疗中心都能行SO测压。
   - 在ERCP时行SO测压可能增加胰腺炎风险。
   - 对于1型SOD（括约肌狭窄，见后文所述），与做ERCP括约肌切开完全不同的是，做SO测压的收益不大。

- 临床怀疑有SOD而未达到三条诊断标准时，无创影像检查如MRCP加促胰液素，可帮助诊断（对2型SOD，相对于测压准确度约为75%）。
- 在超声成像或EUS之前进行缩胆囊素刺激试验可帮助诊断；胆管直径增宽超过2mm即为异常（敏感性<25%，特异性>90%）。
- 肝胆亚氨基二乙酸扫描（HIDA）诊断胆汁延迟运输的敏感性约为50%。
- 1型SOD对括约肌切开术的长期持久反应最好（>70%）。

4. 传统分类

- 1型（括约肌狭窄）。
  - 满足所有三条临床标准。
  - 几乎都存在SOD，不必行SO测压。
- 2型（括约肌障碍）。
  - 患者情况符合1～2条临床标准。
  - 在SOD患者中2型约占50%。
  - 只有SO测压异常的患者，才会对括约肌切开术有良好的长期反应。
- “3型”（功能性疼痛）
  - 患者仅有胆性疼痛或胰性疼痛。
  - 没有达到其他临床诊断标准。
  - 多达50%的患者可有SO测压异常。
  - 不论SO测压结果如何，括约肌切开术疗效不佳。
  - 大部分病例被认为与SOD无关；因此目前“3型”SOD已被弃用。
  - 应该选择个体化的治疗方案。

四、术后胆管损伤及胆漏

（一）概论

1. 腔镜下胆囊切除术造成的胆管损伤发生率约为0.5%。
2. 最常见的胆管损伤是胆管完全横断，约占所有胆管损伤的61%，最难处理。
3. 胆漏可由胆管直接损伤引起，也可因被横断的胆管不能成功封闭所致，胆漏可造成腹膜内胆汁积聚，引发急性病变。
4. 胆漏可因单纯的胆囊切除术引起，也可是肝移植后（见第33章）或其他胰腺胆道手术（如胰十二指肠切除术）的并发症。
5. 其他并发症包括慢性胆管狭窄伴复发性胆管炎、肝萎缩及继发性胆汁性肝硬化。

（二）分类

1. 胆囊切除术中胆管损伤的类型
   - 胆管连续性没有被破坏的胆漏。
   - 胆管的一支或多支受损，胆汁流受损或完全中断，但没有形成胆漏。
   - 胆漏与胆管损伤所致的胆汁流中断并存。
2. Strasberg等提出的分类系统（1995）
   - A型：胆汁从小胆管漏出，肝和十二指肠间胆管的连续性仍然保留。A型胆漏的病例包括胆囊管残端损伤或Luschka胆管损伤，后者是指一连串连接胆囊与肝床的小胆管。另一种病例是右侧肝胆管的一个变异副管被离断。
   - B型：右侧肝胆管或其一条分支结扎闭塞（其原因是在胆囊切除术中，由于解剖学变异，胆囊管没有与胆总管汇合，而是与右侧肝胆管汇合，从而将右侧肝胆管误认为胆囊管）。
   - C型：变异的右侧肝胆管被离断而不是结扎闭塞。
   - D型：肝外胆管侧向损伤，胆管与十二指肠之间的联系仍然保留，由于侧向损伤引起胆管狭窄。
   - E型：从肝胆管分支到十二指肠的任何水平上发生的胆管阻塞性损伤。

（三）原因

- 未能成功夹闭胆囊管。
- 由于手术时深入到胆囊浆膜平面引起肝床损伤。
- 胆囊切除时直接烫伤了胆管。
- 暴力牵拉胆囊，从而损伤了胆管与肝胆管的汇合处。

（四）诊断

1. 在手术中即发现有胆漏或损伤，或可延迟至术后数年才被诊断。
2. 胆漏的症状及体征
   - 疼痛。
   - 低热。
   - 腹部压痛。
   - 白细胞升高。
   - 肝生化检测指标轻度升高。
3. 胆管严重阻塞性损伤的症状及体征
   - 黄疸。
   - 瘙痒。
   - 肝生化检测指标水平升高。

■ 胆管炎。

4. 标准影像学检查

■ 核医学HIDA扫描可帮助诊断胆漏。

■ 超声或CT可发现腹腔内胆汁积聚。

■ 良性胆管狭窄可能并不引起影像学上的胆管扩张。

■ MRCP可探查出胆管损伤；在识别近端胆管损伤和排除多节段损伤方面，它是最佳的初始检查。还可以应用胆汁分泌性造影剂（如钆）发现胆漏。

■ ERCP更加适用于诊断大胆管损伤。

5. THC适用于某些特定情况

■ 累及肝胆管与胆管汇合处上方的胆管，在这种情况下，相较于ERCP，THC可以定位近端范围，更好地接近受损的胆管。

■ 怀疑肝和远端胆管之间联系中断，胆管部分缺失。

6. 在复杂胆囊切除术中，IOC可显著降低胆管损伤的风险（2.2% vs 16.9%）。

（五）治疗

1. 胆漏的治疗目标是降低胆汁流入十二指肠的阻力。

■ 治疗上可选择ERCP附带支架置入，可做或不做括约肌切开术。

■ 支架无须桥接胆漏处。

2. 对于较大的胆漏所致胆汁积聚，可能需要经皮或手术引流。

3. 在胆漏得到控制或引流之前，应使用抗生素。

4. 手术治疗

■ 较大的损伤是胆管结扎并在近端胆管和空肠之间行Roux-en-Y连接的指征。

■ 较小的损伤可通过留置T管，缝合损伤胆管治疗。

■ 手术中胆管完全横断，通过留置T管缝合胆管治疗的远期一般无效。

5. 手术后胆管狭窄的内镜治疗

■ 胆管扩张及支架置入（更推荐多个塑性支架），每3～6个月更换1次支架，直到一年。在选择性病例中可使用覆膜自膨胀金属支架。

■ 支架置入之前是否需要球囊扩张，已发表的文献对此有争议。

■ 有50%～80%的患者能取得良好的远期效果。

■ 回顾性对比研究发现内镜治疗和手术治疗效果相近。

五、复发性化脓性胆管炎（RPC）

（一）概论

1. PRC的特点是原发性肝内结石伴肝内胆管狭窄。

2. 几乎只在东南亚人群中存在。
3. 结石主要由胆红素钙盐组成。
4. 本病既往被称为东方胆管肝炎。
5. 患者典型表现为反复发作的胆管炎。

（二）发病机制

1. RPC与胆汁细菌感染有关。
   - 细菌的β-葡糖醛酸酶水解了结合胆红素。
   - 非结合胆红素与钙结合，以胆红素钙盐形式沉积，后者是肝内结石的主要成分。
   - 寄生虫感染可能起一定作用，如蛔虫或华支睾吸虫。
2. 在流行国家，RPC更多见于农村而非城市。
   - 农村地区主流的低蛋白质饮食降低了胆汁中的葡糖醛酸内酯，后者是β-葡糖醛酸酶的抑制剂之一。
   - 内源性β-葡糖醛酸酶活性增强，进一步与胆汁去结合，促进了胆红素钙盐的沉积。

（三）临床及实验室特征

1. RPC的发病年龄比西方胆结石病的发病年龄要小
   - 可在青年及少儿中发病。
2. 临床特点
   - 腹痛。
   - 黄疸。
   - 感染。
   - 患者可多年无症状。
3. 实验室特点
   - 白细胞增多。
   - 血清ALP和胆红素水平升高。
4. 潜在后果
   - 肝脓肿（见第30章）。
   - 结石有约30%的患者可能复发，即使一开始就清除了所有结石。
   - 肝受累节段萎缩。
   - 肝硬化及门静脉高压。
   - 在这类病例中有约10%的病例在手术时已有胆管癌；胆管癌的终身发病风险未知，但较正常人有所提高。

（四）诊断

1. 超声或CT可提示胆管的局灶性节段性扩张，整个节段或肝叶内胆管扩张伴肝内结石，肝内胆管的突然变窄及（或）狭窄。本病最常见的发病位置在肝左叶。
2. 确诊需要ERCP或THC。MRCP有助于提供一份“路径图”。对胆管黏膜的评估及结石的治疗可考虑应用胆道镜。

（五）治疗

1. 静脉应用广谱抗生素治疗急性胆管炎（见前文）。
   - 短期应用抗生素对于预防结石形成或胆管炎发作没有确切作用。
   - 目前已广泛应用熊去氧胆酸，但没有证据表明它能预防结石复发。
2. 远期治疗包括针对患者个体设计的手术方案。
   - 肝萎缩节段切除（甚至可能是肝叶切除）及引流受累肝脏的病变胆管。
   - 空肠与阻塞点近端肝内胆管吻合术。
   - 经皮建立通往胆管的永久性入路，以便开展后续治疗措施。
   - 建立T管通路或将与胆管吻合的空肠襻放置至皮下。
3. 内镜治疗
   - 近端有狭窄和结石将使内镜进入困难。
   - 介入治疗首选ERCP，但可能需要THC，因为ERCP难以清除肝内结石。
   - 胆道镜在评估胆道狭窄和治疗结石性疾病方面可能有用（图35.4，见彩图）。

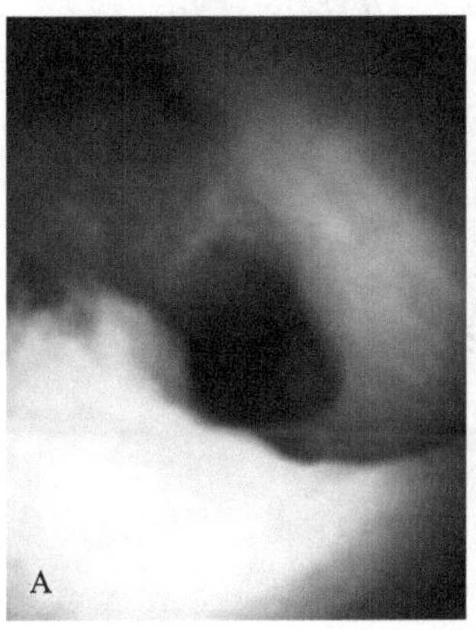
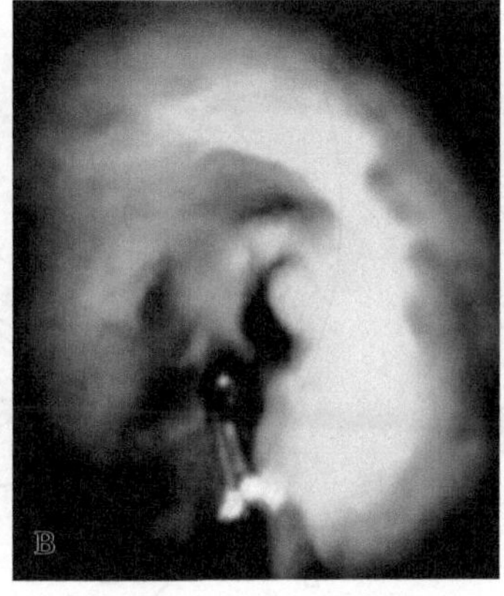
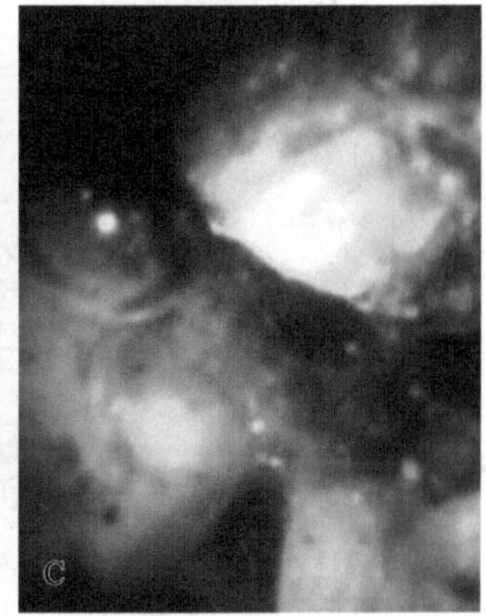

图35.4 数字胆管镜

A.呈良性表现的肝内胆管右支狭窄；B.该患者有复发性化脓性胆管炎，进一步活检；C.胆管节段内含有多块结石。随后行电动液压碎石术

六、胆管囊肿

(一)概论

1. 胆管囊肿是胆管的囊性扩张畸形，发生部位不定，可在肝内或肝外胆管。
2. 本病伴有显著的并发症，如胆管狭窄、结石形成、胆管炎、囊肿破裂及继发性胆汁性肝硬化。
3. 本病在西方的发病率约为1/100 000，在日本的发病率上升至1/1000，女性与男性发病率之比为3∶1。
4. 本病主要影响儿童和青年，但已报道的发病年龄范围十分广泛。
5. 特定类型的胆管囊肿的恶变风险很高。

(二)发病机制

1. 囊肿可由胎儿胆道形成时胆管上皮细胞增生异常所致，造成胆管的近端部分异常扩张，远端部分可正常或狭窄。
2. 胆管远端狭窄可造成近端囊性扩张。
3. 固有的自主神经功能障碍可引发胆管囊肿。
    - 该理论的依据是在囊肿壁的某些部分发现缺少突触后胆碱能神经元。
4. 胆胰管交汇处解剖异常（APBJ）
    - APBJ的特点是胆管和胰胆管连接处位于十二指肠壁外，至十二指肠腔处有一段很长的共用管道(长度至少8mm，往往>20mm)（图35.5）。

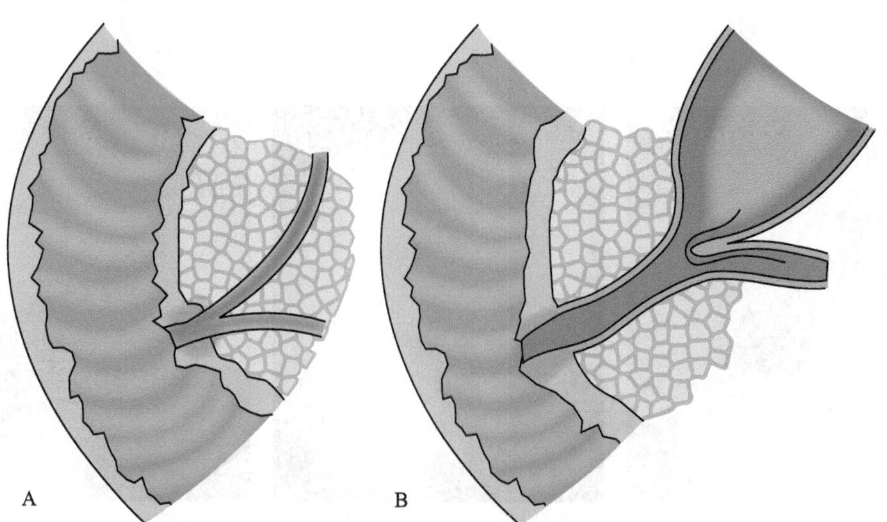

图35.5 正常解剖结构(A)与异常胰管胆管交汇(B)对比

一般认为这种异常与胰酶反流、胆总管囊肿形成有关系(摘自：O'Neill JA.Choledochal cysts.*Curr Probl Surg*.1992；29：365-410)

- 目前认为APBJ是一种在普通人群中罕见的先天性异常，但在胆管囊肿患者中发病率可高达50%。
- APBJ可引起正常括约肌功能缺失，胰酶反流至胆管内，从而引起胆管渐进性损伤和扩张。
- APBJ增加了囊肿癌变风险。
- 在Ⅰ型囊肿中较常见，但在Ⅱ型、Ⅲ型及Ⅴ型囊肿中少见（见本章后续内容）。
- 在APBJ患者中可观察到Vater壶腹变小或扁平，支持了这种假说。

七、Todani等的分型标准（1977）（图35.6）

- Ⅰ型：仅有肝外胆管扩张；本型最为常见。
- Ⅱ型：肝外胆管憩室。
- Ⅲ型：胆总管囊肿，仅累及十二指肠内胆管。
- ⅣA型：多发性肝外及肝内囊肿。

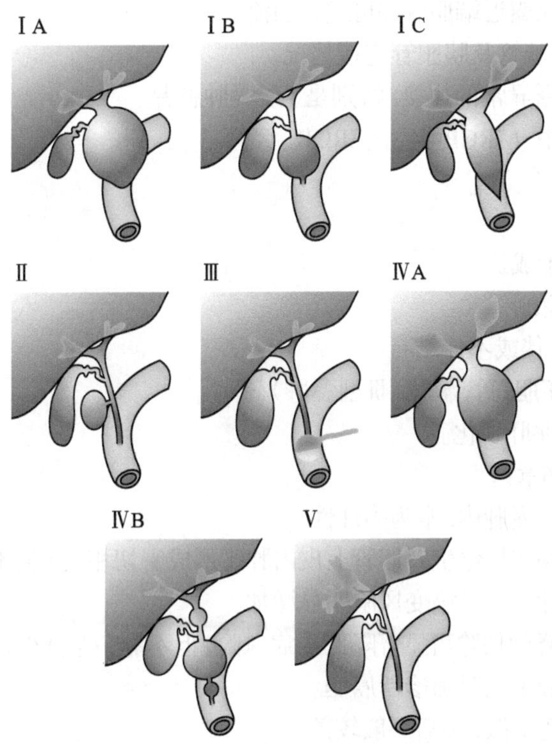

图35.6 Todani等在1977年提出的胆总管囊肿分型标准

（摘自：Crittenden SL，McKinley MJ.Choledochal cyst-clinical features and classification.*Am J Gastroenterol*.1985；80：643-647.）

- ⅣB型：仅有多发性肝外囊肿。
- Ⅴ型：单个或多发性肝内囊肿（Caroli病）。

（一）临床特点

1. 右上腹部疼痛。
2. 黄疸
   - 在婴儿中常为唯一症状。
3. 可触及腹部包块。
4. 发热。
5. 若有胰腺炎，可出现上腹部疼痛或弥漫性腹部疼痛。

（二）诊断

1. 超声或CT可明确或提示诊断；MRCP也是一种诊断手段。
2. ERCP或THC常可确诊。
   - 对分型和确定治疗方案也很重要。
3. THC最适合显露近端胆管并可进行引流。
4. ERCP可评估胰管及胰胆管连接情况。
   - 常能显露异常的连接，特别是Ⅰ型囊肿患者。
5. 在许多病例中，MRCP可替代ERCP。

（三）并发症

1. 囊肿内结石形成。
2. 胆管炎及肝脓肿。
3. 急性胰腺炎，伴或不伴结石
   - 最常见于胆总管囊肿（Ⅲ型囊肿）。
4. 继发性胆汁性肝硬化。
5. 癌变（见第36章）
   - 常发生于囊肿内，常为多灶性。
   - 囊肿内癌变与化生及胆管上皮内肿瘤形成密切相关（见本章后续内容）。
   - 非切除性手术后癌变风险明显增加。
   - 原发性囊肿切除可显著降低癌症风险，但不能完全降低。
   - 术前一般不能明确诊断癌变。
   - 由于广泛扩散，预后一般较差。
6. 门静脉高压。
7. 囊肿破裂伴胆汁性腹膜炎。

（四）治疗

1. Ⅰ型及Ⅱ型囊肿
   - 切除囊肿后行胆管Roux-en-Y肝空肠吻合术重建胆道。
   - 腹腔镜方法已有成功的报道。
2. Ⅲ型囊肿（胆总管囊肿）
   - 内镜下括约肌切开术是明确的治疗方案。
3. Ⅳ型囊肿
   - 肝外囊肿切除，若有肝内囊肿可行部分切除术和肝空肠吻合术。
   - Ⅳ A型主要累及肝左叶，可能需要行肝左叶切除术
4. Ⅴ型囊肿（Caroli病）
   - 对局限性病变行肝部分切除。
   - 对弥漫性病变，行Roux-en-Y肝空肠吻合术联合经肝支架置入术。
   - 复发性结石和狭窄使用经皮介入技术治疗。
   - 对严重弥漫性病变，需要行肝移植。

八、胆管的癌前病变（见第36章）

- 已发现两种胆管早期病变，这两种病变可为新发，或与其他胆管基础疾病合并发作。
- 大部分患者往往只有一种病变占主导地位，也可在同一患者中发现两种上皮病变，
- 据推测，这些病变是癌症形成过程中的不同阶段。

1. 胆管上皮内瘤变（BilIN）
   - 可以进一步细分成3级，BilIN-1～BilIN-3：BilIN-1有轻度异型性，而BilIN-3有重度异型性和原位癌。
   - 考虑胆管与导管上皮内瘤变（PanIN）相似。
   - 既往常被称为胆管不典型增生、胆管腺瘤及（或）胆管上皮异形。
   - 常为微小病变，目前的胆道镜技术无法发现。
   - 在显微镜下，BilIN表现为扁平的假乳头状病变（细胞极性消失，假层形成）和微乳头状病变（乳头状生长伴或不伴纤维小管核心模糊不清）。
   - BilIN和PanIN在黏液素核心蛋白（MUC1和MUC2）的表达模式上类似，提示存在同样的表型改变。
   - 一般伴有原发性硬化性胆管炎、肝内胆管结石及胆管囊肿。
   - 在乙型或丙型肝炎后肝硬化及酒精性肝硬化的患者移植手术里切除的样本里也有发现，呈多灶性病变。
   - 早期的*KRAS*突变及后期的TP53过表达与胆管癌中所见类似。

2. 胆管内乳头状肿瘤(IPN-B)

- 亚分型类似于胰腺导管内黏液样瘤变。
  - 胃型(在胆管中少见)。
  - 肠型(亚洲人群中最常见的类型,伴肝内胆管结石和(或)华支睾吸虫病史)。
  - 嗜酸细胞型。
  - 胰胆管型(胆道疾病中最常见的类型,特别是在西方人群中)。
- 既往被称为胆管乳头瘤样增生或胆管乳头状瘤。
- 肉眼可见,往往出现胆管阻塞性症状,胆管阻塞由病变本身引起,或由分泌的黏液引起(图35.7,见彩图)。
- 肝大体形态表现出梭形扩张,囊性胆管,伴胆管内柔软的乳头样病变,呈鱼籽样外观。
- 主要分布在亚洲。
- 常为节段性,但有约25%的病例是多灶性的,MRCP检查效果最好。

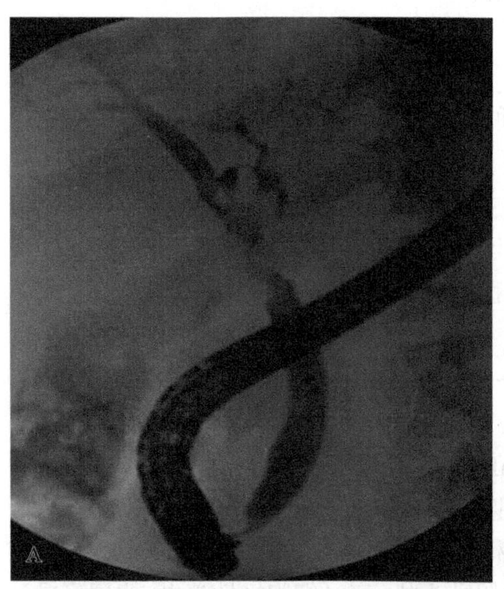

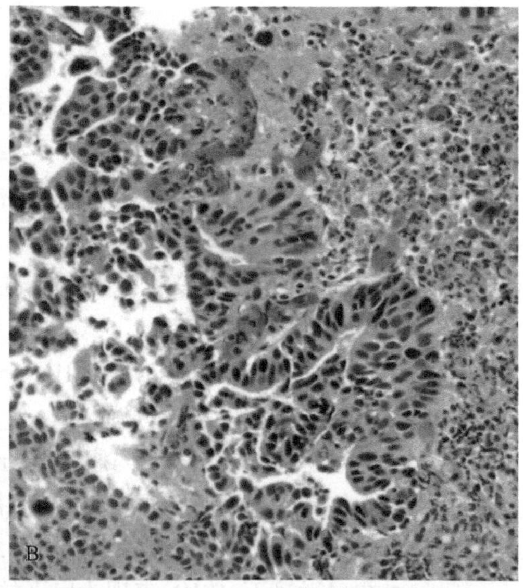

图35.7 胆管镜显示息肉样病变(A图),引起了胆管部分阻塞。病变部位活检显示胆管系统中胆管内乳头状瘤变,局部高度不典型增生(B图)(HE染色)

(一)诊断

1. BilIN常无症状,往往是在切除后的病理标本中发现。
2. MRI及MRCP可识别胆管内息肉样病变伴胆管节段性扩张。MRI加钆造影往往可帮助识别黏液,表现为充盈缺损。

3. ERCP加或不加胆道镜，可发现病变及胆管内黏液，从而帮助诊断。

- 胆道镜术中见扁平红斑或结节区域，结合目标性活检可识别出BilIN。
- 发现乳头状突起，呈鱼籽样外观，可考虑IPN-B。若见胆管中流出黏液需高度怀疑。黏液还可表现为胆管成像上的充盈缺损。
- “子母”胆道镜较少使用，因为其比较脆弱。但其具有窄带成像能力，视觉效果更好。

4. 其他成像技术对诊断BilIN没有帮助。

（二）治疗

1. 常伴有胆管基础性病变，可能是癌变过程的一部分。
2. 可考虑对基础病变行手术切除，但需注意病变可为多灶性。
3. 多灶性IPN-B可能需要肝移植，因为存在癌变及发生继发性胆汁性肝硬化的风险。

九、胆管狭窄

很难确定胆管狭窄的病因，多达20%的狭窄首次发现后被归类为不明原因。很多良性病变往往表现类似于恶性；从一开始就需要多学科多模式联合处置。

1. 良性狭窄

- 即使是良性狭窄也可导致肝脓肿、胆管炎及继发性肝硬化。
- 慢性狭窄可导致肝叶萎缩、未受累节段的代偿性增大、伴继发性胆汁性肝硬化及门静脉高压。
- 往往是对急性或慢性损伤的一种反应。
  - 慢性炎症伴胶原沉积、纤维化及狭窄。
  - 急性损伤引起节段性缺血、炎性浸润、纤维化及狭窄。
- 病因包括胆管损伤（占所有病例的80%）、原发性硬化性胆管炎、胆总管结石、肝内胆管结石（RPC）、慢性胰腺炎、伴胆管病变的IgG4病、人类免疫缺陷病毒感染、肝移植、Mirizzi综合征（肝总管被胆囊颈结石压迫）、辐射及良性肿瘤。

a. 原发性硬化性胆管炎（见第17章）

- 60%的患者肝内或肝外胆管出现明显狭窄。狭窄的定义是胆总管直径≤1.5mm，肝胆管直径≤1mm。
- 一般对糖皮质激素治疗无反应。
- 受累患者终生有10%～15%的风险可能发生胆管癌，年发病率为1.5%。

b. IgG4胆管病（见第24章）

- IgG4相关性硬化性胆管炎是Ⅰ型自身免疫性胰腺炎最常见的胰腺外表现，约在70%的患者中出现。

- 组织活检能发现IgG4⁺浆细胞浸润、严重间质纤维化、血清IgG4水平上升（往往>135mg/dl）。也可从十二指肠乳头和（或）胃部取组织。
- EUS表现包括胆管壁节段性增厚，无胆管内占位。胆管内占位更可能是胆管癌。
- 应保持高度警惕，排除恶性病变，特别是在给患者做免疫抑制治疗前。
- 对糖皮质激素治疗一般有反应；可辅助使用其他免疫抑制药物（硫唑嘌呤、吗替麦考酚酯）。

2. 恶性狭窄（见第36章）

- 恶性肝外胆管狭窄最常见的原因是胰腺癌。第二常见的原因是胆管癌，应对此保持警惕，特别是CT未见胰腺内包块时。
- 组织采集及细胞学检查可帮助诊断，但对病变可切除的患者及怀疑因癌症引起狭窄的患者来说不是必需的。
- 目前使用下列活检方法：
  - 胆道内透视引导下活检（敏感性60%～80%）。
  - 胆道镜下显微镊直接夹取活检（敏感性60%）。
  - 细胞刷检（敏感性30%～60%）。
  - 多种方法联用（敏感性>85%）。
  - 在肝外胆管癌中应避免使用EUS引导下的细针抽吸或细针活检，因为存在肿瘤种植转移风险。
- 诸如CA19-9这样的血清学检验敏感性有限（50%～90%）。
- 对于原发性硬化性胆管炎恶变的筛查，推荐使用血清癌胚蛋白（CEA）加CA19-9检验。
- 应排除IgG4相关性胆管病。
- 对肝门肿瘤的术前影像检查，建议行MRI加MRCP和（或）ERCP，可确定病变范围并精确确定其Bismuth分型（见第36章）。
- 若无证据表明患者发生了病变转移及淋巴结受累，且正电子发射断层成像（PET）扫描为阴性，则应行腹腔镜检查和可能的手术切除。目前认为胆管上皮对氟代脱氧葡萄糖（^{18}F-FDG）高度摄取，FDG-PET/CT可发现小至1cm的病变。

参考文献

Bowlus CL, Olson KA, Gershwin ME. Evaluation of indeterminate biliary strictures. *Nat Rev Gastroenterol Hepatol*. 2016; 13: 28-37.

Du S, Liu G, Cheng X, et al. Differential diagnosis of immunoglobulin G4-associated cholangitis from chol-angiocarcinoma. *J Clin Gastroenterol*. 2016; 50: 501-505.

Fan ST, Lai EC, Mok FP, et al. Early treatment of acute biliary pancreatitis by endoscopic papillotomy. *N Engl J Med*. 1993; 328: 228-232.

Filip M, Saftoiu A, Popescu C, et al. Postcholecystectomy syndrome: an algorithmic approach. *J Gastrointestin Liver Dis*. 2009; 18: 67-71.

Folsch UR, Nitsche R, Ludtke R, et al. Early ERCP and papillotomy compared with conservative treatment for acute biliary pancreatitis: the German Study Group on Acute Biliary Pancreatitis. *N Engl J Med*. 1997; 336: 237-242.

Freeman ML. Pancreatic stents for prevention of post-endoscopic retrograde cholangiopancreatography pan-creatitis. *Clin Gastroenterol Hepatol*. 2007; 5: 1354-1365.

Jablonska B, Lampe P. Iatrogenic bile duct injuries: etiology, diagnosis and management. *World J Gastroenterol*. 2009; 15: 4097-4104.

Neoptolemos JP, Carr-Locke DL, London NJ, et al. Controlled trial of urgent endoscopic retrograde cholan-giopancreatography and endoscopic sphincterotomy versus conservative treatment for acute pancreatitis due to gallstones. *Lancet*. 1988; 2: 979-983.

Nguyen T, Powell A, Daugherty T. Recurrent pyogenic cholangitis. *Dig Dis Sci*. 2009; 55: 8-10.

Petrov MS, Savides TJ. Systematic review of endoscopic ultrasonography versus endoscopic retrograde chol-angiopancreatography for suspected choledocholithiasis. *Br J Surg*. 2009; 96: 967-974.

Petrov MS, van Santvoort HC, Besselink MG, et al. Early endoscopic retrograde cholangiopancreatography. versus conservative management in acute biliary pancreatitis without cholangitis: a meta-analysis of rand-omized trials. *Ann Surg*. 2008; 247: 250-257.

Soreide K, Korner H, Havnen J, et al. Bile duct cysts in adults. *Br J Surg*. 2004; 91: 1538-1548.

Strasberg SM, Hertl M, Soper NJ. An analysis of the problem of biliary injury during laparoscopic cholecys-tectomy. *J Am Coll Surg*. 1995; 180: 101-125.

Toouli J. Sphincter of Oddi: function, dysfunction, and its management. *J Gastroenterol Hepatol*. 2009; 24: S57-S62.

Williams EJ, Green J, Beckingham I, et al. Guidelines on the management of common bile duct stones （CBDS）. *Gut*. 2008; 57: 1004-1021.

第36章

胆道肿瘤

Michael G. House, MD, FACS Keith D. Lillemoe, MD, FACS 著
朱震宇 译 许 彪 校

要 点

1. 胆道癌症分为四种类型：胆囊癌、肝内胆管癌、肝门部胆管癌和远端胆管癌。
2. 不考虑胆囊切除术中意外发现的病例，由于胆囊癌到晚期阶段才会出现临床症状，因此其总体的5年生存率<20%。
3. 对局限于胆囊壁的胆囊癌，切缘阴性就可以达到根治性切除的目的。
4. 胆管癌与胆道囊性病变（胆总管囊肿，Caroli病）、寄生虫感染（华支睾吸虫或麝猫后睾吸虫）、原发性硬化性胆管炎和肝内胆管结石密切相关。
5. 尽管包括肝切除至边缘阴性的积极切除术可达到根治性的目的，但肝门部胆管癌患者的总体生存率仍然较低。
6. 远端胆管肿瘤与其他壶腹周围恶性肿瘤相似，相比更近端（肝门和肝内）的胆管癌，具有较高的手术切除率和长期存活率。

一、胆囊良性肿瘤

（一）假性息肉（胆固醇息肉）

1. 最常见的胆囊息肉样病变；约占这类病变的50%。
2. 不是真正的肿瘤，而是充满胆固醇结晶的胆囊黏膜突出于腔内。
3. 通常<1cm，胆囊影像学检查（超声、胆囊造影）显示为固定的充盈缺损。
4. 除非伴有胆结石或慢性胆囊炎，通常无症状，如瓷胆（见下文和第35章）。
5. 无恶变倾向。

（二）腺肌瘤

1. 由增厚的胆囊肌层构成，可见罗-阿（Rokitansky-Aschoff）窦。
2. 有三种类型：局限型（最常见），表现为中央凹陷的半球型病变；节段型，表现为环形狭窄；弥漫型，累及整个胆囊。
3. 可表现为继发于胆囊收缩舒张障碍所致肌层肥厚的症状，胆囊切除可缓解症状。

4. 可能与胆囊癌的发生相关。

（三）腺瘤

1. 为起源于胆囊黏膜的真性上皮肿瘤。
2. 胆囊超声可见孤立的、位置固定的充盈缺损。
3. 在较大息肉可见癌前病变和原位癌。
4. 可能在绝大多数胆囊癌的发病机制中未起到主要作用。

（四）治疗

1. 目前通过非手术方法，即便是高质量的超声检查，也不能确定胆囊息肉的组织学性质，因此息肉＞8mm的患者应该进行胆囊切除术。
2. 大小不超过8mm的息肉，不论个数，应该每3～6个月复查一次。超声检查发现大小或特征有变化（如胆囊壁的受累）提示应进行胆囊切除术。
3. 任何具有胆囊息肉和胆道症状的患者均应行胆囊切除术。

二、胆管良性肿瘤（见第35章）

1. 与胆囊良性肿瘤相比，较为少见。
2. 组织学类型
   - ■ 乳头状瘤。
   - ■ 腺瘤。
   - ■ 囊腺瘤：由内层的黏蛋白分泌上皮、间充质基质及外层透明纤维组织构成。
     - 其他类似恶性肿瘤的病变如下。
     - 良性肿瘤：软组织瘤、神经内分泌肿瘤和神经瘤。
     - 炎性疾病：病毒性肝炎、免疫球蛋白（Ig）G4相关疾病所致的胆管病、胆管硬化、放射性胆管炎、人类免疫缺陷病毒（HIV）相关性胆管病（见第27章）及肝外胆道的胆管切除术后引起的医源性胆管损伤。
3. 可单发，也可多发。
4. 症状多由胆管阻塞引起，表现为间歇性的黄疸或胆管炎。
5. 磁共振、内镜逆行胆管造影及经皮经肝胆管造影可明确诊断。
6. 治疗措施为手术切除胆管，最常见的是肝空肠吻合术。
7. 如果未完全切除，胆管良性囊腺瘤及多发的乳头状瘤局部再发率较高。

三、胆囊癌

（一）流行病学

1. 胆囊癌是最常见的胆系恶性疾病，在常见的消化道癌症中居第5位（占消化道癌症的3%～4%）。

2. 随着人口老龄化，发病率有所提高。目前每年可诊断7000例新发病例（3/100 000）。

3. 女性与男性的比例是3∶1，因为女性胆结石的患病率较高。

4. 发病年龄通常是60～70岁。

5. 在美国生活的西南部印第安人、本土阿拉斯加人、墨西哥人、西班牙裔及日本北部、以色列、智利的发病率较高。

6. 非洲裔美国人及印度、尼日利亚和新加坡等国发病率显著较低。

（二）危险因素（框36.1）

框36.1　胆囊癌的危险因素

胆石症
慢性胆囊炎
胆总管囊肿
胰胆管汇合异常
致癌物
雌激素
慢性伤寒感染
瓷胆
胆囊息肉

1. 胆结石和慢性胆囊炎
   - 超过90%的胆囊癌患者患有胆囊结石，而仅1%胆结石的患者患胆囊癌。
   - 较大结石（>3cm）胆囊癌的发病风险比小结石增加10倍。
   - 胆结石在胆囊癌发病过程中所起的作用可能与慢性炎症刺激有关。
   - 胆结石成分对发病机制似乎没有影响。
2. 胆总管囊肿（见第35章）
   - 胆总管囊肿相关的癌可发生在胆道的任何部位，包括胆囊。
   - 胆道肿瘤的发病风险随着年龄增长而增加。
   - 胆总管囊肿患者常可见胰胆管汇合异常，这可能也是癌变的危险因素。
   - 推荐外科切除胆总管囊肿（及胆囊），目的是防止胆汁反流和淤积，并去除发生癌症的风险。
3. 胰腺胆道汇合异常（见第35章）
   - 胰管和胆总管之间具有的共同管道较长（3B型异常），与胆囊癌的发生风险明显增加相关。
   - 胰液反流入胆道并伴有胆汁淤积也是发病原因。

4. 致癌物质
- 工业暴露：橡胶工业。
- 钍造影剂：1960年以前用于医学成像，发展为癌症需要经历20～40年的潜伏期。
- 动物研究：偶氮甲苯、亚硝胺。

5. 雌激素　其流行病学上的相关可能仅仅与其增加胆囊结石的发病率有关。

6. 慢性伤寒感染　可能与胆囊的慢性刺激和炎症有关。

7. 胆囊壁钙化　由于在无临床症状的患者中也存在癌变的风险，所以胆囊壁的弥漫性钙化（瓷胆）以前是胆囊切除术的指征。随后的研究表明，这种风险被高估了，可能仅＜5%。胆囊黏膜的钙化通常是慢性胆囊炎的一个标志，并且与胆囊癌的发生率增加相关。

8. 胆囊息肉
- 胆囊腺瘤及腺肌瘤有明确的癌前病变倾向。
- 对任何＞8mm的息肉均应行胆囊切除术（见本章前面的讨论）。

（三）病理

1. 组织学分型

a. 腺癌：90%。
- 浸润性腺癌（90%）：发生硬化和结缔组织增生，使胆囊闭锁，侵犯肝脏；早期即有淋巴管和周围神经的浸润。
- 乳头状腺癌（5%）：息肉样，生长缓慢，转移晚，伴有邻近器官浸润。
- 胶质样腺癌（5%）：柔软，胶冻状，黏液性肿瘤充满胆囊。

b. 未分化癌：5%。

c. 鳞癌或腺鳞癌；2%。

d. 其他类型（肉瘤、神经内分泌癌）：3%。

2. 转移途径

a. 局部扩散到邻近器官（如肝、网膜、结肠、十二指肠），常见于基底部肿瘤。直接侵犯包括肝总管和十二指肠在内的相邻结构，胆囊壶腹部的肿瘤尤甚。

b. 通过淋巴管引流，首先到达邻近淋巴结，胆囊管、胆总管周围及肝十二指肠淋巴结（N1），然后到达下一站淋巴结，包括胰腺后组织、腹腔干、腹主动脉、主动脉周围淋巴结（N2）。

c. 通过胆囊静脉引流直接至肝实质并到达肝Ⅴ段和ⅣB段的门静脉分支，引起肝转移。

d. 可广泛播散于腹部空腔和实质脏器的腹膜表面。

（四）临床表现

1. 症状（常见）

- 腹痛（80%）：病程通常不超过1个月，难与急性胆囊炎或胆绞痛相鉴别。
- 恶心呕吐（50%）。
- 消瘦（40%）。
- 黄疸（30%～40%）：对于基底部来源的肿瘤患者来说，通常预后不良。
- 在对胆结石行胆囊切除术中可意外发现胆囊癌（所有胆囊癌中有10%～20%是意外发现的，因症状性胆结石而行胆囊切除术者有1%意外发现胆囊癌）。

2. 体格检查　阳性体征通常提示已到肿瘤晚期。

- 右上腹包块。
- 肝大。
- 黄疸。
- 腹水。

（五）诊断

1. 实验室检查

- 当肿瘤或门脉周围肿大淋巴结压迫胆道导致梗阻时，可出现肝功能异常。
- 无可靠的肿瘤标志物，癌胚抗原（CEA）和糖类抗原19-9（CA19-9）也不特异。

2. 影像学

a. 超声

- 敏感性为75%～80%
- 影像表现
  - 胆囊腔内可见复杂的包块。
  - 胆囊壁不均匀增厚。
  - 息肉样胆囊包块。
  - 胆囊壁受累。
  - 胆结石。
  - 约10%患者无异常。

b. CT

- 与超声有相似的表现，如胆囊壁增厚或包块。
- CT在确定病变范围方面优于超声检查，可明确肝脏和邻近器官受累、肝脏转移、淋巴结受累、血管受累及胆道梗阻的情况。

c. MRI

■ 磁共振胰胆管成像（MRCP）为一种无创的影像学方法，可以全面评估肝实质、胆道、血管和淋巴结的情况。

d. 超声内镜有助于明确肿瘤局部浸润的范围和淋巴结受累的情况。

e. 胆管造影

■ 内镜逆行胆管造影（ERCP）或经皮经肝胆管造影（THC）适用于临床有胆道梗阻证据的患者。

■ 胆管造影的典型表现为胆管中段有一段较长的狭窄，通常位于胆管分叉下方。

■ 术前在内镜下或经皮放置支架进行胆道减压，有助于手术治疗的管理，或可达到长期缓解的目的。

f. 正电子发射断层成像（PET）敏感性不高，不作为胆囊癌常规评估的手段之一。PET可用于评估可疑发生N2（腹腔、腹膜后）部位的淋巴结转移。

3. 术前活检及细胞学结果

■ 对于符合手术切除标准的患者，不需要术前进行组织学诊断。

■ 应避免经皮或EUS引导的细针穿刺组织学或细胞学分析，组织活检仅适用于无法切除或转移的胆囊癌患者。

■ 即使应用细胞遗传学检测［如荧光原位杂交（FISH）］，胆汁或胆道的细胞学及细胞刷刷取活检诊断率也较低。

（六）分期

胆囊癌的肿瘤分期。

（七）治疗

1. 非手术的姑息治疗

■ 适用于那些术前评估时发现已有广泛局部侵犯或转移而不能切除的患者（ⅣA或ⅣB期）

■ 梗阻性黄疸可利用硅橡胶、金属管或内-外经肝硅胶支架引流，内或内-外硅胶支架应每隔2～3个月更换一次

■ 如果疼痛明显，可口服镇痛药；或者经皮或EUS引导的腹腔神经阻滞治疗。

■ 对身体状态良好、预期寿命＞6个月的患者，可考虑姑息性全身化疗（吉西他滨＋顺铂）。

2. 外科治疗

a. 腹腔镜胆囊切除术中意外发现胆囊癌

■ 随着腹腔镜胆囊切除术在症状性胆结石中的广泛应用，许多胆囊癌在这种手术中被首次发现。

■ 若术前怀疑有胆囊癌存在，则为腹腔镜胆囊切除术的禁忌证。

- 若术中发现胆囊癌，应改为开腹手术。
- 若术后病理发现胆囊癌，则处理方法由组织学检查决定。
  - 如果肿瘤局限于胆囊壁固有层，胆囊管切缘阴性（病理分期T1a），则胆囊切除术已经足够。
  - 如果肿瘤已浸润肌层（病理分期T1b），应考虑扩大的胆囊切除术（类似于病理分期T2）。
  - 如果肿瘤已浸润肌肉周围的结缔组织（病理T2期），则应进行再次剖腹探查和部分肝中叶切除术，包括肝段ⅣB和Ⅴ，再加上区域性门静脉周围淋巴结清扫（适当的分期）和胆囊管残端切除。
  - 因为腹腔镜切口病变通常提示弥漫性腹腔种植，因此不再主张行腹腔镜切口病变切除。

b.临床或影像学检查可疑胆囊癌的外科治疗

- 胆囊癌的切除率为15%～30%。
- 如果肿瘤局限于固有层或肌层（病理分期T1），单纯的胆囊切除术在大多数情况下是足够的。
- 若肿瘤穿透胆囊壁，手术范围应包括胆囊、肝脏的Ⅴ段及肝Ⅳ段前面的部分，肝十二指肠、胆总管及胰腺后的淋巴结也应清除。
- 日本研究者提倡更积极的切除手术，包括肝切除＋胰十二指肠切除术。
- 术后复发率及死亡率与手术切除范围直接相关（表36.1）。

表36.1　胆囊癌不同切除术的复发率与死亡率

切除术	总复发率（%）	30天死亡率（%）
胆囊切除术	10	1
包括肝中叶切除的扩大性胆囊切除术	25	2
肝大部切除术	40	5
肝脏胰腺十二指肠切除术	50～70	15

3.肿瘤切除术后的辅助性化疗

- 远处部位的高复发率是全身辅助性治疗必须进行的原因。
- 相关的随机性前瞻性试验数量有限。
- 一项辅助化疗的Ⅲ期前瞻性随机试验对应用5-氟尿嘧啶联合丝裂霉素C与单纯手术治疗进行了对比研究，发现辅助治疗组5年生存率（26%）明显优于对照组（14%）。5年无瘤生存率分别为20.3%和11.6%。

4.肿瘤未切除患者的治疗

- 现代化疗方案（吉西他滨＋基于铂类的药物）的应答率接近20%，并可改善患者8周肿瘤无进展生存率。

- 放疗(包括外部照射及术中放疗及近距离放射治疗)均无持续改善生存率的作用,因此在缓解病情方面无显著作用。

(八)预后

1. 由于在肿瘤晚期才出现症状,因此5年存活率低于10%,平均生存期为6个月。
2. 存活率与肿瘤的发展阶段有关。
   - Ⅰ期肿瘤患者在单纯或扩大胆囊切除术后5年生存率接近100%。
   - Ⅱ期肿瘤患者进行扩大胆囊切除术后的5年生存率可有60%~80%。
   - Ⅲa期肿瘤患者行扩大切除术后,3年和5年生存率分别为60%和25%。Ⅲb期胆囊癌5年生存率<20%。
   - 无法手术切除的Ⅳ期患者平均生存时间仅为3~4个月。
   - 在胆囊切除术首次手术不成功后施行二次手术切除的患者,术后长期存活率与单次手术的存活率无显著不同。

四、胆道癌症(胆管癌)

(一)三种类型(表36.2)

表36.2 不同部位胆管癌的发生率(%)

肝内胆管	25
肝门部胆管(胆囊管口上方)	40
远端胆管(胆囊管口下方)	25
弥漫性/多灶性	10

肝内胆管癌。

- 肝门部胆管癌。
- 远端胆管癌。

(二)流行病学

- 不同于胆囊癌。
- 美国胆管癌发病率为每年0.8/100 000人。
- 美国每年有3000~4000个新发病例。
- 男女比例为1.3∶1。
- 以50~70岁多发。

（三）危险因素（表 36.3）

表36.3 胆管癌的危险因素

密切相关
Caroli病
胆总管囊肿
华支睾吸虫
麝猫后睾吸虫
肝内胆管结石
原发性硬化性胆管炎
溃疡性结肠炎
钍造影剂暴露
可能相关
慢性乙型或丙型肝炎伴或不伴肝硬化（肝内胆管癌）
石棉
二噁英（橙剂）
异烟肼
甲基多巴
口服避孕药（混合性肝细胞胆管癌）
多氯联苯
放射性核素

1. Caroli病和胆总管囊肿（见第35章）
   a. 据报道，伴有胆道囊性病变的患者胆管癌发病率为6%～30%。
   b. 伴有胆道囊性病变患者发生胆管癌的年龄比散发性胆管癌患者要年轻20～30岁。
   c. 多达75%与胆总管囊肿相关的胆管癌患者到成年才出现症状。
   d. 胆道囊性疾病的患者可发展为胆管癌的可能因素包括：
      - 由于胰管与胆道汇合异常所致的胰液反流。
      - 胆汁淤积。
      - 囊肿内慢性炎症及细菌感染。
      - 囊肿内结石形成。
2. 寄生虫感染（见第31章）
   - 华支睾吸虫多见于亚洲，尤其是中国和韩国，与进食生鱼有关。
   - 成虫寄居在肝内胆道，少数在肝外胆道，可引起胆汁排泄不畅、胆管周围纤维化、增生、狭窄及结石形成。

- 麝猫后睾吸虫是第二种与胆管癌相关的肝吸虫，多见于泰国，其囊蚴寄生于淡水鱼的肉和鳞皮中。

3. 肝内胆管结石（复发性化脓性胆管炎）（见第35章）
   - 胆管癌见于5%～10%的肝内胆管结石患者。
   - 胆汁淤积、胆汁菌症及囊性扩张是发展至癌症的危险因素。
   - 伴或不伴胆管癌的患者中1/3有胆囊结石，因此不认为胆囊结石是胆管癌的危险因素。
4. 原发性硬化性胆管炎（见第17章）
   - 诊断该病的平均年龄：45～50岁。
   - 死于硬化性胆管炎的患者行尸检时可发现约25%有未被发现的胆管癌；在此病患者肝移植时也有15%发现癌变。
   - 原发性硬化性胆管炎患者终身患胆管癌的风险为6%～36%。
   - 硬化性胆管炎患者并发胆管癌时通常表现为病情的快速恶化及进行性黄疸。
   - 关于原发性硬化性胆管炎病程与胆管癌风险之间的关系，仍存在争议。
   - 队列研究报道诊断原发性硬化性胆管炎1～2年会发生胆管癌。
   - 大多数研究未显示炎性肠病的发生或病程与原发性硬化性胆管炎相关胆管癌之间的关联。
   - 硬化性胆管炎合并胆管癌的患者预后不良，平均生存期<1年。
5. 溃疡性结肠炎
   - 溃疡性结肠炎患者发生胆管癌的发病率为0.14%～0.9%，为普通人群的100倍还多。
   - 溃疡性结肠炎患者较其他患者发生胆管癌的时间要早20年。
   - 溃疡性结肠炎共患胆管癌的患者，一般有全结肠受累，且病程长。
   - 胆管癌的风险似乎不受直肠结肠切除术的影响。
6. 钍造影剂（二氧化钍）
   - 1960年以前应用的放射造影剂会发射α粒子，静脉注射后，其可终身存留在机体的网状内皮系统。
   - 在平均潜伏期35年后可发生胆管癌。

五、病理

1. 组织学类型
   - 腺癌占比超过95%。
   - 少见的组织学类型包括鳞癌及黏液上皮癌、囊腺癌、类癌瘤、平滑肌肉瘤。
   - 腺癌的组织学类型包括结节型（最常见）、硬化型、弥漫型及乳头型（单发或多发)。

2. 部位(表36.2)

3. 转移途径

- 多直接侵犯邻近的肝脏、门静脉、肝动脉、胰腺或十二指肠,约占70%。
- 高达25%的患者发生肝和腹膜转移,肝内胆管癌患者的发生率更高。
- 局部淋巴结转移占60%~75%。

六、临床表现

1. 症状

- 黄疸:最常见的症状,>90%的患者可见。
- 瘙痒。
- 消瘦。
- 腹痛:非特异性的轻微隐痛,可以是位于肝管分叉以上的近端肿瘤所表现的唯一症状。
- 胆管炎不常见。

2. 体格检查

- 黄疸。
- 肝大。
- 胆囊可触及——仅见于远端胆管癌。
- 腹水。

七、诊断

1. 实验室检查

- 血清胆红素及碱性磷酸酶水平升高。
- 长期胆道梗阻时,凝血酶原时间延长。

2. 肿瘤标志物

- 血清CA19-9水平通常升高,尤其是黄疸患者。

3. 影像学

a. 超声和CT

- 肝门部肿瘤可见肝内胆管扩张、胆囊收缩,肝外胆管及胰腺正常。
- 远端肿瘤可见肝内、外胆管扩张伴有胆囊扩张。
- 应评估肝门淋巴结肿大和门静脉栓塞程度。
- CT血管造影及仔细的超声检查可准确评估肝动脉分支的受累情况。
- 应该对腹腔、腹主动脉-下腔静脉和腹膜后的淋巴结进行评估(提示达N2期)。

b. MRI和MRCP

- 能确定原发肿瘤、胆管阻塞水平、肝段受累、肝门血管的结构、淋巴结和远处转移及是否有肝脏萎缩的情况。
- MRI联合MRCP在显示梗阻和孤立的胆道系统时比侵入性的胆管造影更有意义，并可避免早期胆道器械的使用及其引起胆管炎的风险。

c. 胆管造影

- ERCP及THC均可用于明确肿瘤的部位及范围。
- THC在一些中心受到推崇是因为其能更准确地确定肿瘤在胆道近端浸润的范围（节段性胆道受累）。
- 胆管造影所见可预计肝门部胆管癌（胆管受累）的切除率（阳性预测值为60%）。
- 为充分引流肝门部癌切除后肝脏剩余的胆汁，应在手术前经皮或内镜引导下放置胆道引流管。
- ERCP最适用于远端胆管癌。

d. PET可以检测到较小的肿瘤（如硬化性胆管炎患者发生肝内胆管癌）及晚期局部淋巴结受累或远处转移的情况。

e. 术前活检及细胞学检查

- 在那些被认为是良性狭窄无须手术治疗或硬化性胆管炎而预行肝移植的患者，行组织学检查以排除恶性病变是非常必要的。
- 仅仅有30%的胆管癌患者的胆汁细胞学检查可发现肿瘤细胞。
- ＜50%的患者经皮或内镜刷取细胞检查结果为阳性，多次尝试可提高结果阳性率，细胞遗传分子标记（如FISH分析）也可提高结果的阳性率。
- EUS引导的细针穿刺抽吸或ERCP引导的胆道镜下组织活检可使肝门部肿瘤的诊断率提高到60%。

八、分期

肝外（肝门部）胆管癌的分期见美国癌症联合委员会对肝外（肝门部）胆管癌的TMN分期标准。

九、治疗

1. 非手术的姑息治疗

- 适用于广泛局部扩散或远处转移而不能切除的患者（术前已明确的）。
- 梗阻性黄疸患者可以通过置入硅橡胶、金属管或内外硅橡胶支架来缓解症状，硅橡胶支架必须每隔3个月更换一次。
- 对于肝门部胆管癌患者，如果通过ERCP无法置入内支架，就需要经皮双侧置管建立通路。

■ 反复的胆源性脓毒症和肝功能衰竭通常导致死亡。

2. 手术姑息治疗

a. 仅适用于有可能治愈的手术探查患者（即术前未确定为无法切除或转移的低危患者）。

b. 在探查手术中决定局部无法切除胆管癌的姑息手术方法。

■ 肝门部肿瘤：胆囊切除术并置入硅橡胶支架和Roux-en-Y胆总管空肠吻合术，或肝管空肠吻合术，或用Roux-en-Y的空肠襻将肝Ⅲ段胆管分流至左肝管。

3. 手术切除

a. 肝内胆管癌与肝细胞癌的处理方法相似，即以肿瘤切除为目的的标准肝切除术。

b. 肝门部胆管癌需要切除肝管分叉处以上的肝管，以达到镜下阴性边缘治疗效果，包括适当的肝切除、Roux-en-Y空肠吻合重建，应进行肝十二指肠淋巴结清扫。

■ 许多外科医师主张常规对胆管分叉或左肝管受累的肿瘤切除肝脏的尾状叶（Ⅰ段）。

■ 额外行肝大部切除术显著增加了围手术期患者的并发症发病率和死亡率（表36.4）

■ 肝移植的优势在于切除了肿瘤累及的所有部位，甚至是局部已达晚期的病变。实施肝移植的中心应该能够精细制订治疗方案，包括对肿瘤细致分期后进行新辅助治疗。

c. 远端胆管癌需行胰十二指肠切除术，围手术期死亡率<4%，并发症发生率为30%～40%。

表36.4 胆管癌切除术的复发率和死亡率

	总体复发率（%）	30天死亡率（%）
肝管分叉切除、肝管空肠吻合术	40	<5
不伴胆管切除的肝切除术	25	2
肝管分叉切除，重建和肝切除术	65	15

4. 切除术后的辅助性治疗

■ 目前无相关前瞻随机性研究的报道。

■ 迄今为止，无论是否联合放疗，没有单一的化疗药物或联合化疗被证实在减少局部复发方面具有明确的疗效。

■ 在没有前瞻性资料的情况下，大多数团队基于胰腺癌切除术的前瞻性研究结果主张对远端胆管癌手术切除后进行辅助化疗和（或）放射治疗。

5. *无法切除肿瘤的治疗* 随机对照试验显示联合化疗（吉西他滨+顺铂）可使总体生存期取得延长2～4个月的获益。

十、预后

1. *肝内胆管癌*
   - 肝内胆管癌发现时多已为晚期（仅有25%的可切除率）。

   a. 可切除：3年生存率45%，平均生存期为18～30个月。

   b. 无法切除：平均生存期为9个月。

   c. 转移：平均生存期为3～6个月。

2. *肝门部胆管癌*（表36.5）
   - 降低生存率的影响因素包括手术切缘阳性、术前低蛋白血症及术后脓毒症。

   a. 无法切除（术中确定）
   - 平均生存期为9个月
   - 1年存活率为27%。
   - 2年存活率为6%。

   b. 无法切除（术前确定）
   - 平均生存期为6个月。
   - 1年存活率为25%。
   - 2年存活率为5%。

3. *远端胆管癌*

   a. 手术切除
   - 平均生存期为24个月。
   - 1年、3年和5年的总体生存率分别为70%、40%和25%。
   - 降低手术切除后生存率的因素为出现淋巴结转移和肿瘤分化较低。

   b. 无法切除：平均生存期为15个月。

表36.5　肝门部胆管癌的治疗和预后

治疗和预后	频率（%）
需要进行肝切除术	75～100
术后切缘阴性	50～80
5年存活率	
切缘阴性	40
切缘阳性	10

参考文献

Aljiffry M, Walsh M, Molinari M, et al. Advances in diagnosis, treatment and palliation of cholangiocarcinoma: 1990-2009. *World J Gastroenterol.* 2009; 15: 4240-4262.

Burke ED, Jarnigan WR, Hochwald SN, et al. Hilar cholangiocarcinoma: patterns of spread, the importance of hepatic resection for curative operation, and a presurgical clinical staging system. *Ann Surg.* 1998; 228: 385-394.

Cho C, Ito F, Rikkers L, et al. Hilar cholangiocarcinoma: current management. *Ann Surg.* 2009; 250: 210-218.

Endo I, House MG, Endo I, et al. Clinical significance of intraoperative bile duct margin assessment for hilar cholangiocarcinoma. *Ann Surg Onc.* 2008; 15: 2104-2112.

Fong Y, Jarnigan W, Blumgart L. Gallbladder cancer: comparison of patients presenting initially for definitive operation with those presenting after prior noncurative intervention. *Ann Surg.* 2000; 232: 557-569.

House MG, Chauhan A, Nakeeb A, et al. Postoperative morbidity results in decreased survival after resection for hilar cholangiocarcinoma. *HPB.* 2011; 13: 139-147.

Ito F, Agni R, Rettammel RJ, et al. Resection of hilar cholangiocarcinoma: concomitant liver resection decreases hepatic recurrence. *Ann Surg.* 2008; 248: 273-279.

Jarnigan WR, Fong Y, DeMatteo RP, et al. Staging, respectability, and outcome in 225 patients with hilar cholangiocarcinoma. *Ann Surg.* 2001; 234: 239-251.

Loehrer AP, House MG, Nakeeb A, et al. Cholangiocarcinoma: are North American outcomes optimal? *J Am Coll Surgeons.* 2013; 216: 192-200.

Mohamadnejad M, Dewitt JM, Sherman S, et al. Role of EUS for preoperative evaluation of cholangiocarcinoma: a large single-center experience. *Gastrointest Endosc.* 2011; 73: 71-78.

Rea DJ, Heimbach JK, Rosen CB, et al. Liver transplantation with neoadjuvant chemoradiation is more effective than resection for hilar cholangiocarcinoma. *Ann Surg.* 2005; 242: 451-458.

Rea DJ, Munoz-Juarez M, Farnell MB, et al. Major hepatic resection for hilar cholangiocarcinoma: analysis of 46 patients. *Arch Surg.* 2004; 139: 514-523.

Shih SP, Schulick RD, Cameron JL, et al. Gallbladder cancer: the role of laparoscopy and radical resection. *Ann Surg.* 2007; 245: 893-901.

Takada T, Amano H, Yasuda H, et al. Is postoperative adjuvant chemotherapy useful for gallbladder carcinoma? A phase Ⅲ multicenter prospective randomized controlled trial in patients with resected pancreaticobiliary carcinoma. *Cancer.* 2002; 95: 1685-1695.

Vauthey JN, Pawlik TM, Abdalla EK, et al. Is extended hepatectomy for hepatobiliary malignancy justified? *Ann Surg.* 2004; 239: 722-730.

彩 图

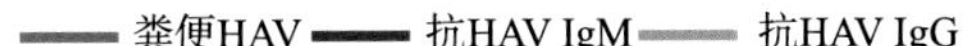

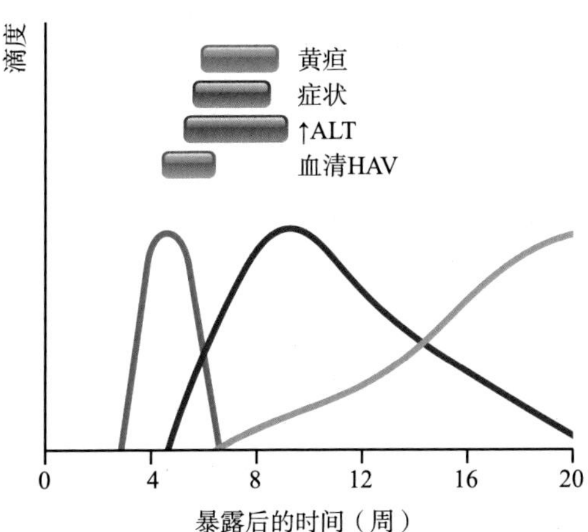

图3.2　甲型肝炎病毒感染的血清学过程

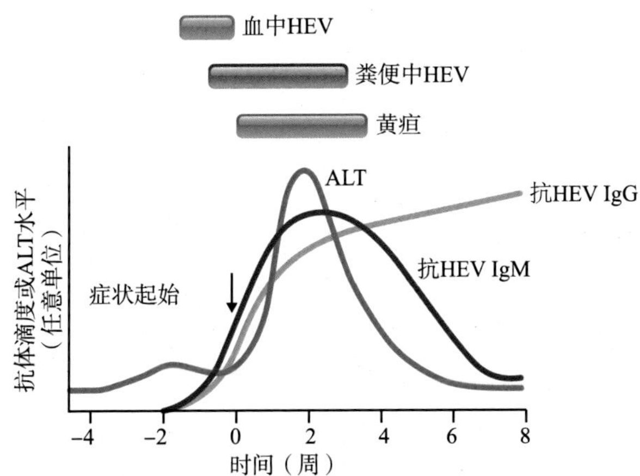

图3.4　戊型肝炎病毒（HEV）感染期间的事件

典型的HEV感染过程包括黄疸和肝损伤（包括ALT升高）的前期症状和后期症状。显示了病毒血症持续时间（血液中的HEV），病毒排出（粪便中的HEV）和抗HEV反应的持续时间（摘自Aggarwal R，Jameel S. Hepatitis E. *Hepatology*. 2011; 54: 2218-2226.）

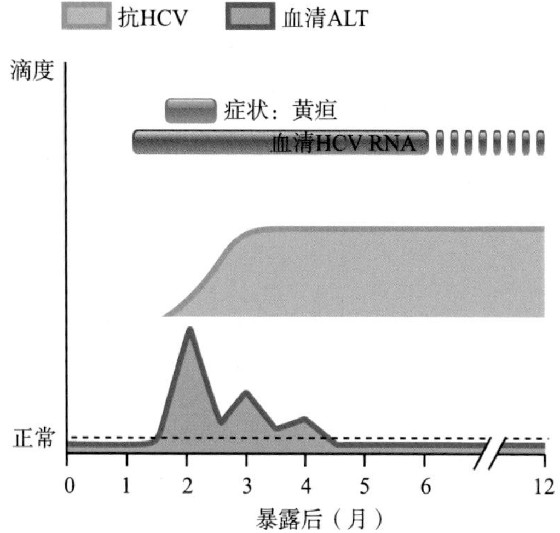

图5.1　急性HCV感染的血清学变化

ALT，丙氨酸转氨酶

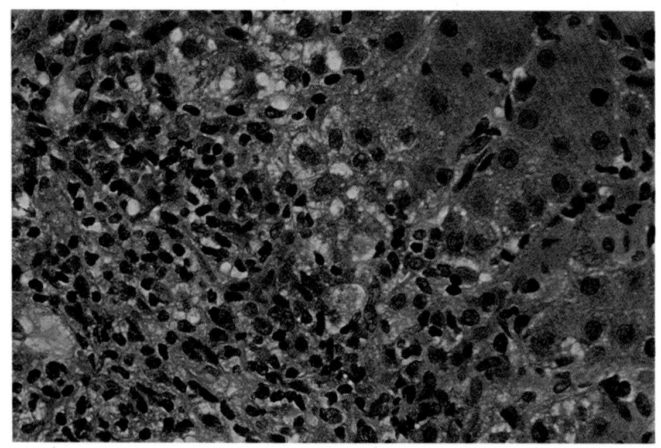

图7.1　自身免疫性肝炎中界面性肝炎的组织病理学

显示了延伸入腺泡的单核炎性浸润破坏门管界板（苏木精-伊红染色，×400）

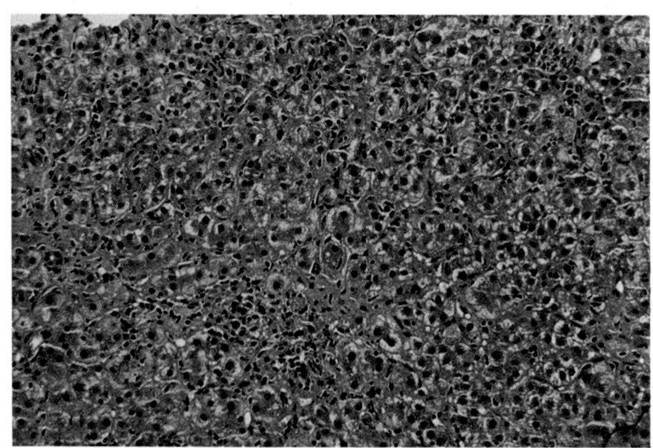

图7.2　自身免疫性肝炎中全小叶肝炎的组织病理学

单核炎症细胞沿窦状隙浸润，与肝细胞退变和再生相关联（苏木精-伊红染色，×100）

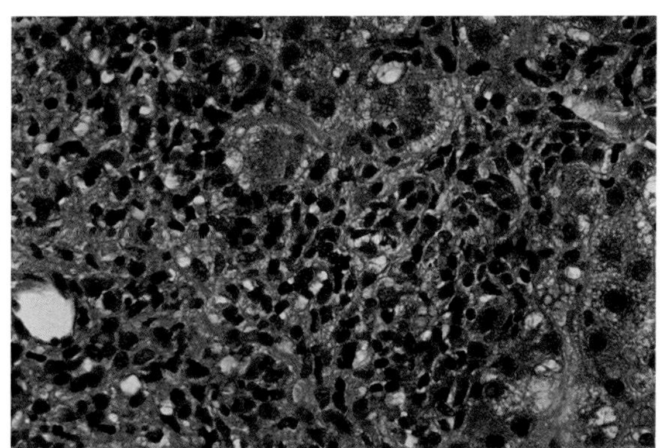

图7.3　自身免疫性肝炎浆细胞浸润的组织病理学

由核周胞质晕染代表的浆细胞有助于门脉内单核炎性浸润（苏木精-伊红染色，×400）

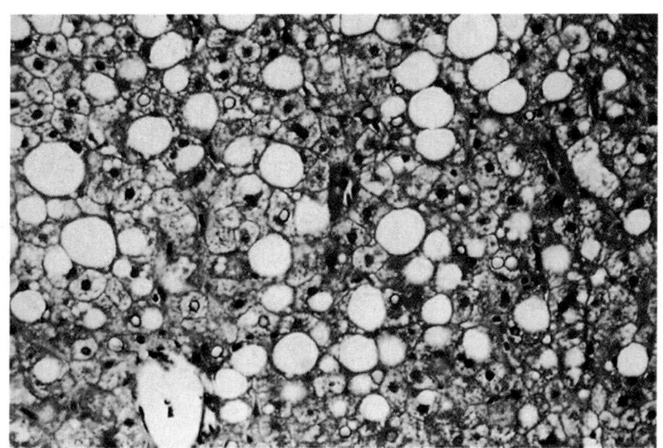

图8.1　酒精性肝病中脂肪肝（脂肪变性）的组织病理学（HE染色）

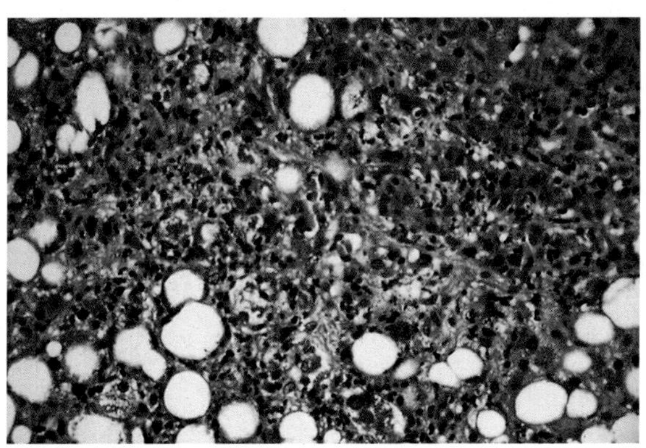

图8.2　酒精性肝炎的组织病理学

这张组织切片显示了大泡性脂肪变性、Mallory-Denk小体、中性粒细胞浸润和纤维化（HE染色）

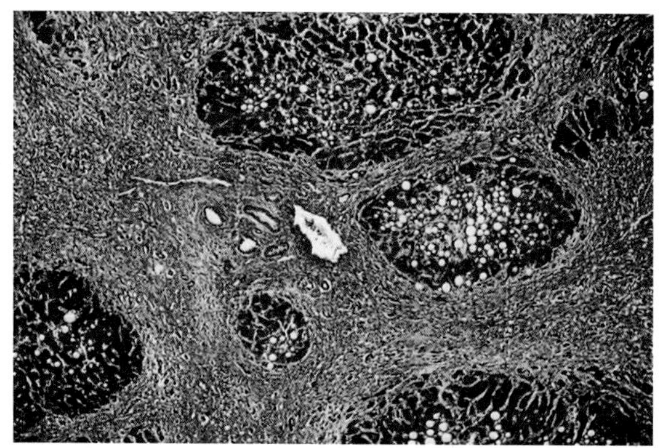

图8.3　酒精性肝硬化的组织病理（HE染色）

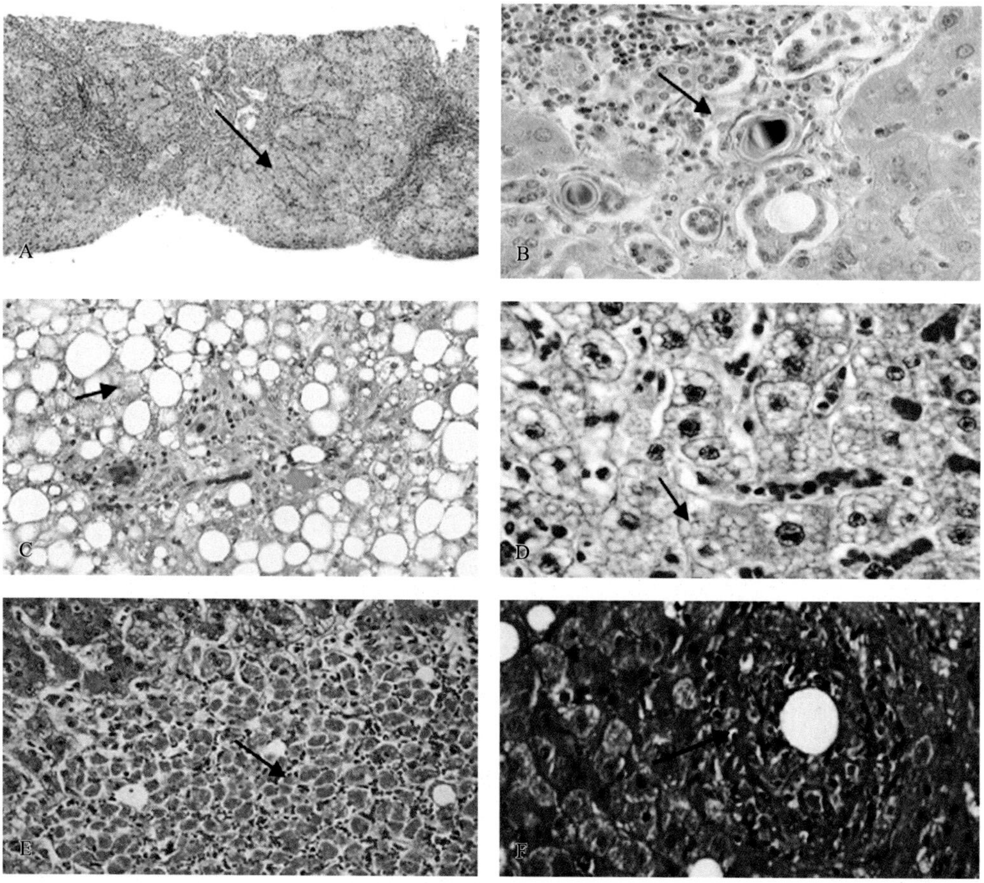

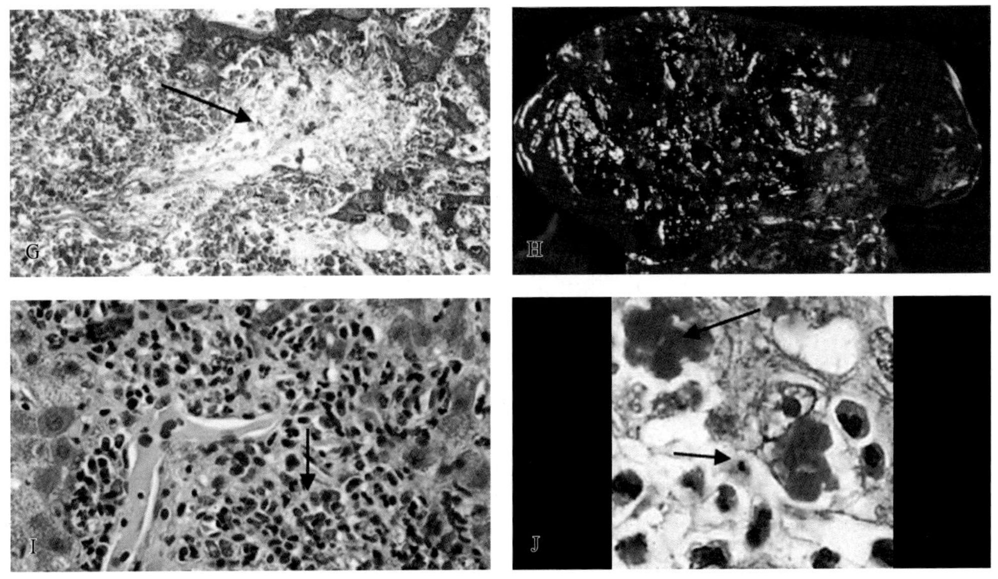

图10.1 不同药物致DILI的病理学表现

A.匹莫林所致桥接样坏死（箭头）和再生。B.头孢曲松所致的胆栓（箭头）。C.甲氨蝶呤所致大泡性脂肪变性（箭头）。D.四环素所致小泡性脂肪变性（箭头）。E.对乙酰氨基酚所致的融合性凝固性坏死；肝细胞皱缩，呈圆形，嗜酸性粒细胞浸润，核缺失（箭头）。F.别嘌醇所致的纤维蛋白环（“甜甜圈洞”）样肉芽肿（箭头）。G.硫唑嘌呤和放疗预处理后出现的肝窦阻塞综合征；中央静脉壁增厚，管腔完全闭塞（箭头）。H.口服避孕药导致的腺瘤（破裂）。I.米诺环素导致的自身免疫性肝炎；伴有界板炎和浆细胞浸润的门管区炎症（箭头）。J.胺碘酮所致的Mallory-Denk 小体（箭头）（摘自Lewis JH, Kleiner DE.Hepatic injury due to drugs, herbal compounds, chemicals, and toxins.In Burt A, Portmann B, Ferrell L, eds., *MacSween's Pathology of the Liver*, ed 6, Edinburgh/New York, 2012, Churchill Livingstone/Elsevier, 645-760.）

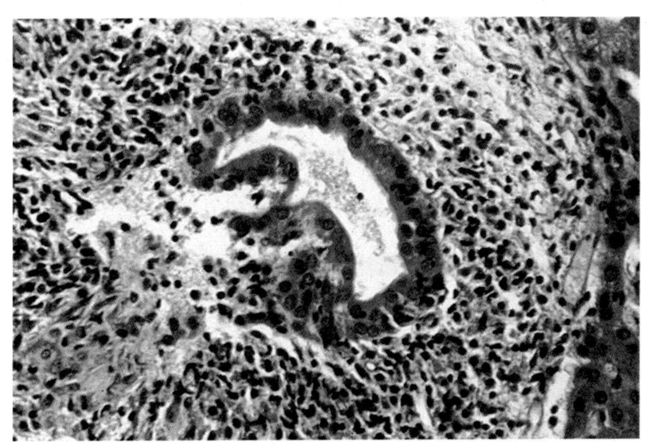

图16.2 PBC Ⅰ期旺炽性胆管损伤的组织病理

小胆管的上皮细胞被淋巴细胞浸润［苏木精-伊红（H&E）染色］

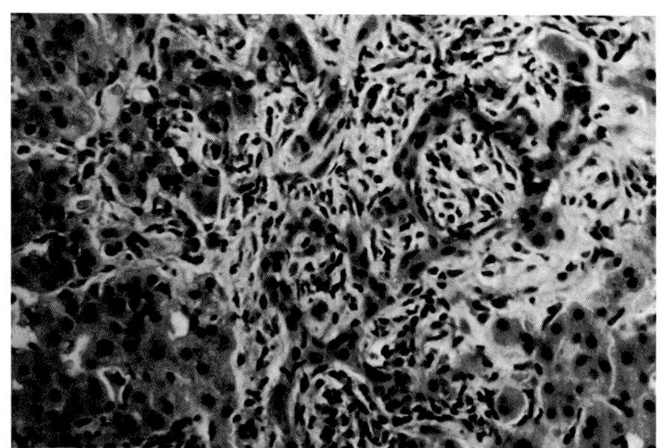

图16.3 Ⅱ期PBC的组织病理

可见非典型的胆管增生、胆管扭曲及以淋巴细胞为主和少量中性粒细胞的炎性细胞浸润（H&E染色）

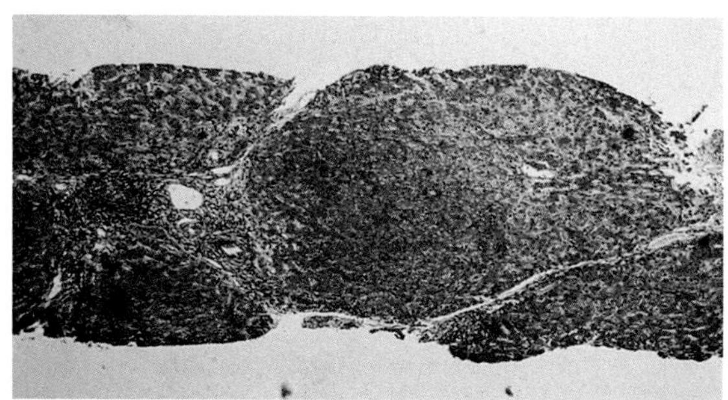

图16.4 Ⅲ期PBC的组织病理

低倍镜可见门管区至门管区的纤维间隔（Masson三色染色）

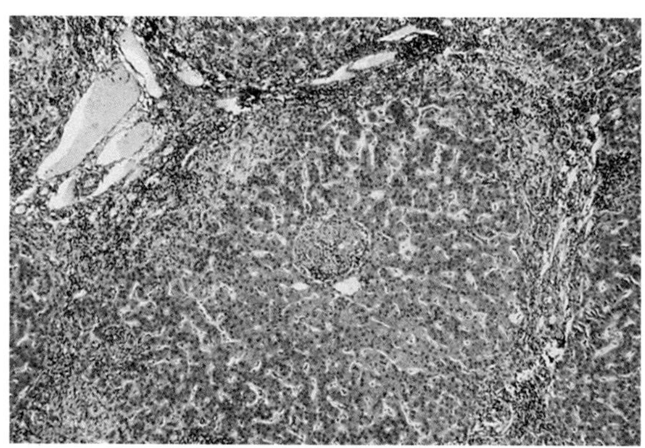

图16.5 Ⅳ期PBC的组织病理

结节中心可见一非干酪样肉芽肿。门管区通过结缔组织和炎性细胞构成的条带连接（Masson三色染色）

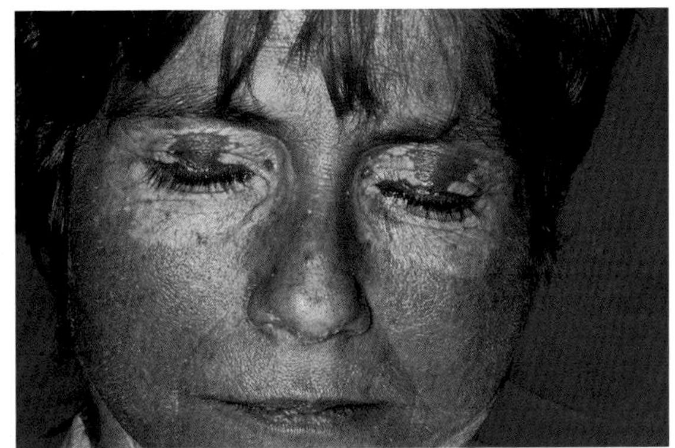

图16.6　中年妇女，面部双侧广泛的黄斑瘤

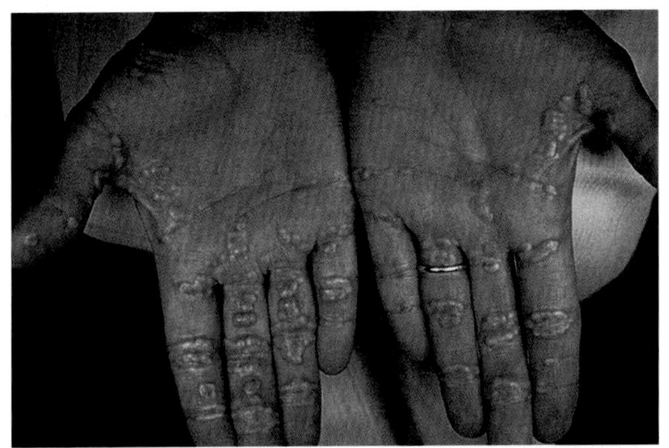

图16.7　PBC患者手掌对称性脂肪性纤维瘤

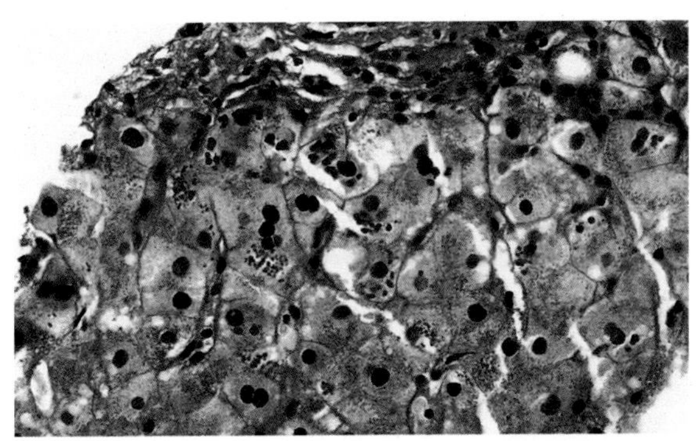

图20.1　α_1抗胰蛋白酶缺乏症肝脏病理

汇管区周围肝细胞内含有大量PAS染色阳性的嗜酸性耐淀粉酶小体

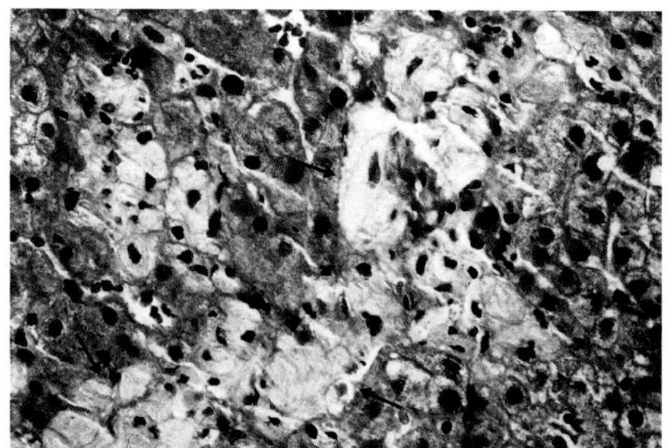

图20.2 戈谢病的肝脏病理（PAS）

肝窦中可见富含脂质的组织细胞（长箭头所示）

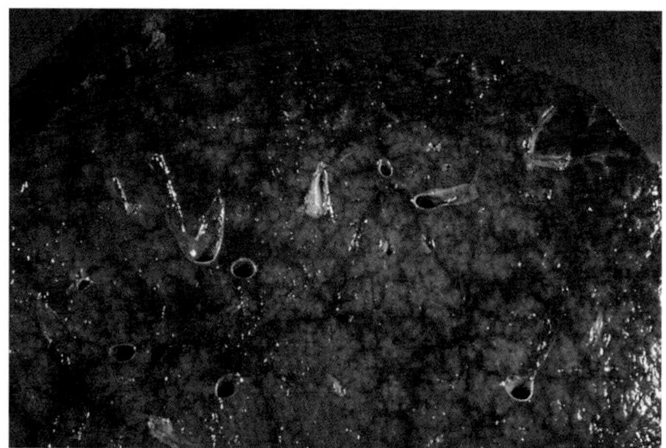

图22.3 心衰时肝脏的大体病理

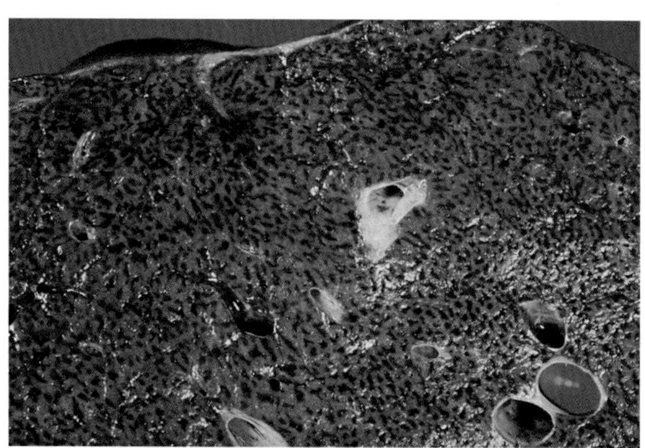

图22.4 心衰时肝切面可见“槟榔征”

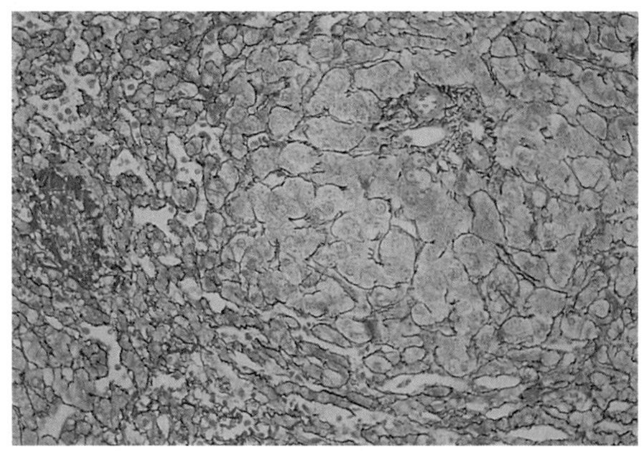

图22.5　某心衰患者，肝脏组织病理提示周围网状纤维终末肝静脉塌陷，形成结节样结构（Gordon 和Sweet 网硬蛋白）

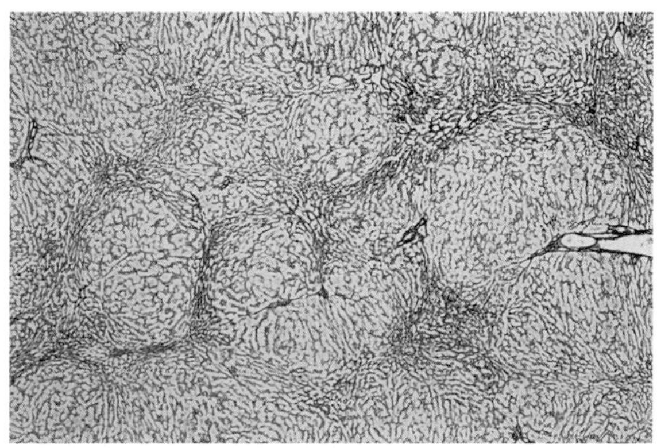

图22.6　心衰相关肝脏病理所示再生结节形成（Gordon 和Sweet 网硬蛋白）

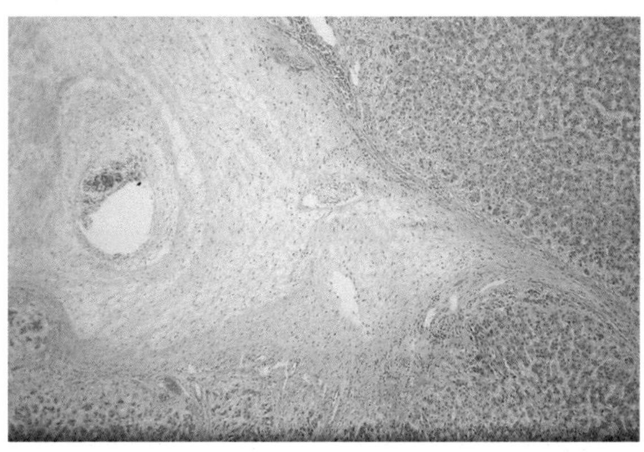

图22.7　某心衰患者肝脏病理可见肝终末静脉血管硬化（Masson 三色染色）

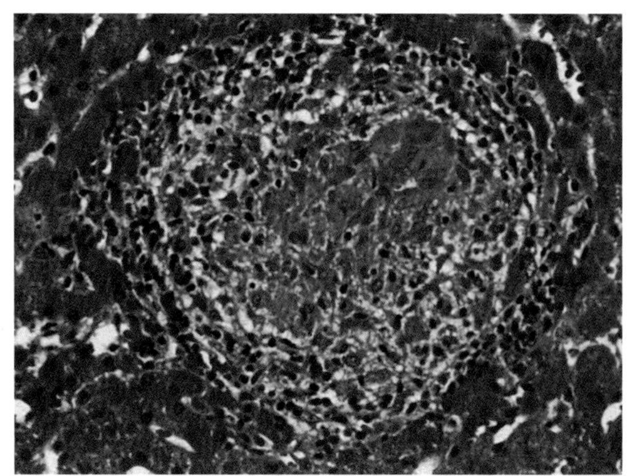

图28.1 肝非干酪样肉芽肿（结节病）的组织病理学

肉芽肿中心为上皮样巨噬细胞，周围散在淋巴细胞（苏木精-伊红染色）

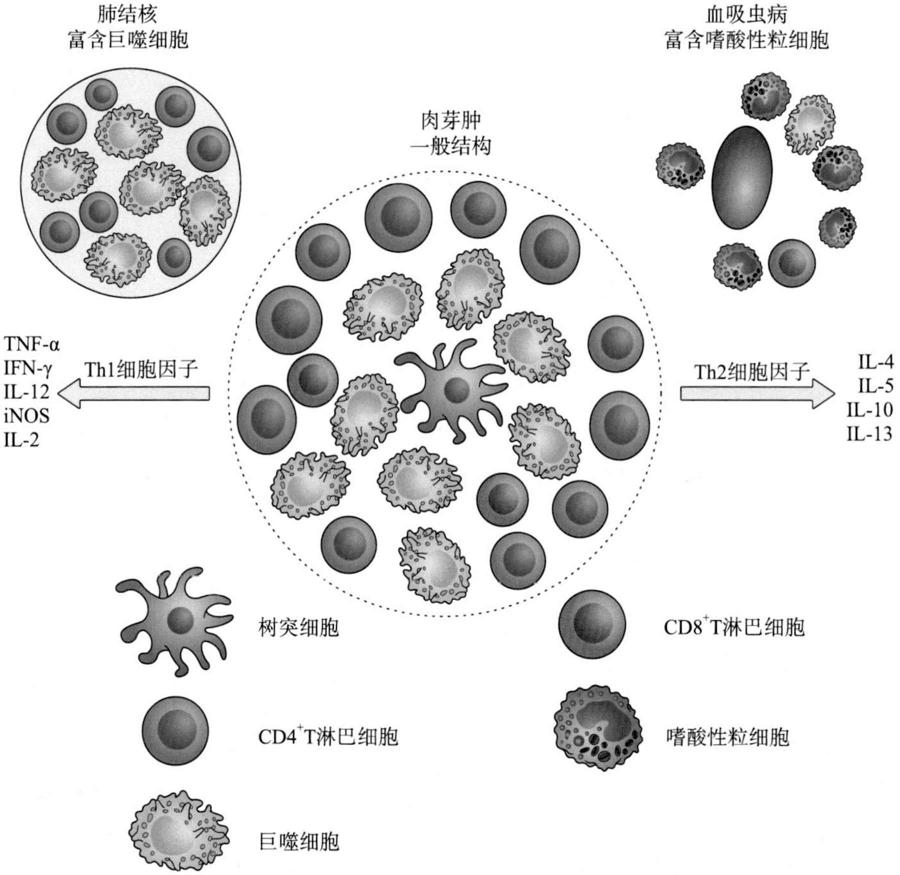

肺结核
富含巨噬细胞

血吸虫病
富含嗜酸性粒细胞

肉芽肿
一般结构

TNF-α
IFN-γ
IL-12
iNOS
IL-2

Th1细胞因子

Th2细胞因子

IL-4
IL-5
IL-10
IL-13

树突细胞

CD8⁺T淋巴细胞

CD4⁺T淋巴细胞

嗜酸性粒细胞

巨噬细胞

图28.2 肝脏肉芽肿的一般结构和特殊结构、功能特征

肝肉芽肿的细胞成分图示位于图底部。结核性肉芽肿富含巨噬细胞，表现为1型辅助性T细胞（Th1）为主的淋巴细胞反应，释放Th1型细胞因子；而血吸虫病性肉芽肿内存在大量的嗜酸性粒细胞（由IL-5的分泌介导），此外，血吸虫病中IL-13的释放是导致肝纤维化的重要因素。IFN-γ，干扰素γ；iNOS，诱导型一氧化氮合成酶；TNF-α，肿瘤坏死因子α

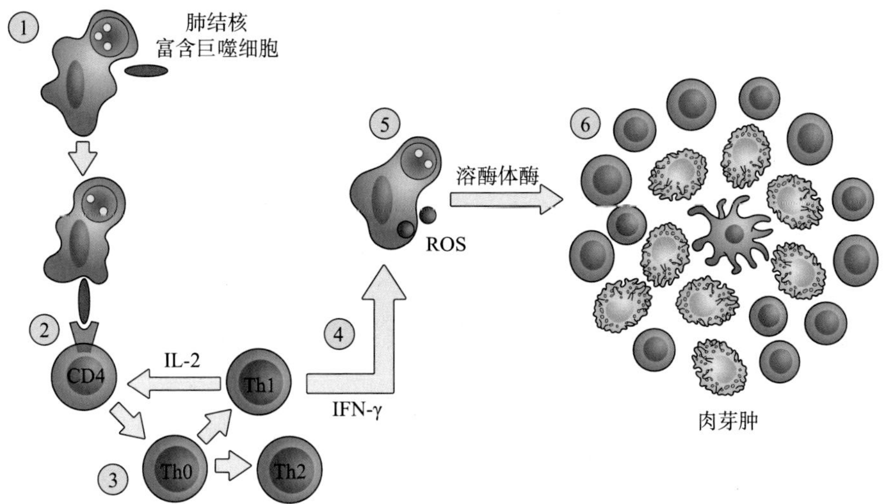

图28.3 肉芽肿的形成（红色杆状代表分枝杆菌）

步骤1：巨噬细胞吞噬分枝杆菌。步骤2：巨噬细胞将分枝杆菌蛋白质产物呈递给CD4$^+$淋巴细胞上的受体。步骤3：CD4$^+$淋巴细胞分化成辅助性T淋巴细胞前体（Th0），后者分化成Th1淋巴细胞。步骤4：Th1淋巴细胞分泌白细胞介素2（IL-2）和干扰素γ（IFN-γ），IL-2刺激CD4$^+$细胞克隆扩增。步骤5：IFN-γ上调巨噬细胞中的溶酶体酶和活性氧（ROS）。步骤6：进一步募集巨噬细胞和淋巴细胞，持续消化分枝杆菌

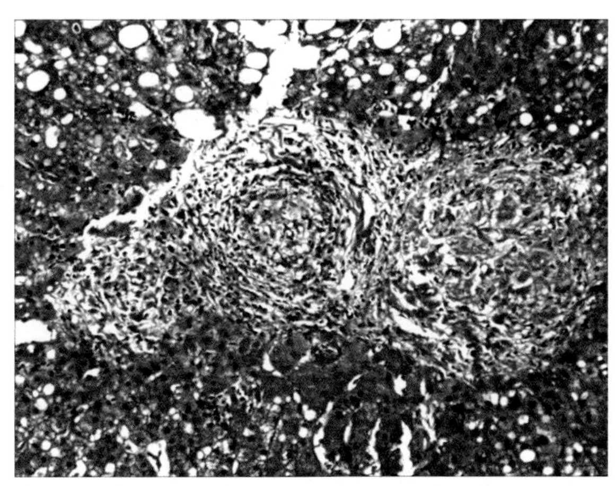

图28.4 结节病患者组织病理学

肝组织活检标本示聚集在门管区和门管区周围的肉芽肿。肉芽肿常常导致透明纤维化（表现为肉芽肿周围的蓝染色胶原纤维增加）（三色染色）

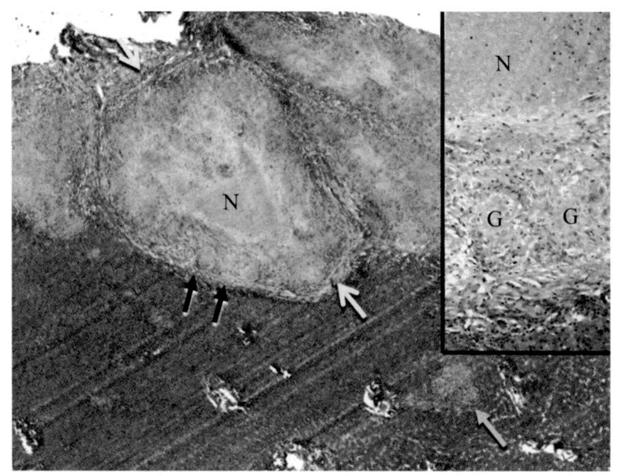

图28.5　肝结核的组织病理学

楔形的肝组织活检标本显示了几个结核瘤（黄色箭头指示为结核瘤的范围）。结核瘤中心见干酪样坏死性（N）和周边几个完整的肉芽肿（G）（黑色箭头所示）。插图显示为高倍镜下放大的坏死和肉芽肿病变（苏木精-伊红染色）

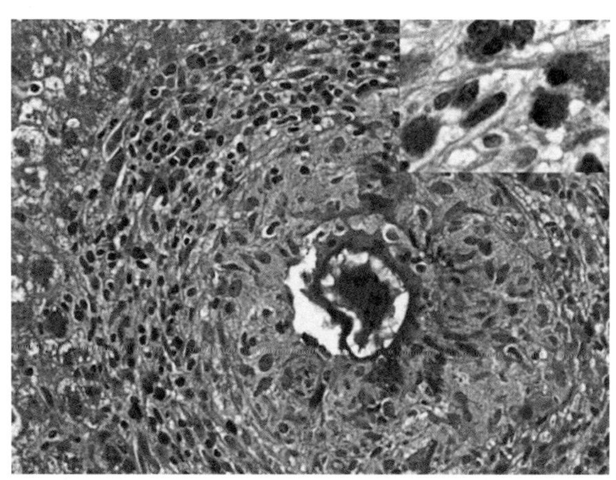

图28.6　血吸虫病性肉芽肿的组织病理学

肉芽肿中心可见一个含毛蚴的虫卵，周围聚集大量的巨噬细胞。肉芽肿的周围可见淋巴细胞和嗜酸性粒细胞。右上角插图放大显示嗜酸性粒细胞（苏木精-伊红染色）

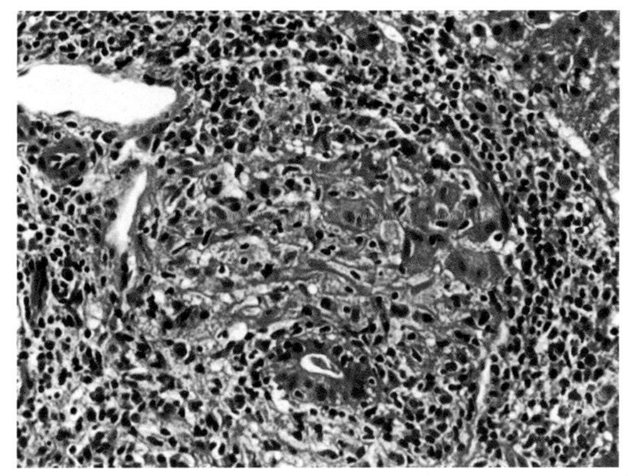

图28.7　原发性胆汁性胆管炎肉芽肿的组织病理学

图示中央显示在门管区可见一肉芽肿。在6点钟位置可见损伤的小叶间胆管及单核细胞浸润（鲜红色的胆管损伤）。损伤的胆管附近出现肉芽肿，可能是由胆管损伤后释放的抗原物质所致（苏木精-伊红染色）

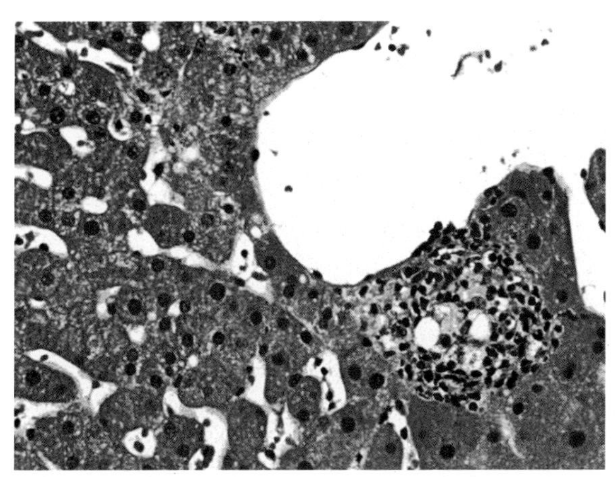

图28.8　组织病理学示附着于中央静脉上的脂肪性肉芽肿

脂质空泡被巨噬细胞和淋巴细胞包绕。在门管区内出现类似的病变，通常与接触矿物油有关（苏木精-伊红染色）

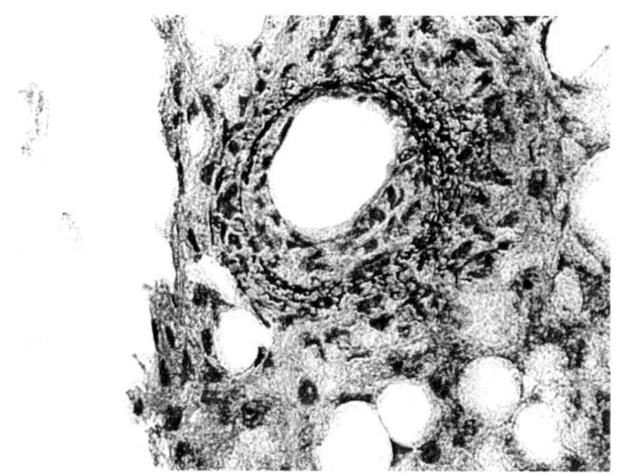

图28.9 纤维蛋白环肉芽肿的组织病理学

由于病变中心为空洞或脂质空泡，周围由纤维蛋白环（显示为丝状、品红色束）和单核细胞包绕，因此该病灶（图示中心）也称为“甜甜圈”肉芽肿（磷钨酸-苏木精）

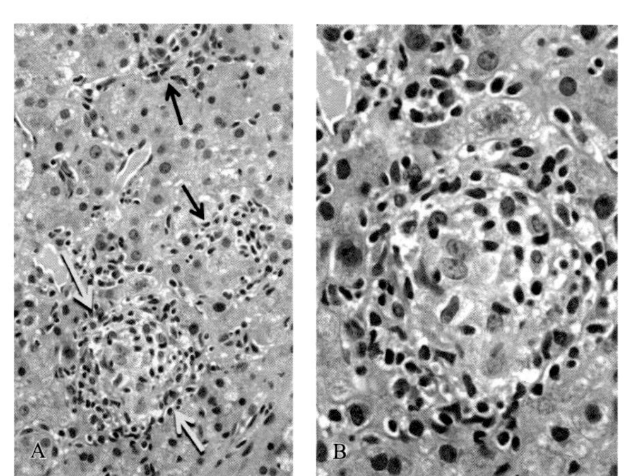

图28.10 特发性肉芽肿性肝炎的组织病理学

一名不明原因发热的中年女性，经全面的血液学、免疫学和传染病相关检查及完整的询问用药史未能明确病因。A.细针穿刺肝组织活检标本显示小叶非坏死性肉芽肿（黄色箭头之间）和大量坏死性炎灶（黑色箭头）。B.高倍镜下显示在一个小叶肉芽肿中混合了含有粉红染色细胞质的巨噬细胞与淋巴细胞（苏木精-伊红染色）

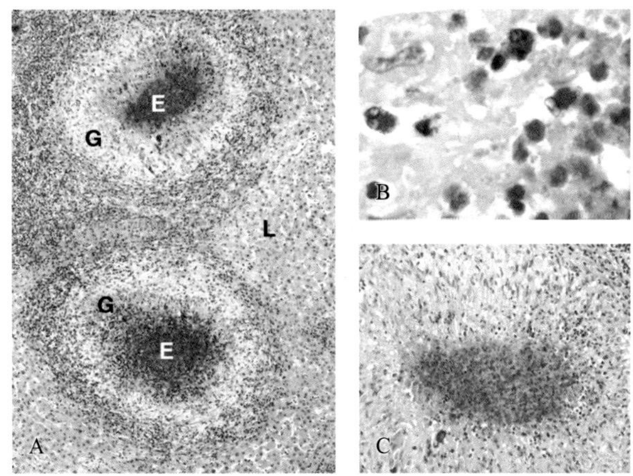

图28.11 寄生虫感染患者肝脏肉芽肿的组织病理学

A.一例疑似内脏幼虫迁徙症的患者（弓蛔虫病），可见粟粒型肝肉芽肿（G），伴有中心嗜酸性粒细胞坏死（E）（对弓蛔虫幼虫肝内迁移的反应）。毛细血管浸润可能产生类似的病变。B.这些肉芽肿中存在大量的嗜酸性粒细胞。C.高倍镜下显示肉芽肿为周围排列的巨噬细胞、淋巴细胞和嗜酸性粒细胞，而中央为嗜酸性坏死（苏木精-伊红染色）

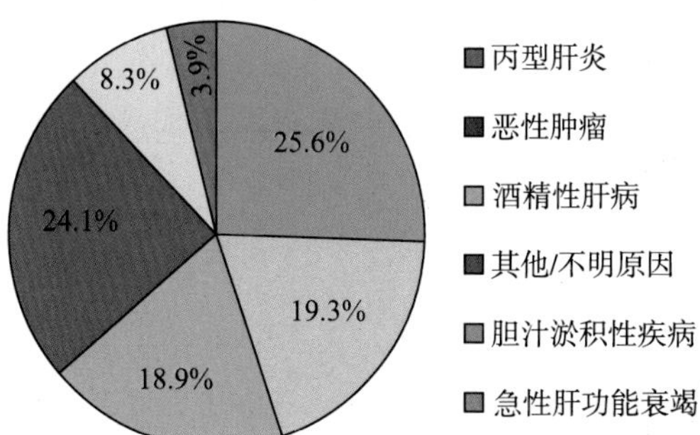

图33.1 美国成年人肝移植的主要适应证

数据摘自OPTN/SRTR 2014 Annual Data Report，http：//srtr.transplant.hrsa.gov.

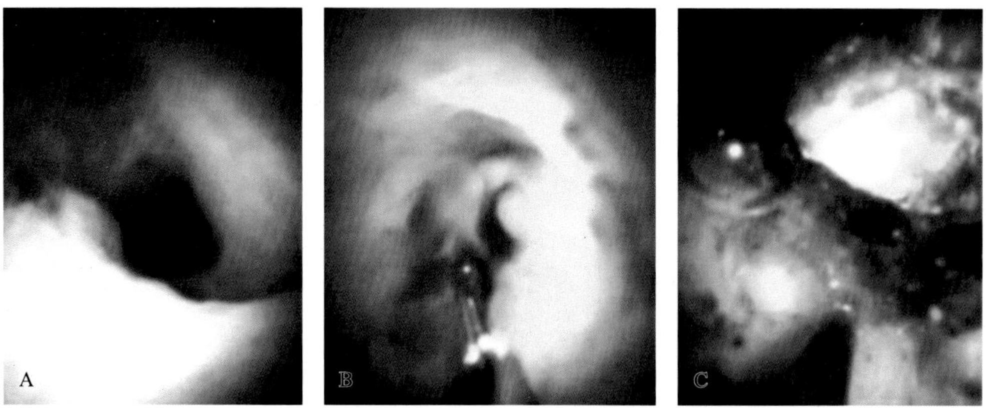

图35.4 数字胆管镜

A.呈良性表现的肝内胆管右支狭窄；B.该患者有复发性化脓性胆管炎，进一步活检；C.胆管节段内含有多块结石。随后行电动液压碎石术

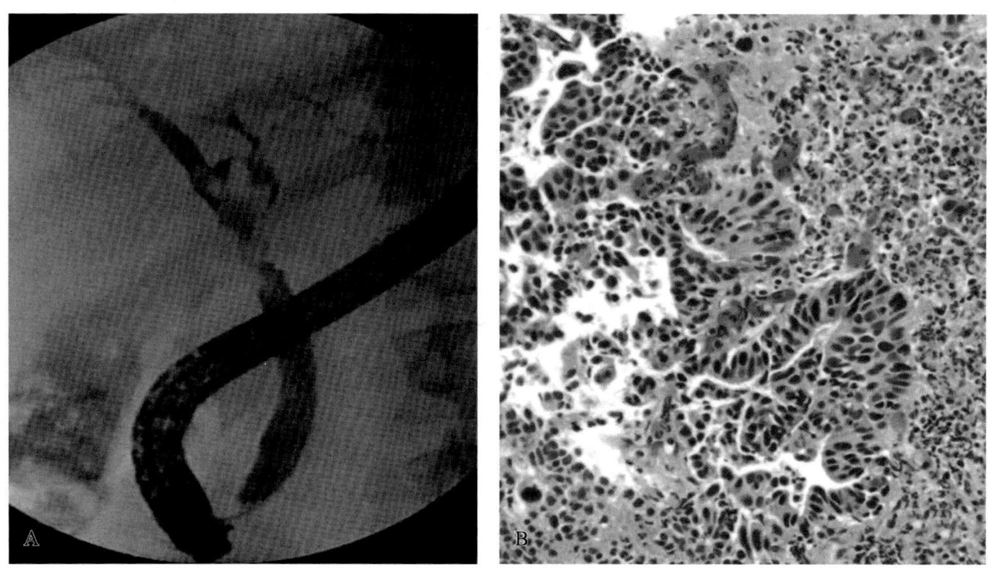

图35.7 胆管镜显示息肉样病变（A图），引起了胆管部分阻塞。病变部位活检显示胆管系统中胆管内乳头状瘤变，局部高度不典型增生（B图）（HE染色）